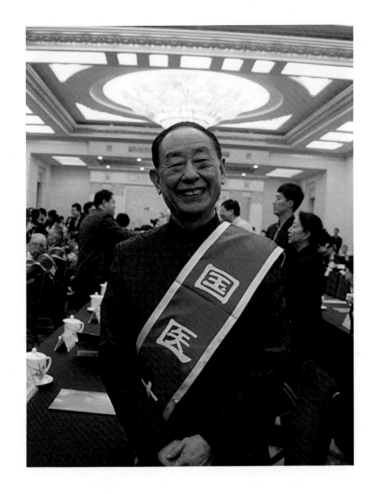

　　唐祖宣是我国第二届国医大师、著名中医专家、主任医师。历任全国第七届、九届、十届、十一届、十二届人大代表，河南省第八届人大代表。第一、二批全国老中医药专家学术经验继承工作指导老师，享受国务院政府特殊津贴。曾获河南省劳动模范称号，两次荣获全国卫生文明先进工作者称号，2010年被国务院授予全国先进工作者称号。2014年获中华中医药学会中医药学术发展终身成就奖。

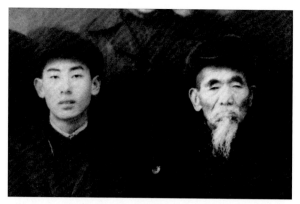

1963 年元宵节与老师周连三先生在一起

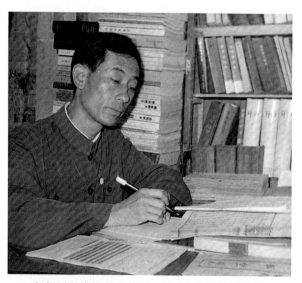

年轻时的唐祖宣在临床工作之余查阅大量资料

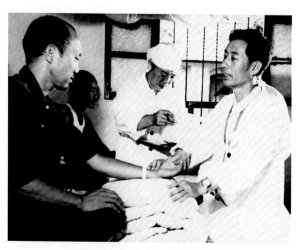

20 世纪 70 年代在门诊为患者诊病

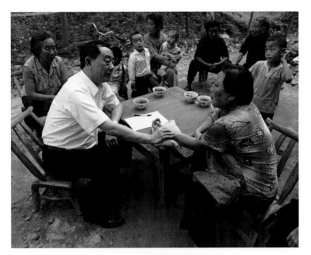

2009 年在农村为患者诊病

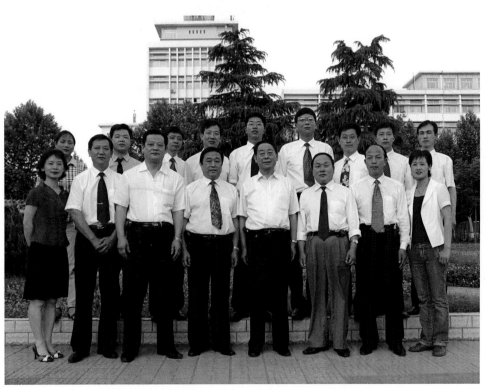

2006 年 5 月 30 日与学生们在一起（前排左起：唐晓燕、彭杰先、
唐文生、许保华、唐祖宣、李华安、桂明忠、唐丽；
后排左起：董云英、武圣奇、郑卫平、彭建华、崔松涛、
王振江、杨新建、王光涛、赵海波）

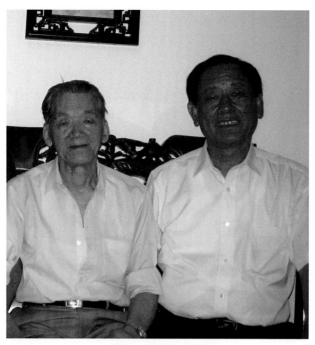

与国医大师路志正合影

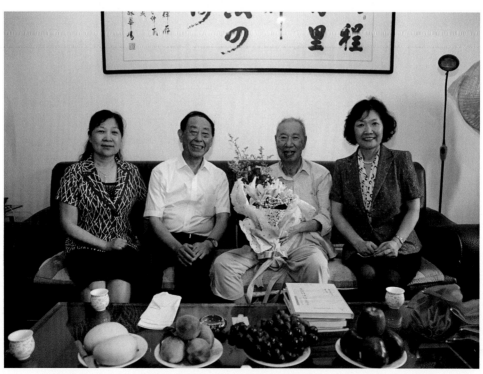

与国医大师李振华合影（左起依次为：河南中医学院第二附属医院院长韩丽华、
唐祖宣、李振华、河南中医学院院长郑玉玲）

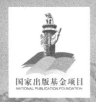

"十二五"国家重点图书出版规划项目

中华中医药学会 组织编写

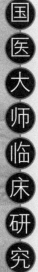

国医大师临床研究

唐祖宣伤寒论解读

唐祖宣医学丛书

刘　罗　郑
韧　德　卫
　　轩　平

主编

科学出版社

北京

内 容 简 介

本书是总结国医大师唐祖宣运用《伤寒论》的经验集成。《伤寒论》是一部理论与实践相结合的古典医籍，是一部理、法、方、药完备的医学巨著，开创了辨证论治之先河。唐祖宣从事临床实践、教学和科研 50 余年，得益于仲景学说之精髓——整体观念和辨证论治的教导，积累了丰富的实践经验，对原著分篇、分条地做了详细解释。书中临床应用多为唐祖宣医案实录。

本书实用性较强，可供中医临床和教学工作者使用，也可供中医爱好者参考。

图书在版编目(CIP)数据

唐祖宣伤寒论解读 / 郑卫平，罗德轩，刘韧主编 . —北京：科学出版社，2015

（国医大师临床研究·唐祖宣医学丛书）

国家出版基金项目·"十二五"国家重点图书出版规划项目

ISBN 978-7-03-046571-9

Ⅰ．唐… Ⅱ．①郑…②罗…③刘… Ⅲ．《伤寒论》 研究 Ⅳ．R222.29

中国版本图书馆 CIP 数据核字（2015）第 288640 号

责任编辑：刘 亚 郭海燕 / 责任校对：桂伟利
责任印制：赵 博 / 封面设计：黄华斌 陈 敬

科 学 出 版 社 出版

北京东黄城根北街 16 号
邮政编码：100717
http://www.sciencep.com

三河市春园印刷有限公司印刷

科学出版社发行 各地新华书店经销

*

2016 年 1 月第 一 版 开本：787×1092 1/16
2025 年 3 月第三次印刷 印张：17 3/4 插页：2
字数：478 000

定价：98.00

（如有印装质量问题，我社负责调换）

《国医大师临床研究》丛书编辑委员会

《国医大师临床研究》丛书序

2009年6月19日，人力资源和社会保障部、卫生部和国家中医药管理局在京联合举办了首届"国医大师"表彰暨座谈会。30位从事中医临床工作（包括民族医药）的老专家获得了"国医大师"荣誉称号。这是新中国成立以来，中国政府部门第一次在全国范围内评选国家级中医大师。国医大师是我国中医药事业发展宝贵的智力资源和知识财富，在中医药的继承创新中发挥着不可替代的重要作用。将他们的学术思想、临床经验、医德医风传承下来，并不断加以发展创新，发扬光大，是继承发展中医药学，培养造就高层次中医药人才，提升中医药软实力与核心竞争力的重要途径。

为了弘扬中华民族文化，广泛传播和充分利用中医药文化资源，满足中医药人才队伍建设的需要；进一步完善中医药传承制度，将国医大师的学术思想、经验、技能更好地发扬光大。科学出版社精心组织策划了"国医大师临床研究"丛书的选题项目，这个选题首先被新闻出版总署批准为"十二五"国家重点图书出版规划项目，后经科学出版社遴选后申报国家出版基金项目，并在2012年获得了基金的支持。这是国家重视中医药事业发展的重要体现，同时也为中医药学术传承提供良好契机。国家出版基金是国家重大常设基金，是继国家自然科学基金、国家社会科学基金之后的第三大基金，旨在资助"突出体现国家意志，着力打造传世精品"的重大出版工程，在"弘扬中华文化，建设中华民族共有精神家园"方面与中医药事业有着本质和天然的相通性。国家出版基金设立六年以来，对中医药事业给予了持续的关注和支持。

作为我国成立最早、规模最大的中医药学术团体，中华中医药学会长期以来为弘扬优秀民族医药文化、促进中医药科学技术的繁荣、发展、普及推广发挥了重要作用。本丛书编辑出版工作得到了中华中医药学会大力支持。国家卫生和计划生育委员会副主任、国家中医药管理局局长、中华中医药学会会长王国强亲自出任丛书主编。

作为中国最大的综合性科技出版机构，60年来科学出版社为中国科技优秀成果的传播发挥了重要作用。科学出版社为本丛书的策划立项、稿件组织、编辑出版倾注了大量心血，为丛书高水平出版起到重要保障作用。

本丛书同时还得到了各位国医大师及国医大师传承工作室和所在单位的大力支持，并得到各位中医药界院士的支持。在此，一并表示感谢！

本丛书从重要论著、临床经验等方面对国医大师临床经验发掘整理，涵盖了中医原创思维与个性诊疗经验两个方面。并专设《国医大师临床研究概览》分册，总括国医大师临床研究成果，从成才之路、治学方法、学术思想、技术经验、科研成果、学术传承等方面疏理国医大师临床经验和传承研究情况。这既是对国医大师临床研究成果的概览，又是研究国医大师临床经验的文献通鉴，具有永久的收藏和使用价值。

文以载道，以道育人。丛书将带您走进"国医大师"的学术殿堂，领略他们深邃的理论造诣，卓越的学术成就，精湛的临床经验；丛书愿带您开启中医药文化传承创新的智慧之门。

《国医大师临床研究》丛书编辑委员会
2013 年 5 月

《唐祖宣医学丛书》总前言

　　唐祖宣是我国第二届国医大师、著名中医专家、主任医师。历任全国第七届、九届、十届、十一届、十二届人大代表，河南省第八届人大代表。第一、二批全国老中医药专家学术经验继承工作指导老师，享受国务院政府特殊津贴。曾获河南省劳动模范称号，两次荣获全国卫生文明先进工作者称号，2010年被国务院授予全国先进工作者称号。2014年获中华中医药学会中医药学术发展终身成就奖。

　　唐祖宣师从河南省名中医周连三先生，得其真传。他按照老师的教诲，刻苦学习，勤求古训，博采众长，以治疗四肢血管病闻名，在中医界享有盛誉。他对仲景学说情有独钟，有深入研究，颇有心得。将四肢血管病按照中医特点分型，并确立治则治法。治疗血栓闭塞性脉管炎、静脉血栓形成、动脉硬化闭塞症等疾病，疗效显著。他研制的治疗血栓病的国家三类新药"脉络疏通颗粒"在临床广泛应用。1965年至今，发表学术论文106篇，出版发行了《四肢血管病的研究与治疗》、《唐祖宣医学文集》、《唐祖宣医学六书》等学术著作14部。

　　学有师承，唐祖宣一直不忘师恩，重视中医人才培养和学术经验继承。20世纪70年代，他承担河南省西医离职学习中医班的教学任务，培训300多位西学中人才；90年代开始，筹办农村中医培训班，为基层培训中医人才。作为全国老中医药专家学术经验继承工作指导老师，他言传身教、启迪后学，先后带徒46人，均已成为学科骨干。在2015年全国人大十二届三次会议上，他还建议要挖掘、保护、传承国医大师宝贵的学术思想和经验。他身体力行，把自己的学术思想和经验毫无保留地传授给弟子，国家为他组建了"唐祖宣学术研究室"，开展人才培养项目及教育工作。

　　为了进一步传承发扬唐祖宣学术经验，积极促进仲景学说发展，我们在日常的医、教、研之余，对唐祖宣教授的学术思想和临床经验进行了系统搜集、整理，历时多年，几经修改，编著了《唐祖宣医学丛书》，该丛书包括《唐祖宣四肢血管病论治精选》、《唐祖宣论老年病与益寿》、《唐祖宣温病解读》、《唐祖宣伤寒论解读》、《唐祖宣金匮要略解读》、《唐祖宣医话医案集》、《唐祖宣经方发挥》，共7册，约350万字。本丛书体现了唐祖宣教授对中医理论和实践的独到见解，是唐教授多年经验之结晶，实践之升华，智慧之集成，体现了唐教授在学术上师古不泥古，博采众长，融会贯通，临证胆大心细，高屋建瓴的特点，仔细研究，必有收获。

同时，我们也期盼本丛书的出版，能够使国医大师唐祖宣的学术经验造福人民健康，能够为振兴中医、发扬祖国医学做出积极的贡献。疏漏之处敬请读者斧正。

《国医大师临床研究·唐祖宣医学丛书》编委会

2015 年 5 月

目　　录

第一章　辨太阳病脉证并治（上） ·· 1

　第一节　太阳病概论 ·· 1

　第二节　桂枝汤证 ··· 10

　第三节　桂枝汤证的兼证、变证及禁忌证 ·· 12

　第四节　桂枝汤类证与疑似证 ··· 26

第二章　辨太阳病脉证并治（中） ··· 32

　第一节　葛根汤证及其辨证 ··· 32

　第二节　麻黄汤证 ··· 38

　第三节　麻黄汤证兼证 ·· 40

　第四节　解表发汗方的辨证选用 ·· 43

　第五节　太阳病汗吐下后的变证 ·· 50

　第六节　峻汗禁例 ··· 72

　第七节　表里先后辨 ·· 74

　第八节　小柴胡汤证 ·· 77

　第九节　小柴胡汤证的兼变证与疑似证 ·· 84

　第十节　太阳病火逆变证 ·· 91

　第十一节　太阳病吐后变证 ··· 95

　第十二节　太阳蓄血证 ·· 97

第三章　辨太阳病脉证并治（下） ·· 103

　第一节　结胸与脏结的比较 ·· 103

　第二节　结胸证治 ·· 104

　第三节　结胸疑似证 ··· 110

　第四节　痞证证治 ·· 115

　第五节　痞证的辨证与兼变证 ·· 121

　第六节　太阳病其他变证 ··· 129

　第七节　风湿证 ·· 134

　第八节　炙甘草汤证 ··· 136

　　小结 ··· 138

第四章　辨阳明病脉证并治 ·· 140

　第一节　阳明病概论 ··· 140

　第二节　阳明病不可攻下 ··· 149

　第三节　阳明病三承气汤用法比较 ·· 150

　第四节　谵语辨证及白虎汤证 ·· 153

　第五节　阳明病兼变证的辨治 ·· 158

第六节 燥屎辨证 ······ 166

第七节 辨转属阳明与脾约证 ······ 168

第八节 各种攻下法的比较 ······ 175

第九节 阳明发黄辨 ······ 179

第五章 辨少阳病脉证并治 ······ 182

第一节 少阳病概论 ······ 182

第二节 少阳病的转归 ······ 183

第六章 辨太阴病脉证并治 ······ 186

第一节 太阴病概论 ······ 186

第二节 太阴病兼证 ······ 187

第三节 太阴寒湿发黄 ······ 189

第七章 辨少阴病脉证并治 ······ 191

第一节 少阴病概论 ······ 191

第二节 少阴病预后 ······ 195

第三节 太少两感证与少阴热化证 ······ 198

第四节 少阴寒湿证 ······ 203

第五节 辨少阴便脓血、吐利证 ······ 206

第六节 少阴咽痛证 ······ 209

第七节 少阴下利证 ······ 211

第八节 少阴三急下证 ······ 223

第九节 少阴病温法提要 ······ 224

第八章 辨厥阴病脉证并治 ······ 228

第一节 厥阴病概论 ······ 228

第二节 辨 厥 ······ 229

第三节 辨 下 利 ······ 245

第四节 辨呕与哕 ······ 251

第九章 辨霍乱病脉证并治 ······ 254

第一节 霍乱病脉证 ······ 254

第二节 霍乱病证治 ······ 256

第十章 辨阴阳易差后劳复病脉证并治 ······ 265

第一节 阴阳易证治 ······ 265

第二节 差后病证治 ······ 266

第一章 辨太阳病脉证并治（上）

第一节 太阳病概论

一、太阳病提纲

【原文】

太阳之为病，脉浮①，头项强痛②而恶寒③。(1)

【词解】

①脉浮：脉搏表浅，轻手按之可得，犹如木浮水面，主表证。《濒湖脉诀》谓："浮脉为阳表病居。"

②头项强痛：项，是颈的后部；强，不柔和之意。头项强痛，头痛而项部强直不柔和。

③恶寒：即畏寒，俗称怕冷。

【提要】 太阳病脉证提纲。

【原文分析】

太阳受邪而发病，称为太阳病。本条提出太阳病基本证候是脉浮、头项强痛及恶寒。根据人体的脏腑和经脉循行的关系，划分为手足三阴三阳十二经脉；又根据经脉内属五脏六腑，运行气血的功能特点，而运用三阴三阳的名称来分别疾病的深浅轻重和属性，从而分析概括六类不同的外感病，作为认识疾病、治疗疾病的前提。太阳经主人身之表，太阳主表而统营卫，为人身之藩篱，外邪伤人，则太阳首当其冲，首先侵犯太阳，故谓"太阳为六经之首"。太阳受到外邪侵袭后所发生的证候就称为太阳病。本条论述太阳病的主要脉证为脉浮、头项强痛而恶寒，提示了太阳受邪而功能失常和经气不利的根本病变特征，作为辨太阳病的脉证提纲。凡是见有上述脉证者即为太阳病，换言之，凡称太阳病者，多有此脉证。

太阳主表，统营卫，外邪侵袭，太阳首当其冲。脉浮为外邪袭表，卫气向外抗邪的反映，提示了病位在表。头项强痛，乃指头痛连及项部而强直不柔和，太阳经脉上额交巅别出于项，此经受邪，经脉之气被遏阻，头项强痛。恶寒，即厌恶寒冷，太阳经脉受邪，卫气受遏，不能发挥"温分肉，肥腠理"的正常功能，故恶寒。

病在太阳，卫气抗邪，故太阳病一般恶寒与发热并见，此条文虽未提发热，但应知有发热一症的存在。何以不言发热一症，因为太阳伤寒证初起，可有因卫阳被遏，尚未伸展，暂时不见发热，即所谓"或未发热"，但卫阳伸展之时，必见发热；再者恶寒与发热这两个症状相比较，恶寒尤为重要，恶寒更能突出太阳表证的特征，文中太阳伤寒证中"或已发热，或未发热，必恶寒"就是凡例之举，故前人精辟之说"有一分恶寒就有一分表证"。所以强调恶寒而未提发热；三阳病皆有发热，故略而不谈。

【评述】

对脉浮、头项强痛、恶寒的产生机理，唐祖宣认为是外邪作用于经络营卫之所。唐祖宣对太阳病之浮脉、恶寒与阳明、少阳及三阴病出现的浮脉、恶寒进行了鉴别，对三阳头痛作了比较，对六经辨证帮助很大。"本条所述一脉两证，都是太阳病的特征，但临床又应脉证合参，不要独立看待"。浮脉主表，但里证亦可见有脉浮、恶寒的特征，仲景谓"病有发热恶寒者，发于阳也；无热恶寒者，发于阴也"，临床要综合分析，不能为一脉一证所误解。

【体会与总结】

太阳病——表证：太阳主一身之表，统摄营卫，外邪侵袭，太阳首当其冲；太阳乃六经之首，六经之藩篱，与各经密切相关。

太阳病——脉证：脉浮，乃外邪侵表，表病，正气卫外，阳气浮盛，尺寸俱浮；头项强痛，头为三阳之总会，项为太阳通路，外邪侵表，风寒外束，太阳经脉郁滞，经气不畅，邪正交争于太阳经之头项；恶寒，乃风寒袭表，卫阳被遏，阳不外达，是外感表证初起的必见证，有一分恶寒，便有一分表证。

二、太阳病分类——中风、伤寒及温病

【原文】

太阳病，发热，汗出，恶风①，脉缓②者，名为中风③。（2）

【词解】

①恶风：即畏风，恶寒之轻者。

②脉缓：指脉象柔软和缓，与紧脉相对，言脉体松弛，宽缓而和缓之意。

③中风：指证名，是太阳病的一种证型，以"发热、汗出、恶风、脉缓"为主要临床指征。与杂病经络脏腑伤残之中风"卒然晕倒、口眼㖞斜"等为特征之中风病不同。

【提要】 太阳中风证的主要脉证。

【原文分析】

仲景以六经分病证，辨病更重要辨证。太阳病分中风、伤寒和温病三证，并分别论述其脉证特点，由于病人体质、感邪性质的不同，所以发病有不同特点及临床表现，此条即为论述太阳病中风证的脉证特点。

本条首言"太阳病"，说明在太阳病脉证提纲的基础上又见发热、汗出、恶风、脉缓的，就是太阳中风证。因人之体质有差异而有不同的病理变化和临床表现，若感邪后其表虚而汗出者则为中风；其表实而无汗者则为伤寒。风寒邪气外袭，则卫阳浮盛与邪相争，故发热；卫阳为外邪所伤，加之肌腠不密，则卫外不固，营不内守，营阴外泄而为汗；汗出肌疏，卫外失职，不能温分肉，则恶风，甚则恶寒；脉浮乃正气抗邪于表所致。因体质较弱，以汗出脉缓为特征，俗称为"太阳表虚证"，是与太阳伤寒证相鉴别之处。

由于病人体质虚弱，风寒外袭，肌腠疏松，营卫不和，卫气浮盛抗邪，故发热；营阴不内守，故汗出，论中第12条所言"阳浮者，热自发，阴弱者，汗自出"；汗出肌疏不固则恶风显著，非不恶寒是也，也正是由于汗出肌疏，是以脉见缓纵。

本条列举的脉证中，是以汗出脉缓为辨证要点，因为它不仅能揭示太阳中风证的病机是营卫不和，又能区别于无汗、脉紧的太阳伤寒证。故汗出、脉缓为太阳中风证的辨证特征。

【评述】

对本条脉证病因病机的认识，唐祖宣分析了"风逆寒来，寒随风入"的相互关系，否定了只有风能伤卫之说，并强调了机体的内在因素，不同的体质感受风寒之邪，可产生不同的病理结果，十分中肯。

【体会与总结】

太阳中风主要脉证：发热乃风邪外袭，营卫失调，阳气外浮，邪正相争所致，风性疏泄，肌表失疏，卫外不固，营阴不内守，故汗出；汗出表虚，不胜风袭，故恶风。恶风为风疏，常兼汗出嚏泪；恶寒为寒束，无汗为多。二证有别，但常相见。汗出肌疏，营阴外泄，脉象宽柔和缓，故脉缓。

【原文】

太阳病，或已发热，或未发热，必恶寒，体痛，呕逆，脉阴阳俱紧①者，名为伤寒②。（3）

【词解】

①脉阴阳俱紧：历代医家对阴阳有两种不同的说法。一是指脉的部位，尺为阴，寸为阳，意为寸关尺三部皆为浮紧；二是指脉的浮沉，沉取为阴，浮取为阳，意为无论浮取沉取，皆为紧脉。方有执曰："阴谓关后，阳谓关前。俱紧，三关通度而急疾，寒性强劲而然也。"

②伤寒：是太阳病中的一种证型，以"或已发热，或未发热，必恶寒，体痛，呕逆，脉阴阳俱紧"为主要临床表现。此处指狭义之伤寒，非广义之伤寒，与中风相对而言。

【提要】　太阳病伤寒证的主要脉证。

【原文分析】

太阳伤寒证是太阳病的又一重要证型。在太阳病脉浮，头项强痛而恶寒的基础上，不论发热或尚未发热，见体痛，呕逆，脉阴阳俱紧等脉证者，为太阳伤寒证。主要是由于风寒之邪侵袭体表，腠理致密，卫阳郁闭，营阴郁滞所致。

风寒袭人，卫气抗争，必然发热，故发热是太阳伤寒的一大主症。本条言发热用"或已"、"或未"之词，说明太阳伤寒证的发热有迟早之分，究其原因与感邪的轻重、体质的强弱、卫阳反应的速度等有关。"已发热"是风寒袭表卫气能及时与之抗争，故起病即见发热；"未发热"此乃感受风寒较重，卫阳被郁闭不能随之伸展，未能达表抗邪，故发热较迟。表卫受邪后，卫阳被束缚，不能温分肉，故必恶寒。风寒外束，卫阳被遏，营阴郁滞，太阳经气运行不畅，势必有头痛、身痛。文中虽未言有汗无汗，但从营阴郁滞的病理来推论，本证当无汗出。风寒之邪外束，肌表闭塞不通，胃气受其影响而上逆，则可见呕逆之症。脉阴阳俱紧即三部脉俱现浮紧之象，浮乃正邪相搏于表，紧乃寒邪较甚、卫阳闭遏、营阴郁滞不通所致。

太阳中风证多见于体质较弱，肌腠不密之体，感受风寒，致使营卫不调，则以发热、汗出、脉缓为主症。太阳伤寒证多见于素体壮实，腠理固密之体，感受风寒，致营郁卫闭，则以恶寒、发热、无汗、体痛、脉浮紧为主症。从此可以看出太阳伤寒证与太阳中风证之不同，有体质的强弱和感邪轻重的差异，辨证方面则以有汗和无汗为重要辨别点。

【评述】

营与卫密不可分，例如，太阳中风证，卫气受病，失于外固，导致营阴不能内守；太阳伤寒证的病机既有营阴郁滞，又有卫阳郁闭。发病常以感邪轻重、体质强弱、腠理疏密为异，不能生搬硬套"风伤卫，寒伤营"之说。

【体会与总结】

太阳伤寒主要脉证：其中已发热为寒邪束表，正气抗邪，阳气郁而发热；未发热乃寒邪初感，阳气尚未郁热。寒邪外束肌表则恶寒；寒邪郁表，入经，营中寒而体痛；寒邪犯太阳，胃气为寒束，不能发为顺降，胃气得寒则逆，故呕逆；寒束表闭，卫气不宣则见脉阴阳俱紧。

【原文】

太阳病，发热而渴，不恶寒者，为温病①。若发汗已，身灼热②者，名风温③。风温为病，脉阴阳俱浮，自汗出，身重，多眠睡④，鼻息必鼾⑤，语言难出⑥。若被下者，小便不利，直视失溲⑦；若

被火者⑧，微发黄色，剧则如惊痫，时瘛疭⑨，若火熏之⑩。一逆⑪尚引日，再逆促命期。(6)

【词解】

①温病：证名，指外感温热之邪，以发热而渴、不恶寒为主要脉证的太阳病的一种证型。属广义伤寒之一。

②灼热：形容身热程度，扪之灼手。

③风温：指太阳病温病误用辛温发汗后的变证，与后世温病学所称的风温病不同。

④多眠睡：精神为热邪所困，呈嗜睡状态。

⑤鼾：呼吸时鼻中所发出的响声。

⑥语言难出：指语言不清晰，謇涩难出。

⑦失溲：溲，指大小便。《史记·仓公传》中提到"令人不得前后溲"。此处前有小便不利，故失溲，指大便失禁。

⑧被火：指误用火法治疗。火法：指温针、烧针、灸法、熏法、熨法等一类的治疗方法。

⑨瘛疭：瘛，收缩；疭，舒伸。瘛疭即指阵发性四肢抽搐痉挛。

⑩若火熏之：像烟火熏过一样，形容病人肤色暗黄。

⑪逆：指误治。正确的治疗为顺，误治则为逆。

【提要】　太阳温病的主要脉证及其误治变证。

【原文分析】

太阳温病是外感热病的一种证型，属广义伤寒范畴。太阳温病的主要特点是发热而渴，不恶寒；与太阳中风、伤寒的发热必恶风寒、口不渴有本质区别；此乃感受温热之邪，热盛伤津所致。温为阳邪，且充斥内外，最易伤津耗液，故见发热而渴。因其邪在太阳，称之为"太阳病"，若温病初起，受邪尚浅，则小有恶寒者，乃风热伤卫，卫失固外所致。其"不恶寒"者，其恶寒程度一般较太阳中风、伤寒为轻、时间较短而言，此以为辨证。

太阳温病为感受温热之邪所致，证属表热，其治法当以寒凉清解为大法，切忌辛温助热之剂。即使温病初起，邪在肺卫，其治法也只宜辛凉透解，若误用麻桂之类，必因以热助热而致热盛津伤，引起各种变证。其"若发汗已"即是指误用辛温之剂发汗，产生了名为"风温"的变证。热盛津伤，表现为全身高热灼手之外，亦可见热邪充斥于表，气血外应，出现寸关尺三部俱浮盛有力之脉象，即"脉阴阳俱浮"。阳热太盛，蒸腾津液外泄，故自汗出；热盛伤气，气随津泄，则身重；热伤气阴，火热扰乱神明，则病人呈困顿嗜睡状态；心主言，神明被扰，热盛神昏，故语言不利；温热壅肺，肺窍不利，故鼻息必鼾。

其次是论误用下法发生的变证。太阳温病为表热之证，其治当用辛凉解表法，辛温为其所忌，下法亦不可用。若误用下法，则易产生重伤阴液，水源枯竭，则小便不利，阴伤神愦，病情恶化；肝肾阴精不能上承以荣目，则见直视而转动不灵；邪陷而心神被蒙则二便失禁。

再者是论误用火法发生的变证。表热之太阳温病更不可以火法劫汗，误用火法，火热之邪加于温热，熏灼肝胆，轻则全身发黄；重则火邪内攻，气阴耗竭，水不涵木，热极而风动，从而出现全身抖动、肢体抽搐等症状。同时因火灼肝胆，使黄疸之色如火熏之黄而晦暗无泽。如此一误再误，病人生命则危在旦夕。故仲景在条文最后谆谆告诫后人：一次失误尚有图治之机，再次失误，恐危及生命，不可不慎亦。

根据第2、3、6条及其相关条文的论述，中风、伤寒、温病的鉴别可总结如下：中风与伤寒为风寒所伤，最易耗伤阳气，温病为温热之邪所致，最易伤阴耗液，两类病证治法迥异。故太阳温病与前述中风、伤寒相鉴别之意，亦有补充说明之意。太阳温病虽非《伤寒论》所讨论的重点，但通过上述分析，则温病的病因病机、证候特征及治疗概况，已寓其中，尤其对在风温一再误治的描述中，充分体现了清热保津这一法则在温病治疗中的重要意义。此条原文对后世温病学家极有启发，在此基础上，通过长期的临床实践和理论总结，逐渐形成了完整的温病学体系。

【评述】

对于太阳病温病的病因，唐祖宣认为太阳温病者，不论温邪之所出，总以感受温邪为要。至于风温，是由于温病误用辛温发汗致津伤热炽而成。

【体会与总结】

太阳温病及误治后出现的。发热乃感受温热之邪或邪热内郁所致；表热无寒故不恶寒；里热，热甚伤津则口渴。

风温此处指邪热炽盛，火灼伤津，为误汗后所出现的变证，与清人所论之风温证不同。

误汗后出现脉阴阳俱浮是由风温邪热充斥内外所致；自汗出由邪热内蒸，迫液外泄所致；身重系热盛伤津，气虚倦怠；多眠睡由热甚神昏所致；鼻息必鼾由风热上壅，窒塞清窍，呼吸不利所致；邪热内郁，气机不利则语言难出。

误下伤津，津夺于下故小便不利；误下伤阴，精不上注于目，目失濡养而出现直视；邪热伤下焦，下焦气伤失固，二便失禁，故见失溲。

误火后肤微黄是由于火热伤营，热郁逼迫胆汁外溢肌肤所致；惊痫瘈疭，乃热极伤阴，阴伤风动，筋脉失养所致。

太阳病经证包括：中风、伤寒、温病及风温。

中风、伤寒：①感风寒之邪，由表传里。②恶寒，化热方见口渴。③治则：辛温解表。

温病：①外感温邪，或邪热内郁，热自内发。②不恶寒或恶寒轻，初起即化燥伤津口渴。③治则：有外感证，用辛凉解表法。

风温：①温病误治后之变证。②治则：辛凉透表。忌加发散之类。

三、辨太阳病传与不传

【原文】

伤寒一日①，太阳受之，脉若静②者，为不传；颇欲吐，若躁烦，脉数急③者，为传也。(4)

伤寒二三日，阳明、少阳证不见者，为不传也。(5)

【词解】

①伤寒一日：伤寒指伤于风寒之邪；一日，约略之词，指患病初期。此指太阳伤寒或中风的早期。

②脉若静：指脉与证相符，如伤寒脉紧，中风脉缓，无数急之象。

③脉数急：与脉静相对而言，表明脉象已经有了变化。

【提要】　判断疾病是否传变，以脉证为依据。

【原文分析】

"伤寒一日，太阳受之"，说明风寒初犯体表，太阳首当其冲，出现太阳病，以恶寒发热、头项强痛、脉浮为主要临床表现。此时，应积极进行治疗和注意观察，因为太阳病可以持续多日，也有很快发生传变者。此条文明确提出，太阳病是否发生传变，必须依据病人的临床表现而不得拘于患病时日。太阳病早期，如果病人的脉象仍与太阳病的症状相符，则知病证仍在太阳，为不传；虽在早期，若病人出现恶心呕吐，烦躁不安，脉象也发生变化，说明病邪已经传里，即太阳病发生了传变。

外感病至二三日，不见有身热、自汗出、不恶寒、反恶热、口渴、脉大等阳明证，又不见口苦、咽干、目眩、脉弦等少阳证，则可肯定病邪仍在太阳尚未发生传变。这说明，太阳病的传变与否，必须以脉证为依据，决不可拘于患病时日，以推演传变的规律。

【评述】

太阳病传与不传都以脉证为凭。

四、辨太阳病病程的变化

【原文】

太阳病，头痛，至七日以上自愈者，以行其经尽①故也。若欲作再经②者，针足阳明，使经不传则愈。(8)

风家③，表解而不了了④者，十二日愈。(10)

【词解】

①行其经尽：经，这里指太阳经。此指邪气在太阳经逐渐减退而消失。

②再经：指病情将要发生传经之变，指传入阳明经。

③风家：有三种不同的解释，一指太阳中风证病人；二是指太阳病病人，包括患中风或患伤寒的人；三是以家字代表宿疾而言，指经常患太阳病的人。此处似以一、二种解释为要。

④不了了：了，了结、清楚。不了了，就是未了结、不清楚之意。在此指表证已解而病人身体仍不清爽、不爽快的感觉。

【提要】 论太阳病经尽自愈和预防传经的方法。

【原文分析】

本条，首先指出太阳病有不药而愈的机转。邪犯太阳，若病邪轻浅，正气未伤，在里之脏腑未损，而通过自身调节，调动自身的抗病能力，待正胜邪却之时，疾病便可告愈。临床证明，这一过程一般需一周左右。所以原文中说"七日以上自愈者，以行其经尽故也"。

太阳病虽有自愈之转机，但也有正不胜邪，病情非但不愈，反而有进一步向里发展之可能。可针刺阳明经的穴位，由于阳明经多气多血，可调诸经之气血，气平血和，正胜而邪却，邪气不能继续深入，故病可自愈。至于针足阳明之何穴，诸家的见解不一，可视临床需要而定。一般认为可取足三里穴，因此穴具有扶正强壮的作用，可使人气血旺盛而增强抗邪之力，若再针跗阳穴以泄阳明已入之热，则效果更佳。

患太阳病者，不论中风或伤寒，是服麻黄汤、桂枝汤而解，或不药而解，若表证已解，恶寒、发热、头痛等证已不存在。但仍觉身体不爽快，尚有身体酸楚，饮食懒进等不适的感觉，乃正气未复，气血未和之故。此时切不可再用攻邪之药，以防伤正，应安心将息调养，预计十二日正气恢复，邪气悉除，而病可痊愈。所谓十二日愈，乃约略之词，不可拘泥。

【评述】

唐祖宣认为邪仍在太阳，以行其经尽的经，是指太阳经本身。节律，是自然的存在形式和运动形式，其中"七节律"较为普遍。仲景与诸家虽未明言节律事由，然必已经实践证实节律的存在，机理性认识尚待阐明。

五、太阳病欲解时

【原文】

太阳病欲解时①，从巳至未上②。(9)

【词解】

①欲解时：指病证可能得到缓解之时，非必病愈之时。

②从巳至未上：指巳、午、未三个时辰。巳 9～11 时，午 11～13 时，未 13～15 时。此句指

从 9～15 时这段时间。

【提要】 论太阳病将要解除的大概时间。

【原文分析】

本条是根据"天人相应"的理论，以人与自然的密切关系推测太阳病欲解的有利时辰，即现在 9～15 时的 6 个小时，时值午前午后，是一天中阳气最隆盛的时候，是时人体的阳气亦随自然界的阳气而浮盛于外，有助于驱散表邪，使表证有欲解的趋势，是太阳病欲解的最佳时辰，故称为"欲解时"。

太阳病解，虽与自然界阳气的盛衰有关，但这只是一个外部影响，只是一种有利的外部条件，并不是唯一起决定作用的因素。因为病解与否，取决于邪正进退的情况，必须有其一定的内在因素，即病人自身的正气是否充实，是否存在痼疾和其他兼夹病证等，同时也还有其他诸多的外在因素。所有这些都要进行综合考虑。

【评述】

在一般情况下，"太阳病，七日以上自愈，欲解时从巳至未上"的认识，是仲景实践的结果。阴阳消长属于自然节律的表现形式。今人言"生物钟"者，亦属生命物质所具有的节律现象。以下"三阴三阳愈解时"的认定同理。

【原文】

阳明病欲解时，从申至戌上。(193)

【原文分析】

申至戌，指申、酉、戌三个时辰，即现在 15～21 时的 6 个小时。申酉戌，正是太阳逐渐西下，以至沉落之时，自然界的阳气由较隆盛状态逐渐衰减，而阴气初升。阳明病属阳热过亢证，此时，乘自然界阳气之衰减，在里之邪热因之受到顿挫，人体之阴气借天欲复，有利于泄热，故为阳明病欲解时。

【评述】

唐祖宣认为，如果阳明病经过治疗之后，已具备了缓解的条件，则当此之时，人体正气可借助于自然界的旺气而战胜疾病，使病情缓解，甚或痊愈。此说更有助于加深读者对该条文的认识和理解。

【原文】

少阳病欲解时，从寅至辰上。(272)

【原文分析】

寅至辰，指寅、卯、辰三个时辰，即现在 3～9 时的 6 个小时。卯时是日出阳升之时，少阳属木，其气通于春，春建于寅。一日之中，少阳亦建于寅，犹一年之春也，是阳气生发之始。少阳病为枢机之运，胆火内郁之证，必欲木气条达，枢机运转，胆火疏泄，方可病愈。由是观之，则寅到辰，正是自然界阳气升发，万物清和之时，其利自不待言，故被郁之胆火易于透达，失运之枢机自然能运转，三焦因之通畅，故为少阳病欲解时。

【评述】

本条及其他五经欲解时的解释，都重在两个时辰，其之"寅卯主木……辰上者，卯之尽，辰之始也"，一时分上、中、下三阶段，称某上者，气之初也。

【原文】

太阴病欲解时，从亥至丑上。(275)

【原文分析】

亥至丑，指亥、子、丑三个时辰。即现在 21 时至次日 3 时的 6 个小时。子时正值夜半，为阴极值阳气萌生之时。太阴病为至阴之脏，若阳虚寒盛者，此时未必欲愈。反之，提此阴消阳长之时，自有寒退阳复之机，故为太阴病欲解时。

【评述】

唐祖宣认为太阴阳虚证的欲解时不是在一日阳气最旺的时辰，而是在阳气渐生的亥至丑时的道理。通过对各家相关论述，可从病理学角度进一步认识人体脏器一日的活动规律。

【原文】

少阴病欲解时，从子至寅上。(291)

【原文分析】

子至寅，指子、丑、寅三个时辰。即23时至次日5时的6个小时，大都在夜半（0时）之后，阳气始生而渐长阶段，阳气虽不隆盛，但生机活跃。而少阴病为心肾阳衰，阴寒内盛之证，阴得阳之助，有利于壮元阳而除阴寒，故为少阴病欲解时。

【评述】

少阴病解于子、丑、寅阳气生长之时，六经欲解时，一般都在该经主气之时，得本经气旺而解。而少阴独解于阳生之时，可见少阴病多属于全身阳虚阴寒内盛之证，治疗贵在扶助肾中真阳。

【原文】

厥阴病欲解时，从丑至卯上。(328)

【原文分析】

丑至卯，指丑、寅、卯三个时辰。即现在0~6时的6个小时。厥阴病亦为阳气虚衰，阴寒内盛之病，故其病欲解，应在阳气向旺之时，而丑至卯与此相合，故恰当其时。又厥阴属乙木（阴），少阳属甲木（阳），故本经气旺之时，仅相差一个时辰，乃自然之特性也。由此足以说明太阴、阳明欲解时，均在由阳转阴气渐多之时，而少阳反在阳升时欲解之理，若以昼夜大休划分阴阳，则阳病欲解于阳时，阴病欲解于阴时。

【评述】

唐祖宣认为六经欲解时主要本于自然界阴阳之气的消长规律及天人相应的相关理论，指出三阳经病解所占的时间较长，各经时辰均不相同；三阴经病解所占的时间较短，各经时辰互相重叠。阴经亦在阳经旺时而解。

六、外感病初起辨阴阳的要点

【原文】

病有发热恶寒者，发于阳也；无热恶寒者，发于阴也。发于阳，七日愈。发于阴，六日愈。以阳数七、阴数六故也。(7)

【提要】　论外感病的阴阳属性判断和愈期的预测。

【原文分析】

"阴阳"是八纲辨证的总纲，也是对疾病性质最根本的划分。人体阴津阳气的偏盛偏衰、正气的强弱、邪气的盛衰，以及邪正的相互作用与相互斗争，都可以用阴阳来概括。本条提出以阴阳两纲作为辨证的纲领，通过疾病的寒热表现来判断疾病的性质：发热恶寒者，多属阳证，见于三阳发病，以太阳病为最典型，指外邪侵袭人体，正气不衰，邪气较盛，正邪之争，病情呈亢奋状态；无热恶寒者，多属阴证，多见于三阴发病，以少阴病最为典型，指正气不足，抗邪无力，病情呈抑制状态。

临床证候错综复杂，以发热恶寒、无热恶寒作为辨阳证、阴证的纲领，可谓执简驭繁，但须知此只是言其常，学者还须知常而达变。如太阳伤寒初起有暂未发热者；阳明病有病得之一日，"不发热而恶寒者"，此虽未发热，但不得以"无热恶寒者发于阴"而论；又如少阴病中有"始得之，反发热，脉沉者"；少阴病阴盛格阳证亦有外见假热者，此虽有发热，但属于阴证，不得以"发热恶寒者发于阳"而论。故临床既要谨守大法，又须随证而变，不可拘泥不化。

"发于阳，七日愈；发于阴，六日愈"，是古人对疾病愈期的一种预测。"阳数七，阴数六"出于伏羲氏河图生成数之词。生成数为"天一生水，地六成之；地二生火，天七成之……"古人以一、二、三、四、五为五行的生数，六、七、八、九、十为五行的成数。水成于七而火成于六，成数之时为其最盛之时，足以胜邪，故推断其为愈期。

七、辨寒热真假

【原文】

病人身太①热，反欲得衣者，热在皮肤②，寒在骨髓③也；身太寒，反不欲近衣者，寒在皮肤，热在骨髓也。（11）

【词解】

①太：通大。《广雅疏证》卷一上"太亦大也"。

②皮肤：指浅表，在外。

③骨髓：指深层，在内。

【提要】 据病人的喜恶之情，辨寒热之真假。

【原文分析】

辨证论治是中医学的基本特点之一，"有诸内必形诸外"，在一般情况下，现象和本质是一致的。此条提示，单纯的寒、热、虚、实之证候是容易辨别的，但在特殊情况下，在疾病发展至严重阶段时，其临床表现往往出现与本质相反的假象，此时病情重笃而复杂，这就需要在辨证中善于去伪存真，透过现象看本质，辨别疾病的本质，作出正确的诊断以指导临床。本条即为辨寒热真假而设，根据病人的喜恶之情，进一步辨析疾病的寒热真假。

身大热与欲近衣是反常的矛盾现象，身大寒与不欲近衣也是反常的矛盾现象，故仲景以"反"字预示后人以重视。此种现象怎能反映出疾病的本质呢？这就体现了详于辨证。所谓身大热、身大寒，是病人的体表情况，此属真热真寒的固然很多，但属假热假寒的也不乏其人，然辨其寒热真假尤为重要，若真假辨别不清，是必后果难料。本条指出，病人的喜恶之情作为辨证之关键，欲得近衣者为内有寒，病人肌表大热，反而欲得衣被裹护的，这是热在肌表而寒在里的真寒假热证，即内真寒而外假热。不欲近衣者为内有热，因为表象的寒热可假，病人的喜恶之情属真。由此推断，"病人身大热，反欲近衣者"是阴寒内盛，虚阳浮越于外所致，寒极似热，属外假热而内真寒，即所谓"热在皮肤，寒在骨髓也"；"身大寒，反不欲近衣者"，是里热太盛而阳郁不达所致，热极似寒，属外假寒而内真热，亦即所谓"寒在内肤，热在骨髓也"。

所谓假象是疾病过程中，出现的与即时病机不一致的症状或征象。假象的产生，有一定的病机基础，疾病之所以能够产生各种不同的，甚至互相矛盾的脉象和症状，这是因为它具有各种不同的本质规定。疾病的病机本质都要通过一定的现象表现出来这是一方面，另外任何症状或征象又都是从特定的方面表现病机和本质。因此，假象也是本质的一个规定，也是本质的一个方面。

【评述】

唐祖宣认为表热里寒、表寒里热的涵义引申为真寒假热和真热假寒，皮肤与骨髓解释为表里，以指导临床辨证，从病人的喜恶来辨别寒热的真假，十分正确。

第二节　桂枝汤证

【原文】

太阳中风，阳浮而阴弱①，阳浮者，热自发，阴弱者，汗自出。啬啬恶寒②，淅淅恶风③，翕翕发热④，鼻鸣⑤干呕⑥者，桂枝汤主之。(12)

桂枝三两，去皮　芍药三两　甘草二两，炙　生姜三两，切　大枣十二枚，擘⑦

上五味，㕮咀⑧三味。以水七升，微火⑨煮取三升，去滓。适寒温⑩，服一升。服已须臾⑪，啜⑫热稀粥一升余，以助药力。温覆⑬令一时许，遍身漐漐⑭微似有汗者益佳，不可令如水流离，病必不除。若一服汗出病差⑮，停后服，不必尽剂。若不汗，更服依前法。又不汗，后服小促其间⑯。半日许，令三服尽。若病重者，一日一夜服；周时⑰观之。服一剂尽，病证犹在者，更作服。若汗不出，乃服至二、三剂。禁生冷、黏滑⑱、肉面、五辛⑲、酒酪⑳、臭恶㉑等物。

【词解】

①阳浮而阴弱：有二解，一指脉象，脉象轻按明显故称阳浮；重按见弱，故称阴弱；阳浮而阴弱，指脉象浮缓。二指病机，阳浮指卫阳浮盛，阴弱指营阴不能内守；阳浮而阴弱提示桂枝汤证卫强营弱的病机所在。

②啬啬恶寒：啬，"瑟"之通假字。瑟瑟，寒秋之风声。此引申为怕冷畏缩貌，形容怕冷。

③淅淅恶风：淅淅，风雨声，如寒风冷雨侵入肌肤的感觉，阵阵恶风之状，形容怕风。

④翕翕发热·翕翕，热势轻浅貌，如羽毛覆盖下之温和发热。

⑤鼻鸣：因鼻塞，呼吸时发出的响声。

⑥干呕：呕而无物吐出。

⑦擘：同掰，用手把东西分开或折断。

⑧㕮咀：本义为咀嚼。引申为将药物碎成小块。

⑨微火：取和缓不猛的火力，使不沸溢，又称文火。

⑩适寒温：指将煎好的药液凉至适宜的温度。

⑪须臾：很短的时间，一会儿。

⑫啜：喝的意思，方有执注"大饮也"。

⑬温覆：覆盖衣被，取周身温暖，以助汗出。

⑭漐漐：形容微汗潮润之状，皮肤湿润的样子。

⑮差：同瘥，即病愈。

⑯小促其间：稍微缩短（服药）间隔的时间。

⑰周时：一昼夜满24小时，称周时。

⑱黏滑：黏，胶黏不易消化的食物；滑，指柔滑不易消化的食物。

⑲五辛：泛指有辛辣气味的食物。《本草纲目》以小蒜、大蒜、韭、芸苔、胡荽为五辛。

⑳酪：指动物乳类及其制品。

㉑臭恶：指有特殊气味或不良气味的食品。

【提要】　桂枝汤证的主要症状、基本病机及治法方药。

【原文分析】

本条论述了桂枝汤证的主要症状与基本病机，以及《伤寒论》的第一首方剂桂枝汤。桂枝汤证即太阳中风证，其主症为发热、汗出、恶风或恶寒。但要更加全面认识太阳中风证，方可联系原文第1条"脉浮，头项强痛而恶寒"和第2条"发热、汗出、恶风、脉缓"相互参照，可以断定，太阳中风证的脉象是浮缓，其主症为头痛、发热、汗出、恶风寒，还可见鼻鸣、干呕等症状；病因病机是外感风寒、营卫不和（卫强营弱）；治疗大法是解肌祛风，调和营卫，方用桂枝汤。

"阳浮而阴弱"既指脉象浮缓，又指病机卫强营弱（营卫不和），即卫阳浮盛，营阴失守。在正常生理情况下，卫气的主要功能是"温分肉，充皮肤，肥腠理，司开阖"；营气的主要功能是营养滋润人体脏腑及各部组织。营行脉中，卫行脉外，卫阳为营阴之使，营阴为卫阳之守，营卫调和，各司其职。当人体在卫阳不足的情况下，风寒外袭于皮毛腠理，则体表的营卫之气受邪，卫气奋起抗争，表现为卫阳浮盛（并非卫气强盛），卫阳与邪相争出现发热、脉浮等亢奋的现象，故称卫强；卫属阳，故曰"阳浮者热自发"。因卫阳浮盛于外，而失于固密，则营阴不能内守，故使汗出。营阴相对不足，故曰"阴弱者汗自出"。卫气为风寒之邪所袭，失其"温分肉"的正常功能，加之汗出肌疏，故恶风寒。风性轻扬，上犯头部又可出现头痛。由于人是有机的整体，尽管邪在肌表，亦能影响内在脏腑的功能。肺合皮毛，肺气通于鼻，外邪袭表，肺气不利可见鼻鸣；胃为卫之源，表气不和，卫病干胃，胃气上逆，则见干呕。

【评述】

对"阳浮阴弱"的正确理解其意义是掌握桂枝汤证的关键。"阳浮阴弱"当以既言脉象——脉缓，又指病机——卫强营弱的观点为正确。

【治法】　解肌祛风，调和营卫。

【方药】　桂枝汤方。

【方解】

方以桂枝为主药而得名，后人誉之为群方之首。方中桂枝辛温，温通卫阳而解肌祛风；芍药苦酸微寒，酸能收敛，寒走营阴，故为敛阴和营。桂枝、芍药相伍，相辅相成以调和营卫。生姜辛温，佐桂枝辛甘化阳，且能降逆止呕。因脾胃为营卫生化之源，故用大枣味甘，益脾和胃，助芍药益阳和营。炙甘草味甘性温，补益中气，调和诸药，伍桂、姜可化阳；配芍、枣能化阴。诸药配伍，共成解肌祛风，调和营卫之剂，主治太阳中风证。桂枝汤为辛温解表轻剂，以调和营卫为主，此外还有调和气血、调和脾胃、调和阴阳的功效，凡营卫不和之病证皆可选用，并非仅限于外感的太阳中风证。

桂枝汤的煎服法与药后护理，方后注说明甚详，历来为诸家所重视，兹综述以下几个方面。

（1）药后啜粥：其目的是"以助药力"、益胃气以充汗源。助药力，易于酿汗，祛邪而不伤正，徐灵胎曰："桂枝本不能发汗，故须助以热粥"。《内经》云：谷入于胃，以传于肺，肺主皮毛，汗所从出，啜粥充胃气，以达于肺也。

（2）温覆助汗：温覆能助卫阳，利于汗出，但不宜覆盖太多，以免汗出过多，损伤正气，以达到遍身微似有汗者最佳。

（3）获效停服：一剂分三次服，刚服药一次，得微汗而病愈，即应停服，不必尽剂，以免过汗伤正。

（4）未效守方：服药后未能出汗，只要病情没有变化，可二次服药，若仍未发汗，则缩短给药时间，可在半天左右时间服完三次药，若病重者昼夜服药，若汗不出者，可连服二三剂，并加强观察和护理。

（5）服药忌口："禁生冷、黏滑、肉面、五辛、酒酪、臭恶等物"，以防伤胃恋邪，影响疗效。

【原文】

太阳病，头痛发热，汗出恶风，桂枝汤主之。（13）

【提要】　论桂枝汤证的主要症状。

【原文分析】

本条以"太阳病"三字冠首，直述头痛、发热、汗出、恶风作为桂枝汤的主症，着重在辨证，以示临床运用桂枝汤应以证候为审证要点。太阳主表，统摄营卫，为人身之藩篱，"其脉连于风府"。风寒之邪外袭，首犯太阳，经气不利，故见头痛；卫气抗邪，邪正相争，故见发热，由于病人体质有差异，腠理有的致密，有的疏松，是证汗出，可见腠理疏松；腠理疏松，卫气之功能失司，是以恶风。柯韵伯称为"桂枝本证"，但恶风、发热、头痛为太阳中风、太阳伤寒所共有，唯汗出是桂枝汤证的特征性症状，并以此区别于发热、恶寒无汗的太阳伤寒证。故此治疗用桂枝汤解肌祛风，调和营卫。

头痛、发热之证三阳病皆可见之，然太阳病之发热与恶寒（恶风）同见，即头痛是头连项痛，项部强硬，发热恶寒；阳明病的发热是不恶风寒，其头痛是头额胀痛，甚则如劈；少阳病之发热为往来寒热，其头痛位于两侧，即额角掣痛，或在一侧。

【评述】

本条以桂枝汤为例，揭示了抓主证的辨证论治的理论，"不必问其为伤寒，中风，杂病也"，真可谓深得医圣之旨。

第三节　桂枝汤证的兼证、变证及禁忌证

一、桂枝汤证的兼证

（一）桂枝加葛根汤证

【原文】

太阳病，项背强几几①，反汗出恶风者，桂枝加葛根汤主之。(14)

葛根四两　麻黄三两，去节　芍药二两　生姜三两，切　甘草二两，炙　大枣二十枚，擘　桂枝二两，去皮

上七味，以水一斗，先煮麻黄、葛根，减二升，去上沫，内②诸药，煮取三升，去滓，温服一升，覆取微似汗，不须啜粥，余如桂枝法将息③及禁忌。

臣亿等谨按：仲景本论，太阳中风自汗用桂枝，伤寒无汗用麻黄，今证云汗出恶风，而方中有麻黄，恐非本意也。第三卷有葛根汤证云，无汗恶风，正与此方同，是合用麻黄也，此云桂枝加葛根汤，恐是桂枝中但加葛根耳。

【词解】

①项背强几几：短羽之鸟，伸颈欲飞不能。项背强几几，形容项背拘急，俯仰不能自如，系项强之甚者。

②内：同纳，加入之意。

③将息：即调养，休息，养息，指服药后护理之法。

【原文分析】

本条为太阳中风兼经气不舒证治。太阳病汗出、恶风，属太阳中风证，应包括头痛发热、脉浮缓等脉证。太阳病，项背强几几，项背乃太阳经脉所过之部位，为风寒外袭，太阳经气不舒，津液敷布不利，经脉失于濡养，则项背拘急，俯仰不能自如。太阳病兼项背强几几证，大多无汗恶风，现却见汗出恶风，故谓之"反"。《伤寒论》中，凡不应见而见或少见的症状前多用"反"字，以示警醒，说明本证的辨证关键在于汗出。汗出恶风是太阳中风证的主证，故用桂枝汤；因兼项背强几几，乃太阳经脉不利，故加葛根以宣通经脉之气，而治太阳经脉之邪。

桂枝加葛根汤的组成当遵臣亿所按，方中当无麻黄，乃由桂枝汤加葛根而成，桂枝汤解肌祛

风，调和营卫；葛根味甘性平，功能解肌、退热、升津、濡经，是治项背强痛的要药。葛根加入桂枝汤中，既能升津濡经脉，又能助桂枝汤解肌祛邪。

【治法】　解肌祛风，调和营卫，升津舒经。

【方药】　桂枝加葛根汤方。

【方解】

本方用桂枝汤解肌祛风，调和营卫。葛根味甘性平，其作用有三：一则升阳发表，解肌祛风，助桂枝汤以解表；二则舒筋通络，解经脉气血之凝滞；三则起阴气而润燥，以缓解经脉之拘挛。

煎服法中，仲景强调先煮葛根，其煮法有待研究，近代煎药不取其法。方中虽有桂枝组成，却不须啜粥，因葛根能生津以助胃气。可供参考。

【按语】

桂枝加葛根汤是太阳中风颈项强硬证的主方，临证以"项强、汗出、恶风"为审证要点，现代应用桂枝加葛根汤，据证增损，大大拓展了适应范围。可见该方是一首调和营卫，解肌祛风，舒经解痉，升清润燥的方剂，主要应用于神经、精神、循环、传染病等多系统疾病。临证应注意随证加减：颈椎骨质增生，加姜黄、生黄芪、桃仁；面神经麻痹加黄芪、当归、红花、地龙；头痛加细辛、川芎、白芷；面部浮肿加地龙、防己、白术；眼睑下垂加黄芪、熟附子；重症肌无力加黄芪；多发性肌炎加姜黄、桑枝；眩晕加天麻、钩藤；风疹作痒加紫背浮萍、蛇床子；麻疹初加升麻，后加桔梗、生地。注意应用时桂枝、芍药、葛根必须同用，且葛根宜重用，一般为15～50g，若遵仲景煎服法，温覆取微汗，效果更佳，然则医者用药各有心得，仅供参考。

（二）桂枝加厚朴杏子汤证

【原文】

喘家①作，桂枝汤加厚朴、杏子②佳。(18)

桂枝三两，去皮　甘草三两，炙　生姜三两，切　芍药三两　大枣十二枚，擘　厚朴二两，炙，去皮
杏仁五十枚，去皮尖

上七味，以水七升，微火煮取三升，去滓，温服一升，覆取微似汗。

【词解】

①喘家：指素患喘疾的病人。

②杏子：《千金翼》卷九本方直作杏仁。

【提要】　论外感风寒引发宿疾喘病的治疗。

【原文分析】

本条论述病人素有喘疾因外感风寒引起喘病发作。当有太阳病中风证的见证，即为太阳中风兼喘，其治疗时用桂枝汤解肌祛风，加厚朴、杏仁以降气定喘。分析太阳中风与发喘的关系，是宿疾在先，若易发作，适逢风寒迫肺，则肺气不利，在无宿喘之人，不过鼻鸣干呕也；若有宿喘之人，则肺寒气逆必然明显，是新感引动宿疾，内外相搏。《素问·至真要大论》曰："从外之内而盛于内者，先治其外，后调其内。"本条之喘由太阳中风引发，当是从外于内；而喘证明显，当是盛于内，故以治表为主，用桂枝汤解外为主，加厚朴、杏仁以降逆下气为佳。

本方临床应用是否一定强求"太阳中风证"，因仲景并未言及，联系第43条，仲景亦未言太阳中风，可见似不应强求，不应被"太阳中风"印定眼目。因素有喘病宿疾，其肺卫不健可知，故其发汗解表只可缓而不可峻，"下之微喘"，柯韵伯曰："喘为麻黄证，治喘者功在杏仁，此妄下后，表虽不解，腠理已疏，故不宜麻黄而宜桂枝。桂枝汤中有芍药，若但加杏仁，喘虽微，恐不胜任，复加厚朴以佐之，喘随汗解矣。"可证之。

【评述】

新感引发旧病，在治疗外感病的同时，兼顾旧病是完全必要的，本条证治就是一个很好的范例。

【治法】 解肌祛风，调和营卫，降气定喘。

【方药】 桂枝加厚朴杏子汤方。

【方解】

方中桂枝汤解肌祛风，调和营卫；炙厚朴苦辛温，化湿导滞，行气平喘；杏仁苦温，止咳定喘，表里同治，标本兼顾。本方"微火煮取三升，去滓，温服一升，覆取微似汗"，是以解表为主可知。

【按语】

桂枝加厚朴杏子汤适用于原有咳喘而又有新感者，但其见证，必具桂枝汤证而兼有喘息。临床不仅用于喘证，只要符合营卫不和、痰湿阻遏、肺胃不和病机者皆可变通运用。如寒咳者加百部；兼心阳不足、心血瘀阻之心痛者加赤芍、丹参、琥珀；兼中虚湿阻之胃痛者加赤芍、延胡索、法夏、良姜；兼肝郁心虚、冲气上逆之奔豚者加酸枣仁、檀香；若为小儿咳喘酌加僵蚕、前胡。

（三）桂枝加附子汤证

【原文】

太阳病，发汗，遂漏不止①，其人恶风，小便难②，四肢微急③，难以屈伸者，桂枝加附子汤主之。（20）

桂枝 三两，去皮　芍药 二两　甘草 三两，炙　生姜 三两，切　大枣 十二枚，擘　附子一枚，炮，去皮，破八片

上六味，以水七升，煮取三升，去滓，温服一升。本云，桂枝汤今加附子，将息如前法。

【词解】

①遂漏不止：遂，因而，于是；漏，渗泄，此处指汗漏。遂漏不止，指汗出淋漓不止。

②小便难：小便量少且不通畅。

③微急：微，轻微；急，拘急，屈伸运动不能自如。四肢微急，指四肢屈伸运动有轻微的不能自如现象。

【提要】 太阳病过汗导致阳虚液亏的证治。

【原文分析】

太阳病，本当治以发汗，但发汗要掌握一个"度"，须絷絷微汗为最好，既不可不彻，也不可太过。本条是因为服药后发汗太过而致卫阳不足，卫阳虚则肌表不固，因而汗出不止，即所谓"遂漏不止"；汗出太多不仅伤阳，亦会伤阴。卫阳虚则肌表失于温煦，势必恶风；阴液不足则小便难而不畅；阳虚液亏，阴阳俱虚，筋脉得不到温煦濡养，则四肢微急，难以屈伸。本证漏汗恶风，而脉不沉微，手足尚温，故以卫阳虚为主，而非肾阳不足，是阴阳俱伤而以阳虚表不固为本。本证病机为汗出太过，阳虚液亏，治法为扶阳固表，方用桂枝加附子汤。以复阳固表为主，阳复则表固汗止，汗止则液复，是以小便难、四肢拘急诸症自愈。

有谓本证尚有表不解，故证见恶风而方用桂枝汤，是说亦可成立，因仲景有"不可令如水流离，病必不除"之训，但是重点则是漏汗以致阳虚液亏，而不是表证。

【治法】 调和营卫，解肌祛风，扶阳固表。

【方药】 桂枝加附子汤方。

【方解】

本方即桂枝汤加炮附子，方中桂枝汤调和营卫，解肌祛风；炮附子温经复阳，固表止汗，以冀邪去阳回，汗止液复。

【临床应用】

仲景辨证精微，立法严谨，药味之差，用量之变，证治亦随之而异，在运用此方时除勤求仲景之训外，随之灵活变通。除掌握每味药物的功能外，尚要明辨药物的协同，尤其临床辨证是应用此方的关键。

（1）汗出不止：仲景于此证中运用了"漏汗不止"一词来形容汗出的程度，也就是我们临床中常见的汗出不止。《素问·阴阳别论》中说"阳加于阴谓之汗"，若阳气亢盛，汗出必多，卫阳不固，汗出亦多。大汗不但亡阳，同时也能伤阴，此方证的汗出病机在于阳虚，由于发汗太过，阳气受伤，卫虚不固，汗液漏出不止。仲景于论中运用了"自汗"、"盗汗"、"额汗"、"冷汗"、"漐漐汗出"、"汗出溱然"、"大汗出"等术语描述其汗出的程度部位和性质的不同，为临证鉴别诊断树立了典范，尤其是漏汗不止和大汗出，在程度上有其共同点。但是在病机上有着本质的区别，如阳盛津伤的大汗出，必兼有大烦渴、脉洪大、身大热等临床见证，此证之汗出不止是阳中之阳虚，不能摄汗。所以恶风不除，变证有四肢拘急之表，小便难之里，故用桂枝加附子汤以固太阳卫外之气。

临床中常见：面色㿠白或苍白，舌质淡多津，倦怠乏力，恶风寒，时颤栗，或小便困难而不畅，手足微有拘急，屈伸不自如，脉浮大或沉细迟等证。此方附子加入桂枝汤中，使表阳密则漏汗自止，恶风自罢，津止阳回，则小便自利，四肢自柔，妙在附子桂枝同用，能止汗回阳，芍药敛津益荣，其汗自止。

杨某，男，41岁，于1978年2月25日住院治疗。1962年冬因寒冷刺激而诱发下肢发凉，跛行疼痛，经上级医院检查确诊为"血栓闭塞性脉管炎"，久治无效，由于患肢溃破，剧痛不能入眠而住院治疗。由于患病日久，阴阳气血津液耗伤，伤口久不能敛，合并外感，体温持续在39～40℃，治疗无效。来院症见：面色青黑，精神疲惫，舌白多津，汗出不止，恶风颤抖，手足抽动，屈伸不自如，小便少而难，四肢厥冷，脉浮大无力，体温38.5℃。此阳虚液伤，汗漏不止所致，治宜固表止汗，复阳敛液。方用：炮附子、桂枝、生姜各15g，白芍、黄芪各30g，甘草、别直参各10g，大枣12枚，3剂。上方服后，汗止足温，继服3剂后体温正常，小便通利，四肢抽动好转而愈。

按 久病正虚，阳气虚衰不能固摄则恶风寒，汗多伤津，则小便少而难；阳气既虚，阴液又伤，则四肢挛急，难以屈伸；四肢虽呈厥逆，尚未至亡阳之变，外有发热恶风，故用桂枝加附子汤加味以固表止汗，复阳敛液而愈。仲景于论中说"太阳病发汗"而致的漏汗不止，临床体会，不能以发汗后作凭，凡阳虚正弱之外感，高龄体弱，汗出恶风，四肢厥冷之证用之多效。临床中辨其汗出多凉，体温虽高，扪之体肤发凉，与蒸蒸发热有别，若加参芪，其止汗之力更著，妙在附子量小，宜10～15g为宜，取其振阳之力，量大反有伤津之弊。

（2）四肢微急：仲景于文中运用"四肢微急"描述了四肢拘挛之象。《内经》谓："阳气者，精则养神，柔则养筋。"今阳不足以濡养，经脉失养，则四肢微急。临床中，发汗太多，阴阳俱伤所致的筋脉拘挛常有，不以发汗太过所致者亦非少见，只要辨其证属阳虚阴伤之病机，但见此证便可，余证不必悉具。

临床中多见：四肢发凉，入冬彻夜不易回温，遇冷加重，得温稍减，兼有疼痛，入夜加重，色多苍白，脉多沉细无力，每治现代医学诊断的肢端动脉供血不足之跛行痉挛之症用之多效。芍药甘草汤的治症多属腿肚转筋之症，投之多效，对于气血凝滞，脉络不通之病变，不用复方大剂，难起沉疴。桂枝加附子汤既有芍药甘草汤之药物组成，又合桂附通阳之圣药，能起"温则消而去之"之功。实有温化沉寒，振奋心阳，补营疏肝，通络解痉之效。

李某，男，32岁，于1979年4月13日入院治疗。四肢发凉、变色、疼痛9年，于1978年9月足趾溃破坏死，剧烈疼痛，先后赴省地检查确诊为"血栓闭塞性脉管炎坏死期"。入院后诊为热毒型，先后服清热解毒合并活血化瘀药物伤口愈合，但跛行仍不减轻。症见：四肢发凉，彻夜不能回温，色呈苍白，足背胫后腘动脉搏动均消失，脉沉无力，舌白多津，跛行距离50m。肢体血流图：左上肢波幅0.094欧姆，右上肢0.113欧姆，左下肢0.102欧姆，右下肢0.06欧姆。两下肢血管壁弹性受损，左下肢微弱，右下肢基本消失，血流量明显减少。此阳虚寒盛，血虚筋挛所致，治宜温阳通经，活瘀缓急。方用：桂枝12g，白芍、当归、川牛膝各30g，炮附子、生姜各15g，黄芪60g，大枣12枚，全蝎、红花各10g，蜈蚣3条。上方5剂后跛行明显减轻，体温好转，继服10剂后，能行1000m以上无跛行感。血流图检查：左上肢波幅0.121欧姆，右上肢0.16欧姆，左下肢0.153欧姆，右下肢0.089欧姆。虽然，双下肢血管弹性仍低，血流量减少，但较服药前有好转，说明此方剂能改善外周血管的血流量。

按 用芍药甘草汤治血虚不能养筋之筋缩不伸之证每取卓效，用于周围血管疾病，部分病例虽起到一定效果，但对于血栓形成的器质性病变，疗效往往不好。遵《内经》"气血之为性，喜温而恶寒，寒则泣不能流，温则消而去之"之旨，取仲景桂枝加附子汤之桂附以通阳气，芍药、甘草以缓其挛急，更加当归、黄芪、红花等品以益气活血，故取得了效果。临床中白芍附子以15~30g为宜，以达温经破结之效。跛行运动性疼痛的症状，和四肢微急有不同之处，实践体会此方对运动性疼痛有一定效果，从其血流图波型的改变，是证此方剂的疗效是肯定的。

（3）小便难：仲景在论中巧妙地运用了"小便难"一词，细审小便难的"难"字包括范围颇广，临床中有小便不利、频数、余沥、短黄、不通、刺痛等症状，统可称为"难"。以药测证，此方剂不是专为治小便难而设，而是在一定的病理情况下诱发一个病的综合征中的一个症状。亦即小便不畅的意思。盖肾有调节人体水液代谢的功能，今肾阳不足，气化失常，水液代谢障碍而导致小便不利。所以阴液不足仅是小便难的一个方面，而关键在阳虚不足以温水化气上。此方证中的小便难多兼见：面色青黑、舌淡多津、手足不温、脉搏沉细，小便虽难而清，或兼见外有微热、心烦不渴等症。柯韵伯曰："此离中阳虚不以摄水，当用桂枝以补心阳，阳密则漏汗自止矣，坎中阳虚不能行水，必加附子以回肾阳，阳归则小便自利矣。"其解颇得要领。

杨某，男，64岁，于1978年8月21日诊治。既往患心悸气喘已10余年，因感受风寒，发热恶寒，体温持续在38~39℃，服解表中药藿香正气汤、小柴胡汤及西药无效，经西医检查确诊为"风湿性心脏病（简称风心病）"，要求服中药治疗。症见：面色青黄，精神疲惫，心悸气喘，发热汗出，恶风寒，咳喘不能平卧，四肢发凉，小便少而不畅，每日约200ml，脉促。脉搏120次/分，体温38.9℃。方用：桂枝、白芍、生姜、炮附子、腹皮各15g，甘草10g，大枣12枚，五味子、麦冬各12g，红参6g。上方服2剂后，发热减轻，汗出恶风止，小便通利，咳喘减轻，继服3剂，四肢转温，发热止，小便正常，脉搏90次/分，临床治愈。

按 此病小便难，既不是热盛，亦不是津亏，源于心阳衰微，不能温阳化气所致。此方固表驱风，复阳敛液，今表固汗止，阳气来复，气化恢复，小便自通。每于患风心病、冠状动脉粥样硬化性心脏病（简称冠心病）合并外感发热，汗出恶风，小便难者服之多效，每合生脉散于内，其效更著。

（4）难以屈伸：汗后阴阳俱伤，阳不能温煦，阴不能濡养而导致屈伸运动不自如的症状，实际包括了筋骨、关节、肌肉疼痛及不舒的症状，迫使肢体屈伸不利。仲景用词谨慎，对每一经文之许多既要合看又要分看，每证悉具用此方，而此方亦可治由此病机形成的不同症。桂枝加附子汤对于风寒外侵，或汗出当风，寒湿之邪侵于经络流注关节所致的肿胀疼痛，难于屈伸之症用之每能取效。但临床中尚要辨其：汗出恶寒，四肢不温，疼痛缠绵，昼轻夜重，遇冷不舒，小便清白，舌白多津，脉搏沉细或沉迟等症。方中附子温经散寒，桂枝白芍祛风活血，生姜甘草疏散培土，使寒湿祛，血脉通，阳气回，疼痛止，四肢温，屈伸利。

> 刘某，男，32岁，于1979年6月17日诊治。汗出迎风，夜卧湿地，诱发四肢关节疼痛，先后服活血祛湿药物及激素类西药时轻时重，缠绵年余。经介绍前来就诊。症见：四肢关节肿胀疼痛，屈伸疼甚，气候变化加重，四肢不温，得温稍舒，汗出恶寒，面色青黄，舌白多津，脉象沉迟，小便清白，红细胞沉降率40 mm/h。此乃伤于风寒，又感湿邪，治宜温经复阳，益气祛湿。方用：炮附子30g，桂枝、甘草、生姜各15g，白芍20g，薏苡仁、黄芪各60g，大枣12枚。上方服3剂后，疼痛减轻，继服6剂，关节屈伸自如，四肢转温，汗出止，红细胞沉降率10mm/h。继服10剂诸症消除，临床治愈。

按　腠理不密，风寒外侵，湿邪内郁，服活血祛湿药物无效的原因也就在于阳虚正衰，四肢关节肿胀疼痛，有其四肢不温，脉沉迟，小便清的阳虚见证，辨证的关键在汗出恶寒上，故用桂枝加附子汤以温经复阳，散寒止汗，故能获效。临床体会，对于屈伸不自如之症，用大剂附子，以行关节经络曲曲之处，量小则杯水车薪，药不胜病，每治风温所致之关节屈伸不利之症用量在30g以上为宜，若怕附子量大有中毒之弊，可宽水久煎，大剂频服，亦无忧毒之患。

【按语】

桂枝加附子汤的证治仲景论述颇详，后世医家更有发扬，本方只从仲景论述的证中谈其辨证运用体会，从症状的论述中体会应用合看，亦应分辨，以药测证，治证不限于此，仲景著书何能悉具。临床中只要掌握本方功能，详细辨证，紧扣病机，不受中西医各种病名之限，投之能收异病同治之效。

方中附子温阳补火，又除寒湿，可升可降，可表可里，随所伍而异其用，凡新久内外一切虚寒性疾病用之得当，实有立竿见影之效，实践体会，对于心阳衰微之症以10～15g为宜，对于风寒湿痹剧痛之症若用大剂，本方之效更著。

附子虽有大毒，若宽水先煎而其毒自去，控制在先煎1小时为宜。

要得提高疗效，尚需注意此方剂的煎服法，细审仲景煎服法上亦有巧妙之处，论中说"以水七升，煮取三升，去滓，温服一升，本云桂枝汤，今加附子，将息如前法"，仲景在煎服法上不愧为我们必遵之楷模。

治投病机，调剂配伍易为医者和病家所重视，煎服方法往往易被忽略，医者无嘱，病者多煎一次服一次，这样不能达到预期的效果，更有因煎服之误而中毒者亦屡见不鲜。于临床中嘱其先煎附子1小时，后纳诸药，三煎兑于一起，分3次服，饭前服，服后吃饭，虽不采用啜热粥法，而采用进食法，亦能起到一定效果。这样大剂频服，附子虽有大毒，亦不会引起中毒。

二、桂枝汤证的变证

【原文】

太阳病，下之后，其气上冲①者，可与桂枝汤，方用前法②。若不上冲者，不得与之。(15)

【词解】

①气上冲：指病人自觉胸中有气上逆。一说为太阳经气上冲，说明表证仍在。

②方用前法：指用第12条桂枝汤后规定的煎服法。

【提要】　太阳病误下后，其气上冲的治法。

【原文分析】

误治是导致疾病传变的主要因素之一，但误治之后疾病仍有传变与不传变两种可能，临床上当详于辨证。太阳病治疗当以汗法为大法，若误用下法，最易导致表邪内陷而发生变证，但是否发生变证，当据证而辨。本条仲景以有无气上冲作为判断是否发生表邪内陷的标志。误下以后，病人胸中有逆气上冲，这是正气犹能与欲陷之邪抗争，说明邪仍在表，欲陷而未陷，所以仍可以从表治，但毕竟正气受挫，故不可峻汗，宜桂枝汤助正气以祛邪于表。"可与"乃斟酌之意，因误下后证情变化较多，其治法与方药难以料定。若仍需服用桂枝汤，其服法调护当与前桂枝汤方后注同，即所谓"方用前法"；若胸中无逆气上冲，则是正不胜邪而邪陷于里，说明疾病已发生变化，证变治亦变，所以就不能用解表之法的桂枝汤，故曰"不得与之"，而当据证而辨以确定其救误之法，即后条所谓"观其脉证，知犯何逆，随证治之"。

此条谓"太阳病"，但未明言"太阳中风"，是可赅太阳伤寒在内，即太阳伤寒，误下之后，即使邪未内陷，但毕竟已经误下，正气总有损伤，是时虽仍当发汗解表，但只可缓而不可峻，桂枝汤亦属首选之方，此示后人桂枝汤可用于需要缓缓发汗之证。

【原文】

太阳病，下之后，脉促①胸满②者，桂枝去芍药汤主之。(21)

桂枝三两，去皮　甘草二两，炙　生姜三两，切　大枣十二枚，擘

上四味，以水七升，煮取三升，去滓，温服一升，本云，桂枝汤，今去芍药，将息如前法。

若微寒③者，桂枝去芍药加附子汤主之。(22)

桂枝三两，去皮　甘草二两，炙　生姜三两，切　大枣十二枚，擘　附子一枚，炮，去皮，破八片

上五味，以水七升，煮取三升，去滓，温服一升。本云，桂枝汤，今去芍药加附子，将息如前法。

【词解】

①脉促：脉象急促有力，不是脉来数而时一止者。钱天来说："脉促者，非脉来数时一止，复来之促也，即急促亦可谓之促也。"

②胸满：即胸闷。

③微寒：指脉微而恶寒。

【提要】　太阳病误下后致胸阳受损兼表证不解的临床特点与治疗。

【原文分析】

本节简述了太阳病误下，致胸阳受损兼表证未解的主要脉证及治疗方药。其主证是胸满和表证不解，病因病机是太阳病误下，表证不解，邪陷胸中，胸阳受挫。治疗大法是解肌祛风，兼通胸阳或温经复阳，方用桂枝去芍药汤，或桂枝去芍药加附子汤。

太阳病误用下法，最易发生表证不解而外邪内陷的不良后果。本条"太阳病，下之后，脉促胸满"明显是表证误下所致之胸阳被遏之变证，胸满乃胸阳受损，失于布达所致。而据脉促又可

知其邪虽内陷而尚未全陷，仍有郁而求伸之势。据第34条"脉促者，表未解"和第140条"太阳病下之，其脉促，不结胸者，此为欲解也"之说，脉促仍是正气抗邪于外之征，与第15条"其气上冲者"同义。所不同之处有胸满一证，综观之，证属胸阳被遏，尚有求伸之势，故在治疗上重在温通阳气，驱邪出表。桂枝汤去芍药，因芍药酸寒，不宜于阳虚被遏之证，故去之，用桂枝、甘草之辛甘温通阳气。如果脉微而恶寒，则卫阳亦虚，则加附子以温经复阳。

亦有认为此脉促为数而一止而复来之促，当为心阳虚而胸阳不展，桂枝去芍药实则为桂枝甘草汤加姜、枣，联系《伤寒论》第64条"发汗过多，其人又手自冒心，心下悸，欲得按者，桂枝甘草汤主之"，也很有启发。

【治法】　解肌祛风，兼通胸阳或温经复阳。

【方药】　桂枝去芍药汤方。

　　　　　桂枝去芍药加附子汤方。

【方解】

桂枝去芍药汤为桂枝汤去芍药而成。因芍药酸敛阴寒，非胸阳郁遏所宜，故去之以利宣通胸中阳气。桂枝去芍药加附子汤即桂枝汤去芍药加炮附子，取其辛热之性以温经复阳，表里双解。两者组成均为桂枝汤去芍药，但有无炮附子，差异甚大，同为解肌祛风，但一为通阳剂，一为复阳剂。虚实有别，不可混淆。桂枝去芍药加附子汤还应与桂枝加附子汤对比：两方组成仅芍药一味之差，同具温经扶阳之功，但主治有别：一为胸阳不足致胸满、脉促，故去芍药之阴敛；一为表阳虚漏汗不止，故留芍药以酸收。论治贵在审证求因，灵活变通。

【按语】

桂枝去芍药汤与桂枝去芍药加附子汤均为桂枝汤的类方，主治太阳病误下致胸阳受挫，邪陷胸中的胸满证。临床无论表证存在否，只要辨证为胸阳被遏或胸阳不足，阳虚阴结者即可使用。受此思路启迪该方被广泛应用于心、肺、脾阳不足，阴寒邪盛之胸闷、心悸、哮喘、痹证、胃痛、呃逆、呕吐、水肿、臌胀、疝气诸证的治疗。

【原文】

太阳病，初服①桂枝汤，反②烦不解者，先刺风池③、风府④，却与⑤桂枝汤则愈。(24)

【词解】

①初服：桂枝汤一剂分为三服。初服，即第一服。

②反：反而。

③风池：足少阳胆经穴名。在枕骨粗隆直下凹陷与乳突连线中点，两筋凹陷处。

④风府：督脉穴名。在后项入发际一寸，枕骨与第一颈椎之间。

⑤却与：再给予。

【提要】　太阳中风证，邪气较重时当针药并举。

【原文分析】

此条提出了太阳中风证，邪气较重者当采用针刺与汤药并施。是太阳中风，初服桂枝汤，不惟病证不解，反而增加烦热感。病因病机是正邪相争，经气郁滞，郁阳不宣；治疗大法是先刺风池、风府，疏通经络以泄邪，然后再服桂枝汤解肌祛风。

根据第12条所论，太阳中风证用桂枝汤治疗，有一服汗出病瘥，也有服后不汗而半日汗令三服尽，还有服一剂尽病证犹在而再服者，更有服至二三剂者，其关键在于病情之轻重、邪势之盛衰。本条所论在病势较盛时，不仅可以守方服药，还可以配合针法治疗，即先用针法以泄邪，然后再服桂枝汤解肌祛风，调和营卫，这样就会提高治疗效果。"太阳病，初服桂枝汤"，说明这里的太阳病是指太阳中风证而言，用桂枝汤治疗本是的对之法，理当汗出病瘥，然而此时不但不汗出邪解，反而出现心烦不安之证，是时临证当详为辨证。在认定"反烦不解"是太阳中风证未解而只增一烦，即在排除变证而确定太阳中风证仍在的前提下，先用针法刺风池、风府以泄邪，然后再服桂枝汤，就可达到汗出邪解病愈的治疗目的。

本条条文虽然简单，但从辨证的角度分析，则非简单之事，因为服桂枝汤后出现心烦不安至少会有两种可能，一是药不对证，病情发生内传化热的变化，即病情发生了传变，诚第4条所云"颇欲吐，若躁烦，脉数急者，为传也"；另一则可能是表邪较盛，药力不够，药后邪不解而正邪剧争致烦，其邪仍在太阳，证仍是太阳中风证。如何辨其传与未传，关键是据证而辨，如烦之同时见有其他热证，如不恶寒，但发热，口渴，脉数急等，即是病已传变，是时不仅不能再服桂枝汤，针刺风池、风府也要考虑。如发热、恶寒、汗出、脉浮缓等中风证依然，只增一烦，别无其他热证，则说明病未传变，则可按上法治之。

本条说明仲景治病是集多种治疗方法之长，一专多能，毫无偏见，一切为了提高疗效；同时也说明针药结合可以提高疗效，实开针药结合之多种治疗方法结合的先河。风池、风府虽非太阳经之穴，但与足太阳膀胱经有着密切联系，《素问·热论》曾有"巨阳连于风府"之说，且风池能祛风解表，风府能清热散风，先刺风池、风府可从太阳经脉而泄邪，使邪先受挫，再服桂枝汤即可收到好的效果。

【原文】

服桂枝汤，大汗出，脉洪大者，与桂枝汤如前法……（25）

【提要】 服桂枝汤不如法，脉变洪大而证未变的治法。

【原文分析】

本条提出了桂枝汤证的变局，即桂枝汤证而脉变洪大者的处理方法，其主证为桂枝汤证，其脉为洪大脉。其病因病机是太阳病发汗太过病邪不解，阳气浮盛于外，治法仍用桂枝汤解肌祛风。

根据"证不变，治亦不变"的论治原则，既然仍"与桂枝汤，如前法"，是知其证仍是太阳中风证，只是脉变洪大，除其别无汗出津伤及化热传里之证。其脉洪大乃是由于大汗出以致阳气浮盛于外的缘故，其治虽仍与桂枝汤，但一定要按照服用桂枝汤的调护方法，故仲景再次强调"如前法"。但是，从临床辨证角度分析，证见脉洪大，首先必须排除大汗伤津而化热内传的阳明之证，是以仲景紧接于第26条云"服桂枝汤，大汗出后，大烦渴不解，脉洪大者，白虎加人参汤主之"。两条连类而及，寓有据证辨证之意，即大汗出，脉洪大的同时，见有大烦渴不解，就是大汗伤津而化热内传而成阳明热证，且"大烦渴不解"提示津气损伤较甚，故以白虎加人参汤主之而清热生津。此桂枝汤证与白虎加人参汤证虽都可见于大汗出后，都可见脉洪大，但其病机性质则完全相反，一个属表属寒，一个属里属热，若辨证不清，的确有毫厘千里之误，示人必须精于辨证、详于辨证。同时亦示人在辨证中要知常达变，即脉浮缓是桂枝汤证之常，脉洪大是桂枝汤证之变；同样，白虎加人参汤可见有脉洪大，是其常，但脉洪大非白虎加人参汤证所独有，白虎加人参汤证亦非皆见脉洪大，这都是脉洪大及白虎加人参汤证之变。

【原文】

服桂枝汤，大汗出后，大烦渴不解①，脉洪大者，白虎加人参汤主之。（26）

【词解】

①大烦渴不解：烦是心烦，渴是口渴，大是形容烦渴之甚，不解是指病未愈。

【提要】 论服桂枝汤大汗出后津伤化热的证治。

【原文分析】

本条承上第25条，阐述了服桂枝汤大汗出后变证的证治。其主症是大烦渴不解，病因病机是太阳病发汗太过，热盛津伤，转属阳明，治疗大法是清热益气生津。

太阳中风服桂枝汤发汗，应遍身漐漐微似汗出为宜，不可令如水淋漓，否则不仅病不除，而且常易发生传变。今服桂枝汤而大汗出，汗后伤津助热，致使邪热转属阳明，其症大烦、大渴，甚至于渴欲饮水数升而不解。同时脉见洪大，此为阳明里热蒸腾，鼓动气血之象。此外，尚伴有身热、汗自出、不恶寒、反恶热、舌苔黄燥等症。

本证与白虎汤证同属阳明热证，其辨证要点在于大烦渴不解，表明本证胃热津伤较甚。胃热者，法当清热；津伤则应生津，故于白虎汤中加人参，取清热益气生津之法。

本条与第 25 条前半段"服桂枝汤，大汗出，脉洪大者，与桂枝汤，如前法"，文字近似，而病机、治法相去甚远。第 25 条是服桂枝汤，汗不如法，以致大汗出而表未解，脉由前之浮缓变为洪大，乃大汗出，阳气浮盛于外使然。虽脉洪大，但里无烦渴等热证，表明脉变而证未变，其病仍在太阳之表，故与桂枝汤如前法。而本条"服桂枝汤，大汗出后"，多一"后"字，是说大汗出之后，不仅变为洪大之脉，而且伴随"大烦渴不解"之证，脉证俱变，为里热燔灼，病入阳明，故以白虎加人参汤治疗。两证鉴别的关键在于烦渴是否出现，表证的有无。

若将"太阳病初服桂枝汤，反烦不解"；"服桂枝汤，大汗出，脉洪大"；"服桂枝汤，大汗出后，大烦渴不解，脉洪大"三条联系起来对比分析，就不难从其所举服桂枝汤后不同临床反应，辨证关键及处理方法中，体会出仲景辨证论治的精神。

此承上条，意在便于比较分析，颇有辨证意义，足见《伤寒论》条文编排顺序之用心，完全从阐述辨证论治理论出发，所以说《伤寒论》的精髓是其所阐述的辨证论治理论。

【评述】

对于方中石膏之用，临床上凡肺、胃有热者都可使用石膏，但从本条大烦渴来分析，似以清胃热为切。"大烦渴不解"，突出了"口渴"一证。这就为后世用白虎加人参汤治疗中焦热盛，津气两伤，以口渴、多饮为主症的消渴病辟一蹊径，指出了白虎加人参汤证的主症，并不强求"四大症"，对临床应用颇有指导意义。

三、坏病处理原则与桂枝汤禁忌证

【原文】

太阳病三日，已发汗，若吐、若下、若温针①，仍不解者②，此为坏病③，桂枝④不中⑤与之也。观⑥其脉证，知犯何逆⑦，随证治之。桂枝本为解肌⑧，若其人脉浮紧，发热汗不出者，不可与之也。常须识⑨此，勿令误也。（16）

【词解】

①温针：针灸的一种方法，即用针刺入一定穴内，以艾裹针体而熏烧之，以使温热传入体内。王纶曰："近有为温针者，乃楚人法，针于穴，以香白芷作圆饼套针上，以艾蒸温之，经络受风寒致病者，或有效，只是温通经气而已。"

②仍不解者：指病仍未解，非指表邪未解。

③坏病：指因治疗错误致病情发生恶化，证候错综复杂，难以六经证候称其名者。

④桂枝：此处指桂枝汤。

⑤不中：即不中用，不当用之意。方有执说："不中，犹言不当也。"

⑥观：观察。在此指运用四诊的方法进行诊察。

⑦知犯何逆：知，知道，明了；犯，触犯，侵犯；逆，违背，不顺，此指误治造成了变证。知犯何逆，指辨明犯了何种错误的治疗而出现相应的坏病。

⑧解肌：就是解散肌表之邪，属发汗的范畴，但与解表发汗不同，尤在泾说："解肌者，解散肌表之邪，与麻黄之发汗不同。"

⑨识：音"志"，记住之义，也可理解为认识、注意。方有执说："识，记也，记其政事谓之识。"

【提要】 太阳病误治发生变证的治疗原则。

【原文分析】

本条论述两个问题，一是指出了坏病形成的原因、概念及其治疗原则。坏病的特征是原有证候不复存在，病情恶化，复杂多变，难以六经证候称其名。其病因病机是由于误治、失治、体质及病邪因素使疾病恶化，治疗原则是辨证论治。二是论述表实证禁用桂枝汤。

"太阳病三日……随证治之"，是讨论的第一个问题。本条仲景以太阳病为例，运用汗法本是正确的，但由于选方不当，或未遵服药宜忌，或由于体质因素与病邪相互作用而难解，或医者失察，错误地使用汗、吐、下法及温针等治疗手段，其病不但不愈，且进一步恶化，以致病情严重而复杂，不能用六经正名者，即为"坏病"。由于病已不属太阳表证范畴，故不能再用桂枝汤解表，故曰"桂枝不中与之也"。唯其如此，故此处治坏病无六经定法可循，而须详细收集病情资料，即仔细诊察病人全部脉证，以及体质、误治的方法和使用的药物等内外因素，认真地分析其病因病机、病位病性、邪正盛衰等，然后加以准确判断，并拟定因人、因地、因时、因病制宜的治疗方案，此即"观其脉证，知犯何逆，随证治之"。

"观其脉证，知犯何逆，随证治之"，体现了仲景据证而辨以脉证为凭的唯物观和具体情况具体分析的辩证法思想，是中医学辨证论治理论的具体体现，这一原则不只对治疗坏病有指导意义，对其他各种疾病的诊治也都有普遍指导意义。

"桂枝本为解肌……勿令误也"，是讨论的第二个问题。指出伤寒表实证禁用桂枝汤。桂枝本为解肌，是言桂枝汤非为发汗解表之剂，是通过调和营卫来解除肌表之邪，即所谓"解肌"，不同于麻黄汤的开腠发汗；脉浮紧，发热汗不出者，是言其证属伤寒表实，非桂枝汤所宜，故曰"不可与之"。桂枝汤与麻黄汤同为辛温解表之剂，但一治表虚，一治表实之辨，极为重要。然太阳伤寒禁用桂枝汤，以理推之，太阳中风亦不可用麻黄汤，医者当知偶反。仲景告诫不要发生用桂枝汤治疗太阳伤寒之误，提示汗法解表，既不可太过，也不能不及。发汗不及，祛邪失时，亦易引起变证，此当常记不忘。故仲景告以"常须识此，勿令误也"。

【评述】

"观其脉证，知犯何逆，随证治之"这12字救误原则的重要性，有其普遍的临床指导意义。认为是对"辨证论治精神的高度概括"，代表着《伤寒论》最核心的精神。

【原文】

若酒客①病，不可与桂枝汤，得之则呕，以酒客不喜甘②故也。(17)

【词解】

①酒客：平素嗜好饮酒的人。

②甘：甜味之品。

【提要】 以酒客为例，论内蕴湿热者禁用桂枝汤。

【原文分析】

服桂枝汤除注意方、证相应外，尚需了解病人的体质、平素嗜好。本条以嗜酒之人易于内蕴湿热为例，论桂枝汤之禁例。所谓"酒客病，不可与桂枝汤"，是指平素嗜好饮酒之人患了太阳中风证，即使有典型的桂枝汤证，也当慎用或禁用桂枝汤。平素嗜好饮酒之人，每多里蕴湿热，而桂枝汤为辛甘温之剂，甘能助湿，辛温更能助热，即使患有太阳中风之证，亦当慎用。是以里蕴湿热者当禁用桂枝汤。"得之则呕"是内有湿热之人服桂枝汤后可能发生的现象，因服桂枝汤后，湿热更甚，湿热壅遏，胃气上逆，故发为呕吐。仲景以"酒客不喜甘"释其致呕之因，实甘能助湿蕴热之故。嗜酒之人固然可致内蕴湿热，不嗜酒的人也可能有内蕴湿热者，要在凡有湿热内蕴者，皆当禁用桂枝汤，不得以"酒客"而印定眼目。

此条的重要意义，是示人治病用方，不但要注意方与证合，还要注意病人平素的嗜好和人体的内环境，否则就不会收到好的治疗效果。

临床上若有酒客确为太阳中风而当用桂枝汤者，亦可于桂枝汤中加入清化湿热及解酒之品，如葛花、枳实等。由于体质的差异，嗜好之人亦有不是湿热内蕴而是寒湿内盛者，临床当须识别。

【评述】

酒客病，当以嗜酒之人患太阳中风的解释为妥。

【原文】

凡服桂枝汤吐者，其后必吐脓血也。（19）

【提要】 论里有蕴热者禁用桂枝汤。

【原文分析】

本条文论及桂枝汤的不良反应，桂枝汤属辛温之剂，凡内蕴积热，又得辛温之助者，当有此不良反应。前文酒家尚且不宜，况甚于酒客者乎？其后"必吐脓血"，以热伤血络所致。本条暗示里有蕴热者禁服桂枝汤。

【评述】

结合自己亲身所见，验证《伤寒论》是一部理论结合实践的著作。

四、太阳病轻证

【原文】

太阳病，得之八九日，如疟状①，发热恶寒，热多寒少，其人不呕，清便欲自可②，一日二三度发。脉微缓③者，为欲愈也；脉微而恶寒者，此阴阳俱虚④，不可更发汗更下更吐也；面色反有热色⑤者，未欲解也，以其不得小汗出，身必痒，宜桂枝麻黄各半汤。（23）

桂枝一两十六铢，去皮　芍药　生姜切　甘草炙　麻黄去节，各一两　大枣四枚，擘　杏仁二十四枚，汤浸，去皮尖及两仁者

上七味，以水五升，先煮麻黄一二沸，去上沫，内诸药，煮取一升八合，去滓，温服六合。本云，桂枝汤三合，麻黄汤三合，并为六合，顿服。将息如上法。

服桂枝汤，大汗出，脉洪大者，与桂枝汤，如前法。若形似疟，一日再发⑥者，汗出必解，宜桂枝二麻黄一汤。（25）

桂枝一两十七铢，去皮　芍药一两六铢　麻黄十六铢，去节　生姜一两六铢，切　杏仁十六个，去皮尖　甘草一两二铢，炙　大枣五枚，擘

上七味，以水五升，先煮麻黄一二沸，去上沫，内诸药，煮取二升，去滓，温服一升，日再服。本云，桂枝汤二分，麻黄汤一分，合为二升，分再服。今合为一方，将息如前法。

太阳病，发热恶寒，热多寒少。脉微弱者，此无阳⑦也，不可发汗。宜桂枝二越婢一汤。（27）

桂枝去皮　芍药　麻黄　甘草各十八铢，炙　大枣四枚，擘　生姜一两二铢，切　石膏二十四铢，碎，绵裹

上七味，以水五升，煮麻黄一二沸，去上沫，内诸药，煮取二升，去滓，温服一升。本云，当裁为越婢汤桂枝汤合之饮一升，今合为一方，桂枝汤二分，越婢汤一分。

【词解】

①如疟状：指寒热发作的情况好像疟疾一样。

②清便欲自可：清，同"圊"，厕所之古名，此处作动词用，即排便之意；欲，接近或将近之意；自可，如常之意。清便欲自可，就是大小便接近正常。

③脉微缓：就是不洪不紧而柔和的意思。

④阴阳俱虚：此处的阴阳指表里而言。阴阳俱虚，即表里俱虚。

⑤热色：就是发热时潮红的脸色。

⑥一日再发：一天发作两次。

⑦无阳：指阳气虚。

【提要】　太阳病轻证三种不同证候的辨治。

【原文分析】

太阳病轻证有三种不同情况：桂枝麻黄各半汤证，太阳病得之八九日，如疟疾，发热恶寒，热多寒少，面赤，身痒，一日二三度发。病因病机是日久邪微，表郁不解，治宜小发其汗，方用桂枝麻黄各半汤；桂枝二麻黄一汤证乃服桂枝汤发汗后，发热恶寒，热多寒少，形似疟，一日再发。病因病机是表郁邪微，表郁较轻，治宜微发其汗，方用桂枝二麻黄一汤；桂枝二越婢一汤证的主证是太阳病，发热恶寒，热多寒少。病因病机是表邪微郁，兼有里热，治宜微发其汗，兼清里热，方用桂枝二越婢一汤。

第23条从内容来看，可以分为两段四节。

"太阳病……一日二三度发"，为第一段，也是第一节，论太阳病微邪郁表的主要症状表现。"太阳病，得之八九日"，说明病程较长；"发热恶寒"，说明病仍在表；"热多寒少"，说明邪势不盛；"如疟状"，"一日二三度发"，是正气驱邪而数与邪争，"如疟状"则非为疟。"其人不呕，清便欲自可"，则是作为鉴别要点提出，不呕则说明虽如疟状，但不是少阳病，大小便正常，则排除了阳明病，是知热多寒少并非邪欲内传。综上分析，是知病程虽长，而病仍在太阳，且邪不太盛，即所谓"微邪郁表"之证。

"脉微缓者……宜桂枝麻黄各半汤"为第二段，分为三节，分述了微邪郁表的三种不同转归及其证治。

"脉微缓者，为欲愈也"，为第二节，即第一种转归。微为邪气已衰，缓为正气将复，脉证合参，这是正气胜邪，病势将愈的征兆，故曰"为欲愈也"。

"脉微而恶寒者……不可更发汗更下更吐也"，为第三节，即第二种转归。脉见微弱无力，证由原来的热多寒少变为恶寒较甚，是时当然不可能是欲愈。脉微为里虚，恶寒为表虚，表里俱虚，即所谓"阴阳俱虚"，其治疗也就不能再用汗、吐、下之法了，对于其治疗王肯堂谓"宜温之"，尤在泾谓"当与温养，如新加汤之例"，可供参考。

"面色反有热色者……宜桂枝麻黄各半汤"，为第四节，即第三种转归。"面有热色"是望诊所得，说明表证尚未解除，询问其由，病人连轻微的出汗都没有，且有身痒之表现，结合原有脉证，仍是微邪郁表而不得外解，其治疗仍当用汗法，但邪微又不能峻汗，即非麻黄汤所宜，但表郁又非桂枝汤所能胜任，是以仲景合两方为一方，并减少剂量（只有原方剂量的1/3），以助正达邪，小发其汗。

本条有夹叙的笔法，即在"面色反有热色者"、"身必痒"证候之间，仲景夹叙该证的病因和对其结局的判断，应予注意。

第25条论述服桂枝汤不如法，两种不同情况的证治。

"服桂枝汤，大汗出"是说太阳中风证用桂枝汤治疗，但由于服药的方法不当，以致大汗出。论中第12条云，"不可令如水流离，病必不除"。本条举"病必不除"可能发生的两种情况阐述其辨证论治。

"脉洪大者，与桂枝汤，如前法"，这是可能发生的第一种情况。根据"证不变，治亦不变"的论治原则，既然仍"与桂枝汤，如前法"，是知其证仍是太阳中风证，只是脉变洪大，除其别无汗出津伤及化热传里之证。其脉洪大乃是由于大汗出以致阳气浮盛于外的缘故；其治虽仍予桂枝汤，但一定要按照服用桂枝汤的调护方法，故仲景再次强调"如前法"。但是，从临床辨证角度分析，症见脉洪大，首先必须排除大汗伤津而化热内传阳明之证，是以仲景紧接于第 26 条云"服桂枝汤，大汗出后，大烦渴不解，脉洪大者，白虎加人参汤主之"。两条连类而及，寓有据证辨证之意，即大汗出，脉洪大的同时，见有大烦渴不解，就是大汗伤津而化热内传而成阳明热证，且"大烦渴不解"提示津气损伤较甚，故以白虎加人参汤主之而清热生津。此桂枝汤证与白虎加人参汤证虽都可见于大汗出后，都可见脉洪大，但其病机性质则完全相反，一个属表属寒，一个属里属热，若辨证不清，的确有毫厘千里之误，示人必须精于辨证、详于辨证。同时亦示人在辨证中要知常达变，即脉浮缓是桂枝汤证之常，脉洪大是桂枝汤证之变；同样，白虎加人参汤证可见有脉洪大，是其常，但脉洪大非白虎加人参汤证所独有，白虎加人参汤证亦非皆见脉洪大，这都是脉洪大及白虎加人参汤证之变。

"若形似疟，一日再发者"则是大汗出后可能发生的又一种情况。大汗出后，肌腠复闭，正邪相争，以致出现寒热如疟，一日发作两次。"形似疟"则说明实际不是疟，乃是微邪郁表，正气欲驱邪外出而不能，是时治疗仍须汗解。故曰"汗出必解"，但已经大汗，且表闭较轻，与第 23 条桂枝麻黄各半汤证始终未汗不同，只须微微发汗，因而不用桂枝麻黄各半汤，而用桂枝二麻黄一汤。桂枝麻黄各半汤与桂桂二麻黄一汤，法是同而方则异，药虽同而量则异，体现了仲景立法组方遣药之严谨，极有分寸。

第 27 条论太阳病微邪郁表兼里热的证治。

本条为倒装文法，"宜桂枝二越婢一汤"句当接在"热多寒少"句后，"脉微弱者，此无阳也，不可发汗"当接在"宜桂枝二越婢一汤"句后，是论桂枝二越婢一汤之禁例。如此，本条当从"太阳病，发热恶寒，热多寒少，宜桂枝二越婢一汤；脉微弱者，此无阳也，不可发汗"来理解。

本条叙证太简，当用以方测证的方法来进行分析。从"太阳病，发热恶寒，热多寒少"来看，与第 23 条"太阳病，得之八九日，如疟状，发热恶寒，热多寒少"相似，"发热恶寒，热多寒少"亦可从微邪郁表作释，亦可以小汗解表。但仲景不用桂麻各半汤，也不用桂枝二麻黄一汤，却用桂枝二越婢一汤。越婢汤出于《金匮要略·水气病脉证并治第十四》谓"风水，恶风，一身悉肿，脉浮，不渴，续自汗出，无大热，越婢汤主之"。越婢汤由麻黄、石膏、生姜、甘草、大枣组成，是治风水挟热之证。是证之"不渴"尤在泾及丹波元简都认为应是"而渴"，有的亦以"而渴"作释，指出"脉浮而且口渴的（条文'不渴'，应作'而渴'），是风邪已有化热之机……但风水相搏之证，虽汗出而表证不解，外无大热而郁热仍在。此时治疗，宜用越婢汤发越阳气，散水清热"。从越婢汤之治，是知桂枝二越婢一汤证当属风寒之邪郁表，而内有轻度郁热，其证亦当有轻度口渴、心烦之证，故用桂枝汤与越婢汤按 2：1 合方，微汗解表兼清里热。

是证风寒郁表而兼郁热，与大青龙汤证同，但证情有轻重之异。大青龙汤证风寒郁表重而所兼郁热也较重，桂枝二越婢一汤证风寒郁表轻，俗称"微邪郁表"，其所兼郁热亦轻。

是证与桂枝麻黄各半汤证、桂枝二麻黄一汤证同属微邪郁表之证，但其证治仍有轻重和是否兼郁热之异，当善于鉴别。

至于"脉微弱者，此无阳也，不可发汗"则是示人以脉证合参。若见脉象微而弱，提示阳气大虚，即所谓"此无阳也"，是时当禁用发汗，故云"不可发汗"，即便桂枝二越婢一汤微汗之剂亦在所禁。大青龙汤证条文中"若脉微弱，汗出恶风者，不可服之，服之则厥逆，筋惕肉瞤，此为逆也"亦可作此佐证。

上述三条对比：三证均有表郁不解的病机，均有发热恶寒，热多寒少，或呈阵发性之特点，治疗上均有辛温轻剂之桂枝汤成分。但桂麻各半汤由麻黄、桂枝剂量的各三分之一组成，为发汗轻剂，适用于表郁轻证之略重者；桂枝二麻黄一汤，其量更小，为发汗微剂，适用于表郁轻证之轻者；桂枝二越婢一汤其量亦轻然，可兼清里热，为解表清里之轻剂。

【治法】 （1）辛温轻剂，小发其汗。

（2）辛温轻剂，微发其汗。

（3）辛温微汗，兼清里热。

【方药】 （1）桂枝麻黄各半汤。

（2）桂枝二麻黄一汤方。

（3）桂枝二越婢一汤方。

【方解】

桂枝麻黄各半汤、桂枝二麻黄一汤，两方证均有表郁不解、不得汗出，非桂枝汤所能胜任，但表邪已微，或病已数日，或已经汗法，又不宜麻黄汤峻发。故两方合用，小制其剂，则解表发汗而不伤正，调和营卫而不留邪。方中白芍、甘草、大枣之酸收甘缓，配麻黄、桂枝、生姜之辛甘发散，刚柔相济，其剂量虽小，正所以发散邪气，而助正气，为发汗轻剂。

桂枝麻黄各半汤，药物组成，实际是桂枝汤与麻黄汤各取原剂量的三分之一，以直观分数约之，为1∶1，故名各半汤，乃小发其汗。本方有两种煎服法：即本方煮取一升八合，温分三服；或二分分煎，再取煎液各三合相兑，一次顿服。

桂枝二麻黄一汤实为桂枝汤原剂量的十二分之五，麻黄汤剂量的九分之二，以直观分数约之，其比例是2∶1，故名之。此与桂枝麻黄各半汤比较，桂枝汤量略增，麻黄汤量减少，故发汗之力更小，可称微发其汗。亦有两种煎服法：即本方合煎，煮取二升，一日分两次服；或两方分煎，将二汤煎液按2∶1量合成二升，分两次服，更适用于大汗之后之表郁轻证。

桂枝二越婢一汤，药物组成系桂枝汤剂量的四分之一与越婢汤剂量的八分之一相合，以直观分数约之，其比例为2∶1，故名之。桂枝汤外散表邪；越婢汤载《金匮要略》由麻黄、石膏、生姜、大枣、炙甘草等组成，为辛凉之剂，清泄里热并发越郁阳，两者合方为解表清里之轻剂。本方水煎，分两次温服。与桂枝麻黄各半汤、桂枝二麻黄一汤对比，药物多一味石膏，少一味杏仁，兼清里热之功自不待言。

第四节　桂枝汤类证与疑似证

一、桂枝去桂加茯苓白术汤证

【原文】

服桂枝汤，或下之，仍头项强痛，翕翕发热，无汗，心下满微痛，小便不利者，桂枝去桂加茯苓白术汤主之。（28）

芍药三两　甘草二两，炙　生姜切　白术　茯苓各三两　大枣十枚，擘

上六味，以水八升，煮取三升，去滓，温服一升，小便利则愈。本云，桂枝汤今去桂枝，加茯苓、白术。

【提要】 论水气内停兼太阳经气不利的证治。

【原文分析】

桂枝去桂枝加茯苓白术汤证的主症是心下满微痛，小便不利，兼见头项强痛、翕翕发热、无汗。病因病机是水气内停，太阳经气不利；治法是健脾利水，宣通气化，方用桂枝去桂加茯苓白术汤。

本条历来争议很大，尤其自《医宗金鉴》提出"去桂"应当是"去芍药"之后，纷云难解。

清代钱潢对本条所述之证以"桂枝去桂加茯苓白术汤主之"的真实性表示怀疑，他说："治之以桂枝去桂加茯苓白术汤，未详其义，恐是后人传写之误，未可知也。即或用之，恐亦未能必效也"，"仲景立法，岂方不对证，而能为后世训乎，余窃疑之，大约是历年久远，后人舛误所致，非仲景本来所系原方，近代名家，悉遵成氏之训，俱强解以合其说，谓用之而诸症悉愈，吾不信也"（钱潢《伤寒溯源集》卷之四，上海：上海科学技术出版社，1959 年）。

实质上，本条原文是记叙仲景对本证的治疗过程，它反映的是仲景的临床思路。从文字表述上，具有医案性质，是治疗过程的如实纪录，并清楚地表述了治疗的先后顺序，并对治疗前后的症状进行了对比。方后注中的"小便利则愈"是治疗后的记述，它记录了治疗后的病情变化，包含有讨论和总结病情之意。

从文字表述形式看，整个治疗过程既有正确的治疗，也有误诊或误治。仲景对疾病的诊断和治疗过程也是一个不断修正诊断、调整治法，不断总结经验、教训的过程。"仍头项强痛，翕翕发热，无汗，心下满微痛，小便不利"中的"仍"字，可以看出，这些症状在服桂枝汤之前就已经存在。那么，是否说服桂枝汤之前与服桂枝汤之后的两组症状完全相同呢？实际上是有本质区别的。条文所述之证为什么一开始仲景治以桂枝汤？难道仅仅是因为"头项强痛"和"翕翕发热"这组症状吗？如果与第 12 条相对照，从中我们可以领悟，本条在服用桂枝汤之前，有一个具有特别意义极为重要的症状——恶寒。在《伤寒论》中，恶寒对诊断表证具有决定性的意义。对本条来说，正是因为"恶寒"这个极重要的症状被忽略，才导致了 800 多年来的无端纷争，以致谬误流传。本条首言服桂枝汤，其后仍头项强痛、翕翕发热等，没有"恶寒"这一症状，这不是偶然的或仲景的疏漏，而是因为服用桂枝汤之后表证已解，恶寒症状已经消失了。

由此可见，本条所述，初始服用桂枝汤之前的证，既有发热、恶寒、头项强痛的表证，又有心下满、微痛、小便不利之里证，这是一个太阳中风兼心下有水气之证。按本论所遵循的原则，表兼里实者，当先解表，后攻里，解表宜桂枝汤。本条所述，服桂枝汤之后，不再恶寒，说明表证已解，此时之证当属"表解里未和"。而"心下满微痛，小便不利"虽属里证，但属于什么性质最初尚不甚清晰。按先解表后攻里的原则，因症见"心下满微痛"而用下法，但下后诸症仍在，说明治不得法，属于误治。遵循第 16 条所论"观其脉证，知犯何逆，随证治之"的原则，调整思路，认识到此时之证是水饮内停。服桂枝汤以后，已不再恶寒，说明其表已解；而其仍"头项强痛，翕翕发热"则已不属表邪所为，而是水饮阻遏，气机失调所致。"翕翕发热"不可误为桂枝汤证的专有症状，如第 192 条阳明病奄然发狂，"翕翕如有热状"；《金匮要略·五脏风寒积聚病脉证并治》之心中风、脾中风，其发热亦均作"翕翕然"等。

水饮内停，心下有水气，气机不利，故心下满、微痛；水不化气，故小便不利；水饮凝结，阳气郁遏，故症见翕翕发热；阳郁不达，津凝不布，经脉失养不和，故头项强痛。对此，仲景在此前所运用的桂枝汤的基础上进行药物调整，加减斟酌，去解肌发汗之桂枝，加用主治心下结痛、利小便、开胸腑的茯苓（见《神农本草经》、《名医别录》）和消痰水、除心下急满之白术（见《名医别录》），服汤后，小便得利，水饮去则病愈。

【治法】　健脾利水，宣通气化。

【方药】　桂枝去桂加茯苓白术汤方。

【方解】

本方即桂枝汤去桂加茯苓白术而成，所以去桂者，表邪已解，因汗下之后恐津液有伤，且方中芍药、甘草酸甘相伍可以益阴，生姜、大枣调和营卫，茯苓、白术健脾行水以利小便，本方重在利小便，俾小便利则阳气通，不通阳而通阳也。诸证皆可随之而解。

方后注云："小便利则愈"，说明服药之后的反映，关键在于小便通利，若小便通利，水饮得去，诸恙得除，故知气能行水，水亦能化气也。

【按语】

桂枝去桂加茯苓白术汤证作为桂枝汤的兼证反映仲景临床思维，匠心独运，颇受启迪。太阳病可以内传太阳膀胱之腑，如五苓散证。而太阳腑病也可影响太阳经气不利，即桂枝去桂加茯苓白术汤证，此证似表非表，辨证眼目在于小便小利，水停为患。治疗关键在于利小便以助宣达气化。

现代医家根据本证三组症候群：即太阳经证头项强痛，翕翕发热，无汗；太阳腑证乃中焦症状，心下满微痛，广泛运用于感冒，尤其是胃肠型感冒；水肿、胃痛及癫痫由心下有宿疾水饮触发者。

还有根据临床实际，常用桂枝汤加苓术取效者，亦为临床事实，故笔者前述，愿与同道深入研究。

二、甘草干姜汤证、芍药甘草汤证

【原文】

伤寒，脉浮，自汗出，小便数，心烦，微恶寒，脚挛急①，反与桂枝②欲攻其表，此误也。得之便厥③，咽中干，烦躁吐逆者，作甘草干姜汤与之，以复其阳；若厥愈足温者，更作芍药甘草汤与之，其脚即伸；若胃气不和，谵语④者，少与调胃承气汤；若重发汗，复加烧针者，四逆汤主之。(29)

甘草干姜汤方

甘草四两，炙　干姜二两

上二味，以水三升，煮取一升五合，去滓，分温再服。

芍药甘草汤方

白芍药　甘草各四两，炙

上二味，以水三升，煮取一升五合，去滓，分温再服。

调胃承气汤方

大黄四两，去皮，清酒⑤洗　甘草二两，炙　芒消半升

上三味，以水三升，煮取一升，去滓，内芒消，更上火微煮令沸，少少温服之。

四逆汤方

甘草二两，炙　干姜一两半　附子一枚，生用，去皮，破八片

上三味，以水三升，煮取一升二合，去滓，分温再服。强人可大附子一枚、干姜三两。

【词解】

①挛急：筋肉拘急，伸展不利。

②桂枝：《玉函》卷七、《注解伤寒论》卷二下有"汤"字。

③厥：手足发冷。

④谵语：神昏妄言，即说胡话。

⑤清酒：陈米酒。

【提要】　伤寒夹里虚误汗的变证及随证救治之法。

【原文分析】

《伤寒论》非外感病专著，而是外感与杂病合论，临床上多外感与杂病兼夹，且此类病证最难辨治，稍有不慎即会导致变证，本条所述即是其中之一例。

理解此条文可从三个层次来分析：一是原有脉证，即阴阳两虚兼外感，似桂枝汤证而实非桂枝汤证；二是误用桂枝汤致阴阳更伤变证的救治，先复其阳后复其阴；三是可能发生的另外两种变证的救治。

　　本条论述了虚人外感误用桂枝汤致阴阳两虚证的救治方法及可能出现的其他两种变证与治疗。误治后致阴阳两虚证，其主症是厥逆、脚挛急、咽中干、烦躁、吐逆。病因病机是虚人外感，误用桂枝汤致阳气阴液更伤。治法是先复其阳，后复其阴。方药：复阳用甘草干姜汤，复阴用芍药甘草汤。

　　本条以"伤寒"冠首，自然也是外感病，且症见脉浮、自汗出、微恶寒，又颇似太阳中风之桂枝汤证，但桂枝汤证则不应有小便数、心烦、脚挛急等症，细析之，是证是阴阳两虚而兼外感。阳虚不能摄津则小便数；阴液不足，心神失养则心烦；筋脉失养则脚挛急。据此可知前之"脉浮，自汗出，微恶寒"亦可能是表阳虚而腠理不固所致。综而析之，是证似桂枝汤证而实非桂枝汤证，而是阴阳两虚兼外感之证，是时治疗当以调补阴阳为急务，若以桂枝汤治之则会致阴阳两虚更甚，势必变证丛生，故仲景谓"反与桂枝欲攻其表，此误也"。

　　"得之便厥，咽中干，烦躁吐逆"即是误用桂枝汤后可能出现的变证。阴阳两虚，反与桂枝汤解表，必致阳气阴液更伤，阳虚不能温煦四末则手足厥冷；阴液不能上承咽嗌则咽中干；阳虚寒盛，阴阳相格则烦躁吐逆。阴阳两虚之证的救治一般可采用复阳益阴之法，但是证以阳虚为急，故仲景采用了先复其阳，阳复后再复其阴的治疗步骤。于是先用辛甘化阳的甘草干姜汤，待厥回足温后，再用酸甘化阴的芍药甘草汤，阴液复则筋脉得养则其足自能伸展，即论中所谓"作甘草干姜汤与之，以复其阳；若厥愈足温者，更作芍药甘草汤与之，其脚即伸"。

　　阴阳两虚之证误用桂枝汤也可能会发生胃津受损而胃燥谵语之证，即"若胃气不和，谵语者"之谓，是时救治只宜少与调胃承气汤。亦有认为此"胃气不和，谵语"是由服甘草干姜汤阳复太过所致，如刘渡舟说："因本证有阴液不足的一面，若在治疗过程中由于阳复太过，或过用热药，均可重伤津液，导致胃中燥热的谵语证，可少与调胃承气汤，和胃而止谵语。"此虽用调胃承气汤，但重在"少与"之法，示人要再三慎重，微和胃气，以防过剂伤正。"若重发汗，复加烧针"是指再一次发汗，又加烧针，以致一误再误，据"四逆汤主之"可知其阳虚更甚，甚至出现亡阳之变，故当以四逆汤急救回阳。

　　综观全文，仲景以举例设变之手法，详尽地论述了虚人外感误治后的变证及应变救治之法，其所述证候，虚实并见，寒热互呈，阴阳易化而变化无常，其治亦随证而立，不拘一格，充分体现了"观其脉证，知犯何逆，随证治之"的救误原则和示人具体分析随证论治的活法，极有指导意义。

　　【治法】　先温中以复阳，后酸甘以复阴（泻热和胃与回阳救逆法，分别见于阳明及少阴病篇）。

　　【方药】　甘草干姜汤方、芍药甘草汤方。

　　【方解】

　　甘草干姜汤为辛甘温中复阳方。炙甘草补中益气，干姜温中复阳，两药配伍，辛甘合化为阳，得理中汤之精要，重在复中焦之阳气。且甘草倍于干姜，是甘胜于辛，故能守中复阳，中阳得复，则厥回足温。

　　芍药甘草汤为酸甘化阴之剂。取芍药之酸，甘草之甘，酸甘化阴，既能补阴血，且能舒挛缓急，筋脉得养，是以其脚即伸。

　　【临床应用】

　　（1）咳嗽遗尿案：甘草干姜汤证的咳嗽遗尿之病机为肺中虚冷，阳气不振，失去通调水道之功所致。临床辨证中常兼见：咳嗽吐痰，痰多稀白，形体消瘦，面色萎黄，舌淡苔白，咳即遗尿，脉沉细或虚数等症。

　　此方治疗脾胃虚寒，肺中虚冷伴发的肺结核、气管炎、肺源性心脏病（简称肺心病）而见遗尿者，多能获效。尤对老年性哮喘伴发咳即遗尿投之多效，甘草用量必大于干姜一倍。

宁某，女，58岁，1968年11月25日诊治。久有肺结核、气管炎病史，经常低热，盗汗、咳嗽，近3年来，气喘加重，入冬尤甚。经检查确诊为"肺心病"，久病缠绵，时轻时重，由于咳即遗尿而诊治。症见：形体消瘦，咳吐白痰，自觉痰凉，咳即遗尿，浸湿棉裤，胸闷气喘，不能平卧，四肢欠温，舌质淡苔白腻，脉沉细。诊为肾阳虚衰，气虚下陷证，投以温补肾阳，益气固正。方用：熟地24g，山萸、山药、陈皮、半夏各12g，丹皮、茯苓各9g，黄芪30g，白术15g，桂枝、附子各4.5g，3剂。服药后，咳喘稍减，但饮食欠佳，余症同前，乃求治。观其脉症，谓："此乃中阳虚衰，运化无权，土不生金则肺痿，肺痿失去肃降之力，不能通调水道，故咳而遗尿。病机为肺中虚冷，阳气不振，上虚不能制下也，乃甘草干姜汤证无疑。"方用：甘草、干姜各30g。服药3剂，遗尿、咳嗽均减轻，二诊时，原方增甘草为60g，3剂，症状基本控制，继用肾气丸加减调治而愈。

（2）吐血案：吐血之症属热者常有，而属寒者亦非少见，此方证之吐血乃脾胃虚寒，脾失统血所致。热证之吐血常见：面色微赤，神气充实，舌边尖微红，表情烦躁，呼吸粗壮，口干便秘，脉弦数有力等症；而此方证之吐血常见：精神委靡，呼吸均匀，口润，便调，面色苍白，吐血暗红，痰涎清稀，舌淡苍白，脉沉细或微弱无力等症。

唐祖宣常以此治疗脾胃虚寒之吐血证，疗效甚捷，以此方加青柏叶、半夏治衄亦有较好疗效，易干姜为君，用量在15～30g为宜。

刘某，男，46岁，1981年1月23日诊治。久有胃痛史，1975年胃病发作，吐血近1000ml，以甘草干姜汤治愈。昨日因食生冷突发胃疼，旋即吐血近50ml，色呈暗红，急诊时症见：形体消瘦，面色苍白，腹胀，胃中觉冷，短气懒言，咳嗽吐涎沫，晨起至今又吐血3次，每次20～30ml，饮食不下，四肢欠温，舌淡苔白多津，脉沉细无力。观其病状，以止血为急务，急处仙鹤草针，高渗葡萄糖静脉注射，三七粉5g冲服。用药一天，症状未见明显改善，仍时时吐血，气短声微。病人述上次吐血多方治疗无效，后以处方5剂服3剂而愈，今又吐血，是否以原方一试，追问乃甘草干姜汤，脉证合参，现症亦属胃阳虚寒，乃处：干姜、青柏叶各30g，甘草、半夏各15g。服药1剂，血止阳回，四肢转温，食纳增加，精神好转，继以上方加减调治而愈。

（3）胃痛、便血案：此方证所治之胃痛乃胃阳不足，阴寒凝结所致。临床辨证中常见：不思饮食，遇寒加重，口吐涎沫，大便溏薄，色呈暗紫，舌淡苔白多津，脉沉迟。唐祖宣常以本方加灶心土治疗胃痛、便血亦取得满意效果。

许某，男，23岁，1974年10月21日诊治。患胃痛10年，经钡餐透视确诊为"十二指肠溃疡"。化验血：白细胞计数14.8×10^9/L，中性粒细胞0.82，淋巴细胞0.18，血红蛋白90g/L。先后服药近千剂，多处求治无效，近日来胃疼加重，大便下血，色呈暗紫，化验大便潜血（++），以清热解毒合并服西药胃舒平等药，病情仍无转机。症见：面色黧黑，形体消瘦，胃中冷痛，遇寒加重，口吐酸水，纳食欠佳，二便清利，大便下血，手足厥冷，便色紫暗，舌淡苔白，脉沉迟无力。此属脾胃虚弱，中阳不足所致，治宜温中健脾，益气摄血。方用：黄芪30g，白术、潞参、当归、元肉、茯苓各15g，甘草、枣仁各12g，远志、木香各6g，4剂。服药后少效，详审脉症，患病日久，中阳虚衰，处方：甘草、干姜各30g，灶心土60g。服药3剂，胃疼减轻，大便下血减少，上方加半夏、陈皮各15g，服30余剂而愈。

按　甘草干姜汤得理中汤之精要，为辛甘化阳之温补剂，实乃太阴病方。辨证关健是脾肺阳虚，手足冷，咽干不渴，烦躁吐逆，尿多，甚则遗尿咳嗽，痰稀白，舌淡苔润，脉弱。主治脾虚肺寒之咳嗽，脾阳虚不统血之吐、衄、下血，胃阳虚寒之胃痛及肺脾两虚不能制水之遗尿，劳淋及阴寒证之咽痛，因组方简洁，临床应注意随证加味。

芍药甘草汤益阴和血，尤善柔肝缓急止痛，临床广泛用于骨骼肌、平滑肌的病变引起的各种痛症，多见消化系统、循环、泌尿、运动、神经系统及妇科、骨伤科。此外，还可用于呼吸系统咳喘及皮肤科荨麻疹、湿疹、过敏性紫癜等渗出性炎症。其审证要点是阴虚，筋脉失养，脉络失和，症见舌红苔少，脉沉或细。临床运用关键是疼痛、挛急，至于芍药、甘草之用量，如芍药30～100g，甘草12～50g，谨供参考，总以因时、因病、因人制宜为佳。

三、证象阳旦

【原文】

问曰：证象阳旦①，按法治之而增剧，厥逆，咽中干，两胫②拘急而谵语。师曰：言夜半手足当温，两脚当伸。后如师言，何以知此？答曰：寸口脉浮而大，浮为风，大为虚，风则生微热，虚则两胫挛，病形象桂枝，因加附子参其间，增桂令汗出，附子温经，亡阳故也。厥逆咽中干，烦躁，阳明内结，谵语烦乱，更饮甘草干姜汤；夜半阳气还，两足当热，胫尚微拘急，重与芍药甘草汤，尔乃胫伸。以承气汤微溏，则止其谵语，故知病可愈。(30)

【词解】

①阳旦：桂枝汤的别名。

②胫：小腿，从膝盖到脚跟的一段。

【提要】　以问答方式承接上条讨论其证治的机理。

【原文分析】

本条是承接上条，以设问之法，介绍桂枝汤类似证误用桂枝汤后，出现变证的治疗法则与治疗过程。本条初起"证象阳旦"，但按阳旦证治疗，病情反而加重，出现"厥逆，咽中干，两胫拘急"。究其原因，病人寸口脉浮大，浮为风邪，故生"微热"；大为正虚，阴阳俱虚，则两胫部拘挛，此证属阳虚液亏。本宜桂枝加附子汤，温经复阳，固表敛液，反而用桂枝汤并增桂枝用量，辛温发散，致发汗多阳虚更甚而厥逆、咽干、烦躁不安；若阴伤燥结，转属阳明，还会出现谵语烦乱。上述辨证救治的方法，应当先复阳气，与甘草干姜汤，半夜阳气来复时，两足自会转热；两胫还微拘急的，再与芍药甘草汤复其阴，胫部拘急则可完全伸展；燥屎内结阳明者，以承气汤令大便微溏，遂其里热得下泄，则谵语自止，故知疾病可痊愈。

本条实际是第29条的注文，以问答形式具体阐述了阴阳俱虚病人误用桂枝汤的辨证、处理方法及病愈机理，是张仲景"观其脉证，知犯何逆，随证治之"的范例。由于文字有费解之处，注家有歧义。我们认为学习本条应与第29条互参，方能把握主体内容，领会其精神实质，故不必拘泥个别文字。

【评述】

本条文是承接上文的病案举例。通过类似阳旦误用辛热攻表导致阳亡阴竭的一个坏证，具体地介绍甘草干姜汤复阳，芍药甘草汤复阴，承气走阳明善后的治疗法则与过程。

第二章 辨太阳病脉证并治（中）

第一节 葛根汤证及其辨证

【原文】

太阳病，项背强几几，无汗恶风，葛根汤主之。(31)

葛根四两　麻黄三两，去节　桂枝二两，去皮　生姜三两，切　甘草二两，炙　芍药二两　大枣十二枚，擘

上七味，以水一斗，先煮麻黄、葛根，减二升，去白沫，内诸药，煮取三升，去滓，温服一升。覆取微似汗，余如桂枝法将息及禁忌。诸汤皆仿此。

【提要】　太阳伤寒兼经气不舒的证治。

【原文分析】

太阳病，无汗恶风，是卫阳闭遏、营阴郁滞的太阳伤寒表实证。项背强几几，是风寒外束，太阳经气不舒，津液失于敷布，不能濡养筋脉的病理表现。

本条与第 14 条桂枝加葛根汤证相比较，同中有异。所同者，均为太阳风寒表证，均有发热恶寒、头痛、脉浮、项背强几几等。所异者，桂枝加葛根汤证，是在太阳中风证中见项背强几几，故脉浮而兼缓，自汗出乃必然之势；本证是在太阳伤寒中见项背强几几，故其脉浮紧，"无汗恶风"用画龙点睛之笔。

本方的煎服法，原文中指出需要先煎麻黄、葛根，去除上面浮沫，然后纳入诸药。其目的，一是减缓两药的辛散之性，以防止发汗过多而损伤津液；二是避免发生心悸、心烦等副作用。

风寒外束，无汗用麻黄汤，有汗用桂枝汤。本证无汗恶风，项背强几几，为何不用麻黄汤加葛根，反而是桂枝汤再加麻黄、葛根？如单纯从药味来看，葛根汤确实是桂枝汤加味方，但其实质，仍是由麻黄汤化裁而来。麻桂合用，是麻黄汤的基本配伍，并用生姜加强开腠发汗，以祛除在表之风寒外邪。因证中无咳喘，故未用杏仁。芍药与甘草、大枣配伍后，其用有三：一是酸甘化阴，滋养汗源；二是酸甘缓急；三是防止麻、桂、生姜发汗过度。所以本方之用芍药，并不在于为了与桂枝配伍，以调和营卫。这一点与小青龙汤中用芍药有着相似之处，不可不察。总之，葛根汤方，从药味看，似乎是从桂枝汤衍化而来，但从功能上分析，仍应看作是麻黄汤的一张加减方才对。

【治法】　发汗解表，升津舒经。

【方药】　葛根汤方。

【方解】

本方由桂枝汤减轻桂、芍剂量，加麻黄、葛根而成。其方以葛根为主药，性味甘辛微凉，有解肌退热之功，常与解表剂发挥协同效应；能升津液，舒经脉，以疗项背拘急；能入脾胃，升发清阳而止泻利。桂枝汤中减少桂、芍而加麻黄者，一则调和营卫，以利太阳经气运行；再则欲其发汗解表，以治恶风无汗之表实。然则经脉既已受阻，津液难以升达，故不能峻汗，此即于麻、

桂两方临床运用中，据病情差异，而产生的新法，亦即以桂枝汤为基础，加葛根、麻黄，而不以麻黄汤加葛根之由来。

本方与桂枝加葛根汤均治太阳病项背强几几，盖前者之项强，见于汗出恶风等表虚证中，故以桂枝汤原方加葛根治之，意在调和营卫，解肌祛风，升津液，舒经脉。本证项强见于无汗恶风之表实证中，故组方原理异于上，意欲辛温发汗，解散风寒，升津液，舒经脉，而无峻汗伤津之弊。

【临床应用】

（1）项背强几几案：此方证之项背强几几乃筋脉失养，经气不舒所致。临床辨证中常见：头痛项强，肩背痛，难以转侧或发热恶寒，恶风无汗，脉浮数或弦数等症。唐祖宣常以本方治疗动脉硬化、腰椎病、中风等病所致的项背痛多能取效。动脉硬化酌加丹参、红花、川芎；腰椎病加当归、赤药。

> 林某，男，60 岁，1981 年 4 月 3 日诊治。半年前因脑血栓形成致右半侧偏瘫，以服化痰祛湿，活血化瘀，通络化瘀之品病情好转。三日前，因气候变化，病情复发，二次中风，右半侧偏瘫，麻木不仁，口眼歪斜，继服上药无效，就诊时症见：右半侧偏瘫，口眼歪斜，口流涎沫，项背强直，难以转侧，面赤发热，无汗心烦，舌謇语浊，舌质红苔薄白，脉弦细数。血压 170/100mmHg。此属筋脉失养，邪气内郁，脉络不舒所致。治宜敛阴生津，舒筋通脉。方用：葛根 30g，桂枝、白芍、丹参各 15g，麻黄、甘草、生姜各 10g，红花 12g，大枣 3 枚。服药 1 剂，微汗出，项强头痛减轻，服 10 剂，能扶杖前来就诊，并自述病情。血压降为 150/94mmHg，上方加减继服 24 剂，能弃杖而行。

（2）身痛案：此方证所治之身痛乃邪入脉络，营阴不足所致。临床辨证中常见：周身疼痛，骨节尤甚，舌淡苔白，发热无汗，恶寒身倦，脉弦细或沉细等症。以本方治疗风湿性关节炎、肩关节周围炎等病，酌加白术、炮附子，其效甚佳。

> 张某，男，70 岁，1981 年 8 月 18 日诊治。右脚外伤后半年不愈，紫黑肿胀，服药百剂无效，半月前又感周身疼痛，尤以右肩关节为甚，上级医院诊断为"肩关节周围炎合并右脚外伤"，服消炎抗风湿药物效亦不显。症见：周身疼痛，右肩关节为甚，右臂不能活动，项颈强直，难以转侧，四肢麻木，恶寒发热，无汗身重，右侧伤口 3cm×10cm，紫黑肿胀，不能行走，舌淡苔白，脉弦细。实验室检查：血红蛋白 120g/L，血红细胞计数 5.20×10^{12}/L，白细胞计数 14.0×10^9/L，中性粒细胞 0.76，淋巴细胞 0.24，血小板计数 106×10^9/L，红细胞沉降率 36mm/h；血压 170/90mmHg。此属脾胃阳虚，阴津不足，邪不外解所致，治宜温胃健脾，敛阴生津，解表祛邪。方用：白芍、白术、炮附片、桂枝各 15g，葛根 30g，生姜 12g，甘草 10g，麻黄 6g，大枣 7 枚。服药 4 剂，伤口肿胀消失，紫黑渐退，肩关节疼痛减轻，继服 4 剂，伤口愈合，周身疼痛，四肢麻木减轻，又服 4 剂后，诸症基本消失，实验室检查：红细胞沉降率降为 16mm/h，余均正常，继服 6 剂而愈。

（3）痛疽案：此方证所治之痛疽乃阴液不足，经脉失养，邪无出路所致。临床辨证中常见：患部肿胀，剧烈疼痛，恶寒发热，恶风无汗，舌红苔薄黄，脉弦数或浮数等症。以本方治疗骨髓炎、雷诺病引起的末端坏死等病，骨髓炎酌加炮附片、干姜、鹿角胶；雷诺病酌加丹参、红花、黄芪；动脉栓塞加炮附片、当归、黄芪等温阳益气活血之品。

刘某，男，68岁，1974年10月21日诊治。左足疼痛一年余，初诊为"血栓闭塞性脉管炎"，服药无效。近半年疼痛加剧，左足发热肿胀，色呈暗紫，经上级医院确诊为"骨髓炎"，中西医结合治疗，疗效不佳，病人畏于截肢而求诊。症见：形体消瘦，表情痛苦，左足发热，紫黑肿胀，剧烈疼痛，夜晚加重，恶寒无汗，舌苔薄白，舌边尖红，脉细数。实验室检查：血红蛋白110g/L，红细胞计数$4.80×10^{12}$/L，白细胞计数$13.0×10^9$/L，中性粒细胞0.72，淋巴细胞0.28，血小板计数$98.0×10^9$/L，红细胞沉降率24mm/h。X线报告：左足骨髓炎。此为脾胃阳虚，津液不布，邪气内蕴而致，治宜温肾健脾，敛阴生津，解表祛邪。方用：葛根30g，桂枝、白芍、炮附片、鹿角胶各15g，麻黄、干姜、生姜各12g，大枣10枚。服药4剂，疼痛减轻，继服16剂，疼痛、肿胀基本消失，色泽改变，又服30剂后，诸症消失，能参加体力劳动。实验室检查及摄片报告基本正常。

（4）下利案：此方证所治之下利乃外邪不解，内迫阳明，下走大肠所致。临床辨证中常见：下利清稀，心中烦热，头痛项强，恶寒无汗，舌苔薄白，脉浮数或弦数等症。以本方加减治疗肠炎、菌痢等病，水谷不分加炒山楂、枳壳，酌加川黄连、黄柏其效更佳。

彭某，男，15岁，1980年8月12日诊治。5日前因食不洁之物遂致恶寒发热，泻利不止，用抗菌消炎治疗效果不佳，服中药2剂亦无效。症见：发热恶寒，无汗身重，泻利日10余次，赤白夹杂，头痛项强，舌苔薄白，舌边尖红，脉浮紧。证属表证不解，郁热下迫。治宜解表祛邪，清热止利。方用：葛根30g，桂枝、白芍各12g，黄柏15g，川黄连、麻黄、甘草、生姜各10g，大枣7枚。服药2剂，下利减轻，恶寒发热消除，继服2剂而愈。

按 葛根汤为桂枝汤减轻桂枝、芍药剂量，加葛根、麻黄而成，方用桂枝汤解肌祛风，调和营卫；葛根内以生津，濡润筋脉，外以解表祛邪；麻黄内可调和营卫，外可发汗解表。本方仲景在论述中仅为治项背强几几、无汗恶风，太阳与阳明合并之下利及《金匮要略》中治太阳刚痉而设。临床体会，实际功能远不限于此，凡经脉不舒，津液不足，筋脉失养，表邪不解之梅毒、疮疡、风湿、心血管系统疾病皆可以本方加减施治。

要想提高疗效，尚须注意药物加减。心血管系统疾病酌加丹参、红花、赤芍等活血化瘀之品；疮疡、痈疽、梅毒加炮附片、白术等温肾健脾之药；风湿、类风湿酌加当归、黄芪等益气活血之剂。

掌握药物的煎服法是提高疗效的重要一环。临症见风湿疾病常先煮葛根，后下麻黄；治疗心血管疾病则葛根、麻黄先煎，三煎兑于一起，频频服之，其效更佳。

【原文】

太阳与阳明合病①者，必自下利，葛根汤主之。（32）

【词解】

①合病：指二经或三经的证候不分先后，同时出现。

【原文分析】

太阳与阳明合病，是太阳与阳明二经证候同时发生，恶寒、发热、脉浮是病人必具之症，同时又有"自下利"的阳明症状。下利为大肠传导失司所致，故属阳明。下利之前加上一个"自"字，说明此下利非药物治疗所致，又排除了因热迫津液下泄的可能。其利具有水粪杂下，而无恶臭及肛门灼热的特点。且因与恶寒、发热、脉浮同见，说明病性属寒，是风寒外束肌表而现恶寒、发热、脉浮，风寒内扰阳明大肠而见下利。

不管是太阳病，还是自下利的阳明病，均是风寒外邪侵袭的结果，治疗当以解除外邪为法。葛根汤既能发汗解表，又能升津止利，切合病情，故用"葛根汤主之"。

葛根一药既有辛散解表、升津舒经之功，又能入脾胃，升发清阳，而善止利，所以葛根汤既能治"太阳病，项背强几几，无汗恶风"及"太阳病，无汗而小便反少，气上冲胸，口噤不得语，欲作刚痉"，又可疗"太阳与阳明合病，必自下利"。

【原文】

太阳与阳明合病，不下利，但呕者，葛根加半夏汤主之。（33）

葛根四两　麻黄三两，去节　甘草二两，炙　芍药二两　桂枝二两，去皮　生姜二两，切　半夏半升，洗　大枣十二枚，擘

上八味，以水一斗，先煮葛根、麻黄，减二升，去白沫，内诸药，煮取三升，去滓，温服一升，覆取微似汗。

【提要】　论述太阳阳明合病呕逆的证治。

【原文分析】

本条承接上条，以同样的叙述方式，讨论太阳与阳明合病的证治。既云太阳与阳明合病，恶寒、发热、脉浮是为必见症状。阳明包括胃与大肠，外邪内扰于肠，可见下利；内扰于胃，胃气上逆，则见呕吐。

呕、利表现虽不同，但均为风寒外邪内扰阳明的基本病理表现，所以呕吐的性质属寒，且口不渴、舌质淡。治疗以葛根汤解外散邪，另加半夏和胃降逆止呕。太阳与阳明合病是表里同病的一种，在恶寒发热的同时兼见呕吐或下利，这种发病形式在临床上极为多见。也有呕吐与下利在同一病人身上出现的。葛根加半夏汤即可胜任。

第31条为太阳病项背强几几，无汗恶风，第32条为太阳与阳明合病而下利者，第33条为太阳与阳明合病而呕者，此三条大同小异，所同者为太阳伤寒，所异者项强、呕、利也。故均以葛根汤为主，解散风寒，兼呕者，加半夏以降其逆。

【治法】　发汗解表，兼降逆止呕。

【方药】　葛根加半夏汤方。

【方解】

太阳伤寒而兼呕者，乃风寒之邪兼犯阳明胃腑，胃气上逆所致，上条解释葛根汤方义明晰，兹不重复。其加半夏者，须知葛根汤解散外感之风寒，则胃肠不受其累，即为治呕治利之大端也，况方中本有生姜，再加半夏，恐不减发散之功，而更增止呕之效。

【原文】

太阳病，桂枝证，医反下之，利遂不止，脉促者，表未解也；喘而汗出者，葛根黄芩黄连汤主之。（34）

葛根半斤　甘草二两，炙　黄芩三两　黄连三两

上四味，以水八升，先煮葛根，减二升，内诸药，煮取二升，去滓，分温再服。

【提要】　论述里热夹表邪的下利证治。

【原文分析】

太阳病，桂枝证，是风寒外邪侵袭肌表所致，治当用桂枝汤，医生误用攻下之法，是反其道而行之，以致损伤胃肠，出现下利不止，而使外邪入里内陷。脉象急促，表明其人阳气盛，正气仍有抗邪外达之势，外邪尚未全陷于里，仍有表邪存在，邪正相争仍较明显，故其下利仍以表证为主。治法当以解表为要，结合治利。表病误下之后，病情发生变化，见"喘而汗出"，而不言"表未解"，知外邪入里化热，热邪逼迫肠腑，使人肠传导太过，此乃热性下利之由。肺与大肠相

表里，且热性炎上，肺气受其熏蒸，故见喘象；热邪蒸腾，迫津外出则汗出，病情如此，正与苦寒清热，坚阴止利之葛根芩连汤相合。

本条下利，与葛根汤证下利不同：其一，彼证未经误治，而起病便是太阳伤寒，因外受之风寒同时内犯肠道而下利，故曰"太阳与阳明合病"；此证乃表证误下后，外邪入里化热，热逼大肠而下利。其二，彼为太阳表实无汗；此为热邪在里，喘而汗出。

【治法】　清热坚阴止利，兼以透表。

【方药】　葛根黄芩黄连汤方。

【方解】

本方以清热坚阴止利为主，兼以透表，为表里双解之剂。方中葛根用至半斤，为本方剂量之最，其性清轻升发，既能升津止利，又有透邪外出之功，是一物而二任也，故为君药；芩连苦寒直清里热，犹且厚胃肠，坚阴止利，是为臣药；炙甘草和中缓急，协调诸药，为佐使之品。如前所述本方重在清热止利，故无论表证有无，均可使用，亦不论泄泻或痢疾，但以肠热为主者，均可用之。

本证与葛根汤证均为表里同病的下利，但病理性质不同，本证是外邪化热入里，热逼大肠；而葛根汤证是因风寒束表同时内犯肠腑。

【临床应用】

（1）下利案：此方证所治之下利乃湿热内蕴，协热下利，临床辨证中常见：腹痛下利，大便呈黄褐色，肛门灼热，小便黄赤，兼见口干渴，舌质红绛或发热恶寒，若加薏苡仁，其效更佳。

> 史某，男，24岁，1977年6月18日就诊。腹泻已半年，日行4~5次，脘闷不舒，粪便带有不消化的食物。曾服多种抗生素无效，又服中药桂附理中汤、香砂六君子汤等温燥之剂亦无效果。症见：形体消瘦，面色暗黄，精神疲倦，腹痛下利，每日4~5次，粪色黄褐灼肛，发热恶寒，午后渐重，口干渴，小便黄赤，舌质红绛、苔腻而黄，脉滑数。此乃湿热内蕴所致，治宜清热利湿。方药：葛根15g，黄连、黄芩、党参各9g，薏苡仁30g，甘草3g。服3剂后，热退利止，继服上方4剂而愈。

按　过服温燥之品，津液耗伤，热郁肠胃，所以粪呈黄褐、灼肛。湿热蕴蒸，所以小便黄赤。其辨证的关键是，口干渴和舌质红绛，乃热伤津液之证，外有微热，是内热重的表现，故而协热下利。用葛根芩连汤，治表以葛根之辛，治里以芩连之苦，由于内湿，故加薏苡仁，稍加党参，表里同治，采用两解之法，使湿热分消，热利自止，故能取效。

（2）喘利兼作案：此方证所治之喘利乃寒邪束表，肺气不宣，蕴热而喘，临床辨证中常见：面色红赤，恶寒汗出，呼吸急促，腹痛下利，渴不喜饮。本方加麦冬、半夏、白芍其效更佳。

> 孔某，女，1岁半，1978年8月12日就诊。素有蕴热，又感风寒，所以利喘兼作。曾被诊为"肺炎"，先用青霉素、链霉素无效，又投中药宣肺清热剂，病情仍不减。症见：面色红赤，精神疲困，恶寒，汗出，呼吸急促，下利每日10余次，有下坠及灼肛感，渴不欲饮，四肢热，小便短少而赤，舌质红，苔黄，脉细数。此乃寒邪束表，肺气不宣，蕴热而喘所致，治宜清热解表。方药：葛根、白芍、炒麦芽各9g，黄连、黄芩各4.5g，甘草3g。服2剂后热退利止，喘亦减轻，上方加麦冬、半夏，继服3剂，喘止病愈。

按　利而夹喘，服宣肺清热之剂其治在肺，故不能愈。因其先利而后喘，喘是由于阳拢于内，里热偏盛，邪热上迫所致。无汗而喘为寒在表，喘而汗出为热在里。若邪气外盛，壅遏不解，其寒在表，则无汗而喘，治当宣肺平喘。此例病人喘而汗出为热在里，"肺与大肠相表里"，治宜葛根芩连汤，才取得较好的疗效。

（3）痢疾案：此方证所治之痢疾乃湿热蕴蒸，内外合邪，临床辨证中常见：腹痛下利，寒热往来，大便脓血，肛门灼热，里急后重，舌红苔黄，脉细数。本方中加入白芍、生山楂等其效更佳。

> 冯某，女，70岁，1978年7月23日就诊。久患头晕心悸（高血压），感受暑热，加之饮食不节，而发腹痛，便脓血，里急后重，脉搏数而时停（促）。曾服抗生素及中药固正涩肠剂，病反加重。症见：面色红赤，腹痛下利，寒热往来，大便脓血夹杂，每日20余次，肛门灼热，里急后重，小便黄赤，舌质红、苔黄，脉象促，体温39℃，血压182/101mmHg，脉搏116次/分。此乃湿热蕴蒸，内外合邪之证。治宜清解蕴热，略兼益气。方药：葛根30g（先煎），黄芩、黄连、白芍各9g，甘草、人参各6g，生山楂21g。服2剂后，热退利止，苔黄已减，血压159/94mmHg，脉搏90次/分，但仍间歇。此热邪已去，正虚亦露，上方合生脉散（麦冬15g，五味子12g），服3剂后脉间歇止，临床治愈。

按 久患头晕心悸（高心病），加之脉搏停跳，一般多从固正论治。此例病人，由于湿邪已去，一派热盛之象，此乃邪束于表，阳拢于内。遵《内经》"急则治其标"的原则，投之葛根芩连汤，葛根解肌止利，芩、连苦寒以清内热，甘草和中兼治脉搏之结代。先煎葛根而后煎其他药，解肌之力缓，而清中之气锐，加白芍敛阴而缓急止痛，人参固正，山楂消积，使内热除而表热解，正气固而利止。现代医学科学证明，葛根具有增加脑血流量和冠脉血流量的作用，配伍甘草其效更为显著。

（4）呕吐案：本方证所治之呕吐乃津亏内热，胃气上逆之故，临床辨证中常见：口燥咽干，饮食不下，呕吐频作，四肢厥冷但手足心发热，心烦而悸，舌红无苔。此方中加入麦门冬、生姜、半夏其效更佳。

> 李某，女，35岁，于1978年6月7日就诊。久患低热，阴液耗伤，饮食生冷，停滞不化，呕吐频作。曾服"藿香丸"好转但未愈，形体消瘦，脘腹胀满，被诊为"脾胃虚寒"，又服温燥药物，呕吐加重，四肢厥冷。症见：面色苍白，精神困倦，呕吐频作，饮食不下，口燥咽干，四肢厥冷但手心热，大便不畅，小便黄赤，心烦而悸，舌质红绛、无苔少津，脉促。此乃津亏内热，胃气上逆之证。治宜清热解表，降逆止呕。方药：葛根（先煎）、生姜各15g，黄连、黄芩、大黄各9g，甘草6g，半夏、麦冬各12g。服3剂后，热退呕止，大便通利，四肢转温。继以上方去大黄，减芩连之量，服4剂而愈。

按 阴虚之体，阴液耗伤，过服温燥，蕴热于内。四肢厥冷而手心热，此乃热深厥深之征。大便不畅，下部壅塞，故上逆而呕吐频作。葛根芩连汤治协热下利，加大黄通其腑实，通利大便，胃气自降，内热消除，故能取效。以下治上，妙在通便，此方不仅治利，病机属内热协外邪者，用之多取卓效。

此方是为治疗误下邪陷阳明，协热下利而设。具有疏散表邪和清解里热的作用，主治外感表邪，兼有里热壅郁之证，在里之热邪只需清解而又不宜攻下的情况下，运用此方比较恰当。临床辨证中需掌握具有下述症状：发热而不恶寒，下利多而灼肛或后重，有时兼带脓血便，胸脘多烦热，口渴或喘而汗出，舌质红绛、苔黄腻或无苔少津，脉促或细数、滑数。若有兼湿邪呕重而喘者，酌加竹茹、半夏以降逆止呕；腹胀满者加山楂、麦芽以健脾消积；内有实邪，大便不畅者，加大黄、白芍以通腑气；喘、呕、利后阴虚内热者，酌加麦冬以养阴清热；对于脉促之病人，热稍除后，合用生脉散较为稳妥。对于葛根之先煎，也要恰当掌握，煎的时间过长，其解表作用会降低，但清热的作用不减。

第二节　麻黄汤证

【原文】

太阳病，头痛发热，身疼腰痛，骨节疼痛，恶风，无汗而喘者，麻黄汤主之。(35)

麻黄三两，去节　桂枝二两，去皮　甘草一两，炙　杏仁七十个，去皮尖

上四味，以水九升，先煮麻黄，减二升，去上沫，内诸药，煮取二升半，去滓，温服八合，覆取微似汗，不须啜粥，余如桂枝法将息。

【提要】 论述太阳伤寒表实证的证治。

【原文分析】

本条阐述太阳伤寒的证治，当与第1、3条合看。第1条曰："太阳之为病，脉浮，头项强痛而恶寒"，第3条曰："太阳病，或已发热，或未发热，必恶寒，体痛呕逆，脉阴阳俱紧者，名为伤寒"。由此可见，除本条所述症状外，其脉当为浮紧，头痛多为头项强痛，恶风乃恶寒之互辞，故风寒俱恶，其程度，多重于桂枝汤证。其病机为风寒束表，卫阳闭遏，营阴郁滞。

风寒之邪外袭肌表，卫气受其束缚，难以伸展，则必然恶风寒。然则被束缚之卫气，必求其伸展而抵抗之，则邪正交争，是以发热而脉浮紧；足太阳经脉循头下项，挟脊抵腰，其受风寒侵袭，经脉为之不利，故见头项强痛，身疼腰痛，骨节疼痛；腠理闭塞，卫阳被遏，毛窍闭塞，营阴郁滞，故无汗；肺主气，外合皮毛，既然毛窍闭塞，必然影响肺气之宣降功能，故喘。此为太阳伤寒之主要特征。

头痛、发热、身疼、腰痛、骨节疼痛、恶风、无汗、喘，因是太阳伤寒的病变反映，用麻黄汤治疗，所以被称为"伤寒八证"或"麻黄八证"。本条与第1、3条互参，脉象当为浮紧，恶风必有恶寒，头痛的同时可有项强。

本条与第3条比较，补充了无汗而喘，并突出了头、身、腰、骨节疼痛诸症。"无汗"本非症状，但它是应用麻黄汤的一个重要条件。桂枝汤证汗自出，麻黄汤证无汗，汗出的有无，是两证的辨别要点。"无汗而喘"中用一"而"字，强调了"喘"在麻黄汤证中的地位，说明气喘是麻黄汤证主要症状之一。太阳中风与太阳伤寒虽同为风寒外感，但伤寒当以寒邪为主，寒性凝滞收引、主痛，寒邪袭表，营阴郁滞，经脉筋肉拘紧，故头痛、身疼腰痛、骨节疼痛较为明显（表2-1、表2-2）。

表2-1　伤寒表实与中风表虚证治比较

		伤寒表实证	中风表虚证
相同点		症见风寒外感，恶寒发热，头痛，脉浮。治以辛温发汗解表	
不同点	病机	风寒束表，卫闭营郁	风寒袭表，卫强营弱
	症状	无汗，脉紧	汗出，脉缓
	治法	开腠发汗，解散表寒	解肌祛风，调和营卫
	方药	麻黄汤（麻黄、杏仁、桂枝、甘草）	桂枝汤（桂枝、芍药、生姜、甘草、大枣）
鉴别要点		无汗	汗出

表2-2　麻黄汤证与葛根汤证证治比较

	麻黄汤证	葛根汤证
相同点	风寒外束，卫闭营郁，恶寒发热，头项强痛，无汗，脉浮紧	
不同点	肺失宣降见喘	太阳经气不利，项背强，或风寒内扰阳明，下利
鉴别要点	有气喘，头项强痛较轻	项背强或下利，无喘

【治法】　发汗解表，宣肺平喘。

【方药】　麻黄汤方。

【方解】

麻黄汤是发汗解表之峻剂。本方以四味药成方，而配伍谨严，效速功卓。麻黄为君药，以其辛温发汗，解散风寒之力胜也，更有宣肺平喘之功，故为主病之药；桂枝辛温，为解肌祛风之要药，通达卫阳，祛邪外出，能协同麻黄增强发汗解表之力，是为臣药；杏仁降肺气，宣肺平喘，协同麻黄，功力显著，故为佐药；炙甘草益中焦，意在顾护汗源，更能调和诸药，故为使药。

因其发汗峻烈，所以服汤后不需啜热粥，只需温覆，使其微汗，不可令大汗淋漓。

【原文】

太阳与阳明合病，喘而胸满者，不可下，宜麻黄汤。(36)

【提要】　论述太阳与阳明合病，喘而胸满的证治。

【原文分析】

既言太阳与阳明合病，就必然有太阳与阳明两类病证的存在。恶寒发热、无汗的太阳表证，兼见自下利或不下利但呕或呕利并见的阳明里证，治疗用葛根汤或葛根加半夏汤，已如前述。而若兼见不大便，也同样是太阳阳明合病之例。

太阳与阳明合病，恶寒发热、无汗，在不大便的同时，不见腹满，而见喘而胸满，说明此不大便，尚未形成里实，不可用攻下法。肺与大肠相表里，其不大便是由于外邪束表，肺气失宣，影响大肠腑气的通降所导致。

本条突出"喘而胸满"而非"腹满"，说明病证以表寒外束，肺气失宣为主，偏重太阳。所以用麻黄汤发汗解表，宣肺平喘。待表解喘平，肺气顺畅，腑气得以通降，大便自然可下。

【原文】

太阳病，十日已去，脉浮细而嗜卧①者，外已解也。设胸满胁痛者，与小柴胡汤；脉但浮者，与麻黄汤。(37)

小柴胡汤方

柴胡半斤　黄芩　人参　甘草炙　生姜切，各三两　大枣十二枚，擘　半夏半斤，洗

上七味，以水一斗二升，煮取六升，去滓，再煎取三升，温服一升，日三服。

【词解】

①嗜卧：嗜，喜爱之意。嗜卧，形容病情初愈，精神疲乏，而喜安舒静卧。

【提要】　论述太阳病日久的转归及证治。

【原文分析】

太阳病十日以上则病程较长，可能发生变化，须仔细分辨，然后作出判断，切勿以时日决定病情。本条举出太阳病日久不愈的三种转归：其一，脉象由浮而有力转变为浮细，即脉象趋和缓，可测知表证随之消失，唯因病程较久，且在初愈之时病人正气尚未康复，则精神疲倦，安舒嗜卧，故曰"外已解也"。其二，太阳病日久不愈，病人出现胸满胁痛，胸胁为少阳经脉循行之地，说明太阳证罢，少阳证起。凡证候变化者，脉多随之而变，此虽未言少阳之脉，而脉弦，似可赅于其中，斯与小柴胡汤和解少阳，的对之方也。其三，太阳病虽十日以上，而仅见脉浮，未见其他

变化，是"脉若静者，为不传也"。病既未传，故不论时日久暂，仍可与麻黄汤发汗解表。第二段从小柴胡汤读出脉象，第三段从麻黄汤读出证候，以方测证之法也（本条小柴胡汤证、方药、原文分析等，见96条）。

第三节　麻黄汤证兼证

一、大青龙汤证

【原文】

太阳中风，脉浮紧，发热恶寒，身疼痛，不汗出而烦躁者，大青龙汤主之。若脉微弱，汗出恶风者，不可服之；服之则厥逆①，筋惕肉𥆧②，此为逆也。(38)

麻黄六两，去节　桂枝二两，去皮　甘草二两，炙　杏仁四十枚，去皮尖　生姜三两，切　大枣十枚，擘　石膏如鸡子大，碎

上七味，以水九升，先煮麻黄，减二升，去上沫，内诸药，煮取三升，去滓，温服一升，取微似汗，汗出多者，温粉③粉之。一服汗者，停后服。若复服，汗多亡阳，遂虚，恶风烦躁，不得眠也。

【词解】

①厥逆：四肢厥冷。

②筋惕肉𥆧：惕、𥆧义近，皆指抽动。筋惕肉𥆧，即筋肉跳动。

③温粉：无考。后世有用豆粉、米粉经加温松燥，用于敛汗。

【提要】　论述太阳伤寒表实兼里热烦躁的证治及大青龙汤的治疗禁忌。

【原文分析】

本条分两节讨论。"太阳中风……大青龙汤主之"为第一节，讨论伤寒表实兼里热烦躁的证治；"若脉微弱……此为逆也"为第二节，讨论大青龙汤的禁例及误用变证。

"中风"是伤寒的互辞，此处泛指感受风寒。脉浮紧，发热恶寒，身疼痛，无汗，是典型的伤寒表实之麻黄汤证。所不同的是，本证多"烦躁"一症。汗不得出，寒邪在表不解，阳气闭郁不伸，进而化热，内热扰心，故而烦躁。此系麻黄汤证之兼证，单用辛温发汗之麻黄汤已非所宜。治疗当外散风寒，内清郁热，方用大青龙汤。

大青龙汤专为表寒里热，表里俱实证所设。脉象微弱，汗出恶风是表里俱虚之证，属大青龙汤禁用之例，故云"不可服之"。如误用大青龙汤，则可因过度汗出，既伤阳又伤阴。阳气外亡，四肢失却温煦而厥冷；阳亡液脱，筋肉失于濡养而跳动。这些是因误治所致，故云"此为逆也"。

"不汗出而烦躁"是本证的审证要点，也是应用大青龙汤的重要依据。大青龙汤以大队辛温药中伍以少量之石膏，可见仲景的制方本意在于发汗为主，兼以清热。所以治疗的病证是壮热无汗，舌苔薄白，脉浮紧，烦躁不宁，并不见口渴、欲饮之象。若恶寒发热，自汗出，或即便壮热无汗，但渴甚引饮者，均非本方所宜。本方在《金匮要略》中用于治疗"饮水流行，归于四肢，当汗出而不汗出，身体疼重"之"溢饮"证。要在开宣肺气，通调水道而利水消肿。

后世在应用大青龙汤时，常据病情调整原方的药物用量。如寒重热轻者，麻桂用量大于石膏；烦渴明显者，则麻桂用量宜小，而加重石膏用量。

关于温粉，论中未注明为何物。后世有以温粉命名的方剂，唐·孙思邈《备急千金要方》中温粉方的药物组成是：煅牡蛎、生黄芪和粳米粉。现代有人认为温粉即是炒温之米粉。但仲景所

言温粉究系何物，还有待查参。

【治法】　发汗解表，兼清里热。

【方药】　大青龙汤方。

【方解】

本方由麻黄汤倍重麻黄，减杏仁剂量加石膏、生姜、大枣而成。本方麻黄六两，与桂枝成三与一之比例，更有生姜为伍，则发汗之力峻猛，独盖群方。以太阳伤寒，外寒固闭，阳郁为热，不汗出而烦躁之证，必速发其汗，以解其固闭，为当务之急。外闭得解，内热方有宣泄之路，此为立意创方之主体。然则必竟内热由生，烦躁显露，是不可率用辛温峻剂，而无所顾忌，故加石膏辛寒之品，清内热而无碍宣发之功。如此寒温并用，升降合度，则外寒得散而内热可消，无怪前人有喻为"龙升雨降"者。凡用汗法，必预为汗源计，何况峻汗，是以有炙甘草、大枣，调理中焦，资助汗源，则无后顾之忧。至于杏仁减量，一则本证未言喘逆如何，再则重用麻黄，其宣肺之力亦胜，故减杏仁量，亦无碍也。

【原文】

伤寒，脉浮缓，身不疼，但重①，乍有轻时②，无少阴证者，大青龙汤发之③。（39）

【词解】

①但重：只是身体沉重。

②乍有轻时：乍，忽然。乍有轻时，忽然有减轻之时。

③发之：发汗以使邪解。

【提要】　再论太阳伤寒兼里热的证治。

【原文分析】

恶寒、发热、无汗、烦躁，并见身疼腰痛，骨节疼痛及脉浮紧，是大青龙汤证的典型表现，此乃第38条原文论述的内容。若恶寒发热、无汗烦躁的同时，见身重不疼、脉显浮缓之象，同样是风寒束表，卫闭营郁，邪郁化热的病理表现，也应用大青龙汤治疗。

邪气已渐化热，寒势减轻，所以身体不疼而是身重，脉由浮紧变为浮缓；邪气逐渐化热，进退于表里之间，故而身重尚有减轻之时。邪气虽渐化热，但表寒闭塞未开，所以恶寒、发热、无汗、烦躁是必具之症，在此是为隐文，不可不知。

由于少阴阳虚阴盛，也可见身重，所以要在排除少阴病可能的情况下方可用大青龙汤治疗。少阴阳虚阴盛，必有恶寒蜷卧，手足厥冷，脉微等症，与大青龙汤证之恶寒发热，脉浮的表现有明显的差异，不难鉴别。

二、小青龙汤证

【原文】

伤寒表不解，心下有水气①，干呕，发热而咳，或渴，或利，或噎②，或小便不利，少腹③满，或喘者，小青龙汤主之。（40）

麻黄去节　芍药　细辛　干姜　甘草炙　桂枝去皮，各三两　　五味子半升　半夏半升，洗

上八味，以水一斗，先煮麻黄，减二升，去上沫，内诸药，煮取三升，去滓，温服一升。若渴，去半夏，加栝楼根三两；若微利，去麻黄，加荛花，如一鸡子，熬④令赤色；若噎者，去麻黄，加附子一枚，炮；若小便不利，少腹满者，去麻黄，加茯苓四两；若喘，去麻黄，加杏仁半升，去皮尖。且荛花不治利，麻黄主喘，今此语反之，疑非仲景意。

【词解】

①心下有水气：心下，即胃脘部。水气，病理概念，即水饮为患。

②噎：指咽喉部位有气逆阻塞感。

③少腹：少，通小。少腹，即小腹或下腹部。

④熬：与烘、炒、焙近意。

【提要】　太阳伤寒兼水饮内停的证治。

【原文分析】

"伤寒表不解"，说明本证具有太阳伤寒表证的基本表现，除发热外，尚有恶寒、无汗、脉浮紧。"心下有水气"，是指心下胃脘部原有水饮停聚。

外表有寒，内有水饮，内饮被外邪所引动，肺胃气机上逆，故而干呕、咳嗽。

水饮之邪，常随气机升降而到处为患，或逆于上，或积于中，或滞于下，各随其所至而为病，因而有许多或然之症。水饮为患，一般不渴，然而水饮停聚过久，气不化津，人体所需的津液亦显不足，所以见渴，不过此种口渴，不喜多饮，与热邪伤津的口渴不同。水饮下趋大肠则见下利。水饮与寒邪相搏，阻于胸膈，气机失畅，故食入则噎。饮蓄下焦，膀胱气化失职，则小便不利，少腹胀满。饮逆犯肺，咳可兼喘。

【治法】　辛温解表，温化水饮。

【方药】　小青龙汤方。

【方解】

本方从药物组成来看，是由麻黄汤、桂枝汤合方（剂量较原方小，与桂枝麻黄各半汤相去甚远）去杏仁、生姜、大枣，加干姜、细辛、半夏、五味子而成，意在辛温解表，以散外感之风寒；辛散温化，而蠲内停之水饮。麻黄为本方主药，有发汗、平喘、利水之功，是一物而三任也。又与桂枝为伍，则增强通阳宣化之效。桂枝与芍药相配，调和营卫。干姜、细辛，大辛大热，散寒宣肺，化痰涤饮。五味子敛肺止咳，而不使麻桂姜辛等升散太过。大凡外感咳嗽，多忌芍药、五味子之类，恐其敛邪不散，致生他变，而本方有此两味，当知其与麻桂姜辛等同用之妙，是开阖适宜，升降得法，对外寒内饮之证，尤为相宜。半夏降逆化饮，与上述诸药相配，其功更著。甘草和中，又能调和诸药。还须看到，甘草配干姜，即甘草干姜汤，为温脾肺，祛寒邪，化水饮之良方，《伤寒论》第29条及《金匮要略·肺痿肺痈咳嗽上气病脉证并治》均有论述。

对于本方的加减法，疑点较多，后世颇有争议。一般可作如下理解：渴为津液不足，故去温燥之半夏，加天花粉生津止渴；下利加荛花，逐水止利；噎加附子温阳散寒；小便不利，少腹满，加茯苓与桂枝相伍以化气利水；喘者加杏仁以降气平喘。这些或然证的产生，是由于水饮所致，而非外寒造成，故都去辛散之麻黄。

小青龙汤与大青龙汤均由麻黄汤加减衍化而来，都是表里两解之方，但小青龙汤重在温散寒饮，以治疗咳喘；而大青龙汤以发汗主，发汗散寒兼清郁热而除烦。两汤证的比较如下（表2-3）。

表2-3　大小青龙汤证鉴别

	症状		病机		治法		治用药物	
	同	异	同	异	同	异	同	异
小青龙汤证	咳、干呕		水饮内停		温化寒饮			半夏、细辛、干姜、五味子、芍药
	恶寒、发热、无汗、脉浮紧		风寒束表、卫闭营郁		辛温发汗、解散表邪		麻黄、桂枝、炙甘草	
大青龙汤证	烦躁		阳郁内热		兼清里热			杏仁、石膏、生姜、大枣

本证与麻黄汤证、桂枝加厚朴杏子汤证均可见喘，鉴别如下（表2-4）。

表 2-4　麻黄汤、小青龙汤证、桂枝加厚朴杏子证鉴别

相同点	不同点		
	症状	病机	治法
麻黄汤证	无汗、脉浮紧	风寒束表，肺失宣降	辛温发汗，宣肺平喘
小青龙汤证	有咳嗽及恶寒、发热、脉浮及风寒表证	无汗，脉浮紧，痰多质稀	风寒束表、寒饮伏肺	辛温发汗，温化寒饮
桂枝加厚朴杏子证		汗出，脉浮紧	风寒袭表，卫强营弱，肺气上逆	解肌祛风，降气平喘

【按语】

本方为散寒蠲饮之名方，仲景以之治疗表寒里饮及溢饮、支饮诸证，由此而知，本方长于温阳化气蠲饮，而并不以解表散寒为其功用之重心。是以饮邪兼表者可用，而绝无表寒纯为寒饮在里者，亦是其适用之证。古今运用之例，反映了其方所主之重心当是肺系，现代临床将广泛用于呼吸系统病症的治疗，并取得了满意效果。

【原文】

伤寒，心下有水气，咳而微喘，发热不渴；服汤已，渴者，此寒去欲解故也。小青龙汤主之。（41）

【提要】　论述表寒里饮证服用小青龙汤后的反应。

【原文分析】

本条"小青龙汤主之"应接在"发热不渴"之后，是为倒装之法。这一段再次叙述外寒内饮的证治。"伤寒，心下有水气"与上条"伤寒表不解，心下有水气"之意同。咳而微喘，发热不渴，正是小青龙汤的适应证。

第四节　解表发汗方的辨证选用

一、辨宜用桂枝汤解外的脉证

【原文】

太阳病，外证①未解，脉浮弱者，当以汗解，宜桂枝汤。（42）

桂枝去皮　芍药　生姜各三两，切　甘草二两，炙　大枣十枚，擘

上五味，以水七升，煮取三升，去滓，温服一升，须臾啜热稀粥一升，助药力，取微汗。

【词解】

①外证：指表证，如恶寒、发热、头痛、脉浮之表证。

【提要】　太阳病脉见浮弱的，适合用桂枝汤治疗。

【原文分析】

太阳外证未解，即太阳表证仍在，如发热、恶寒、头痛等。"脉浮弱者"是"阳浮阴弱"之意，为太阳中风表虚证。因"浮弱"是太阳中风表虚证的主脉，故用桂枝汤治疗。

在前面七条论述麻黄汤证及其类证证治之后，本条开始再次论述桂枝汤证及其类证证治，具有加深鉴别表寒之虚实证治的意义。

【原文】

太阳病，下之微喘者，表未解故也，桂枝加厚朴、杏子汤主之。（43）

【提要】　太阳病误下后，表邪未解致喘的证治。

【原文分析】

太阳病只宜汗法解表，今用下法，是属误治。误用攻下治疗后，表邪未得解除。在表之邪，影响肺气的肃降，出现轻度的气喘，治以桂枝加厚朴杏子汤解肌祛风兼降气平喘。

误下后之喘，虚实悠分，若下后，病邪内陷，表证不复存在，里气虚弱而喘者，则为喘之重证；本证虽经误下，而表证尚存，里气未虚，故曰"微喘"。

本条与第18条相较，是病证治法大体相同，而成因不一，彼为新感引动宿疾，即宿有喘疾之人，因感受风寒，而使喘疾发作。此为太阳病误下，致肺寒气逆而喘。成因虽异，而太阳中风兼喘则同，故法一致。

【原文】

太阳病，外证未解，不可下也，下之为逆，欲解外者，宜桂枝汤。(44)

【提要】　论述表邪未解，又兼里实证时的治疗次序。

【原文分析】

本条之义包含两个方面，一是太阳病未解，外证仍在，尽管有可下之征，但不可下，这是仲景在论中反复强调的，如第56条，"伤寒不大便六七日，头痛有热者，与承气汤；其小便清者，知不在里，仍在表也，当须发汗"。又如，第106、208条等都强调这个原则，若用下法，则属错误的治疗，故仲景称之为"逆"。即本论第90条所云"本发汗，而复下之，此为逆也"。

二是虽误用下法，但机体气血仍有向上向外之机，表证仍在，对此，仲景指出，"欲解外者，宜桂枝汤"。这里的"欲解外"是针对"下之为逆"而言，"欲解外"的表现，包括第15条的"气上冲"，第21条的"脉促，胸满"，第43条的"微喘"等。在《伤寒论》中，不论是麻黄汤证还是桂枝汤证，如果误用下法，机体正气受挫，尽管表证仍在，但只能用桂枝汤而不可用麻黄汤。这也正体现本论第6条所强调的，"观其脉证，知犯何逆，随证治之"的原则。

【原文】

太阳病，先发汗不解，而复下之，脉浮者不愈。浮为在外，而反下之，故令不愈。今脉浮，故在外，当须解外则愈，宜桂枝汤。(45)

【提要】　太阳病经汗下后，表证仍在者，仍当解表。

【原文分析】

太阳病，先用发汗法，原属正治，若药后表邪仍不解，未可轻率改弦更章，必明辨表里出入、病机进退、兼证有无等，而妥善处治。其脉浮不愈者，若属汗不如法，或药轻病重，则应仍师其法，而略作调整，总以汗法治表为务。若汗后发生变证，则应"观其脉证，知犯何逆，随证治之"。综观本条，是汗后表证犹在，而医者不加分析，见发汗不解，便盲然以下法继之，是属误治。此亦示人表病禁下之意。

本条表病误下，所幸未发生变证，何以知然？以脉浮故知。盖浮为表脉，下后其脉仍浮，则可推论其人里气未伤，外邪未陷，是必有表证应之，脉证如此，故仍须解表。唯以曾经发汗，故宜桂枝汤调和营卫，解肌祛风。

二、辨可发汗、小发汗与不可发汗

(一) 辨麻黄汤证与衄乃解

【原文】

太阳病，脉浮紧，无汗发热，身疼痛，八九日不解，表证仍在，此当发其汗。服药已微除，其人发烦目瞑^①，剧者必衄^②，衄乃解。所以然者，阳气重^③故也。麻黄汤主之。（46）

【词解】

①目瞑，瞑，《集韵》"目不明也"。目瞑，闭眼懒睁。

②衄：指鼻出血。

③阳气重：指外邪束表，卫阳受其郁遏较重。

【提要】 论述太阳伤寒日久的证治及服用麻黄汤后的两种反应。

【原文分析】

此条文乃倒装文法，即"麻黄汤主之"应接在"此当发其汗"后。本条分为两节讨论。"太阳病……此当发其汗，麻黄汤主之"为第一节，讨论太阳伤寒表证日久的证治；"服药已微除……阳气重故也"为第二节，讨论服用麻黄汤后的两种反应及产生机理。

太阳病，脉浮紧，无汗发热，身疼痛，是典型的太阳伤寒表实证。若其证迁延八九日不解，仍应用麻黄汤治疗。

服药后，病证虽有所减轻，但由于表闭日久，外邪难于尽解。阳气闭遏较重，服药后，被郁之阳，得辛温药力之助，奋力抗邪，正邪相争激烈，而显心烦目瞑之象；更有甚者，正邪相争异常激烈，伤及阳络而出现鼻衄。汗为血液所化，血汗同源，解外不得汗解，则可随衄而解，故曰"衄乃解"，俗称"红汗"。

表证以汗解为正局，衄解为变局，亦即邪解的另一途径。唯其属变局，故须仔细分辨，凡衄解者，其量不多，且随衄血过程，病情渐减，更无入营入血之征兆。否则衄血多，病不减，或有入营血之征兆者，当属坏病，最须留心观察，以作应变之处治，岂能坐待衄解。

【原文】

太阳病，脉浮紧，发热，身无汗，自衄者愈。（47）

【提要】 太阳表实证，得自衄而病愈的机转。

【原文分析】

太阳病，脉浮紧，发热，无汗，是伤寒表实证，应当用麻黄汤发汗解表。当汗不汗，表闭日甚，卫阳闭遏较重，郁而欲伸，伤及阳络，而发生鼻衄，病证可能随之痊愈。

本条与上条衄血的机理大致相同，都是表邪从衄而解，不过上条是在服麻黄汤后，本条因失治所致。

（二）二阳并病与小发汗

【原文】

二阳并病^①，太阳初得病时，发其汗，汗先出不彻，因转属阳明，续自微汗出，不恶寒。若太阳病证不罢者，不可下，下之为逆，如此可小发汗。设面色缘缘正赤^②者，阳气怫郁^③在表，当解之熏之^④。若发汗不彻，不足言^⑤，阳气怫郁不得越，当汗不汗，其人躁烦，不知痛处，乍在腹中，乍在四肢，按之不可得，其人短气但坐^⑥，以汗出不彻故也，更发汗则愈。何以知汗出不彻，以脉涩故知也。（48）

【词解】

①二阳并病：此处指太阳病未解继而出现阳明病。

②面色缘缘正赤：缘缘，持续不断。面色缘缘正赤，指面色持续满脸通红。

③怫郁：怫，抑郁之意。怫郁，指郁遏或抑郁之意。

④解之熏之：解之，指发汗解表；熏之，指以药熏蒸取汗。

⑤不足言：不值得一说，此处指发汗量甚少，不值得一说。

⑥坐：此处可理解为"责"或"归咎"。

【提要】　太阳病汗出不透的三种转归及证治。

【原文分析】

本条文宜分三段理解。"二阳并病……续自微汗出，不恶寒"为第一段，指出太阳病转成阳明病特征；"若太阳病证不罢者……当解之熏之"为第二段，阐述二阳并病的治法与治禁；"若发汗不彻……以脉涩故知也"为第三段，讨论汗出不彻，邪仍在表的证治。

太阳病本当发汗，但用药不当，或病重药轻，或服药不得法，以致汗出不透，邪势内传，转属阳明病。阳明热盛，逼迫津液外泄而见汗出；表邪已尽，则不再恶寒。当依法而治。

如果太阳病证没有解除，又出现阳明病的，就称为太阳与阳明"二阳并病"。太阳表证又并发阳明里实证，治应先解其表，后攻其里。太阳表证没有解除，不可用攻下之法，但阳明证已见，只可用小发汗法，不可冒然用下，故曰"不可下，下之为逆"。因大汗会使津液大伤而助阳明之躁热。如果先用攻下法，就会使表邪内陷，是错误的治疗。太阳表证未解的标志是"面色缘缘正赤"，乃阳气怫郁于表所致，可用熏法取汗，以达到解表的目的。

太阳病发汗，因汗出过少，微不足道，使外邪不得宣泄，阳气因而怫郁在表。表闭阳郁，病人心烦躁动。"不知痛处，乍在腹中，乍在四肢，按之不可得"是形容烦躁时全身不适，莫可明状之势。"其人短气但坐，以汗出不彻故也"，是说表郁不解，肺失宣降，故令短气。凡此种种，唯归咎于汗出不彻。句尾"何此知汗出不彻，以脉涩故知也"，是自注性文字，脉涩乃反映了邪气凝滞，营卫郁遏的病机，是汗出不彻的佐证。

（三）　辨可不可发汗

【原文】

脉浮数[①]者，法当汗出而愈，若下之，身重心悸者，不可发汗，当自汗出乃解。所以然者，尺中脉微，此里虚，须[②]表里实，津液自和，便自汗出愈。(49)

【词解】

①脉浮数：此处代言表证。尤在泾说："脉浮数者，其病在表。"

②须：等待之意。

【提要】　表证误下致里虚者不可发汗。

【原文分析】

本文介绍了太阳病误下后出现的另一种情况：浮数之脉本当汗之而愈，因医误下已成大逆，下后若出现身重、心悸等新病情，纵然表证犹在却不宜再发汗，因为出现了尺中脉微的情况。尺为阴脉，阴脉微主里虚，仲景曾谓："脉微者不可汗"；"尺中迟者，不可发汗"，发汗必致他变。唯有候表里实（即阴阳实），津液自和，病人方能自汗，自汗则表解。正如仲景篇首所谓："其脉自微，此曾发汗、若下、若亡血，以内无津液，此阴阳自和必自愈，故不战不汗出而解也"。因此，误下后出现这种情况，唯有候其阴阳自和后，汗乃自出，切不可再行孟浪投以汗剂。

【原文】

脉浮紧者，法当身疼痛，宜以汗解之。假令尺中迟[①]者，不可发汗。何以知然，以荣气不足，血少故也。(50)

【词解】

①尺中迟：脉一息不足四至为迟。此指脉迟滞无力。

【提要】　营血不足尺脉迟者，虽有表证，禁用汗法。

【原文分析】

浮紧为风寒在表之脉，身疼痛乃风寒在表之证，脉证合参，知其证为太阳伤寒一类，故宜发汗解表。假设病人有身疼痛等表证，而于浮紧中反见尺脉沉滞无力，则是营血亏虚的反映，既便有表证存在，也不可单独使用汗法。因汗血同源，强发虚人之汗，则使营血更伤，病情恶化。

【原文】

脉浮者，病在表，可发汗，宜麻黄汤。(51)

【提要】　以脉概证，提示脉浮者，可发汗。

【原文分析】

脉象浮，是病邪在表，可以发汗，适合用麻黄汤。本条与第37条"脉但浮者，与麻黄汤"的精神一致，是举脉略证，并非单纯凭脉定治，通过与上两条原文作对比，意指恶寒发热，无汗身痛的伤寒表实证，非尺脉微、尺脉迟者，可以用麻黄汤治疗。

临床上决不能仅据脉浮就用麻黄汤，而应当脉证合参，即便就脉象而言，麻黄汤证脉浮且是寸、关、尺三部俱紧。

【原文】

脉浮而数者，可发汗，宜麻黄汤。(52)

【提要】　太阳伤寒脉见浮数的可用麻黄汤。

【原文分析】

此条应结合本论第3、35条，概括出来的麻黄汤证，并不能算是完整的麻黄汤证。一个完整的、典型的麻黄汤证还应包括本条所表述的脉象"脉浮而数"。这就是说，一个典型的麻黄汤证除了具有头痛、发热、恶寒、身痛、无汗之外，其脉象不仅浮紧，而且还应当"数"。

伤寒发病早期，初受风寒，机体即时反应是肤表紧束，腠理闭寒，症见恶寒、体痛、脉紧。随之，机体阳气趋于肌表以与邪抗争，由于阳气郁聚肤表而不得宣泄，因而形成肤表阳郁之势，此时病机重点已由寒邪外束，而转化为肤表阳郁，发热已成为其主要症状之一，这样的病机，反映在脉象上，必定是浮紧而数。因此，在太阳伤寒的典型过程中，发热与脉数是相对应的，同步出现的。

那么对太阳伤寒典型的治疗过程，欲泄热，必开腠，欲开腠，必温散，麻黄汤是首选方药。

三、桂枝汤的灵活应用

【原文】

病常自汗出者，此为荣气和①，荣气和者，外不谐②，以卫气不共荣气谐和故尔。以荣行脉中，卫行脉外，复发其汗，荣卫和则愈，宜桂枝汤。(53)

【词解】

①荣气和：荣气，即营气。营气和，即营气未受邪。

②外不谐：外，主要指敷布于体表的卫气。外不谐，指卫气发生了病理变化而不调和。

【提要】　病常自汗出的病机和治疗。

【原文分析】

本条以"病"字冠首，则所指范围甚广，非必以太阳中风为然，故知无论外感与杂病，但因营卫不和而常自汗出者，皆可用桂枝汤治疗。

病人经常自汗出，此是营阴无病。但营阴无病，而在外的卫气有病，造成卫气不能与营阴协调和谐，所以经常汗出。因为卫行脉外，而敷布于表，司固外开阖之权；营行脉中，有濡养五脏六腑及身体各部之能，且营卫运行，密切配合，卫在外为营之使，营在内为卫之守，方合生理之常态而称营卫调和。今营气在内，虽未直接受病，而卫在外失却固外开阖之权，以致腠理不密，常自汗出。故以卫气失固为矛盾的主要方面。可见条文"以卫气不共营气谐和故尔"之说。

病本"自汗出"，再用发汗的方法治疗，是谓"复发其汗"。桂枝汤辛甘实卫固表，酸甘滋阴益营，用其发汗，能达到调和营卫的目的，营卫和调，汗出可止，此发汗者止汗之功。

桂枝汤与玉屏风散均能治疗自汗出，但两者的病理机制不同。前者因卫气受病，腠理开合失司所致，后者是单纯的卫阳气虚而腠理不固。

【原文】

病人藏无他病[①]，时发热自汗出而不愈者，此卫气不和也。先其时[②]发汗则愈，宜桂枝汤。（54）

【词解】

①藏无他病：指脏腑无病。

②先其时：指在发热汗出之前。

【提要】 时发热自汗出的病机和治法。

【原文分析】

本证特点是发热、汗出时作时止。在"藏无他病"，即脏腑无病，里气尚和的前提下，是病在肌表，发热反映卫阳外浮。卫者，卫外而为固，功在司开阖，司开阖贵在有度。本证卫阳稍有亢浮，阳浮者，热自发；卫阳病理性亢浮，必然开阖失常，固密无权，于是营阴何以内守，此即时发热自汗出之所由来，而非必因风寒外感所致。其基本病机总属营卫不和，故治疗也应选用桂枝汤调和营卫。

此条与第53条相比，本条主证为时发热自汗出，彼乃为常自汗出。主证不同，而病机一致，均可予桂枝汤治疗，发汗解肌，调和营卫。但本条内容更为丰富，提示诸学者注意服药时机。疾病之愈与不愈，除与辨证、处方、用药以及煎服法有关外，服药的时间，有时也是一个重要的影响因素。本条提出的"先其时"服药法，对于那些具有间断性发作特点的病证的治疗，具有一定的指导意义。

"先其时发汗"，是指根据病人"时发"的特点，在"发热自汗出"症状出现之前，先用药物取汗，既能调和营卫，又避免在汗出之时服药发汗太过而伤正。

【原文】

伤寒，发汗已解，半日许复烦[①]，脉浮数者，可更发汗，宜桂枝汤。（57）

【词解】

①复烦：烦，《说文》大部释为"热头痛"，引申为烦热、烦躁。这里概言在表的烦热征象，如发热、恶风寒、头痛、脉数等。复烦，再次出现上述征象。

【提要】 伤寒汗解不久又出现表证的治法。

【原文分析】

太阳伤寒，治以辛温发汗，解散外受之风寒，是药证相符，原属正治，故汗出而病解。然则病解未久，再次出现发热、恶风寒、头痛等，是谓复烦。脉象虽数，而与浮脉并见，更无他经证象可察，知病证依然在表。而究其病理，或因余邪未尽，移时复发。或汗后调护不慎，再次感受风寒之邪所致。

太阳伤寒服麻黄汤后，若未曾出汗，病证未变者，多是病重药轻，故仍可使用麻黄汤，"可更发汗"宜用桂枝汤，为何不用麻黄汤？理由有二：一是本证已经用过麻黄汤发汗，腠理已经疏松，不耐麻黄汤之峻汗，只宜桂枝汤解肌发汗，调和营卫。二是病者复烦，脉浮数，无口渴诸症，说明病仍在表，正邪相争，正气不能祛邪外出而烦。但总有邪气入里化热及汗解之后汗出过度所致阴伤之虞，麻黄汤是纯阳之剂，对此显然不宜。

【原文】

太阳病，发热汗出者，此为荣弱卫强，故使汗出，欲救邪风[①]者，宜桂枝汤。（95）

【词解】

①欲救邪风：救，在此为解除或治疗之意；邪风，即风邪。欲救邪风，即想要解除风邪。

【提要】　补述太阳中风的病因病机及治疗。

【原文分析】

本条对太阳中风的证候特点、病因病机、治疗，作进一步补充说明。对本条证候的理解，应与第1、2、12等条合参，在此基础上，本条揭示太阳中风的基本证候是发热汗出，而基本病机则是营弱卫强。所谓卫强，是一种病理性的亢进，并非正常的卫气功能强盛，而是因风寒外袭，卫气首当其冲，风寒侵袭，卫气浮盛于外，与之相争，则呈现发热等亢奋征象，即第12条"阳浮者，热自发"之意。所谓营弱，亦非营阴真有虚损，而是与卫强相对而言，即卫气受风寒侵袭，失却固外开阖之权，则营阴虽未直接受邪，然则营阴不能内守，故使汗出，乃呈相对不足状态，亦即第12条"阴弱者，汗自出"之意。

营弱卫强后世常称为营卫不调，或营卫不和，其中以卫气的病理变化为主，而营阴处于从属地位。此种病机因风邪所致，因此治疗首先应驱散风邪，桂枝汤助卫益营，解肌祛风，为首选方剂，所以说"欲救邪风者，宜桂枝汤"。

本条首揭证候，由此分辨病因病机，再由病因病机而决定治疗，体现了审证求因、审因论治的辨证论治思想。

四、表证衄血之辨

【原文】

伤寒，脉浮紧，不发汗，因致衄者，麻黄汤主之。(55)

【提要】　伤寒表实证失汗致衄的治疗。

【原文分析】

伤寒表实证，脉象浮紧，不能及时发汗，因而发生鼻子出血的，可用麻黄汤治疗。

本条以脉浮紧，概言伤寒表实证，属省文笔法，其恶寒发热、无汗身痛见症，自在言外。表证当汗不汗，外邪不解，卫阳闭郁，伤及阳经，因而衄血。如衄后脉静，热退身凉，病则愈，不必再汗。今虽衄而表寒实证不解，可能是邪重衄轻，犹如发汗不彻底一样，不足以祛除表邪，此时当用麻黄汤发汗，以分消太阳经表之邪。汗出之后，病愈衄止。

本条与第46、47条均为太阳伤寒证兼衄，但病因、病机、转归有所不同。第46条是已服麻黄汤，对病邪已形成顿挫之势（服药已微除），而外邪未能及时外解，又郁甚于经，损伤阳络，络伤血溢热泄，邪从衄解。第47条是未经服药，失于发汗，在表之阳气重，损伤络脉，病邪随衄而解，故称"自衄者愈"。本条亦为当汗失汗而衄，然衄后病邪不解，表实证仍在，亦无内热烦躁等，故仍以麻黄汤发汗解表。可见对太阳伤寒证衄血，必须分辨原因，辨证论治，既不能见衄血而待其病愈，亦不能滥投麻黄汤。

【原文】

伤寒不大便六七日，头痛有热者，与承气汤。其小便清者，知不在里，仍在表也，当须发汗。若头痛者，必衄，宜桂枝汤。(56)

【提要】　根据小便清否，辨别病证在表在里。

【原文分析】

"伤寒"在此泛指外感热病。文末"宜桂枝汤"属倒装笔法，应接在"当须发汗"之后。外感病，不大便六七日之久，且头痛发热，其属表属里，须细辨。若不大便而伴腹满疼痛，头痛而伴潮热，或蒸蒸发热，漐然汗出，小便黄等，则为外邪传里，阳明燥热结实之候。则可以考虑用承气汤攻下。但如果小便清长，腹无硬满疼痛之苦，则知其邪仍在太阳之表，而不在阳明之里，故仍可汗解，宜桂枝汤。

病在太阳之表，何以不大便？因太阳表病，皮毛开阖失常，表气不能畅达，里气亦因之不利，便是不大便之来由，非必胃肠结实而不大便，况且胃肠结实与否，可依证而辨，不得以不大便而印证。更有如下情形，即太阳表证未解，而有渐入阳明之势，如兼见目赤鼻干，腹胀尚轻等，权衡表里缓急，仍可先表后里而用桂枝汤。本条"宜桂枝汤"知有斟酌之意，与"桂枝汤主之"不同。

"若头痛者，必衄"，是对本证预后的判断。若如本条所云，虽不大便六七日，但无所苦，而以头痛症状尤为突出，此属阳气郁闭过重，邪热冲逆而有可能鼻衄，其病机如同第55条之衄。"若头痛者，必衄"，是仲景自注句，是对前文之"头痛"作进一步的诠解。

第五节　太阳病汗吐下后的变证

一、汗吐下后邪去正虚欲愈

【原文】

凡病若发汗、若吐、若下、若亡血、亡津液，阴阳自和者，必自愈。(58)

【提要】　凡病，阴阳自和者，可自愈。

【原文分析】

凡病，在此泛指广义伤寒，非伤寒、中风为然。语气直贯"阴阳自和者"。汗吐下是仲景时代及其以前对伤寒的基本治法。文中"若发汗、若吐、若下"非三法并用，而是或然之意。汗、吐、下等法为祛邪而设，若辨证准确，施治得当，自能邪祛正安，身体趋于康复。但如果使用不当，或用之太过，便能损伤人体的气、血、津、液。示人治病应当药证相符。

如果津液虽显不足，而病邪不复存在，体质尚欠佳者，多有自我调节能力，则善自珍摄，饮食调养，促使机体之阴阳在新的条件下，趋于新的平衡统一，如是"阴平阳秘，精神乃治"，其病可愈。若亡血亡津液较甚，而自身调节能力较差者，可借助药物或其他方法治疗，而臻阴平阳秘之佳境。以达到阴阳调和之目的，非坐待病愈。

阴阳的相对平衡是人体健康的重要保证，"阴阳自和"是中医治疗学上的一个重要学术思想，对于确立正确的治病方案，有着十分重要的意义。

【原文】

大下之后，复发汗，小便不利者，亡津液故也。勿治之，得小便利，必自愈。(59)

【提要】　误治伤津而小便不利者，禁利小便。

【原文分析】

大下之后，又用发汗的方法，是汗下颠倒，以至小便不利，是损伤了津液的缘故。切不可使用利小便之法，等其津液自复，小便就可通利，病即自然而愈。

本条小便不利是因汗下之后津液损伤引起，是尿源不足，若不加辨证，因其小便不利就用渗利方法，势必津液愈伤，而病情愈重，故曰"勿治之"，必俟津液回复，化源充沛，则水津四布，五津并行，而小便自利，其病可愈。以此为例，示人确定治法，必须针对病机，切忌仅据表象。

在病邪已去而津液损伤小便不利的情况下，机体确有通过自身调节恢复津液的可能，但若不失时机地服用一些养阴生津之品，则更为积极可取。

二、辨汗吐下后变证的虚寒与实热

（一）虚寒变证的脉证、病机

【原文】

下之后，复发汗，必振寒①，脉微细。所以然者，以内外俱虚②故也。（60）

【词解】

①振寒：振，动摇。振寒，即振颤畏寒。

②内外俱虚：此指表里俱寒。

【提要】 下后复汗所致的表里俱虚证。

【原文分析】

用了下法之后，又用了发汗的方法，是汗下颠倒，违反了治疗规律，不唯病邪不解，反致正气损伤。本条以振寒、脉微细，以示汗下逆施后，表里阴阳虚损之例。误下则损阴液而虚其里，里之阴液不足，失去充盈润濡之职，不能灌溉脉道，故脉细。误汗伤阳气而虚其表，表之阳气不足，难以温煦顾护，是以振寒而脉微。此乃表里阴阳俱虚也。

本条阴阳俱虚，治当阴阳兼顾，然据临床所见，仍当分辨阴阳虚损之孰重孰轻，方能有的放矢，如阳虚偏重，则以扶阳为主，兼与益阴；阴虚偏重者，则益阴为主，兼与扶阳；阴阳虚损相对均衡者，则治法亦应相对均衡。

（二）干姜附子汤证

【原文】

下之后，复发汗，昼日烦躁不得眠，夜而安静，不呕不渴，无表证，脉沉微，身无大热者，干姜附子汤主之。（61）

干姜一两　附子一枚，生用，去皮，切八片

上二味，以水三升，煮取一升，去滓，顿服。

【提要】 下后复汗，致阳虚阴盛的证治。

【原文分析】

病有当汗而汗，当下而下者，须遵先汗后下之法，若汗下颠倒是为误治。若不当汗而汗，不当下而下更属误治。误治后，阳气大伤，阴寒内盛，虚阳外扰，心神不安，故生烦躁。"昼日烦躁，夜而安静"，此是阳虚烦躁的特点。因天人相应，白天自然界阳气旺盛，虚阳得到天阳之助，能与阴寒相争，表现为烦躁。夜间阴气转盛，已虚之阳无天阳相助而无力与阴邪抗衡，反而相安，故"夜而安静"。尚须言明，此为阳虚烦躁之典型证候，亦有烦躁与安静呈不规则状态而交替出现者，即一阵烦躁之后，精神疲惫已极，而呈似睡非睡状态，并非安静如常。

"不呕不渴，无表证"等，是以举例方式说明无三阳证候。如太阳病证中有恶寒发热，"不汗出而烦躁"；阳明病中有"大烦渴不解"；少阳病中有"心烦喜呕"，可见本证就除外了三阳病的可能。又见脉象沉微，沉主里，微主阳虚，进一步证实了本证烦躁是阳虚阴盛无疑。

"身无大热"意即身有微热，此微热既已排除了三阳病的可能，又与脉微同见，说明非阳热引起，而是因阳虚阴盛，阴寒之邪逼迫虚阳外浮所致。总之，本证以阳虚烦躁为主，病情一旦发展迅速，常为虚脱之先兆，故需急救回阳，免生他变。方用干姜附子汤。

【治法】 急救回阳。

【方药】 干姜附子汤方。

【方解】

本方由四逆汤去炙甘草而成。干姜辛温补中土之阳，生附子辛热，急复少阴之阳，是火与土俱暖，以复阳气之根基。两者为伍，急救回阳之力最著。凡阳气骤虚，阴寒气盛者宜之，故有附子无姜不热之说。不用甘草者，是不欲其缓，此为急救回阳法，与四逆汤法有所不同。服法尤有妙义，此汤"顿服"，即一次服尽，是取药力集中，以复阳气于顷刻，驱阴寒为乌有。

（三）桂枝新加汤证

【原文】

发汗后，身疼痛，脉沉迟者，桂枝加芍药生姜各一两人参三两新加汤主之。(62)

桂枝三两，去皮 芍药四两 甘草二两，炙 人参三两 大枣十二枚，擘 生姜四两

上六味，以水一斗二升，煮取三升，去滓，温服一升。本云，桂枝汤，今加芍药、生姜、人参。

【提要】 太阳表证发汗太过致营气损伤的证治。

【原文分析】

太阳表证而见身疼痛者，临床多见。如经发汗解表以治疗，其身痛应随之而解除。汗后身体疼痛，若是表邪未解，则脉当仍浮。原文第50条"脉浮紧者，法当身体疼痛，宜以汗解之。假令尺中迟者，不可发汗，何以知然？以荣气不足，血少故也"。身疼痛脉沉迟说明乃营气不足也。营气不足，筋脉失养，故身疼痛。营气不足，不能充盈血脉，故脉沉迟。治用桂枝加芍药生姜各一两人参三两新加汤益营补气，通阳缓急止痛。

本证与麻黄汤证、大青龙汤证均有身痛，宜加鉴别。如前所述，本证身痛适逢发汗之后，伴见脉沉迟，是为辨证要领；麻黄汤证身痛见于发汗之先，伴脉浮发热恶寒等表实征象；大青龙汤身痛，大抵与麻黄汤证同，而兼内热烦躁是其区别。

【治法】 调和营卫，益气养营。

【方药】 桂枝加芍药生姜各一两人参三两新加汤方。

【方解】

本方乃桂枝汤加味而成，方中桂枝汤为调和营卫之佳品，疏散风寒之妙药，重用芍药以增强补养营血之功，更助缓急止痛之效；加重生姜用量，外则协桂枝有宣通阳气使药力达表之用，内则和畅中焦；加用人参益气生阴，以补汗后之虚，全方其治营卫气血不足之身疼痛。

（四）麻黄杏仁甘草石膏汤证

【原文】

发汗后，不可更行①桂枝汤，汗出而喘，无大热者，可与麻黄杏仁甘草石膏汤。(63)

麻黄四两，去节 杏仁五十枚，去皮尖 甘草二两，炙 石膏半斤，碎，绵裹

上四味，以水七升，煮麻黄，减二升，去上沫，内诸药，煮取二升②，去滓，温服一升。本云，黄耳杯③。

下后不可更行桂枝汤，若汗出而喘，无大热者，可与麻黄杏仁甘草石膏汤。(162)

【词解】

①更行：更，再也；行，用也。更行，即再用之意。

②煮取二升：第162条所载本方为"煮取三升"，其余皆同。

③黄耳杯：杯，即杯。耳杯，为古代饮器，椭圆形，有耳，多为铜制，故称黄耳杯。

【提要】 汗下后，邪热壅肺作喘的证治。

【原文分析】

上述两条文字近似，证治相同。其主症为汗出而喘，乃邪热壅肺，肺气上逆所致，治宜清热宣肺，可给予麻黄杏仁甘草石膏汤治疗。

条文中"不可更行桂枝汤"名应接在"无大热"之后。之所以不能再用桂枝汤，是因为用桂枝汤发汗之后，"汗出而喘，表无大热"。

太阳伤寒发汗后，表证仍在者，可予桂枝汤调和营卫，解肌祛风，如第57条。太阳中风，服桂枝汤后，表证仍在者，仍可使用桂枝汤以解外，如第24、25条。太阳病既汗且下后表证不解者，亦可用桂枝汤解散其外，如第45条。以上三种情况汗下后仍可用桂枝汤者，在于太阳表证未解，亦未生他变。今曰汗下后"不可更行桂枝汤"，知表证不复存在，"汗出而喘，无大热"，是汗下后引邪深入，邪入化热，肺热炽盛，气逆而喘。又因肺合皮毛，肺热熏蒸，逼迫津液外走毛窍，故汗出而喘。无大热，是表无大热，而热壅于里，并非热势不甚。此为本条主要证候外，结合临床当有咳嗽、口渴、苔薄黄、脉数等症。

本证以汗出气喘为主症，临床应注意与麻黄汤证、小青龙汤证、桂枝加厚朴杏子汤证鉴别。麻黄汤证之喘，必表实无汗，身疼腰痛，骨节疼痛。小青龙汤证之喘，亦具备表实无汗特征，且有水饮内停，而无里热可言。桂枝加厚朴杏子汤证之喘，与自汗恶风脉浮等并见，亦无内热可言。

本证之"喘而汗出"与第34条"太阳病桂枝证，医反下之，利遂不止，脉促者，表未解也，喘而汗出者，葛根黄芩黄连汤主之"异中有同。本证"喘而汗出"属热壅于肺，故重在轻清宣透；而葛根芩连汤证之"喘而汗出"则属热盛于大肠，上迫于肺，故重在苦寒清泄。

【治法】　清热宣肺平喘。

【方药】　麻黄杏仁甘草石膏汤方。

【方解】

本方药味乃麻黄汤去桂枝加石膏而成，然剂量有别于前，是方麻黄增至四两，杏仁减为五十个，炙甘草增至二两；加石膏为半斤，药味之变化，而剂量之增减，故主意清晰，治法迥异，主证之不同。增麻黄乃不因发散风寒，而在宣肺平喘，然则麻黄辛温，于肺热不利，故用石膏半斤，辛甘大寒，是相反相成。两者配伍，则麻黄存其宣肺平喘之功，而不显辛温之弊；石膏大寒清热，随麻黄升散之性，直达病所，而无凝滞之患。杏仁宣降肺气而治咳喘，协同麻黄，其功尤佳，之所以减其量者，是麻黄增量在前，平喘之力胜于杏仁，故减量协同可也，可谓匠心独具。炙甘草和中缓急，调和诸药，增量行之者，一则安顿中宫，使祛邪而无后顾之忧，再则协调寒温之性，勿使偏弊也。

【临床应用】

（1）尿频案

> 刘某，男，7岁。家长代诉：小便频数已3年余，迄今未愈。3年前因患感冒发热，咳嗽，经服中西药后发热渐退，但咳喘未获痊愈，继而出现小便频数，每天小便数十次，量少，致患儿无法坚持学习而停学。曾用中西药治疗无效。现主症：患儿每天小便数十次，无尿痛、尿血及腰痛等症，小便色微黄，化验小便无异常，入睡后，小便亦不自遗，咳吐黄色稠痰，口渴汗出，不发热，面瘦，面色正常，饮食稍差，精神尚可，大便正常。舌质红，舌苔薄黄而有津液，脉浮大数，右脉更大。此为肺热郁结，宣降失常，膀胱失约而成尿频之证。治宜清宣肺气。拟麻黄杏仁甘草石膏汤加味。处方：麻黄4.5g，生石膏12g，杏仁9g，桔梗9g，山药18g，甘草3g。水煎服，日1剂。连服10剂后，小便频数已除，舌苔脉象均已正常。

按 主证尿频，显系膀胱气化功能失常，病有3载，各种治疗尿频的常法概已用尽。本例另辟蹊径，从其兼症咳嗽口渴，痰黄质稠入手，辨为肺热郁结，宣降失常之证，用麻杏石甘汤加味治疗，热邪即除，肺气宣降，水道通调，膀胱气化之职得以恢复，所以尿频病症痊愈。

（2）咳喘案

孙某，女，29岁，农民，1997年11月8日初诊。因咳嗽气喘，吐痰白黏或黄，痰量多而来诊。病人自幼咳嗽吐痰，反复发作未能根治，冬重于夏。近几年发则咳嗽并作，呼吸气促，夜间不能平卧，3天前因感冒而发作。查体：双肺哮鸣音，两肺呼吸音粗糙，心脏无异常。苔黄少津，脉数。X线透视：双肺透光度略增强，肺纹理粗乱。血白细胞计数 $12.4×10^9/L$，中性粒细胞0.8g，淋巴细胞0.20。以邪热郁肺论治。方用麻黄杏仁甘草石膏汤加味：生石膏30g，麻黄10g，杏仁10g，甘草6g，浙贝10g，黄芩10g。每日1剂，水煎服，共服6剂，咳止喘平而愈。

按 咳、喘多见于现代医学之慢性支气管炎、支气管哮喘等疾病。本病病人咯痰气喘，喉中痰鸣，吐之不利，口干咽燥，苔白少津或黄，脉数等为辨证的要点，反映出痰热壅肺，宣降失常之病机，故药到而病除。麻杏甘石汤原治汗下后，邪热壅肺之喘，其有清热宣肺平喘之功。后世医家广泛用以治疗风热型感冒、肺炎、支气管炎、结肠炎、痔疮、咽喉炎、麻疹、遗尿等疾病。如治疗的肺炎、支气管炎等病，是直承《伤寒论》之旨，以肺热炽盛为要。至于其他疾患，则缘于肺之联属功能：其一，肺与大肠为表里，邪热壅肺，势必影响及大肠功能，故肠疾痔疮等而症见肺热者，必然此清则彼清；又肺合皮毛，热邪壅肺，伤其所合，而出现多种皮肤病，故清肃其肺，则肤疾何存，乃理之自然也。其二，肺主气，合自然之气与水谷之气而化生宗气，《灵枢·客邪》篇说："故宗气积于胸中，出于喉咙，以贯心脉行呼吸焉"，因此本方对热邪犯肺，上熏于喉咙诸疾，多有巧手。其三，肺为水之上源，若肺被热壅，水道失调，而致小便不利、肿满诸证者，清宣肺热，即所以通调水道。是以察本脏之虚实，兼顾其相互影响，则诸般灾难，尚可了然于胸。

（五）桂枝甘草汤证

【原文】

发汗过多，其人叉手自冒心[①]，心下悸[②]，欲得按者，桂枝甘草汤主之。（64）

桂枝四两，去皮　甘草二两，炙

上二味，以水三升，煮取一升，去滓，顿服。

【词解】

①叉手自冒心：叉手即两手交叉；冒即覆盖之意。叉手自冒心，是指病人双手交叉覆盖于自己的心胸部位。

②心下悸：指心悸，即心跳不宁。

【提要】 发汗过多，损伤心阳致心悸的证治。

【原文分析】

心属火而为阳脏，汗乃心之液，为阳气所化生，今发汗过多，则心阳随汗液外泄，以致心阳虚损。心阳虚亏，心脏失去阳气的卫护，则空虚无主，故心慌悸动不安。虚则喜按，故其人常以双手交叉按捺心胸部，此即"心下悸，欲得按"之来由。此证除心悸喜按外，还可见到胸闷、气短、乏力、脉虚数等。

【治法】 温通心阳。

【方药】 桂枝甘草汤方。

【方解】

桂枝味辛性温，入心助阳；炙甘草甘温，补中益气，两药相配，有辛甘合化，温通心阳之功。心阳得复，则心悸自止。本方的配伍特点是桂枝倍重于炙甘草，使温通心阳之力专著，甘守而无壅滞之弊。服法犹有特点，即一剂药煎汁顿服，意在速效。在仲景书中桂枝配甘草属壮心阳之最常用、最佳配伍，是为温通心阳之祖方，临床可随证加味，以适应病情需要。

（六）茯苓桂枝甘草大枣汤证

【原文】

发汗后，其人脐下悸[①]者，欲作奔豚[②]，茯苓桂枝甘草大枣汤主之。(65)

茯苓半斤　桂枝四两，去皮　甘草二两，炙　大枣十五枚，擘

上四味，以甘澜水[③]一斗，先煮茯苓，减二升，内诸药，煮取三升，去滓，温服一升，日三服。

作甘澜水法：取水二斗，置大盆内，以杓扬之，水上有珠子五六千颗相逐，取用之。

【词解】

①脐下悸：指脐下有跳动感。

②奔豚：证候名。豚即小猪。奔豚，是以小猪的奔跑状态，来形容病者自觉有气从少腹上冲胸咽，痛苦异常，时发时止的证候。

③甘澜水：指用杓扬过数遍之水，又名潦水。

【提要】　汗后心阳虚欲作奔豚的证治。

【原文分析】

本条为汗后心阳虚损，下焦之气欲上逆所致。心在上而主火，肾在下而主水，在生理条件下，在上之心火必下蛰于肾，以温摄肾水；在下之肾水必上济于心，使心火不亢。若发汗后，汗出过多，汗不如法，损伤心阳，心阳亏虚，不能镇摄肾水，水寒之气上逆，则见少腹有气上冲至心胸咽喉，时发时止。

"奔豚"证在词解中已作解释，而此证情，仅脐下跳动不安，是因水寒之气搏于脐下，欲上冲而未上冲，而无奔豚之典型证候，故"欲作奔豚"者，有别于奔豚。

【治法】　温通心阳，化气行水。

【方药】　茯苓桂枝甘草大枣汤方。

【方解】

本方由桂枝甘草汤加茯苓、大枣而成。茯苓用至半斤，倍重于桂枝，则组方原理，实异于桂枝甘草汤。盖以本证，心阳虚，而下焦水气蠢蠢欲动，脐下悸动不安为主，而非心悸，故必重用茯苓为君，补脾而淡渗利水，以伐肾邪。桂枝辛温通阳，合茯苓则化气行水之力更强，且能温心阳而镇阴邪；合甘草则为辛甘合化，扶助心阳，不受水气之凌乱。大枣配甘草，又能补土制水，用甘澜水者，是取其清扬之性，而不助水邪。药虽四味，配伍严谨，主以行水，辅以通阳、化气、培土，水祛阳复，则脐下悸动可愈。

（七）厚朴生姜半夏甘草人参汤证

【原文】

发汗后，腹胀满者，厚朴生姜半夏甘草人参汤主之。(66)

厚朴半斤，炙，去皮　生姜半斤，切　半夏半斤，洗　甘草二两　人参一两

上五味，以水一斗，煮取三升，去滓，温服一升，日三服。

【提要】　脾虚气滞腹胀的证治。

【原文分析】

发汗以后，发生腹部胀满的，应当用厚朴生姜半夏甘草人参汤治疗。

发汗过多损伤脾阳，或素来中虚之人，欲发汗，然必顾护中气，若先用汗法，最易损伤脾阳。脾阳不足，则运化失职，转输无能，故气滞于腹，而生腹胀满。据方药组成推测，本证当以气滞腹胀为主，脾虚次之。乃虚实夹杂之证，故治宜消补兼施，而以消法为主。

腹胀满为常见症状，当辨虚实，《金匮要略·腹满寒疝宿食病脉证治》有"病有腹满，按之不痛者为虚，痛者为实"，"腹满时减，复如故，此为寒，当与温药"，"腹满不减，减不足言，当须下之"等记载，则辨析本证虚实，可得其要领。

【治法】 健脾温运，宽中除满。

【方药】 厚朴生姜半夏甘草人参汤方。

【方解】

方中厚朴下气燥湿，消胀除满；半夏、生姜燥湿化痰，和胃降逆；人参、甘草益气补中，健脾助运。在用量上，厚朴、生姜宜大，人参、甘草宜轻，以使全方共成七消三补之剂，以防大剂甘补，壅滞助满之变，此方对实多虚少之证尤为相宜。

（八）茯苓桂枝白术甘草汤证

【原文】

伤寒，若吐若下后，心下逆满①，气上冲胸②，起则头眩③，脉沉紧。发汗则动经④，身为振振摇者。茯苓桂枝白术甘草汤主之。(67)

【词解】

①心下逆满：指胃脘部因气上逆而感觉胀满。

②气上冲胸：即上逆之气有向胸膈顶冲的感觉。

③起则头眩：指起坐站立变换体位就头晕目眩，或本有头晕目眩在起坐站立时加重。

④动经：伤动经脉之气。

【提要】 脾阳虚水气内停的证治。

【原文分析】

本条有倒装笔法，"茯苓桂枝白术甘草汤主之"一句，应接在"脉沉紧"之后。

太阳伤寒，本应汗解反用吐下之法，以致中、上焦阳气受损，心脾阳虚，而致水饮内停。如《素问·经脉别论》"饮入于胃，游溢精气，上输于脾，脾气散精，上归于肺，通调水道，下输膀胱，水精四布，五经并行"是也。脾阳既因误治而伤，运化失职，则水液留中，而为饮邪。水气变动不居，随气机升降，危害多端，如水气上逆而侵犯胸阳，则心下逆满，气上冲胸；如上犯巅顶，清阳之气受其蒙蔽，故起则头眩。寒饮在内，脉见沉紧。

"发汗则动经，身为振振摇者"，是说脾阳虚弱，水饮内停，当以温阳健脾，利水化饮为法，若医者失察，误以脉沉紧为寒盛，而误用汗法，必发越已虚之阳气，以致阳虚更甚，筋脉失于温养，更加水气浸渍，必伤动经脉之气，身体为之振颤动摇，是由脾虚而致肾阳不足，则非苓桂术甘汤所能主治，当与第82条合参。

【治法】 温阳健脾，利水化饮。

【方药】 茯苓桂枝白术甘草汤方。

【方解】

本方为温阳健脾，利水化饮，平冲降逆之剂，以治心脾阳虚，饮停心下，水寒之气上逆之诸证。茯苓补消兼行，补益心脾而淡渗水湿，利水之中寓通阳之意；桂枝通阳化气，平冲降逆，化气之中而见利水之功；白术健脾燥湿，脾健则运化复常，则停饮可行，更与苓桂为伍，则健脾利水之功，相辅相成；炙甘草健脾益气，以助运化而调和诸药。

饮邪为病，多基于阳气亏虚。阳虚寒凝，则水饮不化。故治疗饮病，一是要"温"，温阳而祛寒，所谓"病痰饮者，当以温药和之"。二是饮邪为病，与脾运失健，不能运化水湿有关。湿邪不化，水无以制，聚而成饮。所以治疗饮病，还应健脾助"运"。三是水饮内停，常存在膀胱气化不利的病理机制，寒邪凝滞，又是膀胱气化不利的根本原因，温阳"化"气又是治疗寒饮内停的关健。四是水饮内停，水饮得化后还应有出路，治疗上当淡渗"利"水，以畅其道。苓桂术甘汤具备上述温、运、化、利的四大功效，所以苓桂术甘汤是治疗寒饮内停的代表方。

苓桂术甘汤是治疗寒饮内停的代表方，但必须清楚，其所治之寒饮，是停于心下。《金匮要略》非常明确地指出"心下有痰饮，胸胁支满，目眩，苓桂术甘汤主之"。寒饮为病，因其病变的脏腑及水停的部位不同，而有不同的证候，治疗可用苓桂术甘汤灵活化裁。

苓桂术甘汤与苓桂甘枣汤差一味药，其主治病证同中有异。兹将两方证鉴别比较如下（表2-5）。

表2-5　苓桂术甘汤与苓桂甘枣汤证鉴别

	苓桂术甘汤	苓桂甘枣汤
主症	心下逆满，气上冲胸，起则头眩，脉沉紧	心慌不安，脐下悸动，欲作奔豚
病机	心脾阳虚（以脾阳虚为主），水停心下	心阳虚，水停下焦
治法	温阳健脾，化气利水	温补心阳，化气利水，宁心安神
方药	用白术，重在健脾助运	重用桂枝，要在通补心阳；倍茯苓，用大枣，重在宁心安神

【临床应用】

（1）眩晕案：本方证所治之眩晕乃水饮上逆，阻遏清阳，脑失温养所致，临床辨证中多见：头目眩晕，身重乏力，站立则眩晕更剧，食欲不振或食入则吐。唐祖宣常以本方加减治疗高血压、梅尼埃病等引起之眩晕症，多能获效。高血压者多加天麻、钩藤、夏枯草，梅尼埃病者多加竹茹、陈皮、白芷、石决明、菊花、川芎。

　　李某，女，39岁，1986年10月3日诊治。主诉：头目眩晕已半年，加重一个月。半年前渐感头目眩晕，头重如裹，查血压160/110mmHg，诊为"高血压"，遂服西药降压药物及中药清热养阴、镇肝息风之品，症状有所减轻，但不稳定，血压仍持续在129~139/90~100mmHg。近几日由于劳累眩晕又作，服降压药物效果不显。症见：身重乏力，头目眩晕，站立则眩晕更剧，食欲不振，恶心欲呕，舌质淡苔薄白，脉沉弦，查血压158/108mmHg。此为清阳蒙蔽，脑失温养所致。治宜温阳利水，健脾化湿。方用：茯苓、钩藤各30g，桂枝、天麻、甘草各12g，焦白术15g，菊花、川芎各10g。服药1剂，眩晕减轻，又服5剂，眩晕大减，血压降至140/100mmHg，继服10剂后，诸症消失，血压维持在130~140/90~97mmHg。

　　（2）痰饮案：此方证所治之痰饮乃脾肺阳虚，寒饮内留所致，临床辨证中常见：咳嗽，痰液清稀，甚则喉中漉漉有声，舌质淡苔白滑，脉沉弦。唐祖宣常以本方加减治疗支气管炎、支气管哮喘、肺气肿等每获良效，加入细辛、橘皮、半夏、冬花、干姜等，其效更佳。

　　吕某，男，67岁，1984年11月29日诊治。主诉：咳嗽气喘10年，加重一周。10年前即患气喘咳嗽之病，每遇寒凉咳嗽气喘即发，初诊为"支气管炎"，多服平喘止咳、降气化痰之剂，症状时轻时重，延至10年。一周前偶遇风寒，咳喘又作，较以前为重，服药无效即来院就诊。症见：形体消瘦，面色黧黑，咳嗽气急，咳吐痰清稀而量多，咳甚则喘，精神不振，食欲不佳，舌质淡苔白滑，脉沉弦。心电图检查示：肺心病。此为脾肺阳虚，寒饮内留所致。治宜温阳健脾，降气化痰。方用：茯苓30g，桂枝、焦白术、陈皮各12g，半夏、冬花各15g，细辛、干姜、甘草各6g。服2剂后，咳喘减轻，继服10剂后，咳喘消失，余症均减，生活自理，并可参加体力劳动。2年后随访，病人告之，每遇寒凉，咳喘发作时即服本方，少则5剂，多则10剂，咳喘即愈，2年来仅发作3次。作胸透及心电图亦显示显著好转，肺心病症状有所缓解。

（3）干渴多饮案：此方证所治之干渴多饮乃脾阳不运，水饮内停所致，临床辨证中常见：干渴多饮，胃部胀满，干呕欲吐，扪其胃脘部，常漉漉有声，舌光干燥无苔，脉缓。若加泽泻、干姜、半夏、陈皮，其效更佳。

王某，女，47岁，1981年5月18日诊治。主诉：口渴多饮3年。3年来常感口中干渴欲饮，每日饮水量达6000ml以上，仍不能解除干渴欲饮之状。有时半夜醒来也要饮茶一杯以解口干之苦，疑糖尿病，血糖、尿糖化验未发现异常，作胸透亦未见任何病变，多处治疗，效果不显。症见：精神委靡，表情痛苦，口干渴常常饮水，每日饮水6000ml，身困乏力，扪其胃脘部，漉漉有水声，胃胀欲呕，食欲不振，舌质光无苔干燥，脉缓。此属脾阳不运，水湿内停之证。治宜温运脾阳，化气行水。方用：茯苓30g，桂枝、陈皮、半夏各12g，生白术、枳壳各15g，干姜、甘草各6g。服上方2剂，日饮水次数减少，上方继服6剂，自诉饮水仍多，但已不觉口中干渴，继用上方茯苓减为15g，加薏苡仁15g，服药15剂后，以水如常，诸症消失，临床治愈。

（4）心悸案：本方证所治之心悸乃心脾阳虚，水气上冲，水气凌心所致。临床辨证中常见：胸闷心悸，面色苍白，自汗出，微喘短气，或心下痞满，胃脘部扪之漉漉有声，倦怠无力，食欲不振，小便短少，舌淡苔白，脉沉细数。以本方加麦门冬、潞参、五味子、郁金、半夏等治疗心悸，疗效颇佳。

宁某，男，58岁，1983年10月27日诊治。主诉：心悸胸闷2个月。素有高血压病史，血压常持续在150～170/100～110mmHg，常服降压药物以维持，近2个月来常感心悸胸闷，心下痞满，倦怠乏力，食欲不振。症见：形体稍胖，心悸头晕，心下痞满，食欲不振，倦怠乏力，小便短少，胃脘部扪之漉漉有声，舌淡苔白，脉细数。查血压164/110mmHg，心电图检查提示：①窦性心律；②心肌缺血。此为心脾阳虚，水气凌心所致。治宜温阳通脉，化气行水。方用：茯苓30g，桂枝、焦白术、郁金、半夏各12g，麦冬、潞参各15g，五味子、甘草各10g。上方服1剂，心悸即减轻，继服上方6剂，心悸头晕基本消失，血压降为140/100mmHg，余症均显著减轻。心电图检查较前显著好转，继服上方1个月以巩固疗效。

（九）芍药甘草附子汤证

【原文】

发汗，病不解，反恶寒者，虚故也，芍药甘草附子汤主之。(68)

芍药　甘草炙，各三两　附子一枚，炮，去皮，破八片

上三味，以水五升，煮取一升五合，去滓，分温三服。疑非仲景方。

【提要】　汗后阴阳两虚的证治。

【原文分析】

本条以"发汗，病不解"为句首，则应分析始初之病情及不解之原因。始初之病既宜发汗，自必有可汗之症，如发热、恶寒、无汗、头痛、身痛、脉浮等。若汗之得法，其病当解，即令未愈，亦应脉证不变，或有所减轻。今发汗病不解，且"反恶寒"，是为学者提供辨证之关键，盖表证未解，则应发热恶寒并见，今曰"反恶寒"是发热虽罢，而恶寒更重，知病不解者，非表证不解，而是造成变证。变证如何？从"虚故也"及"芍药甘草附子汤主之"可以推知，病属营阴卫阳两虚。卫阳虚弱，不能温煦肌表，故而恶寒；阴虚筋脉失于濡养，则见脚挛急。阳虚不能鼓动血行，阴虚不能充盈脉道，阴阳两虚，则脉沉迟细弱无力。

【治法】　扶阳益阴。

【方药】　芍药甘草附子汤方。

【方解】

本方由芍药、炙甘草、炮附子三味组成，亦可视为芍药甘草汤加附子。附子温经扶阳，芍药补血敛阴，炙甘草补中益气，调和脾胃。再从配伍来看，芍药配炙甘草，有酸甘化阴之妙，在芍药甘草汤中，其剂量为各四两，乃针对阴伤脚挛急而设；在本方则为各三两，乃取酸甘化阴之用，其量略小者，以证兼阳虚故也。附子配甘草为辛甘化阳而设，且甘能守中，使甘温之性，守而不走，正合扶阳于内之意。芍药酸苦微寒，得附子之助，则益阴养血而不凝滞，故三味相伍，酸甘化阴，辛甘化阳，共成营卫阴阳双补之剂，扶阳益阴之佳方。

【临床应用】

（1）虚喘（心肾阳衰型）案：此方证所治之虚喘乃阳从汗泄，阴气损耗所致，临床辨证中常见：呼吸喘促，恶寒身倦，汗出稍减，四肢不温，腹中觉冷，舌淡苔白，脉细弱无力。以本方加五味子、防风、红参、黄芪治疗支气管炎、心肾阳虚之虚喘疗效显著。

毛某，男，72岁，1981年3月24日诊治。经常胸闷，咳嗽气急已10余年，每次外感，症状加剧。现症见：形体消瘦，面色青黄，恶寒身倦，汗出稍减，旋即如故，呼吸喘促，舌淡苔白，腹中觉冷，四肢不温，脉细弱无力，体温36℃，血压90/60mmHg。此属阳从汗泄，阴气损耗之证。治宜回阳固表，益气养阴。方用：炮附片、白芍各15g，炙甘草、防风各12g，黄芪30g。服药2剂后，恶寒减轻，又服4剂后，恶寒消失。上方加五味子、红参各10g，继服6剂，心悸喘促症状明显好转，随访3个月身冷恶寒未再复发。

（2）腹痛（肾阳不振型）案：此方证所治之腹痛乃肾阳不足，营血虚寒所致。临床辨证中常见：腹部冷痛，恶寒倦卧，四肢发凉，舌质淡苔薄白，脉细数等症。常在方中加入薏苡仁等品以祛其湿，其效更著。

陈某，男，40岁，1981年3月15日诊治。2个月前患"急性化脓性阑尾炎"住院手术治疗，术后伤口不能愈合，腹部冷痛，用大量抗生素治疗无效。现症见：面色青黄，形体消瘦，表情痛苦，腹部发凉，疼痛，伤口色淡而不泽，四肢发冷，恶寒蜷屈，舌淡苔白，脉细数。化验检查：血红蛋白98g/L，红细胞计数3.80×10^{12}/L，白细胞计数28.0×10^9/L，中性粒细胞0.70，淋巴细胞0.30，血小板计数72.0×10^9/L。此属阳虚阴耗，木郁不舒之证，治宜温阳散寒，和中缓急。方用：炮附片（先煎）、白芍各30g，甘草15g，薏苡仁90g，嘱其浓煎频服。服药1剂，腹痛减轻。原方又服5剂，腹痛止，伤口缩小、红润。继服5剂后，伤口愈合。复查：血红蛋白120g/L，红细胞计数$4.5×10^{12}$/L，白细胞计数$9.8×10^9$/L，中性粒细胞0.68，淋巴细胞0.32，血小板计数$120×10^9$/L。以本方加减治疗其他疾病引起之腹痛，行经腹痛加玄胡、三七、香附；阑尾炎加薏苡仁；绕脐痛兼便干者加大黄；下利腹痛者加黄连、茯苓；疝气腹痛者加葫芦巴。

（3）脱疽（阳虚血瘀型）案：此方证乃阳虚血瘀型之脱疽，为肾阳不足，筋脉失养，气血瘀滞所致。临床辨证中常见：肢体苍白，发凉，麻木，跛行，疼痛，腓肠肌痉挛不舒，肌肉僵硬，汗毛脱落，趾甲增厚不长，溃破后流清稀脓液，舌质淡苔白，脉细数。方中加入当归、黄芪、川牛膝、潞参其效更佳。

徐某，男，42岁，1979年10月15日诊治。1974年冬因寒冷刺激诱发"左下肢血栓闭塞性脉管炎"。现症见：形体消瘦，表情痛苦，左五趾紫暗，剧烈疼痛，夜难入眠，腓肠肌痉挛，酸胀麻木，肌肉萎缩，汗毛脱落，趾甲增厚不长，舌淡苔白，脉细涩。查：双下肢足背、胫后动脉搏动消失，腘动脉搏动微弱；肢体血流图：左下肢0.051欧姆，右下肢0.137欧姆，双下肢血流量明显减少，左下肢尤重，血管壁弹性受损。此属肾阳不足，筋脉失养，气血瘀滞之证，治宜温阳益气，濡筋活瘀。方用：白芍、炮附片、当归、川牛膝、潞参各30g，黄芪60g，甘草15g。服药5剂，疼痛减轻，服15剂时，静止痛消失，腓肠肌挛急减轻。继服15剂，痉挛基本消失，行走1000m无不适。复查血流图：左下肢0.079欧姆，右下肢0.179欧姆。肢体血流量有改善，继以丸药善后而愈。

（4）痹症（血虚寒盛型）案：此方所治之痹证乃营卫虚衰，寒邪内侵所致，临床辨证中常见：周身疼痛，关节尤重，四肢欠温，步履维艰，腰部酸楚，舌苔淡白，脉细无力等症。以本方加减治疗类风湿性关节炎加防风、木瓜；坐骨神经痛加红花、川牛膝；肩关节周围炎加桂枝；骨质增生加乳香、没药。

汤某，男，72岁，1981年4月12日诊治。患"风湿性关节炎"已3年，症状时轻时重，近因气候变化，周身疼痛，关节尤重，步履维艰，四肢欠温，形体消瘦，面色青黄，腰部酸楚，舌淡苔白，脉细无力。红细胞沉降率68mm/h。此属营卫虚衰，寒邪内侵之证，治宜温阳益气，和阴缓急，祛风除湿。方用：炮附子（先煎）、白芍、黄芪各30g，甘草12g，防风、木瓜各15g。服3剂后，疼痛消失，红细胞沉降率降为12mm/h，治愈后随访4个月没复发。

按 芍药甘草附子汤证仲景在论中云："发汗病不解，反恶寒者，虚故也，芍药甘草附子汤主之"。可知"反"字是辨证的枢要，"虚"是此方的主要病机。论中虽只提"反恶寒"一症，但从药物的协同分析，治证尤为广泛，药虽三味，方小药峻，能回阳敛液，酸甘化阴，益气温经，临床宜浓煎频服，收效可速。

掌握药物的煎服法，亦是取得疗效的关键。方中附子为温阳峻品，辛热有毒，应先煎半小时以祛其毒，三煎兑于一起，浓煎频服，则无中毒之忧。

阴虚火旺，发热恶寒，阳盛之证则在本方禁忌之列。

（十）茯苓四逆汤证

【原文】

发汗，若下之，病仍不解，烦躁者，茯苓四逆汤主之。（69）

茯苓四两　人参一两　附子一枚，生用，去皮，破八片　甘草二两，炙　干姜一两半

上五味，以水五升，煮取三升，去滓，温服七合，日二服。

【提要】　汗下后阴阳两虚，烦躁的证治。

【原文分析】

发汗或攻下之后，病仍不解，说明本病虽有可汗、可下之象，却非可汗、可下之证。发汗太过，易伤其阳，阳虚自必病不解，而复误下，是诛伐无过，则易伤阴，于是已成阴阳两虚之证。阳虚而神气浮越，更兼阴虚而阳气无所依恋，故生烦躁。

因本条叙述简略，需根据以方测证和原文间彼此联系之方法，加以分析。从病者烦躁为主以茯苓四逆汤看，本证应为阴阳两虚，而以阳虚为主，故临证当有恶寒、肢厥、下利、脉沉微等表现。

本证和干姜附子汤证，均为阳虚烦躁，然则同中有异，兹就其异者言之，本证阳虚为主，兼有阴伤。干姜附子汤证，只属阳虚，且病情较急；本证烦躁无昼夜轻重之分，尚有恶寒、肢厥下利、脉沉微等症，治以茯苓四逆汤，回阳益阴，故附子生用，药液分两次服。干姜附子汤，昼日烦躁不得眠，夜而安静，无表证，脉沉微，身无大热，方用干姜附子汤，以辛热之品，急救回阳，故附子生用，药液顿服。又本证与芍药甘草附子汤证，同为阴阳两虚所致，而后者以恶寒、脉沉微、脚挛急等症为主；前者以阳虚烦躁、脉微、肢厥等症为主。前者附子生用，后者附子熟用，故知其证及程度不同。

【治法】　回阳救逆，益阴安神。

【方药】　茯苓四逆汤方。

【方解】

干姜、生附子辛热，破阴寒而壮元阳。炙甘草甘温补中，与干姜、生附子配伍，既为辛甘化阳之用，亦有甘守于内之意。人参大补元气，益津气，补五脏，安精神，定魂魄，与四逆汤合用，于回阳之中有益阴之效，益阴之中有助阳之功，阳虚而阴液不继者，多取此法，乃仲景用药之妙也。重用茯苓者，一则助姜、附通阳利水以消阴翳，再者能协人参壮元阳以安精神。诸药共奏以达阴平阳秘，水火互济，烦躁可愈。

【临床应用】

（1）阳亡正虚烦躁案：烦躁有表、里、寒、热、虚实之不同。表证烦躁，宜用桂枝、麻黄等以解表；里证者，当用大小承气诸法；热证当用白虎等法；虚证应以桂甘龙牡汤；实证应以大青龙为法。此方证所治之烦躁乃阳虚水停，虚阳上浮所致。临床辨证中常兼见：四肢厥逆，脉微欲绝，气喘不足以息，汗出身冷，烦躁欲死。临证中人参、炮附子需大剂运用，每用15~30g，方能挽命予顷刻。

段某，女，42岁，1963年3月10日诊治。素体虚弱，形体消瘦，患病年余，久治不愈。现症见：两目欲脱，以头冲墙，高声呼烦，家属诉初起微烦头痛，屡经诊治，因其烦躁，均用寒凉清热之剂，多剂无效，病反增剧，面色青黑，精神极惫，气喘不足以息，急汗如油而凉，四肢厥逆，脉沉细欲绝。方用：茯苓、高丽参、炮附子、炮干姜、甘草各30g。上方急煎服之，服1剂烦躁即止，上方减半量，继服15剂病情告愈。

（2）发热不愈正虚亡阳案：此方证所治之正虚亡阳乃阴寒内盛，虚阳上浮所致。临床辨证中常见：发热恶寒，寒多热少，语言低微，四肢厥逆，六脉欲绝等症，此为阳虚欲绝之危候，需急煎频服。

> 李某，女，35岁。病人素体阳虚，外感寒邪，发热恶寒，寒多热少，入夜尤甚，常增被而不暖。初用辛凉解表，继用苦寒泻下，以致病重，卧床不起，已3个月。现症见：面色㿠白无华，精神恍惚，形体消瘦，凉汗大出，面颊沟汗满下流，语言低微，气息奄奄，四肢厥逆，脉微欲绝。方用：茯苓30g，炮附子、潞参、干姜、甘草各15g。上方2日内连服7剂，汗止足温，六脉来复，继服24剂而愈。

（3）三阴疟疾案：本方证所治之三阴疟疾乃阳虚欲脱所致，临床辨证中常见：四肢厥逆，六脉沉微，牙关紧闭，不能言语等，此为阳虚欲脱之重证，需急煎频服，若下利重加赤石脂，其效更佳。

> 马某，女，82岁。久患疟疾，触邪而发，六脉沉弦，寒热往来，发作有时，发则高热谵语，胸满闷而疼。曾用大柴胡汤治疗，服后下利虚脱，急请抢救。现症见：虚脱，倒卧于地，面色脱落，下利黑粪满身，牙关紧闭，不能言语，仅有微息，六脉沉微欲绝，四肢厥逆。方用：茯苓30g，炮附子24g，炮干姜、人参、甘草各15g。上方急煎服之，1剂泻止足温，能言气壮，六脉来复，继服3剂，其症亦随之而愈。

（4）虚寒眼疾案．此方证所治之眼疾为阳虚不能温阳化气所致。临床辨证中常见：目昏，视物不清，内有白翳，其泪满眼，睁目则下流，剧烈疼痛，头晕目眩，四肢不温，舌白多津，脉沉弦。若加首乌、白芍，其效更佳。

> 姬某，女，45岁。病人乳子1年余，月经淋沥不断，经量过多，继发眼疾，目昏，视物不清，剧烈疼痛，特来诊治。现症见：眼目红肿，内有白翳，其泪满眼，睁目则下流，剧烈疼痛，头晕目眩，面色青黑，舌白多津，精神委靡，肢节困痛，腰痛如折，腹痛如绞，四肢欠温，脉沉弦。此为经血过多，淋漓不断，经血下注，血不充目而致病。证属虚寒，治宜温肾阳，补脾胃疏肝木，止血补荣。方用：茯苓30g，桂枝、炮附子、干姜、首乌、白芍、甘草、党参各15g。服药2剂，痛止，月经恢复正常，改服苓桂术甘汤加白芍、首乌、丹皮4剂，翳消病愈。

（5）癫狂案：此方证所治之癫狂乃癫狂后期，病转虚寒，虚阳上浮所致，临床辨证中常见：沉默痴呆，语无伦次，头痛失眠，心悸易惊，四肢厥冷，舌白多津，脉沉微。若加龙骨、牡蛎其效更佳。

> 李某，女，41岁。因和爱人争吵而发病，初起喧扰不宁，躁狂打骂，动而多怒，骂詈不休，经医用大剂大黄、芒硝泻下，转为沉默痴呆。现症见：语无伦次，心悸易惊，头痛失眠，时喜时悲，四肢厥冷，舌白多津，六脉沉微。处方：云苓、牡蛎各30g，党参、炮附子、干姜、龙骨各15g，甘草12g。服3剂后，神志清醒，头痛止，四肢温，改用苓桂术甘汤加龙骨牡蛎，服14剂而愈。

（6）虚寒泻泄案：此方证所治之虚寒泻泄乃脾肾阳衰，滑脱不止所致。临床辨证中常见：下利日久，腹痛肠鸣，下利清谷，食后腹胀，腰痛如折，四肢厥冷，舌质淡苔白多津，脉沉细无力。若加赤石脂、砂仁、肉桂等，其效更佳。

> 李某，女，22 岁。久有下利病史，经常腹痛肠鸣，大便日 4～5 次。现症见：腹痛肠鸣，大便日 4～5 次，状若清谷而少臭，食后腹胀，经常少腹发凉疼痛，腰痛如折，面色青黑，精神疲惫，眼睑经常浮肿如卧蚕状，四肢常觉寒冷，身有微热，反欲增衣，月经淋沥，白带多，舌白多津，六脉沉细。处方：云苓、赤石脂各 30g，炮附子 21g，干姜 15g，甘草 12g，肉桂、砂仁各 9g。上方连服 24 剂而愈。

【按语】

茯苓四逆汤是四逆汤加人参、茯苓而成，其组方包括四逆汤、四逆加人参汤、干姜附子汤等方剂，其共同点均有回阳救逆之功。盖四逆汤主治四肢厥逆，恶寒倦卧，下利清谷，腹痛吐利，脉沉微等，属少阴阴盛阳虚之证。四逆加人参汤主治"恶寒脉微而复利，利止，亡血"之证候，阳亡而阴液将竭，故以四逆加人参汤回阳救逆，益气养阴。干姜附子汤主治"昼日烦躁不得眠，夜而安静，不呕不渴，脉沉微"之证候，为阳虚阴盛，故用姜附扶阳抑阴。

本方为上述三方的复合剂，实有温肾燥湿，补虚回阳之功，包括了上三方的功能，并加茯苓为君，用以宁心安神，健脾利水，临床应用范围较上三方广泛。

上述病例虽见症不一，但只要具备四肢厥逆，脉沉微欲绝或浮弦，面青黑无华，舌白多津等肾寒、脾湿、正虚、阳弱证候者，用本方加减施治，可收异病同治之效。阳亡正虚烦躁之证，重用人参以固正，茯苓以去烦；阳亡正虚的虚脱证，重用附子、人参以温阳固本；久利不止，虚寒滑脱，可加赤石脂以固涩；癫狂后期，病转虚寒，可加龙骨、牡蛎以潜阳敛神；虚寒眼疾，血不充目，可加芍药、首乌以补血养肝；若外感久不愈，可加桂枝、柴胡以疏利祛邪。

（十一）误汗后的虚实辨证

【原文】

发汗后，恶寒者，虚故也。不恶寒，但热者，实也，当和胃气，与调胃承气汤。(70)

（此条下有调胃承气汤方，详见后阳明病篇，今省略）

【提要】　发汗后虚实不同的辨证。

【原文分析】

本条为发汗后之变证，而变证有虚有实，其虚实之根由，常与病人体质有关。误汗或汗不如法，汗后而恶寒，有多种病理机转：一是表邪未解，恶寒与发热同见，治疗仍需发汗；二是发汗后，正气受损，但恶寒而不发热，如芍药甘草附子汤证；三是表邪未解而正气已虚，恶寒发热，又见正虚之象，如桂枝加附子汤证。如若不恶寒而但发热，是由于素体阳旺之躯，加之以辛温发汗，必蒸腾津液而外泄，病邪乘机化燥入里，形成阳明腑实之证，可用调胃承气汤治疗。

综观前 70 条，表病而用汗法，原属正治，但凡辨证准确，方药得宜，而体质尚无潜伏因素者，则多能汗出邪解，即令外邪未尽，再缓发其汗可也。若发汗太过或不及，均为失误，此变证原因之一也；素体阴阳虚实，脏腑盛衰，或宿疾之有无等，此变证原因之二也；感邪轻重，此原因之三也。试举例言之，如太阳主表而统领营卫，又与少阴为表里，若太阳虽病，而少阴不虚者，发汗但能祛邪，而不至累及少阴。若少阴不足，或妄汗伤阳者，每于发汗之后，太阳之邪解除与否未定，而少阴阳虚已见，即所谓"虚故也"。又如平素胃气实或胃阳偏亢者，发汗后常能使邪从热化，则为转属阳明，即所谓"实也"。而人体脏腑、阴阳、气血之盛衰，千差万别，因之变证种种不一，难以尽述，学者举一反三可也。

三、五苓散证

【原文】

太阳病，发汗后，大汗出，胃中干①，烦躁不得眠，欲得饮水者，少少与饮之，令胃气和则愈。若脉浮，小便不利，微热消渴②者，五苓散主之。(71)

猪苓十八铢，去皮　泽泻一两六铢　白术十八铢　茯苓十八铢　桂枝半两，去皮

上五味，捣为散，以白饮③和服方寸匕④，日三服。多饮暖水，汗出愈。如法将息。

【词解】

①胃中干：指胃中津液不足。

②消渴：指口渴而大量饮水的症状，非内科杂病中的消渴病。

③白饮：白米汤。

④方寸匕：匕，古钱币，汉代通行五铢钱，外圆内方。方寸匕，以钱币抄散不落为度。

【提要】　辨胃津不足与蓄水证的证治。

【原文分析】

太阳病而使用汗法，总以遍身漐漐微汗为佳，如桂枝汤方后云："遍身漐漐微似有汗者益佳，不可令如水流离，病必不除"。麻黄汤方后云："覆微似汗"，如此则玄府宣达，腠理和畅，自必汗出邪解。今发汗而大汗出，非其法也，故此本条记述了大汗出后的两种情况：其一，从"太阳病"至"令胃气和则愈"，讨论大汗出而致胃燥口渴的病机及饮水护理。随大汗出，表证虽不复存在，必然损伤津液，而胃为水谷之海，主津液所生。此"胃中干"，是指因汗而使胃中津液亏乏。足阳明经脉上通于心，在胃津不足时，则燥热之气上扰心神，所以"烦躁不得眠"。津伤口渴，其人必饮水以自救，此时液伤不重，燥热尚轻更无结实之象，故只须少量频饮汤水，补其不足，滋其干燥，胃气调和则诸症自除。若因病者所欲，而大量与水，无所节制。然过汗伤津之余胃气亦弱，以免导致饮停不化之忧。其二，从"若脉浮"至"五苓散主之"，讨论蓄水证的基本证治。大汗之后，口渴的同时，伴有脉浮发热，小便小利的，是因汗不得法，外邪未解，膀胱气化不利，水不化津所致。"膀胱者，州都之官，津液藏也，气化则能出焉"。由于经脉络属于脏腑，故太阳经邪不解，可进一步影响膀胱的气化功能。膀胱气化不利，津液内停，故小便不利。水不化津，津不上承，则口渴欲饮水。但饮水后，因气化不行，水液仍不能化生人体所需的正常的津液，所以饮不解渴，而形成"消渴"。谓之蓄水证，用五苓散化气行水，兼解外邪。

本条前段为胃液虚之口渴，虽未言小便利与不利，但从大汗而液亏来看，暂时小便不利，应在情理之中，若将息得宜，"少少与饮之"，随津液之充沛，则口渴、小便不利渐除；后段为膀胱气化失职之消渴，小便不利，虽未言浮肿与否，然则饮入甚多，而不便不利，则水液停蓄而肿，其理固然也，必得五苓散以化气行水，则小便通利，而浮肿自消；水津四布而口渴自止，此为辨证之法度，亦为鉴别之要点。

【治法】　化气行水，兼以解表。

【方药】　五苓散方。

【方解】

本方旨在化气行水，兼以解表。方中猪苓、泽泻渗湿利水，茯苓、白术健脾利水，桂枝通阳化气，兼以解表。苓、术、泽得桂枝之通导，则利水之效显著，桂枝得苓、术、泽泻之渗利，则化气之功迅速。诸药共奏治疗膀胱气化不利，水饮内停之证，不论有否兼夹表证均可酌情用之。

【临床应用】

(1) 水入即吐案：本方证所治之水入即吐乃饮邪内停之故，临床辨证中常兼见；渴欲饮水，

水入即吐，舌质鲜红，舌苔干燥，脉数等症。唐祖宣常以本方加减治疗胃炎、幽门痉挛、幽门梗阻、急性胃肠炎之水入即吐而病机属饮邪停聚之症，每收良效。胃炎者加砂仁、藿香；急性胃肠炎者加川黄连、砂仁。

马某，女，18岁，1977年5月31日诊治。主诉：水入即吐3日。病人自述半年前患反复性呕吐数日，经检查确诊为"幽门痉挛"。经治疗后症状有所好转，3日前因事不遂心生气后呕吐又作，呕吐之物初为胃内容物，继而呕吐酸水，每日数十次发作，服用以前所处之方均无效。症见：精神委靡，烦躁不安，口渴欲饮，饮水即吐，舌质鲜红，舌苔干枯，脉数。经胃透诊断为幽门痉挛、幽门黏膜水肿。此为饮邪内停，津不上承之故。治宜健脾渗湿，温阳化饮。方用：猪苓、茯苓、泽泻各15g，焦术、桂枝各12g，砂仁6g。嘱其频频服之。次日病人家属来告，上方煎后频频温服之，前5个小时仍呕吐不止，服5次后（约5个小时）呕吐次数减少，后半夜至今服药后仅呕而未吐出所饮之物。药中病机，原方继服，两日服药5剂，呕吐止而病告愈，继以舒肝健脾之剂调养则善其后。

（2）胁痛（急性黄疸）案：本方证所治之胁痛乃胁肋疼痛，胸脘痞闷，食欲不振，口黏而干，但不欲饮，小便量少，脉滑数，舌苔白腻等症。唐祖宣常以本方加茵陈、车前子、金钱草等治疗急性黄疸证属湿热内蕴，多收良效。

张某，男，38岁，1987年9月17日诊治。主诉：巩膜及皮肤黄染，胁肋疼痛5日。病人于5日前感精神疲惫，不欲饮食，小便色呈黄红色，皮肤及巩膜出现黄染，遂在本地卫生所诊治，效果不佳，于今日求诊。症见：精神疲惫，巩膜及皮肤黄染，胁肋疼痛，右胁为甚，胸脘痞闷，食欲不振，口黏而干，但不欲饮水，小便量少色呈黄红，大便日1次，舌质红苔白腻，脉数有力。化验检查：黄疸指数14U，谷丙转氨酶63U/L，谷草转氨酶50U/L。此为湿热内蕴，肝胆郁滞所致。治宜清热利湿，舒肝利胆。方用：茵陈、金钱草各60g，猪苓、茯苓各30g，焦白术、桂枝、郁金、泽泻各12g，枳壳、车前子各15g。服上方2剂，尿量增多，仍为黄红色小便，继服上方5剂后，尿色转淡，巩膜及皮肤黄染逐渐消退，胁痛减轻，上方茵陈、金钱草减为30g，猪苓、茯苓减为15g，加川楝子12g，红枣5枚，10剂后，胁痛消失，巩膜及皮肤黄染均已消失。化验检查：黄疸指数5U，谷丙转氨酶33U/L，谷草转氨酶26U/L。

（3）小便不利（淋证）案：本方证所治小便不利乃气不化水，水湿停聚所致，临床辨证中常见：小便不利，量少而短，小便时尿道灼热涩痛，口干不欲饮，干呕或呕吐清水，舌淡，脉细缓。唐祖宣常以本方加木通、金钱草等治疗淋证所致的小便不利多能取效。

赵某，男，41岁，1992年10月23日诊治。主诉：小便不利已半年余。病人于半年前即感小便不利，逐渐感小便时尿道灼热涩痛，多次做血、尿常规检查均未发现异常，服多种抗生素效果不佳，服中药（药物不详）亦无明显效果，遂来求治。症见：精神委靡，表情痛苦，面色萎黄，小便不利量少而短，尿时涩痛灼热，口干不欲饮，时时干呕，自感头目眩晕，舌淡，苔白腻，脉细数。此为气不化水，水湿停聚所致。治宜温阳化气，健脾利水。方用：猪苓、茯苓各30g，桂枝、木通各12g，焦白术、泽泻各15g，金钱草45g。服药2剂，尿量增加，头晕目眩，口渴症状减轻，继服上方6剂，干呕和口渴症状消失，尿道灼热涩痛减轻。又服6剂后，尿量正常，余症均消失，临床治愈。

（4）水肿（肾炎）案：本方证所治之水肿乃脾虚不健，水湿泛滥而成，临床辨证中常见：颜面及下肢水肿，小便短少，口黏不渴，或渴而不欲饮，脘腹痞闷，舌苔腻等症。唐祖宣常以本方加减治疗急性肾炎、慢性肾盂肾炎、慢性肾小球肾炎、肾病综合征等多获良效。急性肾炎及慢性肾盂肾炎加土茯苓、金银花、车前子，以祛肾经风热；慢性肾小球肾炎、肾功能不全者加炮附子、黄芪。

> 孙某，男，49岁，1983年12月23日诊治。主诉：颜面及下肢水肿已半年，加重15日。病人自述于半年前感觉眼睑浮肿，当时未予治疗，1个月前发现下肢及颜面水肿，按之凹陷，小便短少，并渐感胸脘痞闷，食欲不佳，口渴而不欲饮水，本地卫生院化验检查后，诊断为"肾炎"，给予对症治疗，症状缓解，入冬后症状又发，颜面及下肢水肿，近半个月加重，遂来求治。症见：精神委靡，面色萎黄，面目虚浮，下肢水肿，肢体发凉，按之凹陷，小便不利，脘腹满闷，食欲不振，口渴而不欲饮，舌质淡苔薄白，脉沉细。化验检查：尿蛋白（+++）。此为肾阳虚弱，气化不利所致。治宜温阳益气，化气行水。方用：猪苓、茯苓、黄芪各30g，焦白术、枳壳、炒神曲、炮附片各15g，桂枝、泽泻各12g。上方服2剂，下肢觉温，小便增多，继服上方5剂后，水肿减轻，遵上方共服15剂，颜面及下肢水肿消退，诸症均消失。化验检查：尿蛋白（-）。临床治愈。

按 五苓散为通阳化气行水之方，古今临床应用恒多，《伤寒论》以此治疗太阳蓄水证、霍乱吐利以表证居多者。《金匮要略》以本方治疗瘦人脐下有悸，吐涎沫而癫眩者。《医说》以本方治疗风湿。《伤寒百问经络图》治障气温疟。《直指方》治湿证及伤暑烦渴，引饮过多，小便赤涩等，不胜枚举。即令温病学家，如吴鞠通之《温病条辨》，亦引本方治多种湿证或寒湿证候。现代临床运用，则更加广泛而深入，几乎涉及各系统病证。要之，本方使用范围虽广，而使用本方治之原则不外以下数条：其一，本方有化气行水和解表之双重功效，故凡水气行而兼风寒在表者，恒可酌情用之，如风寒表证兼小便不利，发热恶寒，吐泻等。其二，本方虽曰化气行水，然观其方，多有健脾化湿之品，故中焦湿盛，升降反常甚或累及下焦诸病，亦可用之，此即前述中（脾胃）下（包括泌尿、生殖系统）二焦证候使用本方之来由。其三，下焦气化失司，水气内停，复因清阳不振，而有冲逆于上者，用本方通阳化气行水，实为得当之治法。此类用法，《金匮要略》已肇其端，如前述本方治"瘦从脐下有悸，吐涎沫而颠眩"者。后人循此加以探索，用本方治疗五官科疾病、眼科疾病、头痛眩晕之类，是行水以利清阳也。更有水气上逆，影响心肺功能者，故在心血管系统疾病、呼吸系统疾病中，仍可相机而投，每获良效。其四，《灵枢·本藏》篇曰：肾合三焦膀胱，三焦膀胱者，腠理毫毛其应，由此出发，并依据脏腑及其相应部位之相互影响，故有时化气利水，即所以通畅三焦之运行；或治在水腑（膀胱），而功在水脏（肾）；或治在其内，而效在其外，此本方治疗某些肾病、三焦证候，乃至皮肤科疾病之渊薮。

【原文】

发汗已，脉浮数，烦渴者，五苓散主之。（72）

【提要】 补述蓄水证的脉证。

【原文分析】

本条承接上条，对太阳蓄水证进行了补充。太阳病，发汗后，脉象浮数，与上条脉浮之病机相同；上条说"微热"，而本条未言发热否，说明表证未尽之蓄水证，多有微热象征；烦渴者，是因表邪内入，膀胱气化不利所致，必有小便不利的表现，故治以五苓散温阳化气利水，兼解表邪。

本证烦渴是因渴而烦，性质属寒，与阳明气分热盛之烦渴不同，必须加以鉴别（表2-6）。

表 2-6 五苓散证与白虎汤证比较

	五苓散证	白虎汤证
脉证	烦渴，饮不解渴，小便不利，舌苔白滑，微热，脉浮数	烦渴引饮，饮能解渴，舌苔黄燥，大热大汗，脉洪大
病机	膀胱气化不利，水不化津，津不上承	邪热炽盛，津液损伤
治法	温阳化气利水	清热保津

【原文】

伤寒，汗出而渴者，五苓散主之；不渴者，茯苓甘草汤主之。(73)

茯苓二两　桂枝二两，去皮　甘草一两，炙　生姜三两，切

上四味，以水四升，煮取二升，去滓，分温三服。

【提要】　论水饮内停的两种证治。

【原文分析】

伤寒汗出之后，以口渴与否为审证要点，一是用五苓散治疗，一是用茯苓甘草汤治疗。五苓散证由汗后表邪循经入腑，影响膀胱气化功能，以致水停下焦，蓄而不行，则津液无以上承，故见口渴。茯苓甘草汤证乃汗后胃阳不足，难以腐熟蒸化水谷，以致水停中焦，唯其如此，则膀胱气化功能尚未受到影响，津液尚能输布，故口不渴。

此两方，均为化饮行水之方，而病位有中、下之别。五苓散证为下焦蓄水，故多有小便不利等证，茯苓甘草汤证为水停中焦，水饮最易上逆为患，故可出现肢厥，心下悸，小便通利等。结合原文第127、356条便知（表2-7）。

表 2-7 茯苓甘草汤证与五苓散证比较

	茯苓甘草汤证	五苓散证
主症	手足厥冷，心下悸动（胃中有振水音），不渴，舌苔白滑	小便不利，口渴，舌苔白滑
病机	胃中饮停，津液尚能敷布	膀胱气化不利，津失敷布
治法	温胃散饮，化气利水	化气利水，健脾布津

茯苓甘草汤、苓桂术甘汤、苓桂甘枣汤三方仅一味药之差，方中都有茯苓、桂枝、甘草三药，都有化气利水的作用，治疗水饮内停之证。重用生姜之茯苓甘草汤长于温胃散水，治疗饮停于胃之证；用白术之苓桂术甘汤，重在健脾，治疗心脾两虚，饮停气逆之证；用大枣之苓桂甘枣汤，意在化气利水而宁心安神，治疗心阳虚，饮停下焦，欲作上逆之证（表2-8）。

表 2-8 茯苓甘草汤、苓桂术甘汤、苓桂甘枣汤证治比较

	茯苓甘草汤证	苓桂术甘汤证	苓桂甘枣汤证
主症	厥而心下悸	心下逆满，气上冲胸，起则头眩，脉沉紧	心悸，脐下跳动，欲作奔豚
病机	饮停于胃，阻遏胃阳	心脾两虚，饮停气逆	心阳虚，饮停下焦，欲作上逆
治法	温胃散饮，化气利水	温阳健脾，化气利水	化气利水，宁心安神

【原文】

中风发热，六七日不解而烦，有表里证①，渴欲饮水，水入则吐者，名曰水逆②，五苓散主之。(74)

【词解】

①有表里证：指太阳表证与蓄水证同时存在。

②水逆：指蓄水重证的一种表现。因里蓄有水，以致饮水不能受纳，饮入随即吐出的，称为水逆。往往可伴随有心烦、小便不利、渴欲饮水、水入则吐，或头昏目眩等。

【提要】 蓄水重证而致水逆的证治。

【原文分析】

本条为蓄水之重证，证候及病机应当与第71、72条合看。太阳中风，发热，经过六七日之久，尚未解除，此即有表证。而且邪气又随经入腑，膀胱气化不利，水饮停蓄，故不便不利，乃必见之征。条文未言者，是谓省文之法，此即有里证，故"有表里证"。口渴乃水不化津，口渴饮水。所饮之水不但不能化津而解渴，并且因水停膀胱，气机上逆，胃气失降，饮入之水随即吐出。吐后仍渴，再饮再吐，故而称作"水逆"。

本证表邪不解，口渴、呕吐是因蓄水所致，故治疗用五苓散解表利水，使小便利，则气化行，津液通达，胃气因和，则口渴自止，水逆可愈。

水邪上逆，不但可致呕吐，若影响肺气肃降，可见胸闷而喘；影响头目清阳之气，还可见到眩晕。证候虽异，而原因却同。"异病同治"、"治病求本"，皆可用五苓散化气利水。

【原文】

未持脉①时，病人手叉自冒心，师因教试令咳，而不咳者，此必两耳聋无闻也。所以然者，以重发汗，虚故如此。发汗后，饮水多必喘，以水灌②之亦喘。(75)

【词解】

①持脉：即诊脉。

②灌：洗也，即以水洗浴。

【提要】 论述重发汗而致心肾阳虚的证候。

【原文分析】

"病人手叉自冒心"，在诊脉之间，是医生望诊所见。病人之所以双手护持于心胸部位，是因有心慌跳动不安的缘故，病人当有心悸一证。实者拒按，虚者喜按。此心悸而喜按，病显虚象。医生嘱病人咳嗽，若病人毫无反应，说明病人"耳聋无闻"。联系心悸喜按之象，该耳聋亦因虚所致。追问病史，得知病之成因在于"重发汗"。汗出太多，心肾阳气损伤。心阳虚则心无所主，故心悸而"手叉自冒心"；"心开窍于耳"（《金匮真言论》），"肾在窍为耳"（《阴阳应象大论》），心肾阳虚，故"必两耳聋无闻也"。心肾阳虚之心悸耳聋，照理可用桂枝甘草汤，再酌加温肾之品。仲景在这里依靠望、问、闻等多种诊病手段，来推求内在的因果关系，最后作出准确的判断，其使用诊病方法灵活巧妙之处，值得细细品味。

发汗过多，津液外泄，必然口渴思饮，但只能少少与饮之，切忌恣意多饮。因过汗之后胃气亦弱，若大量饮水，必停聚不化。饮停气逆，肺气失降，可见喘息之证。"以水灌之"，义不详。

四、栀子豉汤证

【原文】

发汗后，水药不得入口为逆，若更发汗，必吐下不止。发汗吐下后，虚①不得眠，若剧者，必反覆颠倒，心中懊憹②，栀子豉汤主之；若少气③者，栀子甘草豉汤主之；若呕者，栀子生姜豉汤主之。(76)

栀子豉汤方

栀子十四箇④，擘　香豉四合，绵裹

上二味，以水四升，先煮栀子，得二升半，内豉，煮取一升半，去滓，分为二服，温进一服，得吐者，止后服。

栀子甘草豉汤方

栀子十四箇，擘　甘草二两，炙　香豉四合，绵裹

上三味，以水四升，先煮栀子、甘草，取二升半，内豉，煮取一升半，去滓，分二服，温进一服，得吐者，止后服。

栀子生姜豉汤方

栀子十四箇，擘　生姜五两　香豉四合，绵裹

上三味，以水四升，先煮栀子、生姜，取二升半，内豉，煮取一升半，去滓，分二服，温进一服，得吐者，止后服。

【词解】

①虚烦：虚，非正气虚，而是以邪之有形无形为言，即无形之邪为虚（如六淫），有形之邪为实（如瘀血、痰、水饮、积滞等）。虚烦，指无形邪热扰于胸膈之心烦。

②懊恼：指心中烦郁闷乱，莫可名状。

③少气：气少不足以息。

④箇："个"的异体字，今简化作"个"。

【提要】　本条论述汗后发生吐下不止之证及热扰胸膈的证治。

【原文分析】

本条当分两段读，"发汗后……必吐下不止"，为前段。言发汗后水药不得入口，为误治之逆证，出现呕吐、下利的变证。发汗后，水和药入口，即见呕吐，是发汗不当使胃气受损所致。胃气虚弱，不能化饮，水药入口，停聚于胃，引动气逆，故而呕吐。胃气不降见呕，饮渍于肠则利。若再发其汗，则必胃阳更虚，水饮内停进一步加重，从而带来"吐下不止"的后果。

"发汗吐下后……栀子生姜豉汤主之"，为后段，论述了栀子豉汤及两个类方的汤证内容。其证仍以"心烦"为主要症状，目的是与前水不化津，因渴而"烦"者进行比较。本条是承上文误治而发，而证候有寒热虚实之不同转化，此即转化为热证实证，则其人素体阳旺可知，辛温发汗太过，则外邪入里化热，热邪上扰，心神不安，故虚烦不眠。此言虚烦者，与正虚之烦大相径庭，"虚"非指正气亏虚。因热邪之"无形"，与痰水、宿食、燥屎等"有形"之实邪相对而言，故谓"虚"，所以"虚烦"者，其性质属热、属实。因热而致烦，不仅有热，而且有郁。火热之邪蕴郁胸膈，不得伸展宣泄，其轻者，心烦不得眠；其重者，"必反复颠倒，心中懊恼"，即坐卧不安，心中烦乱，无可奈何。

"若少气者，栀子甘草豉汤主之"是热邪不唯烦扰胸膈，而且耗伤正气，所谓壮火食气是也，因而少气不足以息，则于栀子豉汤加炙甘草，兼以益气和中。

"若呕者，栀子生姜豉汤主之"，是热邪内扰，兼犯胃气，使胃气上逆所致，则于栀子豉汤加生姜，兼以降逆和胃止呕。

【治法】　清宣郁热。

【方药】　栀子豉汤方、栀子甘草豉汤方、栀子生姜豉汤方。

【方解】

栀子苦寒，有清热除烦之效；豆豉其气上浮，有宣透之功，两者为伍，清热而不寒滞，宣透而不燥烈，为清宣胸中郁热，治心烦懊恼之良方。若兼少气者，加炙甘草以益气和中；若兼呕者，加生姜以降逆止呕。

使用本方，需先煮栀子，后纳豆豉，才能发挥其清宣郁热的治疗作用。

另外，火热郁于胸膈，若药后热郁得伸，"热性炎上"，则有呕吐的可能，并且邪随吐解。但本方剂非"吐剂"，临证不可不察。

【原文】

发汗，若下之，而烦热①胸中窒②者，栀子豉汤主之。(77)

【词解】

①烦热：心中烦闷而热。

②胸中窒：胸中闭塞不舒。

【提要】　论述郁热所致胸中窒的证治。

【原文分析】

本条承前条而来，发汗或下之，表证虽已不存在，但无形之火郁于胸膈，气机自然不畅。当热郁发展到一定程度，以致胸中气塞，胃脘搅扰纠结，恶心呕吐，则病人自觉胸脘有痞满感，欲嗳气而不能，胸膈有窒塞感，吞咽不舒。在病机上虽比前条所述有所偏重，但仍以热郁胸膈为本，仍用栀子豉汤清宣郁热，是治病求本之法。因热郁得宣，则气机自然畅达，其证可解。

【原文】

伤寒五六日，大下之后，身热不去，心中结痛①者，未欲解也，栀子豉汤主之。(78)

【词解】

①心中结痛：心胸中如有物支撑，结闷而痛。

【提要】　论述热郁影响血分而见心中结痛的证治。

【原文分析】

心肺同居胸中，肺主气，协助心脏运行血液。热郁胸膈，气机不畅日久，可进一步影响到血液的运行。"伤寒五六日，大下之后，身热不去"，见"心中结痛"，是表邪化热入里，郁于胸膈，气滞而血行不畅，"不通而痛"使然。但"身热不去"，又说明表邪陷而未尽，"心中结痛"较之"胸中窒"病情更为深重，其致病之由仍是热郁，所以还用栀子豉汤治疗。

【原文】

伤寒下后，心烦腹满，卧起不安者，栀子厚朴汤主之。(79)

栀子十四箇，擘　厚朴四两，炙，去皮　枳实四枚，水浸，炙令黄

上三味，以水三升半，煮取一升半，去滓，分二服，温进一服，得吐者，止后服。

【提要】　论述热郁胸膈心烦腹满的证治。

【原文分析】

本条讨论栀子豉汤之兼证。"心烦"、"卧起不安"与栀子豉汤证之"虚烦"、"反复颠倒"的词义相同，其病理机制亦是"热郁胸膈"。兼见"腹满"，此即是热邪乘机壅滞胃肠，气机不畅已由胸及腹。故治疗用栀子厚朴汤清热除烦，行气宽中除满。

【治法】　清热除烦，宽中消满。

【方药】　栀子厚朴汤方。

【方解】

本方即栀子豉汤去豆豉加厚朴、枳实而成。栀子苦寒，清热郁热；厚朴苦温，宽中行气；枳实苦寒，破结消痞。因病变已波及脘腹，非栀子豉汤证局限于胸膈，故不用豆豉之宣透，而更加厚朴、枳实以行气除满。

【原文】

伤寒，医以丸药①大下之，身热不去，微烦者，栀子干姜汤主之。(80)

枝子十四箇，擘　干姜二两

上二味，以水三升半，煮取一升半，去滓，分二服，温进一服，得吐者，止后服。

【词解】

①丸药：指当时通行的具有较强泻下作用的丸药，其组成不详。

【提要】　论述热郁胸膈兼中寒下利的证治。

【原文分析】

伤寒乃表病，本当汗解，不可攻下，而医以丸药重剂攻下，是为误治。下后则损伤中阳，因虚生寒。况且热邪壅聚于上，为上焦有热，中焦有寒之证。其上热者微烦，但微烦较之胸中窒、心中结痛为轻；中焦有寒者，原文未明言症状，但从方中干姜推测，则腹泻或便溏，或少食、腹胀、腹痛之类，已在意料之中。故治以栀子干姜汤清上热、温中寒。

【治法】　清热除烦，温中散寒。

【方药】　栀子干姜汤方。

【方解】

方中栀子清上焦邪热以除心烦，干姜温中散寒以止下利，寒温，相反而相成。

【原文】

凡用栀子汤，病人旧微溏①者，不可与服之。(81)

【词解】

①旧微溏：病人平素大便稀溏。

【提要】　论述栀子豉汤的使用禁忌。

【原文分析】

"凡用"二字，概括了第76～80条的各种汤证。栀子汤，是指上述以栀子为主要成分的一类方剂。"旧微溏"，是指平素大便溏泄之人。"湿胜则濡泄"，脾阳虚而湿胜的溏泄，显然不宜用苦寒之栀子。质润之栀子，不同于苦寒燥湿的黄连、黄芩，不但不能燥湿，反易滑泄大肠，即使是湿热性的泄泻亦非栀子所宜。非用不可时，则应配伍其他药相制约。随证加减，以适应病情需要，亦"随证治之"之理也。如热郁胸膈、中虚下利之用栀子干姜汤之例。

综上所述，热郁胸膈病证，除了心烦不得卧、反复颠倒、心中懊侬外，还有烦热、胸中窒及身热而心中结痛，治用栀子豉汤清热解郁除烦。若兼少气者，则加炙甘草以补虚；若兼呕吐者，加生姜以和胃降逆止呕；若气机不畅由胸及腹而见腹满者，则用栀子豉汤去豆豉，更加厚朴、枳实以行气除满；若兼中寒下利者，则又当用栀子干姜汤清热温中。

另，因栀子苦寒质润，对湿胜而大便溏泄，尤其是脾阳气虚者，不宜使用。

五、真 武 汤 证

【原文】

太阳病，发汗，汗出不解，其人仍发热，心下悸，头眩，身瞤动①，振振欲擗一作僻地②者，真武汤主之。(82)

茯苓　芍药　生姜切，各三两　白术二两　附子一枚，炮去皮，破八片

上五味，以水八升，煮取三升，去滓，温服七合，日三服。

【词解】

①身瞤动：身体筋肉跳动。

②振振欲擗地：形容身体振颤，站立不稳，摇摇欲仆之状。

【提要】　太阳病过汗伤阳而致肾虚水泛的证治。

【原文分析】

太阳病本应用发汗法治疗，但如果汗不如法，即可发生其他变证。本条属于汗出太过，损伤肾阳而导致水气泛滥的病证。"肾主水"，肾阳亏虚，气化失职，所以水气泛溢。水气上凌于心则心悸；上干清阳则头眩；头眩严重而站立不稳，即是"振振欲擗地"；水气浸渍肌肉则身瞤动。

"仍发热"者，非表邪尚存，而当责之阴寒水气格拒虚阳于外。至于恶寒肢厥、腹痛下利、小便不利等，皆为阳虚水泛常见征象，本条虽未明确提出，然于临床审证之际，不可不知。

本条与第67条之脾虚饮停证，同中有异。两者皆属阳虚而水饮停蓄，唯本条乃肾阳虚弱而彼为脾阳不足。此为水停下焦而泛溢全身，病情较重，故时时头眩而身瞤动；而彼为饮停中焦，病情较轻，故起则头眩而心下逆满。脾虚饮停，若误治失治，病情加重，可损伤少阴阳气而转为本证。第67条曾言"发汗则动经，身为振振摇"，即是其误汗转属本证之确据。

【治法】　温阳化气行水。

【方药】　真武汤方（详见少阴篇）。

第六节　峻汗禁例

【原文】

咽喉干燥者，不可发汗。(83)

【提要】　阴虚咽燥者不可发汗。

【原文分析】

咽喉乃三阴经脉循行之处，有赖阴津的滋养。咽喉干燥者，乃提示阴津亏少，不能上承。此时若兼有表证，因阴液亏少，汗源不足，若强发图之，阴津更伤，炽热内生，而变证迭见，是以辛温峻汗之法，所以当明示以禁之。

【原文】

淋家①，不可发汗，汗出必便血②。(84)

【词解】

①淋家：素有小便不利欠爽的病人。

②便血：此处指小便出血。

【提要】　小便不利或为肾阴亏虚，或因膀胱蕴热。虽感有外邪，不宜用汗法。汗法，尤其是辛温发汗，既助热又伤阴，所以如果强发其汗，必然肾阴更虚，膀胱之热愈炽。邪热灼伤血络，就会发生尿血之变证。

【原文】

疮家①，虽身疼痛，不可发汗，汗出则痉②。(85)

【词解】

①疮家：指久患疮疡的病人。

②痉：筋脉拘急、项背强直之病证。《正字通》云："五痉之总名，其证卒口噤，背反张而瘛疭。"《脉经》、《玉函经》作"痓"。

【提要】　疮疡气血虚少者禁用汗法。

【原文分析】

疮疡早期，热毒壅滞，多为实证。疮家乃久患疮疡之人，气血暗耗，故多呈气血两虚或虚中夹实之证。其身疼痛，当责之于气血失调，是以辛温发汗之法，是属禁用之例。即若兼患外感，身痛头疼，因其气血不足，余毒未尽，而单纯峻汗之治，亦非所言。如若犯禁，必致营血更虚，筋脉失养，则肢体拘急、项背强直等痉挛之象，旋即可至。由是而反论之，疮家兼表，必于调补气血、清化余毒的基础上，兼予发散解毒，方属正治。

【原文】

衄家①，不可发汗，汗出必额上陷脉②急紧，直视不能眴③，不得眠。(86)

【词解】

①衄家：久患衄血的人。

②额上陷脉：指额部两旁（相当于太阳穴）凹陷处动脉。

③眴（shùn 顺）：指眼珠转动。

【提要】　衄家阴血亏虚者禁汗。

【原文分析】

素患衄血之人，阴血日渐耗损，虽兼有外感之证，亦不可用发汗之法。汗血同源，若强发其汗则阴液更伤，营血益虚，血虚而风生，是以筋脉失养而额角两侧陷脉急紧弦劲；目睛失濡而直视不能转动自如；心神失却阴血之濡养而心烦不眠。辛温峻汗之法当禁，而养血滋阴解表，则为其宜。

第55条之衄血是因风寒束表，阳郁太甚，络脉受损所致，血量较少，且其衄后风寒表实之证仍在，所以用麻黄汤辛温发汗，开闭解郁；本条之衄血，时间长而量多，阴血虚少，并且衄之成因，亦非新感风寒郁闭，所以不能用辛温发汗方药治疗。

【原文】

亡血家①，不可发汗，发汗则寒栗而振②。（87）

【词解】

①亡血家：亡，在此作丢失解，非灭亡之义。亡血家指平素经常出血的病人。

②寒栗而振：畏寒而振颤，即寒战。

【提要】　经常失血者不可发汗。

【原文分析】

平素失血之人，阴血必亏。而气血相依，共存，是以日久之际，元气受损而成气血俱虚之证。峻汗法即可伤阳，亦复耗阴，故气血虚弱之亡血家，自不宜于辛温峻汗。若强发其汗，不但更伤阴血，而且也更损阳气。阴血伤则无以营养筋脉，阳气伤则无以卫外为固，因而发生寒栗而振的变证。故而亡血之人兼感外邪，可在气血双补的基础上兼以解表，单纯峻汗，则属其禁。

【原文】

汗家①，重发汗，必恍惚心乱②，小便已阴疼③，与禹余粮丸。（88）

【词解】

①汗家：指平常惯出汗的人，包括自汗、盗汗。

②恍惚心乱：神志昏惑模糊，心中慌乱不安。

③阴疼：尿道疼痛。

【提要】　汗后禁汗。

【原文分析】

平素多汗者，多卫阳不足，营阴外泄。汗出，则阴津匮乏，故不可重发其汗。如果误用，必致阳气更伤，阴液更弱，心神失养而浮越，故神情恍惚，心烦意乱；阴津阳气不能濡养温煦，则溺后阴中涩痛不适。

禹余粮丸，具体药物书中未有记载。但从其方名以禹余粮这一点推测，该方当是收涩止汗之剂。

【原文】

病人有寒，复发汗，胃中冷，必吐蚘①。（89）

【词解】

①蚘：即"蛔"字。

【提要】　内脏有寒者禁汗。

【原文分析】

病人内寒或素体脾胃虚寒之人，用峻汗之法，必致中焦阳气更虚，脾胃升降反常，胃气上逆而发生呕吐。若肠中有蛔虫寄生，必因此而发吐蛔症。

第83～89条原文，仲景以举例的形式，提醒医者不能发虚人之汗。咽喉干燥、淋家、疮家、衄家、亡血家、汗家及里寒，分别代表了津液不足、阴虚有热、气血不足、阴血亏虚、阳气亏虚等不同的虚证病人。汗法，尤其是麻黄汤，辛温峻汗，在发散风寒邪气的同时，容易耗损阳气阴津，或者助热化火，所以必须谨慎使用。即便兼有表邪，其发汗之法也应作相应的变通。后世医家对正虚外感，提出了滋阴发汗、助阳发汗、益气发汗等方法，从而解决了虚人外感的治疗问题。

第七节　表里先后辨

【原文】

本发汗，而复①下之，此为逆也；若先发汗，治不为逆。本先下之，而反汗之，为逆；若先下之，治不为逆。(90)

【词解】

①复：山田正珍曰其"与'覆'古字通用，反也"。

【提要】　表证兼里实热的汗下先后治疗原则。

【原文分析】

病有表里，治有汗下。在表宜汗，在里宜下。法随证用，非其治为逆。因此，治疗原则有先表后里或先里后表之别，应先表后里者不可先治其里，当先里后表者不可先解其表。是故表里同病而里实热证不重不急时，宜先予汗解，而后继之以清下，此其治疗之常规；如反其道而行之，则属误治，为逆。反之，若里实热证既急且重时，则宜先了清之下也，而后再予解表，此其治疗之变法；此时如循先表后里之常规，必然延误病情，亦属误治之逆。

本条中之"下"，并非特指下法，实赅攻邪诸法而言，举凡清热、泻火、逐痰、利水、祛瘀、攻下、涌吐等，皆可谓之"下"。因外感热病里实之证，以阳明里热尤其是腑实证最具典型意义，故仲景行文多以下法为例，示人里实当以攻邪为原则，如厥阴篇之"厥应下之"等，即属此例。日人中西惟忠云此条"虽不及吐，自在其中也"，深得仲景心法。

【原文】

伤寒，医下之，续得下利清谷①不止，身疼痛者，急当救②里；后身疼痛，清便自调③者，急当救表。救里宜四逆汤，救表宜桂枝汤。(91)

【词解】

①下利清谷：清同"圊"，厕也，此处名词活用为动词，意为去厕排便。下利清谷即泻下不消化的食物。

②救：救治之意。

③清便自调：指排便恢复正常。

【提要】　表里同病，下利清谷，治当先里后表。

【原文分析】

本节条文明确指出表证兼里虚寒时，以予先里后表或表里双解的治疗原则及其相应的代表性方药。一般而言，表证伴见里虚寒证，可予表里双解，扶阳解表，如后文少阴病篇麻附细辛汤之类；若不效，宜先予救里，温里散寒，回阳救逆，方用四逆汤之属；如果阳虚内寒较甚，则宜先里后表之法，先予温里回阳之四逆汤，后用解散表邪之桂枝汤。

表里同病，视其表里之轻重缓急。而有先表后里、先里后表和表里并治之不同治疗原则。概略言之，大凡表证急重者宜先解表，里证急重者宜先救里；表寒里热者多先攻表，表里俱寒者多先温里。若表里寒热虚实互异，且互为掣制，攻表救里两难者，每宜表里同治，以图双解。此伤寒表里同病的一般治疗规律。然临证之际，每有双解不效而后图以先后之法，或宜于先后之法而反易以双解者，要在审时度势，活法圆机，不可拘泥死守。

伤寒表证，唯宜汗解，不应攻下，即若兼见里实之象，因其并非重危急下之证，亦宜遵唯先表后里之法，待表解后再论攻下。今医者不察，伤寒误用泻下之法，损伤脾肾阳气，病转少阴，故成太阳少阴并病之象。阳虚不能腐熟水谷，下利清谷随乃不止，当责之少阴阳气虚衰，阴寒内盛，而恶寒脉微、肢厥身踡等虚寒诸证，也自在不言之中；此时，纵有身疼痛、寒热、头项强痛等之表证，缘于邪气羁绊太阳，经脉不利，营卫失调。此际因里虚急重，不堪发散，也必须先救其里，急以四逆汤回阳救逆，温补脾肾，待阳气回复，则下利厥逆可愈。继以桂枝汤调和营卫，解肌发表，则身疼等可止。此处用桂枝汤不用麻黄汤，是因里虚之体不胜峻汗之故。然临床常有里阳得温而表邪随解而不必再行发散者，又不可不知。

【原文】

病发热头痛，脉反沉，若不差，身体疼痛，当救其里，四逆汤方。(92)

甘草二两，炙　　干姜一两半　附子一枚，生用，去皮，破八片

上三味，以水三升，煮取一升二合，去滓，分温再服。强人可大附子一枚，干姜三两。

【提要】　表里同病，脉沉者，治先温里。

【原文分析】

本条论述太阳少阴同病用双解不效而先予救里的治法方药。

发热头痛身疼痛者，属太阳表证。脉不浮而反沉，微弱无力，乃太阳表证见少阴之脉，多缘少阴素体阳虚，复感外邪，或太阳少阴两感于邪，而成表里同病之状，故当伴见恶寒肢冷、面白神疲、下利清谷等症。此表寒而兼里阳虚弱，其治既可先里后表仿第91条所论之法，亦可表里同治如第301条，方用麻黄附子细辛汤之类；所当禁者唯先表后里而已，以其攻表更虚其里故也。然表里同治，宜于表里证情相对均衡者，若证有偏重，则其治仍有偏重于表或偏重于里之别。今用表里同治之法而不应者，是其里阳虚弱既重且急也，而发表与温里同施，且无主次轻重之分，则互相掣肘，反违互补协同之本意，故宜其不效。当改弦更张，先予四逆汤回阳救逆，直救其里。里阳回复，则表邪每可自解。

从文意语气而言，似有脱简。在"若不差"前，当有一段有关表里双解治疗过程的文字。唯有如此，"若不差"方可与前之"病发热头痛，脉反沉"一气贯通。《医宗金鉴》认为"身体疼痛"之后，当补入"下利清谷"四字，方合"当温其里"的治法，亦属允当。然若参照第323条"少阴病，脉沉者，急温之"之语，更据其表里双解不效而言，由此条仅举沉脉，寓有不待厥利俱现即宜急温之意。再则，第91条以"下利清谷"明其里虚寒病机，而此条以"脉沉"揭示其理，脉证对举，互文见义，如是理解，则"下利清谷"四字，补与不补，亦无关宏旨。

四逆汤证为少阴寒化之典型证候，其病机为少阴心肾阳虚而阴寒内盛，以恶寒身踡、下利清谷、四肢厥冷、神疲嗜卧、脉沉微细、舌淡苔白等为其主要脉证，治宜温补心肾，回阳救逆。本节条文借以代表表里同病之里虚寒证，仅求阐明表里先后之治疗原则，并非意指表里同病之里虚寒证悉为四逆汤证，他如真武汤证、附子汤证、通脉四逆汤证等，皆可见于表里同病之中，其治自宜随证选用上述各方，而非必以四逆汤为治。

【治法】　温里散寒，回阳救逆。

【方药】　四逆汤方。

【方解】

四逆汤为温里散寒、回阳救逆之代表方，本方生用附子为主药，直走心肾，大辛大热，温壮阳气。干姜辛温，守而不走，擅温脾胃，与附子相伍，动静结合，能提高温里壮阳之功效。甘草

炙用，性味甘温，功擅益气补中，与干姜相合，温中益气；与附子相配，既增其温壮之效，亦制其辛热之毒。三药合用，相互协同，且相互制约，共奏温里散寒、回阳救逆之功，主治少阴虚寒、阳气衰微之证。

本方与干姜附子汤均为大辛大热、温复脾肾阳气之剂。后者不用甘草，且干姜用量较轻，一次顿服，意在迅速取效，故常宜于里阳暴虚之急证，以发病急、脉沉微为审证要点，而肢厥吐利等危重证象，可不必悉具。前者干姜用量较重，且伍以甘草，分温两服，故其回阳救逆之力较强，但作用较为缓慢，故常宜于发病较缓之阳虚重证，以恶寒肢厥、脉微吐利为审证要点。简言之，两方相较，甘草干姜汤主治阳虚之轻而急者，四逆汤主治阳虚之重而缓者。

本方与甘草干姜汤均为辛甘温阳之剂，组成亦仅一味附子之差，然两者主治功效则各有偏重。甘草干姜汤重用甘温之炙甘草，辅以辛热之干姜，意在甘温复建中焦脾胃之阳。而四逆汤则以辛热之附子为主，直走心肾，温壮少阴阳气，更得干姜、甘草之助，既温且补，功效大彰，实温里散寒、回阳救逆之首选。故一治在脾胃，一治在心肾，且轻重缓急亦自不同，宜乎明辨。

【原文】

太阳病，先下而不愈，因复发汗，以此表里俱虚。其人因致冒[①]，冒家汗出自愈。所以然者，汗出表和故也。里未和，然后复下之。(93)

【词解】

①冒：形容头目如物冒覆，蒙蔽不清。

【提要】 汗下失序致冒的辨治。

【原文分析】

太阳病，本当治以发汗解表，反而先用泻下，是属误治，不但病证不愈，还要耗伤正气。此时再次发汗，是发虚人之汗，一误再误，徒伤表气。先下后汗，以致"表里俱虚"，正虚邪恋，清阳之气不能上升，故而头目昏冒不清。假若正虚不甚，还有正气自行恢复祛邪外出之机。"阳加于阴谓之汗"，汗出说明阳气已复，能够蒸化津液而出于表，外邪亦随汗而解，所以"冒家汗出自愈"。如果尚有里实之证，可以再用攻下治疗。

【原文】

太阳病未解，脉阴阳俱停[①]—作微，必先振栗汗出而解。但阳脉微者，先汗出而解。但阴脉微一作尺脉实者，下之而解。若欲下之，宜调胃承气汤。(94)

【词解】

①脉阴阳俱停：指尺寸间的脉搏都隐伏不见。

【提要】 辨脉判断战汗自愈的机转。

【原文分析】

脉"停"同本条所言"脉微"，指脉搏隐伏不见，与生命即将终止的绝脉不同，是阳气欲驱邪外出，先积蓄力量，先屈后伸的反映。"振栗"，即病人身体震震摇动，内心感到寒冷的症状，是邪压正气，正邪相争，正欲胜而邪将却之征兆。

太阳病，脉阴阳俱停，已虚之正气与邪相争，首先振栗，待正气伸展而见发热，继之汗出，邪随汗解。

"但阳脉微者"，即寸部脉微微搏动，提示病邪在表，正气抗邪外出，故"先汗出而解"。

"但阴脉微者"，即尺部脉微微搏动，提示病邪在里，正气驱邪于下，须用下法而解，宜调胃承气汤和其胃气。

第八节 小柴胡汤证

【原文】

伤寒五六日，中风，往来寒热①，胸胁苦满②，嘿嘿③不欲饮食，心烦喜呕④，或胸中烦而不呕，或渴，或腹中痛，或胁下痞硬，或心下悸、小便不利，或不渴、身有微热，或咳者，小柴胡汤主之。（96）

柴胡半斤 黄芩三两 人参三两 半夏半升，洗 甘草炙 生姜切，各三两 大枣十二枚，擘

上七味，以水一斗二升，煮取六升，去滓，再煎取三升，温服一升，日三服。若胸中烦而不呕者，去半夏、人参，加瓜蒌实一枚；若渴，去半夏，加人参合前成四两半，瓜蒌根四两；若腹中痛者，去黄芩，加芍药三两；若胁下痞硬，去大枣，加牡蛎四两；若心下悸、小便不利者，去黄芩，加茯苓四两；若不渴、外有微热者，去人参，加桂枝三两，温覆微汗愈；若咳者，去人参、大枣、生姜，加五味子半升、干姜二两。

【词解】

①往来寒热：恶寒时不发热，发热时不恶寒，寒与热间隔而作。

②胸胁苦满：苦，用作动词。胸胁苦满即胸胁部苦闷不适。

③嘿嘿：音义同"默默"，即表情淡漠，静默不言。

④喜呕：喜，爱好；此处引申为意欲。喜呕，即欲作呕吐。

【提要】 小柴胡汤证的病因病机、主要症状及治法方药。

【原文分析】

本条原文具体阐明了小柴胡汤证（少阳胆火内郁证）的病因病机、主要表现及治法方药。欲求全面认识该证，可结合少阳病篇第263～266条加以理解。由此可知，小柴胡汤证的主要表现是往来寒热、胸胁苦满、心烦喜呕、默默不欲食、口苦、咽干、目眩、目赤耳聋、脉弦等；病因病机是邪入少阳，胆火内郁，枢机不利，正邪分争；治疗大法是和解少阳，宣达枢机，方用小柴胡汤。

少阳位居半表半里，邪入少阳，既可由太阳自然传入，或误治失治而内传；亦可缘于外邪径犯少阳本经。然皆因少阳正气虚馁，而邪气得以乘虚乃入，所谓"邪之所凑，其气必虚"是也。病转少阳，正气相对不足，而邪气亦非亢盛，正邪之间的斗争，处于拉锯状态，互为进退，故临床上以寒热交替、休作有时为其主要特征。

以三阳三阴开合枢学说而论，少阳为枢，位居太阳阳明之间，故谓之半表半里。一般而言，在外感热病的发展演化进程中，少阳病证属于太阳表证向阳明里证传化的过渡阶段，故其病理性质既与阳明燥热亢盛之里实热证相异，亦与太阳营卫失调之风寒表证有别。就其病性而论，少阳本火而标阳，病从本气而化，是以当属火热之证，故口苦咽干、发热心烦等热性征象为其重要临床表现。综上所述，本证之病因病机可简要概括为邪入少阳半表半里，枢机不利而胆火内郁。

本证之临床表现，主要见于第96、263、264、265条和第266条中，而以第96条最为突出。此条具体描述了小柴胡汤证的四大主症和七个或然征象。其四大主症，对于认识少阳病证的病理机制，具有极其重要的意义，因而亦是少阳病的重要诊断依据。

太阳表证发热恶寒同时并见，阳明里证但热不寒，本证寒热往来，交替而作，意味着病邪已离太阳之表，渐行化热内传，然亦未入阳明之里，而在少阳半表半里之地。太阳表证，卫气浮盛于表与邪相争（发热）的同时，无力再行温分肉之功能（恶寒），故发热恶寒并见；阳明里证，邪热亢盛而正气充足，正邪斗争甚为剧烈，处于相持胶着状态，故但热而不寒；而少阳半表半里

之证，正气相对不足，邪气亦非亢盛，其正邪斗争之程度，相对阳明里证而言，不甚剧烈，然正邪之间，互为进退，导致机体阴阳盛衰难定，或偏于阳盛而发热，或偏于阴盛而恶寒，或阴阳暂时平衡而寒热休止，故寒热往来，休作有时。

六经以同名脏腑经络为其物质基础，邪犯其他，既可影响相应脏腑的功能，同时亦可导致相应经络的功能失常，如邪犯太阳可见太阳经气不利之头项强痛，邪入阳明可见阳明经气不利之腹满胀痛等。足少阳经脉下胸中，贯膈络肝属胆，循胁里。邪入其位，经气不利，故见胸胁胀闷不适。相对而言，寒热往来主要反映本证正邪斗争情况及机体阴阳状态，而胸胁苦满可被视作本证病位之具体反映，故李培生教授明确指出："少阳之病，或由伤寒，或关杂病；或由本经自发，或由他经传入，一涉其枢，胸胁苦满之症最为显著"。

脏腑相连，病变相关，是以少阳受邪，每见与之关系密切的他经征象。神情默默及心烦意乱，既反映了少阳胆火内郁的病理机制，也是火热之邪循经扰心的具体表现。胆为中正之官而心主神志，二者均能调节精神意识活动。今邪入少阳而胆失疏泄，火郁不发，上犯心神，是故心烦意乱而又不欲言语。此与阳明里热之烦，同中有异。其同者，二者皆因热邪循经上扰心神而致。其异者，阳明燥热，多内外蒸腾，飞扬跋扈，故心烦而多言妄语；而少阳胆火，多气机不利，内郁难发，故心烦而反少言寡语。

肝胆脾胃，属木土相克之关系。相生相克，本为生理之常；若太过不及，则属病理异常。生理状况下，土赖木之疏沦条达以维持其功能之正常发挥。今邪犯少阳而枢机不利，胆木克土之功能异常，或为太过而胃气上逆，故喜呕；或为不及而脾土难运，故不欲食。其病象虽为中土脾胃之功能反常，然其根源仍当责之于少阳疏泄失职。

由此可知，上述四症已充分反映了少阳病小柴胡汤证病性、病位及病理关系等病理特征。至于七个或然症，或为四大主症之变，或为他经病证之兼，或为痰饮水气之头，然皆基于胆火内郁、枢机不利之病机而为变、为兼、为夹，故或有不能归属少阳者，其基本病理仍难越出少阳范畴。如胸中烦而不呕者，邪热扰心之程度较重而胆邪未犯胃腑；口渴者，火邪伤津较为显著；腹中痛者，木邪犯土而脾络不和；胁下痞硬，类于胸胁苦满，为少阳经气郁滞较甚；心下悸小便不利者，手少阳三焦通调水道之功能失常，而致水气停蓄，水气凌心则悸，饮邪蓄结则小便不利；不渴而身微热者，太阳表邪未解而津液未伤，当见头痛项强、恶寒身疼等表象；咳者，缘于饮邪犯肺，肺气上逆。凡此皆为举例而设，学者不可限定眼目而谓少阳兼夹仅此七症而已。须知临床病情千变万化，兼夹征象头绪繁多，少阳或然之象，岂七症所能括者。

【治法】　和解少阳。

【方药】　小柴胡汤方。

【方解】

小柴胡汤是和解少阳之主方。本方据其组成而言，是融祛邪扶正、木土同治于一体。其中柴胡、黄芩为方中之主要成分，柴胡气质轻清，升达疏透，能使少阳邪热外解，前贤谓之清解半表之邪；黄芩苦寒质重，清泄邪火，能使少阳邪热内消，故谓其清解半里之邪，两者相伍，外透内泄，而使少阳半表半里之邪一时并解。据其用量分析，柴胡半斤，黄芩三两，则本方外透之力强而内泄之力弱，则在不言之中，故服后每多"濈然汗出而解"。半夏、生姜，调理胃气，降逆止呕；人参、甘草、大枣，培土和中，扶助正气。两组药物既可防木邪犯土，亦可扶正以助柴胡、黄芩祛邪。由是可知，本方寒温合用，攻补兼施，升降协同，内外并举，具有疏利三焦、宣通内外、调达上下、和畅气机的作用，确能体现和解大法之奥义。

小柴胡汤的煎服法，具有典型的代表意义。其去滓再煎法，具有和合寒温、协调升降、燮理阴阳、互济刚柔的作用。诸凡以和法为主要目的之方剂，多仿此为法。

小柴胡汤的加减法，针对或然症而设，计有七项，与后文之大柴胡汤、柴胡桂枝汤等，具有同等重要的意义，可视作柴胡类方的重要组成部分。

（1）胸中烦而不呕者，是邪热扰心较为显著而胃气尚和，故去甘壅之人参以免留邪，因其不呕而去半夏，加瓜蒌实以清心除烦。

（2）渴者，是邪热伤津较著，故去温燥之半夏，加重人参用量以益气生津，并伍以天花粉清热生津。

（3）腹中痛者，是木邪犯土而脾络不和，故去苦寒伤中之黄芩，加芍药柔肝缓急，和络止痛。

（4）胁下痞硬者，是少阳经气郁滞较甚，故去甘壅滞气之大枣，加牡蛎以软坚散结，消滞除痞。

（5）小便不利心下悸者，是三焦决渎失常而饮邪留滞，故去苦寒之黄芩，加甘淡之茯苓以利水宁心。

（6）不渴外有微热者，是太阳表邪未除，故去甘壅滞邪之人参，加桂枝温覆微汗以解表。

（7）咳者，是寒饮犯肺，故以干姜易生姜，温中化饮；加五味子以敛肺止咳；去人参、大枣，是防其恋邪留患。

【临床运用】

（1）疟疾案

祁某，男，38岁，1977年8月15日诊治。涉雨工作，感受寒湿，继而恶寒发热，恶心呕吐，服"藿香正气丸"略有好转。时交秋令，天气骤然转凉，复感风寒之邪，即恶寒发热，休做有时，每日午后发作，恶寒时浑身发抖，加被不温，继则发热汗出，口苦，咽干。症见：面赤，发热恶寒，身汗出则热退，四肢酸困疼痛，胸胁满闷，不思饮食，舌苔黄腻但多津，脉滑数。此病在半表半里，邪入少阳之证，内挟痰湿之邪。治宜和解少阳，除痰截疟。方用：柴胡24g，半夏、黄芩、党参各15g，生姜、甘草、大枣各12g，常山6g，草果9g。上方服后少顷即吐，胸闷减轻，恶寒发热止，但觉身疲无力，继服上方去常山、草果，加竹叶9g，石膏15g，3剂而愈。

按　涉雨工作，湿邪内侵，伏于半表半里，以藿香正气丸仅能奏效一时，正交秋令，复感风邪，与内伏之湿邪相合，疟疾乃作。本证以寒热往来，休作有时，口苦咽干为其主症。遵仲景"口苦、咽干、目眩"，"往来寒热……小柴胡汤主之"之训，法古人"无痰不成疟"之说，以小柴胡汤解少阳半表半里之邪，常山破积除痰，草果温脾化痰，共组成和解少阳，除痰截疟之方，故一剂疟除。后见余热未除，以清热之品而获效。

（2）产后发热案

马某，女，32岁，1974年9月21日诊治。产后半个月余，感受风寒，突发高热，体温39～40℃，头晕目眩，寒热往来，汗出，心烦，喜呕，不欲食，便秘，以解热之西药和抗生素治疗无效，用中药调补气血之品亦无好转，日趋严重。症见：面赤心烦，寒热往来，胸腹胀满，呕吐，舌红苔黄燥少津，脉弦数。此属产后体虚，风寒之邪乘虚而入。治宜和解少阳，泻热通便。方用：柴胡15g，黄芩、半夏、生姜、大枣、党参、甘草各9g，黑大黄12g（后下）。本方服3剂，大便通利，寒热往来消退，临床治愈。

按　产后之人，体质素虚，今病人感受风寒，寒热往来发作，乃正邪相争之候。邪犯少阳，则出现心烦，喜呕，不欲食之症，此小柴胡汤证俱备也。病人复有便秘之疾，为津液不足，热结肠道的阳明证也，脉证合参，此为少阳阳明合病，故主以小柴胡汤。妇人产后，用生大黄恐伤其正，故以黑大黄导热下行，但实邪内结，亦可攻之。于是少阳之邪解，大便通利，邪去则正安，诸症自愈。

（3）午后潮热案

> 刘某，女，24岁，1978年4月15日诊治。平时情志不遂，常头晕目眩，心悸，月经提前，近日感午后潮热，体温在37.5℃左右，身疲无力，烦躁不安。症见：面色潮红，胸胁胀满，口苦咽干，四肢酸困，手足心汗出，舌苔白腻，小便黄，脉数。此属肝胆抑郁，浮火妄动之证。治宜舒肝解郁，清热泻火。方用：柴胡、黄芩各15g，半夏、生姜、龙胆草、栀子各10g，当归、白芍、甘草各12g，党参6g，大枣10枚，以上方3剂而愈。

按 肝主疏泄，今病人平素情志不遂，以致肝胆抑郁，肝脉布两胁，肝郁克脾，故胸腹胀满，胆之经脉上循咽喉，故口苦，咽干，肝胆抑郁，郁久化热，午后潮热乃作，小便黄赤则是湿热之症，头晕目眩亦为肝胆之病，主以柴胡、龙胆草清泄肝胆之热，栀子、黄芩清肺与三焦之热，半夏、生姜散逆降气，恐疏泄太过，故用参、枣、草补气和中，调和营卫，当归、白芍柔肝，补血养营，肝木调达，郁滞消散，浮火自熄，午后潮热亦除，共奏舒肝解郁，清热泻火之功。

（4）呕吐案

> 黄某，男，45岁，1977年8月20日诊治。平时饮食不节，复感寒邪，诱发呕吐，初服"藿香正气丸"略有好转，继服无效，呕吐日渐加重，胸腹胀满，纳食减退。症见：形体消瘦，精神困疲，憎寒发热，头晕目眩，口苦咽下，腹胀胁痛，呕吐酸苦之水，舌淡白，苔薄腻，脉弦滑。此属寒邪犯胃，胃失和降，里热郁积之证，治宜清热利湿，降逆和胃。方用：柴胡、半夏各15g，生姜、茯苓各30g，党参、黄芩、甘草各12g，大枣10枚，上方服3剂呕吐减轻，饮食增加，治投病机，继以上方投之，2剂而愈。

按 呕吐有虚实之分，虚乃脾阳不振或胃阴不足失其和降之功而成，实乃邪气犯胃，浊气上逆引起。本证平素饮食不节，复感风寒，外邪犯胃，饮食停滞，清不能升，浊不能降，浊气上逆，呕吐乃作。病程迁延日久，湿郁为热，口苦，咽干少阳证也，故以和中化湿之藿香正气丸仅能取效于一时，遵仲景"呕而发热者，小柴胡汤主之"之教导，以柴、芩和解半表半里之邪，生姜、半夏和胃降逆止呕，恐病日久，正气不足，以参、草、枣益气补中，调和营卫，重用茯苓以淡渗利湿。虽病日久，但由于治投病机，故获卓效。

（5）痛经案

> 郑某，女，26岁，1978年2月21日诊治。素体虚弱，加之情志郁闷，每次月经来潮少腹胀痛，经行不畅，服止痛之西药仅能取效一时，近日月经来潮少腹胀痛更甚，并寒热往来，服活血之品和止痛之西药，亦无好转。症见：形体较胖，面色潮红，恶寒发热，食欲不振，少腹结痛，头晕恶心，舌淡苔薄白边尖红，脉弦数。此属肝气郁结，气机不畅之证。治宜疏肝利胆，活血调经。方用：柴胡、半夏、香附各15g，黄芩、延胡索、川楝子各12g，甘草、生姜、党参各10g，大枣6枚。上方服3剂后，腹痛减轻，复以上方服5剂，诸症消除，恐其病情反复，嘱以每次行经前1周，服用此方，连服3月而愈。

按 痛经为妇科常见病，有虚实之异，今病人情志郁闷，气郁伤肝，肝胆疏泄失司，"气滞则血凝"，瘀血结于少腹，故月经来潮腹痛则甚。寒热往来，食欲不振，头晕恶心，少阳证显见，故主以小柴胡汤，疏肝利胆，解表清里，调和营卫，益气和中，降逆止呕，以香附、延胡索、川楝子行气止痛，活血调经，治投病机，故能获效。

（6）黄疸案

石某，男，35 岁，1976 年 8 月 7 日诊治。素体脾胃有湿，复感风寒，身疲无力，食后恶心呕吐，恶寒发热。两日前发觉皮肤微黄，小便黄赤，目黄口渴，经化验检查，黄疸指数 40U，谷丙转氨酶 380U/L，诊为"急性黄疸性传染性肝炎"。症见：面目微黄，发热恶寒，心烦口渴，饥不欲食，恶心呕吐，精神困疲，小便短少色黄赤，大便秘结，舌淡苔黄腻，脉弦滑。此属外邪内侵，邪郁不达，与内湿蕴结，熏蒸肝胆所致。治宜清热利胆，渗湿泻下。方用：柴胡、泽泻各 24g，半夏、生姜各 15g，甘草、党参各 9g，大枣 10 枚，茵陈 60g，大黄 12g（后下）。上方服 2 剂后二便通利，精神好转，但饮食如故，以本方去党参，加神曲、麦芽各 15g，服 5 剂身黄已退，饮食增加。继服 5 剂，诸症已除，化验检查，黄疸指数 8U，谷丙转氨酶 100U/L 以下，临床治愈。

按 黄疸有阴黄、阳黄之分，治疗亦别，本例病人乃平素脾胃有湿，复感风邪，邪郁不达，与内蕴之湿相合，郁久化热，影响胆汁流行，不循常规，入于血分，引发黄疸。视其面目发黄、鲜明，知其阳黄无疑，恶寒发热，亦为外邪犹存，小便黄赤，大便秘结，一派湿热之症，故以小柴胡汤解表清里，疏利肝胆，重用茵陈、泽泻以清热利湿，大黄通便泄热，使上焦得通，津液得下，邪有出路。后诸症减轻，但仍不欲食，恐党参腻滞，用神曲、麦芽以健脾之功，脾气得健，湿无生地，诸症自愈。

小柴胡汤是治少阳胆火内郁、枢机不利的方法，以胸胁苦满、往来寒热、口苦咽干、心烦喜呕等为主要临床表现。但其临床运用相当广泛，仲景亦曾将之用于治疗少阳阳明同病、三阳合病、黄疸腹痛呕吐及热入血室等病证。后世医家在继承仲景心法的同时，根据本方所主之病机病位特点，大大扩展其运用范围，无论内伤杂病或外感热病，凡与少阳病位相关，且以气郁或热化为特征者皆可以本方化裁治之。并由此而创制许多著名的方剂，如柴葛解肌汤、柴平汤、柴苓汤等，丰富和发展了中医方剂学内容。

本方作为外感热病邪犯少阳之主方，柴胡、黄芩两药实属重要。按其原方剂量，柴胡药量大于黄芩，颇合透邪外解之精义，宜于发热明显者。而临床运用之际，又当审证而变通之。若发热不甚而内热显著，口苦心烦、脉数渴饮者，则黄芩用量宜重；若内外俱热，难分轻重者，则柴、芩用量宜乎相当。一般而论，外感宜重用柴胡，欲其透邪；内伤宜重用黄芩，欲其清泄。此柴、芩剂量比例，虽有规矩可循，然最重要者，贵在审时度势，随证定夺，切不可拘泥于成法，而失辨证论治之玄妙。

【原文】

血弱气尽①，腠理开，邪气因入，与正气相搏，结于胁下。正邪分争，往来寒热，休作有时，嘿嘿不欲饮食。脏腑相连，其痛必下，邪高痛下②，故使呕也，小柴胡汤主之。服柴胡汤已，渴者属阳明，以法治之。(97)

【词解】

①血弱气尽：是气血不足之意。

②邪高痛下：尤在泾云："邪高谓病所以来处，痛下谓病所结处。"此指木邪克土之腹痛，病变在胆，其位较高；痛在腹中，其位在下，故云"邪高痛下"。

【提要】 补述小柴胡证的发病机理。

【原文分析】

气血虚弱，腠理不固，外邪得以乘虚而入。胁下乃少阳经循行部位，少阳受邪，经气阻结，所以胸胁苦满。少阳为半表半里之间，邪入少阳，正邪相争，入阴出阳，故见往来寒热；少阳胆气郁结，不能疏利胃土，所以嘿嘿而不欲饮食。肝与胆相连，脾与胃相连，即"脏腑相连"。肝胆属木，脾胃属土，肝胆受邪，常横逆克犯脾胃，而有腹痛及呕吐之症。胆位在胁，脾主大腹，胁较腹高。今少阳胆经受邪，而痛在腹部，故云"邪高痛下"。

往来寒热，胸胁苦满，嘿嘿不欲饮食，腹痛呕吐，皆由少阳受邪所致，故以小柴胡汤治疗。

"服柴胡汤已，渴者属阳明"是指柴胡证已罢，而见口渴的，说明此非少阳胆火所致，而是邪入阳明，化燥化热之故，当以疗阳明之法施治。

【原文】

得病六七日，脉迟浮弱，恶风寒，手足温，医二三下之，不能食，而胁下满痛，面目及身黄，颈项强，小便难者，与小柴胡汤，后必下重[①]。本渴，饮水而呕者，柴胡不中与也，食谷者哕[②]。(98)

【词解】

①后必下重：大便时肛门部有重坠感。

②哕：呃逆。

【提要】 小柴胡汤禁忌。

【原文分析】

小柴胡汤临床运用极为广泛而灵活，仲景特于第101条明确指出"有柴胡证，但见一证便是，不必悉具"，然有症情似是而非，病机不与少阳相关，或寒热虚实属性截然相反者，却非本方所主，故当列为禁忌。本条即为中虚兼表而误下生变，以致寒湿郁滞、累及肝胆者，虽有胁下满痛、面目俱黄等症，与少阳胆火内郁证相似而非，不得主以柴胡汤，以其苦寒伤中故也。

脉浮弱，恶风寒，自是桂枝证，然桂枝证脉不迟，今兼脉迟，且手足温，据第187条"伤寒脉浮而缓，手足自温者，是为系在太阴"推断，当系太阳中风兼太阴虚寒，治应温中解表，方如桂枝人参汤。医生屡用攻下，诛伐太过，以致中气大伤，土虚湿阻，进一步影响胆汁的疏泄。脾胃虚弱，受纳、运化失司所致，故不能食。湿邪内阻，肝胆气机不畅，故胁下满痛。木郁不达，胆汁不能循常道，溢于脉外，则面目及身黄。"太阴当发身黄，若小便自利者，不能发黄"，因小便自利，则湿有去路，不致内阻，故不能发黄。今发身黄，自然小便不利而难。"诸颈项强，皆属于湿"，故颈项强者，亦是湿邪之故。其中胁下满痛，不能食及面目身黄等胆经病证，颇与小柴胡汤证相似，便因其非胆热脾寒，而是单纯的脾虚寒湿之证，自非小柴胡汤所宜。若强与小柴胡汤，因方中有苦寒之柴芩，则脾阳气虚更剧，阳气下陷，而大便下重。

"本渴饮水而呕者"，是饮邪内停，气不化津，津不上承的五苓散证（第74条），当然也不适用小柴胡汤治疗。用小柴胡汤后，可进一步损伤中阳，以致胃气虚冷，食后引动胃气上逆而呃逆。

关于对本条之认识，另有一说：即湿邪在表，误下之后，湿郁化热而发黄，可主以小柴胡汤；若用柴胡剂之后，出现里急后重症象，则不得再用本方。因水饮内停而致渴欲饮水而呕者，则更非小柴胡汤所主。

【原文】

伤寒四五日，身热恶风，颈项强，胁下满，手足温而渴者，小柴胡汤主之。(99)

【提要】 三阳俱病以少阳为主的治疗。

【原文分析】

病在太阳宜汗，病在阳明宜清宜下，而病在少阳唯宜和解，汗下诸法皆属其禁，此三阳病证治疗常规也。本条言伤寒四五日，身热恶风、颈项强，是太阳表邪为患；胁下满，乃邪郁少阳之象；手足温而渴者，则为阳明燥热之征也。此三阳合病，若治从阳明清下之法，则有碍太阳、少阳；若治从太阳汗解之法，则有碍少阳、阳明。唯今之计，和解少阳、运转枢机，可使表里通达，阴阳和调，而病邪尽解，是故仲景主以小柴胡汤。此柴胡汤灵活运用之又一实例也。亦即所谓"三阳合病治从少阳"之法。

此时用小柴胡汤，可以根据加减法，若不呕而渴，去半夏加瓜蒌根来治疗。本条与上条比较，都有颈项强、胁下满、手足温等证，但两者病机不同。上条因误下里虚，此则未下里不虚，所以一则曰柴胡汤不中与也，一则曰柴胡汤主之，以分别虚实，示人应仔细辨证之意。

【原文】

伤寒，阳脉①涩，阴脉②弦，法当腹中急痛，先与小建中汤；不差者，小柴胡汤主之。（100）

小建中汤方

桂枝三两，去皮　甘草二两，炙　大枣十二枚，擘　芍药六两　生姜三两，切　胶饴一升

上六味，以水七升，煮取三升，去滓，内饴，更上微火消解，温服一升，日三服。呕家不可用建中汤，以甜故也。

【词解】

①阳脉：辨脉法云：凡脉大、浮、动、数、滑，此名阳也。

②阴脉：辨脉法云：凡脉沉、涩、弱、弦、微，此名阴也。

【提要】　论土虚木乘腹痛的证治。

【原文分析】

此言太阳病期间，脉证发生变化的治则、治法。脉法云：左手为阳，右手为阴。涩脉细而迟，主血少、伤津、津液亏损；弦脉端直以长，主痛主里。病伤寒者，脉当阳浮而阴弱，证当发热恶寒。今脉证反比，知病属寒邪入内，且木邪乘上，法当治内。所以用小建中汤建中补虚，缓急止痛，中气得建，化源自然充足而气血可复。若病当瘥未瘥者，说明少阳之邪太盛，再投以小柴胡汤，和解少阳，运转枢机。诸症自当尽除。

小建中汤和小柴胡汤两方都是土木两调的方剂。前者偏重于温补，是培土以制木，后者偏重于清疏，是伐木以救土。若病变以少阳为主，兼见腹痛，就用小柴胡汤去黄芩加芍药治疗（第96条小柴胡汤加减法）。此乃小柴胡汤灵活用于中虚而兼少阳病症之例也。

小建中汤是桂枝汤倍芍药加饴糖而成。方中重用饴糖，甘温补中；桂枝、生姜温中散寒；芍药和阴补血、缓急止痛；大枣、甘草补中益气。共成平补阴阳，建复中焦，生化气血，缓急止痛之剂。

【原文】

伤寒中风，有柴胡证，但见一证便是，不必悉具。凡柴胡汤病证而下之，若柴胡证不罢者，复与柴胡汤，必蒸蒸而振①，却复发热汗出而解。（101）

【词解】

①蒸蒸而振：蒸蒸，内热貌；振，寒战身抖。

【提要】　小柴胡汤的灵活应用原则。

【原文分析】

本条分两节讨论，"伤寒中风……不必悉具"为第一节，强调抓主证。"凡柴胡汤病证……汗出而解"为第二节，强调有是证用是方。

小柴胡汤的适应证一般习惯称为柴胡证，如前文所言，包括往来寒热、胸胁苦满、心烦喜呕、嘿嘿不欲饮食、口苦、咽干、目眩、耳聋目赤、脉弦诸症，此即小柴胡汤应用指征，无论中风伤寒，外感内伤，凡见此典型临床征象，即可用小柴胡汤主之。然而临床病象变化多端，不可能在一个病人身上同时全部见到，也无需诸证俱备，典型者少而不典型者多，故欲求症象典型而方敢

施用者，则不唯有束茧自缚之嫌，而遗"置佳方于疑窟"之讥，且更与大量临床实践之经验相悖。"但见一证便是，不必悉具"讲的就是这个意思。对"但见一证"的理解，首先应当是"主证"，意指部分症状表现，而非必谓某一症状及或然证。其次"一证"应当与"不必悉具"两相对照理解，不要机械地认为一个症状，可以是两个，也可以是三个，临证之际，只要见到小柴胡汤适应证的部分证候，且病机具有少阳邪郁特征者，即可使用小柴胡汤。此即小柴胡汤灵活运用之基本原则。这一原则既大大扩展了本方运用范围，亦体现了仲景"治未病"之思想。

少阳病属半表半里证，治宜和解本不应攻下，误用攻下会有不同的结果，"柴胡证仍在"是其中之一，说明病邪未因误下而内陷。"有是证用是方"，所以"复与柴胡汤"。然而毕竟下后正气受损，抗邪乏力，服汤后正气得药力相助，奋起抗邪，正邪交争，是以必然出现寒战高热之象，而濈然汗出，发热自退而诸症自除，此即正胜邪退；若邪胜正衰者，常可出现大汗淋漓、脉微肢厥等阴阳离绝之危象，这是临床值得注意病情转归之关键。

第九节　小柴胡汤证的兼变证与疑似证

一、小建中汤证

【原文】
伤寒二三日，心中悸而烦者，小建中汤主之。（102）
【提要】　里虚兼感外邪的证治。
【原文分析】

本条论述中焦虚寒、气血不足而兼感外邪的证治方药。

伤寒二三日，外感病程短，当有发热恶寒、头痛脉浮等表象，且未经误治。今见心中悸而烦，临床必须分析清楚病因。如若心烦而喜呕，伴见往来寒热、胸胁苦满等症，则为邪传少阳，治当和解，主以小柴胡汤；若心烦口渴、高热汗多，当属邪传阳明，治宜清下，主以白虎、承气等方。若心悸而渴、饮水则呕，并见小便不利等症，则为水气停蓄，饮邪凌心，治宜温阳化饮，主以茯苓甘草等方。然此条既未言及诸症，亦未治以诸方，反以小建中汤主之；以方测证，则知其必为中焦虚寒、气血不足，而复为外邪所感，以致表里同病。

本条与第100条都用小建中汤，皆属表里同病，但所见证情同中有异，本条为太阳太阴同病，而第100条所论为少阳太阴同病。太阴之病，乃中焦虚寒、气血不足为两者所同之处，故有心神失养之悸烦，经脉失濡之腹中痛，气血不充之脉涩等症。而本条表邪病在太阳，故当见发热恶寒、身痛脉浮等；而第100条则为少阳邪郁，故可见呕烦腹痛、胁痞脉弦等症，此为两者所异也。然就其治疗原则而论。表里同病里虚者多宜先里后表，故两者均先主以小建中汤，温建中土，调补气血。一治腹中急痛，一治心中悸而烦。

【评述】

历代医家对本条所论证候看法基本一致，大多认为其为表里同病，而以里证为病理重心。对里证的认识，多倾向于脾气不足，气血两虚。心悸一症，自以虚证为多；而对心烦一症，则有主张邪扰者，有认为阴弱者，观点不尽相同。笔者认为，在复杂的病理状态下，将某一症象单纯解释为某一特定病机的体现，有失偏颇；症象的出现，往往是多因素相互作用的结果。因此，在里虚已著而外邪未解的情况下，心悸而烦，既是邪气扰乱心神的体现，更是气血失养之病象，若加凿分，则太过拘泥。

【治法】　温中健脾，调补气血。

【方药】　小建中汤方（参见第100条）。

【方解】

本方虽以桂枝汤为基础，然倍芍药而重用饴糖，则变解表之剂，而为建中之方。方中饴糖、甘草、大枣，味甘性温，补益脾胃，温建中州，中气得复而气血生化有源。桂枝、生姜性味辛温，与甘药相合，而奏辛甘化阳之功。倍用芍药之酸寒，得甘药之助，而成酸甘化阴之义。如此甘温建中而阴阳气血双补，可使阴阳平调，营卫调和，是以本方具有调补气血、内外兼顾之功。

值得强调的是，本方与桂枝汤组成药物仅差一味，然其组方大旨却自此而变。桂枝汤桂芍等量，与甘草相伍，辛甘助阳，酸甘化阴，"外证得之，解肌和营卫；内证得之，化气调阴阳"，然究以辛甘发散为重，故解肌祛风、调和营卫为其主要功效。而本方加用饴糖，以甘温建中为主，且倍用芍药而增其化生阴血之力，是以本方虽具桂枝汤之基本组方和功效，却以调补里虚为其主要功效，而兼具调和营卫之作用。

【按语】

小建中汤以甘温建中为其组方原则，而寓温中健脾、补益气血、调理阴阳、协和营卫诸多功效于一方，故临床可广泛用于治疗内伤、外感各种病证以脾胃虚弱为病理重心者。值得注意的是，本方虽以温中健脾为主，但与理中汤有别，并不适于阳虚夹湿之证，于阴阳两虚而阳虚为主者尤宜。若呕吐者不可用，因甜能助呕，中满者不可用，甘能补气填实故也。若阴虚内热较甚者，亦当慎用。后世医家对本方的运用甚为灵活，常据其病证阴阳亏虚的轻重而予以化裁施用，如若血虚者加当归，气虚者加参、芪，内热者加黄芩，夹痰者加枳、橘、夏等，充分体现了中医辨证论治的精神。

二、大柴胡汤证

【原文】

太阳病，过经①十余日，反二三下之，后四五日，柴胡证仍在者，先与小柴胡；呕不止，心下急②，郁郁微烦者，为未解也，与大柴胡汤下之则愈。（103）

柴胡半斤　黄芩三两　芍药三两　半夏半升，洗　生姜五两，切　枳实四枚，炙　大枣十二枚，擘

上七味，以水一斗二升，煮取六升，去滓再煎，温服一升，日三服。一方加大黄二两，若不加，恐不为大柴胡汤。

【词解】

①过经：邪离本经，传入他经，名曰过经。

②心下急：心下，指胃脘部；急，拘急窘迫之感。心下急指胃脘部拘紧急迫的感觉。

【提要】　邪郁少阳兼阳明里实的证治。

【原文分析】

本条论述少阳证误下后出现的少阳阳明并病的大柴胡汤证。若要全面认识大柴胡汤证，必须结合后文第136条和第165条加以理解。本证病理机制是邪郁少阳而兼阳明里实；临床表现为往来寒热或发热、呕吐明显、心下急或胸中痞硬、烦躁不安、下利（热结旁流）等；治疗大法为和解少阳，通下里实，方用大柴胡汤。

从病理演化过程来分析，本条讨论太阳邪传少阳，病程虽较长久，因其病证未变，唯宜以柴胡剂和而解之，不得妄用汗下诸法。而医者不审其证，反复误下，热必耗损其阴津，而成内传阳明、化燥结实之势。细玩文义，与第101条"柴胡证不罢"不尽相同，此条"柴胡证仍在"语意暗寓"热结在里"（第136条）之机于前，可理解为"热结在里而柴胡证仍在"之略语，观"先

与"二字即知。病在少阳，反复误下，以致邪气有内传之势，然初涉阳明，而重心仍在少阳。小柴胡之"喜呕"变为"呕不止"，乃兼阳明腑气不通而浊气上逆；"心烦"而成"郁郁微烦"，是里热郁结更甚；"胸胁苦满"而转"心下急"，为阳明经气亦滞。凡此诸象，虽亦表明邪气渐转阳明，而往来寒热、口苦咽干、脉弦等症仍在，病证仍以少阳为主，下法仍当慎用，故可先以小柴胡汤运转枢机，通达表里，冀求"上焦得通，津液得下，胃气因和"（第230条），而少阳阳明之邪悉数尽解，此为奇兵突袭、破其要塞之法。若不瘥，则表明少阳、阳明之邪者互为倚角，彼此呼应，独任和解之法，难奏其效；唯有全面出击，方可溃其防线，故主以和解攻下之大柴胡汤，毕其功于一役。

本证之"呕不止，心下急，郁郁微烦"诸症，原可视为小柴胡证"心烦喜呕"、"胸胁苦满"之变局，是以就本条文字而言，阳明里实征象并不突出。但以方测证，更参照第136条之"热结在里"语，则大柴胡汤所主，必是少阳阳明同病而以少阳为主之证。唯有深刻理解这一病理机制，方可正确运用大柴胡汤。临床上本证常可兼见腹满便秘、舌红苔黄、口渴等症，可作为其辨证依据。

少阳阳明同病，有兼经热者，有兼腑实者。兼经热者，如后世之小柴胡加石膏、知母所主；兼腑实者，如本论之大柴胡、柴胡加芒硝汤证。尤须申言者，少阳阳明同病，其治仍当遵循表里缓急治疗原则。阳明里实热并不深重时，当先表后里，以和解为先，而清下为后，如第229、230条以小柴胡汤治之，以及本条和第104条先与小柴胡汤，皆是其例；特别是本条和第104条所论，耐人寻味。尽管大柴胡与柴胡加芒硝汤均为两解之剂，其于少阳阳明同病本属得当，而仍先与小柴胡汤，说明下法之于少阳，应当慎之又慎。以少阳为表里出入之门户，阴阳转化之枢纽，而下法最易耗损正气，以致变证蜂起，祸端百出，不可不慎。

【治法】　和解少阳，通下里实。

【方药】　大柴胡汤方。

【方解】

本方以小柴胡汤为基础，仍以和解少阳半表半里为其主要攻效。去参草者，乃因其里虚不显而结热较甚，甘温壅补之品不宜也；呕吐较剧，故加重生姜剂量，增强降逆止呕之效；加枳实、大黄者，以泄热荡实，破结降气；芍药性味酸寒，敛阴和营，缓急止痛。诸药相伍，共奏和解少阳、通下里实之攻，实为少阳阳明同病之剂。

按原方组成无大黄，而方后注云："一方加大黄二两，若不加，恐不为大柴胡汤"。考唐以前诸家医典，如《金匮要略》、《肘后备急方》、《备急千金要方》、《外台秘要》等，所载本方均有大黄，是故当以有大黄为是。在临床实践中，则可根据热结程度、便秘与否等具体情况，斟酌其去留及剂量多寡。

【临床应用】

（1）心胸烦闷（高血压）案：此方证所治之心胸烦闷（高血压）必为热邪入里，邪结胃肠，临床辨证中常见：头晕头痛，胸胁苦满，心中烦闷，不欲饮食，干呕汗出，大便秘结，小便短赤，舌质红苔薄黄，脉弦数。若方中加入菊花、草决明、川芎其效更佳。

刘某，女，47岁，1980年9月21日诊治。主诉：头晕头痛，心胸烦闷半个月。2年前头晕头重，经查血压159/110mmHg，经常感心胸烦闷，每夜仅能安睡4～5小时，恶梦频做，半个月前因生气后头晕、心胸烦闷加重，伴头痛重，胸胁苦满，今求治，诊为"高血压"，服温"胆汤合柴胡舒肝散"多剂，效果不显。症见：形体肥胖，两目微闭，自诉心胸烦闷、头晕头痛头重，睁眼则头晕加重，胸胁苦满，大便已3日未行，2日已未进食，舌红苔薄黄，脉沉弦。血压180/114mmHg。证属热邪入内，邪结胃肠所致，虽2日未食，但实热之症已现。治宜解热除烦，清腑通便。方用：柴胡、黄芩、半夏、白芍各12g，枳实、厚朴各15g，生姜、大黄（后下）各10g。服药1次，即泻下如胶之漆黑大便1次，心烦大减，上方加茯苓30g，菊花10g，草决明20g，减大黄为6g，服3剂后，血压降至140/96mmHg。上方加减共服24剂，血压降为130/90mmHg，头痛、头重消失，头晕已基本消失，夜能安睡，已无胸胁苦满、心烦欲呕之症，临床治愈。

（2）腹痛（急性胆囊炎）案：此方证所治之腹痛（胆囊炎）乃肝郁气结，腑气不利所致，临床辨证中常见：右上腹疼痛，连及胃脘，口苦多呕，不思饮食，大便秘结，舌质红黄腻，脉沉弦。在临床中常于方中加入金钱草、郁金、厚朴、陈皮等，其效更佳。此病治疗之初，若大便秘结，必以通腑泻热为主，故大黄应后下，以增强其通便之力。

王某，女，41岁，1992年6月7日诊治。主诉：右上腹剧烈疼痛3日。1年前患"慢性胆囊炎"，常感右上腹隐痛，并发低热，恶心，嗳气，食欲不振，腹部胀满，经服舒肝理气之品而缓解。3日前突发右上腹剧烈疼痛，服原处之方无效，又邀诊治。症见：右上腹剧痛，连及胃脘，大汗淋漓，服止痛药物亦不能止其疼痛，做B超检查示：急性胆囊炎，急注射哌替啶针方止其疼痛。病人述恶心欲呕，胸胁满闷，大便已3日未行，小便短赤，舌质红苔黄腻，脉弦数。证属肝郁气结，腑气不通。方用：柴胡、黄芩、白芍、枳实、厚朴15g，半夏、郁金、大黄（后下）各12g，金钱草30g。病人服药1剂后家人前来告之，就诊时注射哌替啶后疼痛止，但不久疼痛又作，恰中药已煎好，即频频服之，2小时后，泻下坚硬之大便1次，腹痛顿减。1剂药服完后疼痛已变为隐痛，上方加陈皮、鸡内金各12g，大黄减为6g，服10剂后诸症消失，临床治愈。追访2年胆囊炎未发。

（3）胃痛案：此方证所治之胃痛乃邪热内结，肝郁气滞所致，临床辨证中常见：胃脘疼痛，时轻时重，恶心呕吐，恶寒身热，大便不通，小便黄赤，舌质红苔黄腻，脉沉弦或弦细数。常以本方加减治疗胃溃疡、急慢性胃炎等，方中加入郁金、厚朴其效更佳。

孙某，男，37岁，1980年7月12日诊治。主诉：胃脘隐痛半年，加重4日。半年前常感胃脘部胀闷疼痛，呕吐酸水，经钡餐透视诊为"胃溃疡"，由于经济条件较差，一直未予治疗，4日前因与人生气后感胃痛加重，胸胁苦满，大便4日未行。症见：形体消瘦，面色青黑，表情痛苦，胃脘剧痛，大汗淋漓，呕吐酸水，胸胁苦满，不欲饮食，大便4日未行，舌质红苔黄腻，脉沉弦。证属邪热内结，肝郁气滞所致。治宜泻热通便，舒肝理气。方用：柴胡、黄芩、郁金、半夏各12g，白芍、枳实各15g，厚朴、大黄（后下）、生姜各10g，大枣5枚。服药1剂，泻下如脓之黑便，胃痛大减，继服药1剂，胃脘部已转隐痛，大便日3行，呕吐止，继以四逆散加理气健胃之品以善其后。

（4）癫狂（精神病）案：本方证所治之症乃阳明热盛，腑气不通所致。临床辨证中常兼见：面红目赤，腹满坚硬，大便不通，狂躁不安，骂詈不休，胡言乱语，舌质红苔黄腻，脉沉数。常以本方加龙骨、牡蛎、酸枣仁治疗精神病，疗效显著。

马某，女，48岁，1976年10月23日诊治。家属诉其狂躁不安，胡言乱语已3日。病人身体素健，1周前突遇惊吓导致精神失常，初胡言乱语，继则昏不知人，狂躁不安，骂詈不休，服镇静之药仅能缓解一时，旋即如故，家属无奈，又不愿将其送入精神病院，故前来诊治。症见：面红目赤，狂躁不安，胡言乱语，骂詈不休，在家人的劝说下配合诊断，按其腹满坚硬，问其大便已3日未行，舌质红苔黄腻，脉滑数。证属阳明热结，腑气不通所致。治宜泻热通腑。方用：柴胡、半夏、白芍各12g，黄芩、枳实、厚朴各15g，大黄（后下）、生姜各9g，龙骨、牡蛎（包煎）各30g。服1剂，大便通利，狂躁不安减，再服2剂，精神正常，继以酸枣仁汤合桂枝龙骨牡蛎汤以善其后。

（5）肠痈案：本方证所治之肠痈乃胃气上逆，腑气不通所致。临床辨证中常见；腹痛腹胀，右下腹尤甚，恶心欲呕，纳差便秘，舌质红苔黄腻，脉弦数等症。若加薏苡仁、郁金、厚朴，其效更佳。

冯某，男，27岁，1980年5月21日诊治。主诉：右下腹疼痛3日，加重1日。病人3日前感腹部隐痛，由于症轻，而未加治疗，延至昨日，腹痛加重，右下腹尤甚，恶心呕吐，胃脘不舒，腹胀便秘。症见：形体肥胖，面色青黑，表情痛苦，恶心欲呕，食欲不佳，腹胀，胃脘痞满，腹部疼痛，右下腹尤甚，阵发性加剧，大便秘结，舌质红苔薄黄，脉弦数。查血常规：白细胞计数$18.0 \times 10^9/L$，中性粒细胞0.80，淋巴细胞0.20。证属胃气上逆，腑气不通所致。治宜降逆和胃，通利腑气。方用：柴胡、黄芩、牛姜、郁金各12g，枳实、厚朴、白芍各15g，大黄（后下）10g，大枣5枚。服药1剂，大便通利，矢气频频，腹痛减轻，继服2剂后，腹痛转为隐隐作痛，已能忍受，食欲增加，腹胀减轻，此急性已过转为慢性，当以薏苡附子败酱散治之，服药10剂，诸症消失，追访3年没复发。

按 大柴胡汤本为少阳阳明同病而设，具有和解攻下、两解表里之功。后世医家将之广泛用于内伤、外感实热证而与少阳枢机不利相关者，而现代应用则更为广泛，尤以其救治急腹症的显著疗效，最为引人注目。尽管宋本原方无大黄，但现代临床每多依据王叔和等医家的观点，加用大黄，然其目的并非必为通便，而是通泄里热，这在急性传染病的治疗中体现尤为突出；至于用量，则往往据其里实热程度而定。

陈宝田所著《经方的临床应用》认为大柴胡汤证与小柴胡汤证相似，但比小柴胡汤证为实。辨证要点为：①体质壮实，多呈肥胖、肌肉丰满、骨骼发达的壮实体质，营养状态好，多见于女性；②有少阳证，如往来寒热、胸胁苦满等；③有阳明腑证，如便秘、郁郁微烦，或有潮热；④上腹部拘急疼痛。这一总结基本体现了本方的应用原则，可资临床参考。

三、柴胡加芒硝汤证

【原文】

伤寒十三日不解，胸胁满而呕，日晡所①发潮热②，已而微利，此本柴胡证，下之以不得利，今反利者，知医以丸药下之，此非其治也。潮热者，实也，先宜服小柴胡汤以解外，后以柴胡加芒消汤主之。（104）

柴胡加芒消汤方

柴胡二两十六铢　黄芩一两　人参一两　甘草一两，炙　生姜一两，切　半夏二十铢　本云五枚，洗　大枣四枚，擘　芒消二两

上八味，以水四升，煮取二升，去滓，内芒硝，更煮微沸，分温再服。不解，更作。

【词解】

①日晡所：晡，即申时，下午3～5时；所，约略之辞。日晡所，即下午3～5时之意。

②潮热：发热定时增高，如潮水之涌作有时。

【提要】　少阳兼里实误下后的证治。

【原文分析】

本条讨论少阳阳明同病误用攻下后所致的柴胡加芒硝汤证。柴胡加芒硝汤证的病机为少阳火郁兼阳明里实，其临床表现基本与大柴胡汤证相同，治法为和解少阳，兼以软坚泄热。

本条文其意可分作三段理解。"伤寒十三日不解……已而微利"，论述伤寒表证由表入里的情况。胸胁满而呕的征象出现，知邪入少阳，枢机不利而胆火内郁；而日晡所发潮热，则为典型之热炽阳明征象。如此少阳阳明同病，治宜和解攻下，前所言之大柴胡汤，为的当之剂，服之诸症可愈。"今反利者"，与病机不相符，则说明另有原故。

自"此本柴胡证……此非其治也"，承接前之讨论下利原因。通过询问病史，方知误用丸药攻下于前，而利发于后。少阳兼里实，不得独行攻下，而宜和解通泄并举。医者不明其理，攻下后其肠道虽通，但肠中之热难除，所以尽管不利，而潮热依然存在，故曰"非其治也"。

后文明确诊断并拟定先表后里之治疗方案。下后虽利而潮热未除，说明里实仍在；胸胁满而呕等少阳征象未变，更因其误下致利，正气已然受损，和解攻下之法虽属正治，仍当虑其峻烈之性，故宜乎谨慎从事，先以小柴胡汤和解少阳。设若服后枢机运转，气机宣畅，则可能表里之邪尽解，而不必再行和解攻下之法。若服后少阳之邪稍退，而阳明燥实不除，则宜仿大柴胡法，稍变其制以求顾护正气，如此而主之以柴胡加芒硝汤。

【治法】　和解少阳，兼以软坚泄热。

【方药】　柴胡加芒硝汤方。

【方解】

本方药味组成乃以小柴胡汤为基础，但加芒硝而已，然就其剂量而言，则非小柴胡原方，仅用其原量的三分之一，加芒硝二两。体现了小柴胡和解少阳而运转枢机，芒硝软坚泄热以去其阳明实邪，诸药合用，共奏和解泄热之功，而有大柴胡之意向。

从方药组成分析，大柴胡方用大黄、枳实、芍药，而去人参、甘草，其泻热通腑之力较强。而本方不用大黄、枳实、芍药，仅加轻量之芒硝，重在软坚润燥，而其破结去壅之力则较大柴胡相去甚远；且更用参草，而具扶养正气之功。若大柴胡汤有小承气之意，则本方更似调胃承气之制。而其剂量较轻，则和解泄热之力，不足与大柴胡比肩，可用于大柴胡证之体虚者。

【原文】

伤寒十三日，过经谵语者，以有热也，当以汤下之。若小便利者，大便当硬，而反下利，脉调和者，知医以丸药下之，非其治也。若自下利者，脉当微厥①，今反和者，此为内实也，调胃承气汤主之。（105）

【词解】

①脉当微厥：一作"脉微肢厥"，如张隐庵曰："其脉当微，手足当厥"；一作单纯脉象解，即《伤寒论》辨不可下病第二十所言"厥者，脉初来大，渐渐小，更来渐大，是其候也"，主里虚有寒。两说可并以。

【提要】　阳明里实误用丸药攻下后的变证与治疗。

【原文分析】

本条阐述太阳表邪内转阳明而未涉少阳。

太阳表证不解,日久必致邪气内传,而内传之途,或入少阳,或犯阳明,甚则径至三阴,则每因人体阴阳盛衰、邪气轻重及性质,以及医护措施当否而定。今病已十余日,而见潮热谵语、小便自利等症,并未出现胸胁苦满、往来寒热等象,表明邪气内传阳明,而与少阳枢机无关。阳明内实,当有大便硬结闭塞不通之症,却反见下利,是与病机不合,必有所因。追索病源,仍属下法用之不当所致。若下利属里虚寒,脉象应随之而变,微弱无力,并伴肢厥恶寒等症。今虽下利,而脉象仍沉实有力,且兼谵语潮热,是误下而病机未变,治宜缓下热结,主以调胃承气汤。

本条与第104条所论皆是太阳表证日久内传,而见潮热之症均因误下而见下利之象;本条是病传阳明而与少阳无关,第104条是病在少阳而兼涉阳明,病象相似而病机有异,乃治法方药各自不同,必须细心鉴别,方不致误。

四、柴胡加龙骨牡蛎汤证

【原文】

伤寒八九日,下之,胸满烦惊,小便不利,谵语,一身尽重,不可转侧者,柴胡加龙骨牡蛎汤主之。(107)

柴胡四两 龙骨 黄芩 生姜切 铅丹 人参 桂枝去皮 茯苓各一两半 半夏二合半,洗 大黄二两 牡蛎一两半,熬 大枣六枚,擘

上十二味,以水八升,煮取四升,内大黄,切如棋子,更煮一两沸,去滓,温服 升。本云,柴胡汤今加龙骨等。

【提要】 伤寒误下邪陷所致烦惊谵语的证治。

【原文分析】

本条论述太阳表证误下后所致邪气弥漫、虚实夹杂、表里俱病的变证及其治法方药。

伤寒时已八九日,本已暗伏内传之机,而反误下伤其正气,则邪气乘虚而入,而变证由生。误下致变,种类繁多,然皆取决于人体阴阳禀赋、病邪性质及轻重等因素。今见胸满而烦,是少阳枢机不利、胆火内郁之象;胆火上炎,更兼胃热上蒸,心神不宁,则有谵语惊惕之变;而小便不利者,是少阳三焦决渎失常,水道不调之故也;邪气郁于半表半里之界,内外气机无以正常运行,是以一身尽重而难于转侧。纵观全局,虽然病象所涉脏腑经络较广,究以少阳胆与三焦为其病变重心;而外邪虽入里化热为患,同时亦有内生饮邪与之狼狈为奸。饮热互结,而正气却因误下而虚馁,是以形成如此虚实互见、表里俱病(其表者,少阳也;其里者,心胃也)之证,治宜和解少阳、通阳泄热,而兼宁心安神,方用柴胡加龙骨牡蛎汤。

【治法】 和解少阳,通阳泄热,兼宁心安神。

【方药】 柴胡加龙骨牡蛎汤方。

【方解】

本方由半量小柴胡汤去甘草加龙骨、牡蛎、桂枝、茯苓、铅丹、大黄诸药而成。方以小柴胡汤清疏少阳,扶正祛邪,使陷里之邪,得以枢转而出;加桂枝者,非取其解肌祛风,而欲其通阳透达,助小柴胡转出里邪;少量大黄,并无峻猛伤正之弊,而有泄热和胃之功;至于铅丹、龙牡,重镇安神,定惊除烦;妙在茯苓一味,即可淡渗利水,疏通三焦,又能宁心安神以止烦惊;去甘草者,不欲其甘缓之性妨碍祛邪也。如此攻补合用,而究以和解少阳为基础,而有此方诸般奇妙之用。

方中铅丹有毒,目前临床很少用之内服,可以磁石、生铁落替代。

五、肝邪乘脾肺证

【原文】

伤寒，腹满谵语，寸口脉浮而紧①，此肝乘脾也，名曰纵②，刺期门③。（108）

【词解】

①脉浮而紧：此处意为脉弦。《辨脉法》云："脉浮而紧者，名曰弦也。"

②纵：五行顺次相克者，谓之纵。《平脉篇》曰："水行乘火，金行乘木，名曰纵。"

③期门：肝经之募穴，位在乳头直下二寸处。

【提要】　肝乘脾的证治。

【原文分析】

本节条文依据五行生克原理，讨论了肝邪横逆克脾的证治。

腹满谵语，近似阳明腑实证，但脉搏并不沉迟实大，也没有见到潮热、腹痛的症状，所以非阳明腑实证。寸口脉象浮而紧，近似太阳伤寒表实证，但又没有头痛、发热、恶寒的表现，所以也不是太阳表证。仲景《辨脉法》谓："脉浮而紧者，名曰弦也"，弦为肝脉，脉搏的浮紧，是肝木气旺的现象。纵，指肝胆之气放纵无制，顺势而往。肝木克犯脾土即"肝乘脾"，脾属阴土而主大腹，肝木邪盛，是为克而太过，致脾气不伸，而大腹胀满；木邪化火，上扰心神则谵语。其病既属肝郁克脾，木火扰心，其治理当疏泄肝邪，刺其肝之募穴期门，而为根本之图。

【原文】

伤寒，发热，啬啬恶寒，大渴欲饮水，其腹必满。自汗出，小便利，其病欲解，此肝乘肺也，名曰横①，刺期门。（109）

【词解】

①横：五行逆次反侮者，谓之横。《平肺篇》云："火行乘水，木行乘金，名曰横。"

【提要】　肝乘肺的证治。

【原文分析】

关于"自汗出，小便利，其病欲解"是属于倒装文法，应置于"刺期门"之后。既可视为刺期门后之疗效，亦可看作本证自愈之机转。据此分析，本证临床表现应有发热恶寒、渴欲饮水、腹部胀满、无汗、小便不利等症，颇似太阳阳明合病，然其腹虽满，但无潮热便秘之症；寒热无汗，却少头痛项强之征，是知二阳合病之诊断，尚难成立。细究其理，实乃木邪刑金之故也。肝木气旺，反侮肺金，肺之宣发肃降失常，则外现寒热无汗，内见小便不利。木邪偏旺，必犯中土，脾失转输，津不上敷而渴，气机不畅则满。当此之际，若机体阴阳自调能力尚可，则有"自汗出，小便利"而自愈之机。若无自愈之兆，刺其期门，泄其肝邪，则诸症自除。

第十节　太阳病火逆变证

【原文】

太阳病二日，反躁，凡熨①其背，而大汗出，大热入胃。胃中水竭，躁烦，必发谵语。十余日振栗自下利者，此为欲解也。故其汗从腰以下不得汗，欲小便不得，反呕，欲失溲，足下恶风，大便硬，小便当数，而反不数及不多，大便已，头卓然而痛②，其人足心必热，谷气③下流故也。（110）

【词解】

①熨：外治火疗法之一。指将药物炒热或砖瓦等物烧热，以布帛包裹温熨身体某一部位以祛

寒镇痛的一种疗法。

②卓然而痛：突然疼痛。

③谷气：指脾胃阳气。

【提要】　太阳病误用火法的变证及自愈机转。

【原文分析】

本条可分为两段解释。第一段"太阳病……此为欲解也"。太阳病二日，邪气在表，不应烦躁而反烦躁，是表邪未解，而里热已盛，和大青龙汤证相似，应用解表清里之法。医生误用熨法发汗，迫使大汗出，导致胃中津液损伤，里热炽盛，因此烦躁更甚，并发生谵语等症状。病至十余日，如胃中津液得复，每有自动发生振栗及下利现象，这是阴复阳和，病将向愈的佳兆。

第二段从"故其汗从腰以下不得汗……谷气下流故也"，说明误治后变证的另一种机转。"从腰以下不得汗"，即上身有汗，下身无汗，是阳气上盛下虚，上下阻隔之局势。阳热上盛，胃气上逆而呕。阳虚于下，水气不利，既欲小便而不得，却又欲失溲，足下恶风。大便硬，常因水液偏渗膀胱所致，故小便当数。今大便硬，而小便不数反少，此大便硬是阳热郁于上，津液不能下达所致。当大便通行，阳气得以下达，由原来的足下恶风，转为足心发热。关于头卓然而痛，是大便时突然发生的情况，这是因阳热骤然下达，头部阳气空虚的短暂反应，与其他头痛不同。

【原文】

太阳病中风，以火劫①发汗，邪风被火热，血气流溢，失其常度。两阳②相熏灼，其身发黄。阳盛③则欲衄，阴虚小便难。阴阳俱虚竭，身体则枯燥。但头汗出，剂颈而还④，腹满微喘，口干咽烂，或不大便，久则谵语，甚者至哕，手足躁扰，捻衣摸床⑤。小便利者，其人可治。（111）

【词解】

①火劫：劫，即劫迫也。火劫，指用温针、艾灸、熏、熨等法劫迫发汗。

②两阳：此指风邪与火法均属阳，故称两阳。

③阳盛：此处指阳热之邪炽盛。

④剂颈而还：剂通"齐"。剂颈而还，此指头部汗出（从颈部以上）。

⑤捻衣摸床：病人在神志昏糊状态下两手不自主地抚弄捻搓手边之衣被等物。

【提要】　太阳中风误用火法治疗后的变证及预后。

【原文分析】

太阳中风证误用火法，两阳熏灼，风邪入里化热，蒸灼营血，外溢而发黄；阳邪亢盛，迫血上行而为衄血；热盛伤阴，阴津虚竭则小便难；气血不足，无以濡养则肌肤枯燥。汗出仅限于头部，伴腹满便秘、口干咽烂等象，正是阳热盛极，阴液亏耗之确据。因热邪上扰，神明不安，而有手足躁扰、谵语、循衣摸床等症。邪热内壅，影响气机，胃逆为哕，肺闭为喘。此阳盛阴亏证，当视其津液之存亡而预其后，若见小便通利，说明阴津尚未耗竭，一线生机犹存。故曰"其人可治"。若论其治，则宜清热泻火，滋养阴津。然在热性病诊治过程中，以小便的有无多少，来判断预后，有着非常积极的意义。

【原文】

伤寒脉浮，医以火迫劫之①，亡阳②，必惊狂，卧起不安者，桂枝去芍药加蜀漆牡蛎龙骨救逆汤主之。（112）

桂枝三两，去皮　甘草二两，炙　生姜三两，切　大枣十二枚，擘　牡蛎五两，熬　蜀漆三两，洗去腥　龙骨四两

上七味，以水一斗二升，先煮蜀漆，减二升，内诸药，煮取三升，去渣，温服一升。本云，桂枝汤，今去芍药加蜀漆、牡蛎、龙骨。

【词解】

①以火迫劫之：用火法强迫发汗。

②亡阳：此处的阳指心阳。亡阳即心阳外亡，心神浮越。

【提要】 太阳表证误用火法所致惊狂证治。

【原文分析】

伤寒脉浮，是病邪在表，当以麻黄汤发汗或用桂枝汤解肌。若以火法取汗，易致大汗伤阳，心阳虚损，不能温煦心神。心胸阳虚，痰浊内生，痰饮水邪得以上乘阳位，扰乱心神，于是发生惊狂、卧起不安，伴见面白神疲、心悸胸闷、肢凉脉弱等症。所以用桂枝去芍药加蜀漆牡蛎龙骨救逆汤。"救逆"者，有急救抢险的意义。

【治法】 温通心阳，镇惊安神，兼化痰浊。

【方药】 桂枝去芍药加蜀漆牡蛎龙骨救逆汤方。

【方解】

本方即桂枝去芍药汤加蜀漆、龙骨、牡蛎组成。桂枝汤去芍药之酸柔，功能辛甘化阳，温通心阳，以救心阳之虚损；加龙骨、牡蛎重镇潜敛，安神定惊，以固飞扬之神气；加用蜀漆，味苦性泄，涤痰化浊，而开清窍之闭塞，然其腥臭有毒，易致呕吐，故而再用生姜、大枣，解毒去腥，防止蜀漆对胃的刺激及呕吐等副作用的发生。诸药合用，共奏温通心阳，镇惊安神，涤痰开窍之功。

【原文】

形作伤寒，其脉不弦紧而弱。弱者必渴，被火者必谵语，弱者发热脉浮，解之，当汗出愈。(113)

【提要】 温病初起误火之变证。

【原文分析】

有发热、恶风寒、头身痛等症状，类似伤寒，所以谓"形作伤寒"。但伤寒脉浮而紧，今脉不紧反弱，弱是阴不足的表现，故而"弱者必渴"。此本因温邪所致，不能用火法治疗。若误用火攻，则必火上浇油，热邪亢盛而谵语。

脉浮发热，是温邪初起，邪尚在表，可以用发汗的方法治疗。但是这种汗不是麻黄、桂枝辛温所宜，后人吴鞠通在《温病条辨》中指出"温病亦喜发汗，发汗则宜辛凉解肌"。方如银翘散之类。

【原文】

太阳病，以火熏之，不得汗，其人必躁，到经①不解，必清血②，名为火邪③。(114)

【词解】

①到经：指病至七日，太阳一经行尽。

②清血：清通"圊"，圊者，厕也。清血，即便血。

③火邪："因火成邪"义，指太阳病误以火熏疗法而致的血热变证。属"火逆"范畴。

【提要】 表证误用火熏而发生的病证。

【原文分析】

太阳病，本当用汗法治疗，今用火熏，是为误治。熏后不得汗出，汗既不出，不但表证不解，以致邪气入里化热，如此则烦躁口渴、脉数舌红、咽喉干燥，诸多火热征象。如果到了太阳病应该解除的时日，而病证仍不解除，说明阳郁较甚。邪热化火，火迫营血，伤及肠络，大便必然下血。火熏不但不能解除病证，反而成了导致变证的原因，故而称为"火邪"。

【原文】

脉浮热甚，而反灸之，此为实。实以虚治，因火而动，必咽燥吐血。(115)

【提要】 误灸引起的变证。

【原文分析】

艾灸之法能温阳散寒，多用于治疗里虚寒证，或寒湿病证。今见脉浮而发热，或为表热郁闭，或为里热蒸腾，均不宜用灸法。热甚反灸，是用治虚之法治疗实证，即"实以虚治"。若邪热化火，灼伤津液则咽喉干燥，伤及胃络，血溢而出，则见吐血。

【原文】

微数之脉，慎不可灸。因火为邪，则为烦逆，追虚逐实①，血散脉中②，火气③虽微，内攻有力，焦骨伤筋④，血难复也。脉浮，宜以汗解，用火灸之，邪无从出⑤，因火而盛，病从腰以下必重而痹⑥，名火逆⑦也。欲自解者，必当先烦，烦乃有汗而解，何以知之？脉浮故知汗出解。（116）

【词解】

①追虚逐实：血虚火旺，更用火法，血更虚而火更旺，正虚者益虚，邪实者更实，是谓追虚逐实。

②血散脉中：血液流溢，失其常度，即血液妄行。

③火气：火热之气。

④焦骨伤筋：血被火灼，筋骨失去濡养，故谓之。

⑤邪无从出：外邪不得从汗而出。

⑥痹：此作麻痹解。

⑦火逆：指误用烧针、艾灸、熏、熨等火法治疗而致之变证。

【提要】　本条论阴虚内热及表证误灸的变证。

【原文分析】

脉微而数，是阴虚血少而又有内热的脉象，理当宜用甘寒滋阴清热养血的方法，治之以黄连阿胶汤类，才能够热退阴复，病得痊愈。今反治以艾灸，是犯虚虚实实之戒，而致阴液更虚而火邪益盛，焦骨伤筋，阴血难复之弊。

脉浮者主表，表证宜以汗解，反灸之以艾，外邪不得随汗而解，反随艾灸之火气而入里化热，邪热壅滞而致气血运行不畅，故腰以下部位沉重麻木。如果其脉仍浮，则说明病人正气尚盛，仍有外解之机，正邪相争，是以烦躁，烦后汗出，而邪随汗解。

【原文】

烧针①令其汗，针处被寒，核起而赤者，必发奔豚。气从少腹上冲心者，灸其核上各一壮②，与桂枝加桂汤，更加桂二两也。（117）

桂枝五两，去皮　芍药三两　生姜三两，切　甘草二两，炙　大枣十二枚，擘

上五味，以水七升，煮取三升，去滓，温服一升。本云，桂枝汤今加桂满五两，所以加桂者，以能泄奔豚气也。

【词解】

①烧针：又名火针、燔针等，针刺时以火烧红针尖，迅速刺入穴位，旋即拔出，以手按压针孔。此为散寒取汗古法之一，亦用于治疗痹证及痈疽排脓。

②一壮：放艾炷于穴位上，烧完一炷为一壮。

【提要】　烧针取汗引发奔豚的证治。

【原文分析】

误用烧针发汗，汗出邪气未去，反伤心阳。心阳不足，无以下温肾水，以致下焦阴寒之气上逆，发为奔豚之证，气从少腹上冲胸咽，烦闷欲死，片刻冲逆平息而复常；伴见心悸心慌，胸闷气短，神疲肢凉，舌白脉弱等诸阳气不足的征象。用烧针法取汗，由于处理不当，风寒从针孔处侵入，使血液凝涩，在针孔处发红，肿起而为核状。治宜先以艾灸散其寒气，复以桂枝加桂汤温

通心阳，降逆平冲。

【治法】　温通心阳，降逆平冲。

【方药】　桂枝加桂汤方。

【方解】

本方以桂枝汤为基础，加重桂枝用量而成。桂枝功能解肌祛风，通利血气，平冲降逆，今加重桂枝用量，变祛风解肌之方而为温通降逆之剂。方中桂枝合甘草，辛甘化阳，温通心阳，以折阴寒上逆之势；生姜、大枣调中补气，中土健运，则断绝下焦冲逆之途；芍药和营，通利血脉，以复心君所主。如是则阴阳协和，心阳温煦有常，则下焦阴寒无从上逆，而奔豚自止矣。

【原文】

火逆下之，因烧针烦躁者，桂枝甘草龙骨牡蛎汤主之。（118）

桂枝一两，去皮　甘草二两，炙　牡蛎二两，熬　龙骨二两

上四味，以水五升，煮取二升半，去滓，温服八合，日三服。

【提要】　心阳虚烦躁的证治。

【原文分析】

误用火法而致变证，是为"火逆"。误用火法，多伤津化燥，转属阳明内实，此时应清下，折其火热而护其阴津。然火逆之证，每视病人之阴阳盛衰而变证不一，今火法非劫其阴，反伤其阳，更复误用下法，则虚其所虚，是以心阳受损，神气不宁，发生烦躁不安等症。其治仍当温通心阳为主，而辅以潜镇安神，以桂枝甘草龙骨牡蛎汤主之。

第64、112条和本条皆论心阳不足所致的心神不宁证候，其基本病机相同，而脉证表现略异。第64条论心阳虚心悸证，其病理程度较轻；本条则论心阳虚烦躁证，其病理程度较重。而第112条所述，其病理程度更重，不仅心阳虚损，且兼痰饮逆乘，故以惊狂为其主要神志失常之表现。

【治法】　温通心阳，潜镇安神。

【方药】　桂枝甘草龙骨牡蛎汤方。

【方解】

本方即用桂枝甘草汤加龙骨、牡蛎。方用桂枝、甘草辛甘合化，温通心阳，更以龙骨、牡蛎，质重沉降，潜镇安神，四药合用，方义明晰，配伍得当，可为后人之鉴。

【原文】

太阳伤寒者，加温针①必惊也。（119）

【词解】

①温针：刺针入穴后，以艾绒裹于针柄点燃加温留针的疗法，功能温经通气。

【提要】　伤寒表证误用温针的变证。

【原文分析】

太阳伤寒表实无汗证，用发汗解表，才是正治的方法，麻黄汤是首选。如果不用麻黄辛温发汗，若误用火法，不但寒邪不能从外解，而且因火热内陷，侵犯神明，而发生惊恐不安的病证。

第十一节　太阳病吐后变证

【原文】

太阳病，当恶寒发热，今自汗出，反不恶寒发热，关上脉细数者，以医吐之过也。一二日吐之者，腹中饥，口不能食；三四日吐之者，不喜糜粥，欲食冷食，朝食暮吐。以医吐之所致也，

此为小逆①。（120）

【词解】

①小逆：指治疗错误还不严重。

【提要】　太阳病误用吐法引起胃中虚寒的变证。

【原文分析】

吐法，作为一种祛邪的有力手段，适用于痰涎宿食等有形实邪壅塞停留于上中焦，且病邪有上逆而出之势者。

太阳表证，当见恶寒发热，理应发汗，有汗则用桂枝汤，无汗则用麻黄汤。今病人唯自汗出，不恶寒发热，这是误用了吐法治疗的结果。因吐法寓有发散作用，所以吐后表邪得解。吐后表解的同时胃阳反伤。关脉候脾胃，关上脉细，是胃气不足，虚阳躁动之征。随病程的不同，其误吐所致胃虚的程度及表现亦有差别。发病一二日，邪气轻浅，误吐后胃阳虽受损伤，而并不十分严重，所以还知道饥饿，但究因其胃气已伤，故腹中虽饥而口不能食。若发病三四日，则邪气已较为深入，表热乘虚入于胃，所以不喜糜粥，反欲冷食。然此饮冷毕竟是假象，故入胃之后，胃虚不能纳运，必逆而吐出，或朝食暮吐，或暮食朝吐。

【原文】

太阳病吐之，但太阳病当恶寒，今反不恶寒，不欲近衣，此为吐之内烦①也。（121）

【词解】

①内烦：指内热引起的胸中烦闷。

【提要】　太阳病误吐所致胃中烦热的病证。

【原文分析】

汗吐下诸法，用之不当，皆有伤津耗气之弊。太阳病误吐之后，恶寒消失而不欲近衣，烦躁不安，是吐后伤津化热之象。本条与上一条同为误吐所致，一为胃阳虚，一为胃烦热，其治疗方法，自然亦各不同。

另，第11条所谓"身大寒，反不欲得衣者，寒在皮肤，热在骨髓也"，示其真热假寒之辨。此条反不恶寒而不欲近衣，显系内热之烦，而与第120条之"关上脉细数"和"欲食冷食"有着本质的区别。

【原文】

病人脉数，数为热，当消谷引食，而反吐者，此以发汗，令阳气微，膈气①虚，脉乃数也。数为客热②，不能消谷，以胃中虚冷，故吐也。（122）

【词解】

①膈气：膈间正气。

②客热：此指虚阳、假热。

【提要】　汗后中虚胃寒的脉证。

【原文分析】

脉数主热，脉迟为寒，这乃是一般规律。胃中有热易饥易食，以火热杀谷故也。今脉数而反见呕吐，是发汗不当，汗多伤及阳气。心胸阳气亏虚，其数为客热，难御胃中虚冷之气，故尔虽能饮食，必致反吐。

此条提示，脉证不符，临床辨证当去伪存真，切不可被假象迷惑。

【原文】

太阳病，过经十余日，心下温温欲吐①，而胸中痛，大便反溏，腹微满，郁郁微烦。先此时自极吐下②者，与调胃承气汤。若不尔者，不可与。但欲呕，胸中痛，微溏者，此非柴胡汤证，以呕，故知极吐下也。调胃承气汤。（123）

【词解】

①温温欲吐：温通"愠"，心中蕴郁不适之意。温温欲吐，指自觉心中蕴郁不畅，泛泛欲吐。

②极吐下：即大吐大下。

【提要】　太阳病误用吐下后的不同证治。

【原文分析】

太阳病经10余日，邪已入里化热，而误用吐下之法者，伤津耗液，化燥成实，而见胸中结痛、腹满微烦、欲呕等症，证属里邪壅滞、气机逆乱，不应有大便溏薄之症，而反见便溏者，是胃气因下而虚也，虚而夹滞，则便虽溏，必下而不爽也。究其根本，仍以胃气不和为其关键，故可以调胃承气汤微和胃气。其呕而胸痛，酷类少阳邪郁，然病起于误吐误下，更无寒热往来、口苦脉弦之象可资佐证，则知其并非少阳柴胡证也。

第十二节　太阳蓄血证

一、蓄血轻证

【原文】

太阳病不解，热结膀胱①，其人如狂②，血自下，下者愈。其外不解者，尚未可攻，当先解其外；外解已，但少腹急结③者，乃可攻之，宜桃核承气汤。(106)

桃仁五十箇，去皮尖　大黄四两　桂枝二两，去皮　甘草二两，炙　芒消二两

上五味，以水七升，煮取二升半，去滓，内芒消，更上火微沸，下火，先食温服④五合，日三服，当微利。

【词解】

①热结膀胱：膀胱，此处泛指小腹部，非特指膀胱之腑。热结膀胱，即言邪热结聚在少腹下焦部位。

②如狂：将狂而未狂。

③少腹急结：自觉少腹部如物结聚，急迫不舒，而按之亦有轻度硬紧之感。

④先食温服：即饭前温服。

【提要】　太阳蓄血轻证的病因病机及证治方药。

【原文分析】

本条讨论了蓄血证的病因病机和证治方药及表里先后治疗原则。太阳经邪不能从外而解，循经入腑，瘀热互结下焦，而见少腹急结硬痛、躁扰如狂等症，治宜活血化瘀，通下瘀热，方选桃核承气汤。若兼表邪未尽者，宜先解表而后攻里。

太阳表证，误治失治，易内传生变。变化如何，多取决于病者之禀赋，体质强弱，以及病邪性质等因素。今表邪不解，循经入腑而化热，内陷下焦血分，邪热与血互相搏结，则形成瘀热互结之下焦蓄血证。故少腹部拘急不适。血热搏结，瘀热上扰心神，可致神乱而狂。本证病机责之于瘀血与邪热，则舌红瘀紫、脉涩沉实、渴饮便秘等象，自当伴见。

若血热蓄结轻浅，亦可于机体阴阳自调之际，邪热随其瘀血而下，则病有自愈之机。若外邪内传而表证仍存，以致表里同病，如此则当遵循先表后里之原则，先解其表，乃攻其里。解表可选桂枝汤，攻里自宜桃核承气汤以活血化瘀，通下热结。

【治法】 逐瘀泄热。

【方药】 桃核承气汤方。

【方解】

本方为调胃承气汤减芒硝之量而加桂枝、桃仁而成，意在假借通下之法以达逐瘀泄热之目的，故以桃仁为君而冠以承气之名。方中桃仁活血化瘀，滑利下行，是为主药，得桂枝辛温通达，则活血之力更强；尤妙在以调胃承气汤疏利通道，而不失泄热逐瘀之原旨。大黄既可荡涤实热，又能凉血化瘀，为气血两调之圣品，以之相佐，则全方泄热通瘀之组方奥义昭然得显。芒硝咸寒软坚，润燥清热，以助大黄通泄之功，甘草益胃护中，调和诸药。诸药合用，通瘀于泄热之中，逐邪于行血之际，诚为配伍精妙之典范。

病在下焦，为使药力直达其所，故宜"先食温服"，空腹温服，则逐瘀下行之力更为迅速而药效显著。此临床用药所当着意处，不可漠然视之。

二、蓄血重证

【原文】

太阳病六七日，表证仍在，脉微而沉，反不结胸①，其人发狂者，以热在下焦，少腹当硬满，小便自利者，下血乃愈。所以然者，以太阳随经，瘀热②在里故也，抵当汤主之。（124）

水蛭熬　虻虫去翅足，熬，各三十个　桃仁二十箇，去皮尖　大黄三两，酒洗

上四味，以水五升，煮取三升，去滓，温服一升，不下，更服。

【词解】

①结胸：证候名，指外邪与痰、水结聚于胸膈所引起的病证。

②瘀热：瘀，郁积之意。瘀热，即邪热郁积。

【提要】　本条论述蓄血重证的辨治。

【原文分析】

本条文论述了下焦蓄血重证的临床表现、治疗大法和方药。

蓄血重证与前条之蓄血轻证，在病因病机方面，理由无异，仍是太阳表邪不解，随经入腑，邪热深入下焦血分，血热互结而成，以里实热瘀为其病理特征。临床上以少腹硬满疼痛、小便自利、身热口渴、谵语躁扰、发狂、舌绛脉涩为其主要见症。治宜破血逐瘀，泄热去实。投以抵当汤。

文中"抵当汤主之"当移至"下血乃愈"之后。太阳表证，病延六七日，表证仍在，必有入里致变之机。然知传入何地，则当据证而辨。今见脉微而沉，躁狂不宁之象，无结胸痞满等症，此属热邪不在胸膈，而在下焦，与下焦血分相结，瘀热内蓄之征，必见少腹硬满而小便自利。仲景自注"所以然者，以太阳随经，瘀热在里故也"。若机体阴阳调节功能较强，则蓄血自下，瘀热得通而病情缓解。但就临床实际而言，亦有下血而病仍不解者，则当咎之于瘀滞于里而血难归经、邪热亢盛而迫血妄行。此蓄血之证，既重且急，所以不得表里先后之常法，当及时破瘀泄热，方可杜绝莫测之变化，是以首选抵当汤，此为先里后表之法。

另外，值得注意的是，前言"其外不解者，尚未可攻，当先解其外，外解已，但少腹急结者，乃可攻之"；此条"表证仍在"而径用抵当汤主之。救里不及表之治疗，是表里先后原则之变例。一常一变，此乃辨证论治的原则性与灵活性之有机结合，颇堪玩味，值得学者借鉴。

【治法】　破血逐瘀，泄热去实。

【方药】　抵当汤方。

【方解】

本方以水蛭、虻虫直入血络，破血逐瘀，攻坚散结；以大黄泄热导瘀，疏通之出路；更用桃

仁之滑腻通利，活血化瘀，既增水蛭、虻虫破血之力，复佐大黄下泄之功，是一箭双雕之法。四药共成峻散峻行，其功效之强，猛于桃核承气汤。

【临床应用】

（1）如狂、发狂案："发狂"为乱说乱动、弃衣而走、登高而歌、逾墙越壁等狂妄表现，"如狂"则是指还没有达到"发狂"的程度，两者轻重不同而已。抵当汤证的如狂和发狂与阴阳离决之躁扰不安有着本质的区别。本汤证的发狂乃瘀血所引起，临床常兼见面色晦暗或红赤，舌苔黄而少津，舌质紫绛或有瘀斑，大便干或不畅，脉多沉涩等症。

> 程某，男，53岁，1973年8月12日诊治。病人有头痛眩晕病已10余年，血压经常持续在97～172/67～90mmHg，头痛恶热，得凉稍减。久服清热祛风、潜阳养阴之剂，病情时轻时重。因炎夏感受暑热，加之情志不舒而晕倒，昏不知人。住院服中西药治疗无效，邀诊治。症见：形体肥胖，面色晦暗，昏不知人，骂詈不休，少腹硬满，疼痛拒按，大便不通，舌黄少津，质有瘀斑，脉象沉弦。血压165/82mmHg。此素有血行不畅，又值暑热内侵，加之情志不舒，遂入血分，热与血结，瘀血攻心，致使神识昏迷。治宜通瘀破结，泻热通便。方用：酒大黄（后下）、桃仁、白芍各15g，水蛭12g，虻虫4.5g。上方服后，泻下硬而黑晦如煤之便，腹痛减轻，神志清醒。续服2剂，又泻下4次，血压降至142/71mmHg，诸症好转，继以他药调治而愈。

（2）喜忘案：喜忘亦称健忘、善忘、多忘、好忘，指前事易忘。喜忘之病因颇多，大多因思虑过度，脑力衰弱所致。随着年龄的增长，精神渐衰，记忆减退亦常多见。林羲桐说："人之神，宅于心，心之精，依于肾，而脑为元神之府，精髓之海，实记性所凭也。"仲景于蓄血证论述的喜忘一症，病机为宿瘀与邪热相合，心气失常而致喜忘。所以瘀血是病源，喜忘是病证。唐祖宣论述此方证时说："治喜忘用滋养心肾者较多，对于瘀血之证易被忽略，人身清阳之气和气血之精微皆上荣于头，今脉络瘀滞，浊邪填于清阳之位而致喜忘。抵当汤证之喜忘临床常兼见面色晦暗或紫黑，毛发干枯而少光泽，眼眶青紫，口唇紫绀，舌紫或有瘀斑，漱水不欲咽，脉多弦大，大便不爽者居多。只要有以上见症，对于便色漆黑有泽、少腹硬满之症不必悉具。"吾师还讲到本方能治喜忘阳事易举之症，服之多效，近年来用以治疗脑动脉硬化所致的善忘失眠之症，也取得了较好的疗效。

30年前治一已婚青年，由于相火偏旺，阳事易举，房事过度，善忘失眠。服滋阴补肾药多剂无效，失眠日甚，喜忘加重。诊其面色晦暗，眼眶青紫，肌肤觉热，舌有瘀斑，脉象弦数，诊为瘀血之证，投抵当汤。服后泻下黏如胶漆之便，遂夜能成眠。后改汤为丸，服月余而愈。

（3）脉象的辨识：《伤寒论》中运用"脉沉细"、"脉微而沉"等脉象来辨别病邪的深浅和决定治疗的先后。盖脉为血府，脉中水谷之精气流布经络，灌溉脏腑，游行四肢，贯注百骸。若气血脏腑发生病变，其脉必受影响。脉沉说明其病邪部位在里。脉结者，气血流动缓慢，示涩滞之状。沉结相兼，瘀血在里。脉微而沉者，沉滞不起之状，系气血壅阻所致。当沉而有力与沉而无力，本于精虚者有别。以本方加减辨治血栓闭塞性脉管炎、静脉血栓形成、无脉症和冠心病等属瘀热在里而见脉沉、微、结、数或脉消失之病人，多获效。

> 杨某，男，56岁，1979年9月26日住院治疗。病人因左上肢动脉搏动消失合并头昏、头痛，眼花，心悸、胸闷而赴北京某医院检查，确诊为"大动脉炎"。后因休克频发曾两次

住院，计2年余，服补益气血中药及西药治疗均无效。既往有结核病史，1967年患过胸膜炎。症见。形体消瘦，面色青黑，唇口紫暗，精神委靡，少气懒言，常觉低热，少腹部硬满，扪之疼痛，大便干燥，小便正常，舌质紫暗，夹有瘀斑，苔黄厚腻，右寸口脉沉数。左上肢腋、肱、尺、桡动脉消失，血压测不到，肌肉萎缩、麻木、酸胀、皮肤凉；右上肢及双下肢动脉搏动正常，此瘀热阻于血脉所致，治宜通瘀泻热。方用：水蛭、大黄、红花、桂枝各15g，虻虫6g，桃仁10g，茯苓30g。上方服后，泻下黏黑如胶之便（扪之不碎），少腹硬满减轻。应病人要求继用此方，先后共服80剂，苔黄腻转薄黄，舌质瘀斑去，左上肢腋、肱动脉搏动恢复，尺、桡动脉已能触及，但仍沉细，血压已能测到，右寸口脉沉细，继以活血养阴药物调治，诸症减轻。

（4）少腹硬满案：少腹硬满系指脐下部位坚硬胀满的症状。盖冲任奇经属少腹，大肠、小肠、膀胱及妇女胞宫者藏于此。若冲任不调，月经错杂，肠道失运，膀胱郁热，以及外邪内传，热与血结蓄于下焦，均可导致少腹硬满之症。潮热谵语、腹满绕脐痛而不能食者为阳明腑实，小便不利为蓄水。本方证的少腹满除有喜忘、发狂、小便自利的兼症外，临床还需掌握面垢不泽，或两目唇口暗黑，苔燥或干，舌紫或有瘀斑，口干而不喜饮，但欲漱，大便干或不畅，脉沉涩或弦数等症。

以本方治疗慢性阑尾脓肿所致的右少腹硬满，与薏苡附子败酱散合用，每取卓效；治结肠炎所致的少腹硬满加川黄连、乌梅；治膀胱炎之少腹硬满或急结之状加金钱草；至于妇女经行腹痛、月经错杂等病所致的少腹硬满之症，只要辨准其确系热与血结之病机，投之能收异病同治之效。

郭某，女，37岁，1963年8月14日诊治。病人有痛经病10余年。经前腹痛，连及腰背，经色紫暗，夹有瘀块，淋漓不畅，少腹硬满，脉象弦数。诊为气血瘀滞证。治以调气活血、行瘀止痛，投血府逐瘀汤，但未能见效。处方几经变化，病情仍无转机，唐祖宣辨其面垢唇黑，苔黄少津，质有瘀斑，小腹部硬满拒按，认为此瘀血重证，草木之属难以胜任。仲景谓："妇人经水不利下，抵当汤主之。"嘱处：水蛭、大黄、桃仁各15g，虻虫4.5g。上方服后，下瘀紫之血，少腹硬满疼痛减轻，继服4剂，诸症好转，此后行经疼痛治愈。

（5）发黄案：发黄者，皮肤黄染之症也，脾胃湿热蕴蒸能引起黄疸；血脉停阻，郁积生热，致伤其阴，荣气不能敷布亦能导致发黄。湿热发黄多有小便不利，尿黄而浊，色黄鲜明如橘子色，脉滑而数或濡数。本汤证之发黄则多兼见两目暗黑，形瘦面黄，黄色如熏，肌肤烦热，腹满食少，大便干燥或不畅，小便自利，尿色不变，脉象沉涩或沉结等症。以抵当汤治疗劳伤疾患见面黄如熏，证似正虚，而内夹瘀血之疾者，用之多效。对于肝脏疾病见体表发黄，辨其属瘀热之证，亦能收到较好的效果。

丁某，男，49岁，1977年6月13日诊治。病人半年前患"传染性黄疸型肝炎"。黄疸消退后，形瘦面黄，身黄如熏，查黄疸指数在正常范围，服补益气血药多剂无效。症见：两目暗黑，肌肤微热，五心烦热，失眠多怒，腹满食少，大便不畅，小便自利，时黄时清，舌瘦有瘀斑，脉沉涩。此瘀热于内，治宜化瘀泻热。方用：水蛭、桃仁、大黄各90g，虻虫30g，共为细末，蜂蜜为丸。每服3g，日3次。上方初服泻下黑便，饮食增加，心烦止。继服夜能入眠，身黄渐去，药尽病愈。

按　抵当汤之证治，仲景论述颇详，后世医家更有发扬。其证脉繁多，临床应用时既要合看，又要分辨。只要详细辨证，紧扣病机，可不受中西医各病种所限，投之能收异病同治之效。若一症突出时，应辨其病位之深浅，病情之轻重，用药亦应灵活变通，以奏其效。若病重势急，则用大剂抵当之。若病轻热缓，可改汤为丸，以图缓攻。若瘀血在上，加桂枝、大黄酒制，促其上行；在下，重用水蛭以破下焦污积之血，同时酌增桃仁以滑利污浊，加川牛膝以引药下行；热重瘀甚，增大黄之量；兼湿热者加黄柏；脉沉结兼有寒热错杂之证加附子以通阳破结，又有泻下止痛之功。总之须观其脉证，辨其瘀积，随证治之。

唐祖宣在论述本方剂的运用时说："抵当汤药物性味峻猛，医家用时多望而生畏，而仲景于方中处水蛭30枚，其大者过钱，小者亦有数分，其用量在1～2两，并嘱大剂频服，在用量和煎服法上给我们树立了楷模。"基于此说，我们在数十年的临床中，水蛭用量常在10～30g，运用之多，不可胜数。近治病人王某，系深静脉血栓形成，属瘀血重证，用水蛭30g后收到满意的效果，未见有不良反应和中毒之弊。方中虻虫属虫类走窜之品，常用量3～6g，即使用至15g，一般亦无不良反应。从临床观察到：水蛭、虻虫若研细冲服，虽量减三分之二，但有同样的效果，方中大黄后下，其泻下之力更著。

【原文】

太阳病，身黄，脉沉结，少腹硬，小便不利者，为无血也。小便自利，其人如狂者，血证谛①也，抵当汤主之。（125）

【词解】

①谛：审也，证据确凿之意。

【提要】　　本条论述蓄血发黄的辨证及治疗。

【原文分析】

本条承上反复阐明蓄血重证的临床诊断及鉴别要点。脉来沉结，小便自利，如狂，少腹硬满，都是瘀热结聚下焦的表现。由于瘀热结滞血脉，营气不能正常敷布，可见身目发黄。但此发黄必须与湿热发黄相鉴别。

湿热发黄，当小便不利，其人不狂，治以茵陈蒿汤。今小便自利，说明此身黄与水湿无关，且见如狂，则蓄血证确信无疑，故曰"血证谛也"，治用抵当汤攻逐瘀热。

【原文】

伤寒有热，少腹满，应小便不利，今反利者，为有血也。当下之，不可余药①，宜抵当丸。（126）

水蛭二十简，熬　虻虫二十简，去翅足，熬　桃仁二十五简，去皮尖　大黄三两

上四味，捣分四丸，以水一升，煮一丸，取七合服之。晬时②当下血，血不下者更服。

【词解】

①不可余药：药液和药渣一同服下。

②晬时：即一昼夜的时间。

【提要】　　本条论述蓄血重证而病势相对较缓者的证治方药。

【原文分析】

伤寒发热，说明表证仍在。表邪不解，每多循经入里。病见少腹胀满，当为蓄水所致，应小便不利，今小便反利，推知是下焦蓄血，治当攻下瘀血。因本证仅见"少腹满"，未见少腹硬，也未见如狂或发狂，说明其病情不急，故治以丸剂，减量缓攻。

【治法】　同第124条。

【方药】　同第124条。

【方解】

抵当丸所用药物与抵当汤相同，其中水蛭、虻虫已减三分之一，且一剂分四丸，每次仅服一丸，所以一次服用量较抵当汤为小。加之以汤改丸，故其破血作用相对缓和。服药采取"煮丸之法"，连药渣一并服下，故云"不可余药"。大陷胸丸和理中丸亦是采用这种煎法，值得研究和重视。

因丸药性缓，其下瘀血之力比汤药和缓而作用持久，故服药后"晬时当下血"。若不下者可再服。

【原文】

太阳病，小便利者，以饮水多，必心下悸。小便少者，必苦里急①也。(127)

【词解】

①里急：少腹急迫不舒。

【提要】 本条以小便利与小便少来辨别水停的部位。

【原文分析】

太阳病病人，因饮水过多，造成水气内停。若水停中焦，则小便通利而心下悸，参照第73条，可予茯苓甘草汤。若水停下焦，则小便不利而苦里急，治当用五苓散。

蓄血与蓄水，皆属下焦为病，其发病均是太阳表邪未解，随经入腑，是以两证病位相同，而病情相类。少腹胀满，是两证俱见之症，唯蓄血一证，邪与血结，故胀满而硬痛，病在血分而不及气分，故小便自利，此其候也。而蓄水一证，膀胱气化失职，水蓄不行，是以小便不利，为其必然见症，而其少腹胀满，多无硬痛之象。且蓄水证无邪热内盛之象，而蓄血证必有热瘀血结之征，是水邪、瘀血皆属实邪，而有寒热之别。仲景文中，每以小便利否，作为两证鉴别之眼目，而实则不仅限于此。第127条附见于此，是欲明水饮之邪，亦当有别，其蓄于下者，小便不利而少腹苦急；停于中者，小便自利而心下悸动。表明即饮邪为患，亦有小便利否之异。是蓄血蓄水之辨，既当知其常，更应达其变，临证必以全面分析为原则，而不必小便利否一症而自障眼目。

第三章　辨太阳病脉证并治（下）

第一节　结胸与脏结的比较

【原文】

问曰：病有结胸①，有脏结②，其状何如？答曰：按之痛，寸脉浮，关脉沉，名曰结胸也。(128)

【词解】

①结胸：证候名，是有形之邪结于胸膈，以胸脘部疼痛为主症的一种病证。

②脏结：证候名，其证与结胸相似，但病变性质不同，是脏气虚衰，阴寒凝结的一种病证。

【提要】　本条论述结胸证的脉证特点。

【原文分析】

结胸与脏结是两类不同性质的证候，结胸证是邪气与痰水结聚于胸膈引起，虽有寒热之分，但以热证的为多；脏结证是脏气虚衰，阴寒凝结所导致，属虚、属阴、属寒。因两者在临床表现有相似之处，故需加以鉴别。

"按之痛，寸脉浮，关脉沉"等为热实结胸的脉证特点。邪热与有形之痰水相结于胸脘，所以胸脘部按之则痛；寸脉以候上，脉浮说明阳热在胸；关脉主中，关脉沉，说明痰水结于中。寸浮关沉，反映了热与痰水相结的病机，因邪结而正气不虚，脉必沉而有力。

【原文】

何谓脏结？答曰：如结胸状，饮食如故，时时下利，寸脉浮，关脉小细沉紧，名曰脏结。舌上白胎滑①者，难治。(129)

【词解】

①舌上白胎滑：即舌上白滑苔。

【提要】　本条论述脏结的主要脉证，与上条结胸证相对比。

【原文分析】

脏结证也具有心下硬满疼痛的表现，故云"如结胸状"。因脏结是邪结在脏，胃腑无实邪阻滞，所以"饮食如故"，与结胸之不能食不同。且脏被寒结，脾阳不足，水谷不别，所以还有时时下利之证，又与结胸之大便秘结有别。

脏结之脉也似与结胸之"寸脉浮，关脉沉"相同，但脏结之关脉还兼细小，则与结胸大不一样。细小之脉是气血不足的反映。脏结寸脉浮，关脉小细沉紧，说明其病脏气虚弱，阴寒凝结。若见舌苔白滑，则是阳气虚衰，寒凝不化之象。正虚邪实，寒结之实非攻不去，而正气之虚又不耐攻伐，故云"难治"。但难治不等于不治，然温脏祛寒散结之法，当属可取。

【原文】

脏结无阳证①，不往来寒热，其人反静，舌上胎滑者，不可攻也。(130)

【词解】

①阳证：指发热、口渴等热象。

【提要】 本条承上文，补述脏结的证候特点和治禁。

【原文分析】

"脏结无阳证"指无发热、口渴、心烦等阳热证候。"不往来寒热"是说无少阳证。"其人反静"乃谓无阳明病的烦躁证，排除了病在六腑的可能，进一步证实脏结证属阴寒的病理机制。"舌胎白滑"更是阳虚寒凝的确凿依据，所以脏结虽有似结胸证之心下硬满疼痛的表现，但也不能治以攻法。

第二节 结 胸 证 治

一、大结胸证治

（一）大结胸的病机与证治

【原文】

病发于阳，而反下之，热入因作结胸；病发于阴，而反下之，因作痞①也。所以成结胸者，以下之太早故也。结胸者，项亦强，如柔痉②状，下之则和，宜大陷胸丸。（131）

大黄半斤 葶苈子半升，熬 芒消半升 杏仁半升，去皮尖，熬黑

上四味，捣筛二味，内杏仁、芒消，合研如脂，和散，取如弹丸一枚，别捣甘遂末一钱匕，白蜜二合，水二升，煮取一升，温顿服之，一宿乃下，如不下，更服，取下为效，禁如药法。

【词解】

①痞：证候名，即痞证，是无形之邪内阻，中焦升降失常，气机痞塞所致。痞证的特点是心下痞闷不舒，但满而不痛，按之柔软。

②柔痉：痉，《玉函》卷三作"痓"。痉是以项背强直，角弓反张为主症的疾病。有汗的叫柔痉，无汗的叫刚痉。

【提要】 论述结胸与痞证的成因及结胸病位偏上的证治。

【原文分析】

结胸与痞证都是因表证误下所致，因体质宿疾的差异，其结果截然不同。"发于阳"是指体质较强，胃阳素旺者，若兼有水饮留滞，患表证误下之后，邪热内陷与水饮相搏，结于胸胁而成结胸证。"发于阴"即指体质较弱，胃阳不足者，患表证误下之后，胃气愈伤，邪气内陷，或化热，或寒热夹杂，结于心下，使中焦升降失常，气机痞塞，形成痞证。实邪阻滞为可下之证，但若表邪未解，则不可下，故言"下之太早"；而痞证始终不可下，所以谈不上下之迟早。

大结胸证，必以心下硬满疼痛为主症。水热互结于胸胁，属热实结胸。此处言"结胸者，项亦强，如柔痉状"，据此可知，本条所言之结胸证，除有心下硬满疼痛之外，尚有颈项强直、俯仰不能自如、汗出等类似柔痉的临床表现。是因热与水结而病位偏高，邪结高位，项背经脉受阻，津液不布，经脉失其所养所致，尚可见短气喘促等肺气不利之证。由于邪热内陷，蒸腾水液外泄，故见汗出。治以大陷胸丸攻逐水热，水热既去，心下硬满疼痛等证自可解除；津液通达，水精四布，则项部亦转柔和，故曰"下之则和，宜大陷胸丸"。

【治法】 逐水破结，峻药缓图。

【方药】　大陷胸丸方。

【方解】

大陷胸丸用大黄、葶苈子研末；杏仁、芒硝合研如脂，然后合和两者为丸，如弹丸大，取一丸，与甘遂末一钱匕，白密二合，加水二升，煮取一升，趁温连药渣服。方中甘峻遂水饮，破其结滞，为主药。大黄、芒硝泄热破结，以荡实泻热，使泻下作用更为全面，但用量不易大，为峻药轻用之法。葶苈、杏仁泻肺利气，使肺气开豁，水之上源通畅，其凝结于高位之邪随之泻下，荡涤无余。加白密可减缓甘遂峻猛之性，使攻下不致过猛，而缓缓发挥作用，达到峻药缓攻，以攻为和之目的。

【原文】

太阳病，脉浮而动①数，浮则为风，数则为热，动则为痛，数则为虚。头痛发热，微盗汗出，而反恶寒者，表未解也。医反下之，动数变迟，膈内拒痛，胃中空虚，客气②动膈，短气躁烦，心中懊憹，阳气③内陷，心下因硬，则为结胸，大陷胸汤主之。若不结胸，但头汗出，余处无汗，剂颈而还，小便不利，身必发黄。（134）

大黄六两，去皮　芒消一升　甘遂一钱匕

上三味，以水六升，先煮大黄，取二升，去滓，内芒消，煮一两沸，内甘遂末，温服一升，得快利，止后服。

【词解】

①动：脉见于关上，其形如豆，滑数有力，脉体较短，无头无尾。主痛，又主惊。

②客气：此处指外来邪气。

③阳气：此处指表邪而言，不是指正气。

【提要】　太阳病误下的不同转归及结胸的证治。

【原文分析】

本条分三段解释。第一段，“太阳病……表未解也”，讲的是从脉证分析而知表邪未解。“太阳病，脉浮而动数”，浮是太阳主脉，数为有热，但还未形成阳明里实，所以说“数则为虚”。动是浮数之中有时脉搏动而弹指，这是正邪相争，阴阳相搏的脉象，主头痛。脉数而动，症见“头痛发热”。头痛发热的同时见微盗汗出，说明邪已化热传里。但又见恶寒，说明表邪未尽化热入里，故曰“头痛发热，微盗汗出，而反恶寒者，表未解也”。

第二段，“医反下之……大陷胸汤主之”，讲了误下后的两种转归。上段的临床症状表明病证是表邪部分化热入里，且入里之热未致成实，不可攻下，故下之曰“反”。误下后可致邪热内陷，其一，若病人原本无痰、水、宿食等有形之邪，即“胃中空虚”，邪热留扰胸膈，可致“短气躁烦，心中懊憹”，仲景未出方治，联系第76条原文，可知当用栀子豉汤。其二，若阳热内陷与痰水之有形之邪相结，可致结胸，出现“心下因硬”等症，当用大陷胸汤泻热逐水破结。

第三段，“若不结胸……身必发黄”，讲的是误下后的又一种转归。若病人湿气内盛，误下后，邪热内陷，以致热与湿合，湿热郁蒸而发黄。热被湿遏，故“但头汗出，余处无汗，剂颈而还”；小便不利，是湿无去路之象。治当清热利湿，方如茵陈蒿汤。

仲景从病人体质出发，比较全面地叙述了邪热入里的三种不同病证。若病人原无邪气留滞，则无形邪热扰于胸膈则成栀子豉汤证；若饮停于上，则热与水结而成结胸证；若湿停于中，则热与湿结，湿热郁蒸而形成湿热黄疸。

【治法】　泻热逐水破结。

【方药】　大陷胸汤方。

【方解】

大陷胸汤由大黄、芒硝、甘遂三味药组成。方中甘遂峻逐水饮，用量为一钱匕。大黄泻热荡实，芒硝软坚破结。其中大黄六两，为大承气汤中大黄用量之 1.5 倍；芒硝一升是大承气汤用量的 3 倍多，是调胃承气汤中芒硝用量的 1 倍，故能峻下逐水，泻热破结。以方测证，可知大结胸证结聚严重，证情危急。此方煎服法：先煮大黄，去滓，后内芒硝，待溶化后，用药汁送服甘遂末。因本方峻下峻猛，故应中病即止，不可过服，免伤正气，所谓"得快利，止后服"。方名所以称陷胸者，如成无己所说"结胸为高邪，陷下以平之，故治结胸曰陷胸汤"。

【原文】

伤寒六七日，结胸热实①，脉沉而紧，心下痛，按之石硬者，大陷胸汤主之。(135)

【词解】

①结胸热实：指结胸证的性质属热属实。

【提要】　承接上条论大结胸的证治。

【原文分析】

误下而成结胸，不是绝对的，一是误下后不一定都成结胸，已如上条所述；二是误下并非是结胸形成的唯一条件。本条伤寒六七日，虽未经误下，但治不及时，以致邪热内陷与水相结，同样成为结胸证。"结胸热实"，"热实"是本条结胸证的病理，即热与水结，其病性属热、属实。脉沉而紧、心下痛、按之石硬，概括称之谓"结胸三证"，犹如"麻黄八证"一样，是临床辨证的要点。脉沉而紧，沉脉候里且主水，紧脉为实又主痛，皆是热实结胸当见之证。病人自觉心下疼痛，按其病位，则有"石硬"之感。石硬者，虽寓有夸张之意，但实指其上腹部腹肌紧张坚硬，其疼痛拒按自在言外。以上的结胸主脉证既具，则大陷胸汤势在必用。

（二）大结胸危重证

【原文】

结胸证，其脉浮大者，不可下，下之则死。(132)

结胸证悉具，烦躁者亦死。(133)

【提要】　结胸危重证的辨证要点。

【原文分析】

结胸证是太阳病的严重变证，水热互结于胸胁，属热证、实证。辨证要点：正气未衰，以实邪结聚为主，热邪为次，治当逐水破结。若结胸证表邪未解，热结未实或邪盛正虚，不能轻易用攻下法，妄下则预后不良。若邪盛下虚出现烦躁，则病情危重。

结胸证，一般脉当沉实或沉紧，若脉证相符，则攻下无忧。第 132 条结胸证，其脉浮大，不可用下法，原因有二：一是其脉浮大有力，当是表邪未解，热结未实，应先解表，后逐水饮。否则前因误下而成结胸，今再误下，必致外邪尽陷而致病情恶化，故不可下。二是若脉浮大无力，此非一般表证脉浮，而是正气已虚，病情危重。治应先补其虚，而后用逐水之法，或攻补兼施，不能轻易用攻下法。若误用下法，则犯虚虚之戒，必然使正气不支而预后不良。由此可见，大陷胸汤为泻下峻剂，对于脉证不符的结胸证，应仔细辨证，切勿孟浪行事。若妄下之，必致正虚邪陷，促成危笃。

第 133 条则为当下失下，以致结胸证悉具，如心下痛、按之石硬、不大便、舌上燥而渴、日晡所潮热、脉沉紧等，反映了水热互结，邪气盛实，病情重笃。此时若再见烦躁，则是正气散乱，正不胜邪，是即将内闭外脱，出现昏迷之象。这种烦躁，属于阴躁，预后不良，故曰"死"。然"死"非不治，应采取积极措施，攻补兼施或先补后攻。本条之烦躁，不同于第 134 条结胸证之烦躁。第 134 条结胸证只有心下硬、膈内拒痛，而非结胸证悉具，其烦躁为正邪相争所致，是邪实而正不虚，故可用大陷胸汤攻下。本条结胸证悉具又见烦躁，是邪实正虚，病已危笃，不可不慎。

（三）结胸证与大柴胡汤证、阳明腑实证的区别

【原文】

伤寒十余日，热结在里，复往来寒热者，与大柴胡汤。但结胸，无大热①者，此为水结在胸胁也，但头微汗出者，大陷胸汤主之。（136）

大柴胡汤方

柴胡半斤　枳实四枚，炙　生姜五两，切　黄芩三两　芍药三两　半夏半斤，洗　大枣十二枚，擘

上七味，以水一斗二升，煮取六升，去滓再煎，温服一升，日三服。一方加大黄二两，若不加，恐不名大柴胡汤。

【词解】

①无大热：指外表无大热。

【提要】　论述大陷胸汤证与大柴胡汤证的鉴别要点。

【原文分析】

伤寒十余日不解，热结在里，必有大便不通等里热实见证（此处未提属省文笔法）。又见往来寒热的少阳证，则病属阳明热结而兼少阳不和，亦即邪犯少阳、阳明二经。治当用大柴胡汤和解少阳，攻下里实，两经同治之法。

大柴胡汤证既是阳明热结在里，可能见有心下痞满而痛，少阳受邪，枢机不利，可见有胸胁苦满等症。此证候与大结胸证有类似之处。可从其热型、疼痛部位及腹诊情况等几个方面进行鉴别比较。

"但结胸无大热者"是谓结胸因热与水结，热被水遏，虽可有发热现象，但体表无大热，既不同于少阳证的往来寒热，也没有阳明证日晡潮热。大柴胡汤证虽可有心下痞满而痛，但按之不石硬，而结胸证是水热互结于胸胁，以实邪结聚为主，典型症状是心下硬满而痛，若水热之邪弥漫腹腔，泛溢于上下，则可见从心下至少腹硬满，而痛不可近，病变范围广泛，病情程度严重，是阳明腑实证所不具备的。因其热邪与水互结郁遏，不能向外透越，故仅见头微汗出，而周身无汗，此亦是水热结胸的特征之一。此当用大陷胸汤泻热逐水破结以治疗热实结胸证。

【原文】

太阳病，重发汗而复下之，不大便五六日，舌上燥而渴，日晡所小有潮热，从心下至少腹硬满而痛，不可近者，大陷胸汤主之。（137）

【提要】　认述水热结胸兼阳明腑实的证治。

【原文分析】

"太阳病重发汗而复下之"，是治失其宜，以致津液损伤，邪热内陷入里。津伤胃燥，故五六日不大便，舌上燥而渴，又见日晡所小有潮热，此乃阳明腑实见证。但阳明里实之腹痛仅限于脐部周围，本证"从心下至少腹"疼痛，则病变范围广泛，且"硬满而痛，不可近"，又是水热互结之象。

综观全局，病属水热结胸而兼阳明腑实，承气汤仅能泻下阳明之燥热，而无逐水开结之能，若用于大结胸兼阳明腑实证，虽肠胃之燥热可下，但胸腹间水饮之邪难除，故非其治也。用大陷胸汤治疗，既可泻热逐水破结，又可攻下燥屎，一举两得，最为适宜。

以上数条，论述了大结胸证的治证。脉沉紧有力，心下硬满疼痛按之石硬，是其脉证特点。邪热与水饮相结于胸膈，病位或偏于上，或旁及于胁，或涉及腹部。病偏于上见项强者，必须与柔痉相区别；旁及于胁者，应该与少阳阳明证鉴别；波及于全腹者，又当与阳明腑实相区别。

二、小结胸的证治

【原文】

小结胸病，正在心下，按之则痛，脉浮滑者，小陷胸汤主之。(138)

黄连一两　半夏半升，洗　瓜蒌实大者一枚

上三味，以水六升，先煮瓜蒌，取三升，去滓，内诸药，煮取一升，去滓，分温三服。

【提要】　小结胸汤的病机和证治。

【原文分析】

小结胸是热实结胸轻证，其成因与大结胸类似，亦多由表邪入里，或表证误下，邪热内陷与痰相结而成。"正在心下"说明病变范围比较局限，仅于心下胃脘部，所以胀满范围比大结胸小。按之则痛，不按不痛，说明邪热较轻，结聚程度比大结胸要浅，临证虽也有不按也痛的，但远比大结胸疼痛拒按、手不可近要轻。脉浮滑是痰热互结，病势轻浅的反映。浮主阳热之邪所结部位较浅，滑主痰涎。由于本证属痰热互结，病势轻浅，病位局限，这和大结胸证水热结实，病位广泛，邪结深重，从而脉沉紧、心下硬痛、手不可近不同，故称"小结胸"。治宜小陷胸汤清热化痰开结。

【治法】　清热化痰开结。

【方药】　小陷胸汤方。

【方解】

小陷胸汤亦由三味药组成，但药力比大陷胸汤为小、为缓。为辛开苦降、清热化痰之方。方中黄连苦寒，清泄心下热结；半夏辛温滑利，化痰涤饮；瓜蒌实甘寒滑润，清热化痰开结而兼润下，导痰浊下行，既能配黄连清热，又能协半夏化痰开结。三药合用，使痰热各自分消，结滞得以开散。本方以化痰开结为主，清热为辅。

三、寒实结胸及文蛤散证

（一）寒实结胸的成因与主证

【原文】

太阳病，二三日，不能卧，但欲起，心下必结，脉微弱者，此本有寒分①也。反下之，若利止，必作结胸；未止者，四日复下之，此作协热利②也。(139)

【词解】

①寒分：指寒饮之邪。"本有寒分"，意为素有水饮之邪。

②协热利：协，共同、合作之意。协热利，指寒饮协同表邪下利。

【提要】　论述太阳病又素有水饮，误下以后变成结胸或协热利的证候。

【原文分析】

本条论述太阳表证兼内有寒饮，误用下法之后，可致寒实结胸或协热下利两种不同的变证。患太阳病仅二三日，表证仍在，同时出现不能平卧，但欲起坐之证。其"心下必结"，即心下有水饮之邪结滞。水饮结于胃脘，卧则饮邪上壅，痞塞益甚，故"不能卧"；起则水邪下趋，痞塞减轻，故"但欲起"。此时察之于脉，其脉已由太阳表证之浮紧，变为微弱，显示邪有入里之趋势。此为外有表邪，内有水饮，治当解表化饮，方为正确。若仅凭心下结而使用下法，必定引起下利，表邪也因而内陷。其病情发展可能有两种转归：若病人体质壮盛，下利虽可自止，若内陷之邪与痰水搏结，有可能成为寒实结胸，如果正气较弱，下利不止，则成为协热下利。

（二）寒实结胸与文蛤散证

【原文】

病在阳，应以汗解之，反以冷水潠之^①，若灌之，其热被劫不得去，弥更益烦^②，肉上粟起，意欲饮水，反不渴者，服文蛤散；若不差者，与五苓散。寒实结胸，无热证者，与三物小陷胸汤，白散亦可服。（141）

文蛤散方

文蛤五两

上一味为散，以沸汤和一方寸匕服，汤用五合。

五苓散方

猪苓十八铢，去黑皮　白术十八铢　泽泻一两六铢　茯苓十八铢　桂枝半两，去皮

上五味为散，更于臼中杵之，白饮和方寸匕服之，日三服，多饮暖水，汗出愈。

白散方

桔梗三分　巴豆一分，去皮心，熬黑，研如脂　　贝母三分

上三味为散，内巴豆，更于臼中杵之，以白饮和服，强人半钱匕，羸者减之。病在膈上必吐，在膈下必利，不利，进热粥一杯。利过不止，进冷粥一杯。身热皮粟不解，欲引衣自覆，若以水潠之，洗之，益令热劫不得去，当汗而不汗则烦。假令汗出已，腹中痛，与芍药三两，如上法。

【词解】

①以冷水潠之：同"潠"（音同"训"），喷出。《后汉书·郭宪传》曰："含酒三潠"、"以冷水潠之"，意即含水喷洒（病人），是古代的一种退热方法。

②弥更益烦：烦热更重。弥、更、益义同，皆是"更加"之意。

【提要】　寒实结胸及文蛤散的证治。

【原文分析】

文蛤散证乃表邪不解，热与水结在表。病在表，当治以汗法，根据病情可选用桂枝汤或麻黄汤之类发汗解表之剂。若反以冷水喷淋或冷水洗浴，这虽也是一种降温退热之法，然用于太阳表证，不仅表不能解，反使邪热郁伏于内，不得外散，即"其热被劫不得去"，故"弥更益烦"。烦者，热也，即发热比前加重。这是因为表热被冷水闭郁，皮毛腠理收敛，阳气郁而不宣所致。由于寒凝于外，热郁于内，皮肤上泛起如粟粒状的"鸡皮疙瘩"，此即"肉上粟起"。同时可有发热、无汗、身体痛等症。因寒凝热闭，体表的津液得不到宣通，热与水结于太阳之表，故虽口渴而不欲饮水。证属表邪不解，阳郁水结，治用文蛤散清热利湿。若服药后病不愈，又见烦渴、小便不利等症，为表邪不解，水蓄膀胱，则当用五苓散通阳化气，解表利水。

寒实结胸是结胸证的一种，其病为寒邪与痰水相结于胸。因寒痰冷饮结聚于胸膈，心胸阳气受阻，故可出现胸胁或心下硬满疼痛等症。因水寒内结，阻滞胸阳，而致气机不利，津液不布，故常见畏寒喜暖、喘咳气逆，甚至大便不通等症，脉多沉紧有力。因属寒实结胸，故无发热、烦渴，而有小便清利、口中和、苔滑。治疗可用三物白散，温寒逐水，涤痰破结。

本条分别论述了寒实结胸与文蛤散、五苓散的证治，以体现水邪有表里寒热的不同。

【治法】　（1）清热利湿。

　　　　　（2）温寒逐水，涤痰破结。

【方药】　（1）文蛤散方。

　　　　　（2）三物白散方。

【方解】

文蛤，其性咸寒质燥，功能清肺化痰，软坚散结，微有利尿作用，故上能清肺化痰而治咳逆

上气,下能利小便而治水气浮肿。本证表邪不解,阳郁水结。因水热之邪郁闭体表,故但用一味文蛤,既可清在表的阳郁之热,又能行皮下之水结。水热得解,阳郁得伸则烦随除。若服药后病不愈,而又见烦渴,小便不利等蓄水证,则当用五苓散通阳化气,解表利水。

寒实结胸,因胸中水寒结实,非热药不足以开水寒,非峻药不足以破结实。三物白散由巴豆、贝母、桔梗三味药组成。巴豆辛热有毒,攻逐寒水,泻下冷积,破其凝结,为本方之主药。贝母解郁开结祛痰,桔梗开提肺气,既可利肺散结祛痰,又可载药上浮使药力作用于上,更有助于水饮之邪泻下。三药并用,使寒痰冷饮一举而出。邪结于上者,可从吐而解;邪结于下者,可从泻下而解。因三药颜色皆白,故名"三物白散"。本方药性峻猛,吐下易伤胃气,故以白饮和服,既能和养胃气,又可制巴豆之毒性。若欲加强泻下之力,可进热粥以助药力;若泻下过猛,可进冷粥以抑制泻下。用粥之冷热以调节药物作用,又可借水谷以保胃气、存津液。因本方药性峻猛,属温下寒实之剂,故身体羸弱,应减量而行。原方剂量为桔梗三分、巴豆一分、贝母三分,为了便于控制剂量,现有的按三味药等份研极细末,和匀备用。用此方的关键在于巴豆的炮制,为减低毒性,大多制成巴豆霜用。

(三) 太阳病误下后的变证

【原文】

太阳病,下之,其脉促,不结胸者,此为欲解也。脉浮者,必结胸;脉紧者,必咽痛;脉弦者,必两胁拘急;脉细数者,头痛未止;脉沉紧者,必欲呕;脉沉滑者,协热利;脉浮滑者,必下血。(140)

【提要】 论述太阳病下后病未解,以致出现复杂的脉证变化。

【原文分析】

本条脉证合参,举脉问证,辨太阳病误下后的多种变证。"其脉促,不结胸者,此为欲解",这里的促脉不是脉来数中一止,止无定数之脉,而是指脉象急促。促为阳脉,说明其人阳气盛,有抗邪外达之势,虽经误下,但邪未内陷,故不作结胸,为欲解。"脉浮者,必结胸",若下后脉仍浮者,说明表邪仍盛,不为下衰,必将趁误下之里虚而内陷,与痰水互结于胸膈,而成结胸。"脉紧者,必咽痛",脉紧为表寒入里。下后里虚,寒邪直入少阴,足少阴经脉循咽喉,挟舌本,寒邪上犯咽喉,故作咽痛。"脉弦者,必两胁拘急",弦为少阳主脉,脉弦表示下后邪传少阳。少阳之脉循两胁,邪郁少阳,经气不利,故两胁拘急。"脉细数者,头痛未止",脉细为阴虚,数则为热,阴虚阳亢,故头痛未止。"脉沉紧者,必欲呕",沉主里,紧主寒。脉沉紧为寒邪入里,上逆犯胃,故欲呕。"脉沉滑者,协热利",沉脉候里,滑脉主热,是误下后,表邪入化热,热迫大肠,传导失司,故作"协热利"。"脉浮滑者,必下血",误下后,脉见浮滑者,为表邪未尽然内陷,而入里之邪已经化热,若热伤血络,则有便脓血之变。总之,太阳病误用下法后的变证颇多,本条是根据脉与证的关系,阐述举脉问证的辨证方法,应理解其主要精神,切不可拘泥搬套。凭脉辨证,固然是一个重要环节,但更为重要的还是应脉证合参,全面分析。

第三节　结胸疑似证

一、太阳少阳并病与热入血室

【原文】

太阳与少阳并病,头项强痛,或眩冒,时如结胸,心下痞硬者,当刺大椎第一间^①、肺俞^②、

肝俞③，慎不可发汗。发汗则谵语，脉弦。五日谵语不止，当刺期门④。（142）

【词解】

①大椎第一间：即督脉之大椎穴。在第7颈椎与第1胸椎棘突之间。第一间为大椎的互辞。

②肺俞：膀胱经俞穴，在第3、4胸椎棘突间，两外侧旁开各1.5寸处。

③肝俞：膀胱经俞穴，在第9、10胸椎棘突间，两外侧旁开各1.5寸处。

④期门：肝经之募穴，在乳头直下第6、7肋骨之间。

【提要】　太少并病类似结胸当用刺法，慎勿汗之。

【原文分析】

本条系太阳少阳并病，先病太阳，后病少阳，太少俱病而有先后次第之分。头项强痛为太阳经脉受邪，气血运行受阻。头目昏眩为胆火沿少阳经脉上干空窍。邪郁少阳，经气疏泄不利，故心下痞塞硬满，时轻时重，重则可有疼痛，"时如结胸"状。如结胸者，实非结胸，说明本证与结胸虽有某些相似之处，但两者在本质上不同。本证病变重在太少两经经脉，故刺大椎、肺俞、肝俞以治之。大椎为三阳之会，刺之可祛风散邪；针刺肺俞可以理气散邪，两穴相配，以外解太阳之邪。刺肝俞可以疏泄胆火，以和解少阳之邪。三穴并刺，治太少并病有良效。切勿以头项强痛而纯以汗剂。因少阳禁汗，若误汗，非但不能祛邪，反而徒伤津液，使少阳木火更为炽烈。木盛侮土，火热乘胃，胃燥不和则生谵语。这种谵语与阳明谵语不同，其鉴别要点是本证伴见脉弦。谵语脉弦并提，说明少阳之邪未解，木火正炽，故虽有阳明里证，亦不可下，因少阳亦禁下法。是以刺期门以泻肝胆之火，则谵语自止。

【原文】

妇人中风，发热恶寒，经水适来，得之七八日，热除而脉迟身凉，胸胁下满，如结胸状，谵语者，此为热入血室①也，当刺期门，随其实而取之。（143）

【词解】

①血室：各家见解不一，有的认为是子宫，有的认为是肝脏，有的认为是冲脉。据此病多见于月经期，自然与子宫有关，但其病理机制与肝脏、冲脉都有关系，不应偏执。

【提要】　论述热入血室状如结胸的证治。

【原文分析】

妇人中风，发热恶寒，时至七八日，经血来潮，此时血室空虚，表邪常可乘虚而入，邪气内入所以表热退而身凉。脉迟，说明气血涩滞，邪有所结。冲脉起于胞宫，挟脐上行至胸中而散；肝为藏血之脏，主疏泄。热入血室，热与血结，冲脉及足厥阴之脉经气壅滞，故见胸胁下满甚或疼痛，犹如结胸状。心主血，血热上扰心神，则谵语。通过针刺肝之募穴——期门，泻肝经邪热，则血室之热即可解。

【原文】

妇人中风，七八日，续得寒热，发作有时，经水适断者，此为热入血室，其血必结，故使如疟状，发作有时，小柴胡汤主之。（144）

柴胡半斤　黄芩三两　人参三两　半夏半斤，洗　甘草三两，炙　生姜三两，切　大枣十二枚，擘

上七味，以水一斗二升，煮取六升，去滓，再煎取三升，温服一升，日三服。

【提要】　论述热入血室寒热如疟的证治。

【原文分析】

妇人中风，初起当有发热恶寒等表证，以其得病之初，经水适来，发病之后，邪热内陷血室，与血相结，而经水适断。血室瘀阻，气血流行不畅，故延及七八日后，正邪分争，寒热发作有时。"如疟状"，言其有似疟疾之寒热，但非疟疾之定时而发。因血属阴分，热入血室，郁极则热，故有时寒热，有时不发或较轻。联系第143条，热入血室，血热搏结，当有胸胁下硬满、谵语等证，

治宜小柴胡汤和解枢机，扶正祛邪，邪去则寒热自止，血结可散。

根据一些注家意见，考虑到本证有经水适断，其血必结的病变特点，在治疗时应在小柴胡汤清解少阳、疏达气机的基础上酌加丹皮、生地、红花、桃仁等活血凉血之药，较之单纯小柴胡汤疗效为好。

【原文】

妇人伤寒发热，经水适来，昼日明了，暮则谵语，如见鬼状者，此为热入血室。无犯胃气及上二焦①，必自愈。(145)

【词解】

①上二焦：指上焦与中焦。

【提要】 论述热入血室的自愈证。

【原文分析】

妇女患伤寒发热，正值经水来潮，此时血室空虚，外邪容易乘虚侵入，热与血结形成热入血室证。热入血室除了可见胸胁下满如结胸状，或寒热发作有时等症，还会出现神志症状。因热在血分，不在气分，气属阳，血属阴，所以"暮则谵语，昼日明了"，即入夜则神识昏愦而谵语，白天神识清楚。这种谵语非阳明燥实，不可用攻下之治。邪不在表，亦不在胸，所以也禁用发汗及涌吐之法。"无犯胃气及上二焦"，就是告诫医生，不能用汗、吐、下三法。此证与热入血室的"经水适断"不同，其经水适来而血不断，邪热有可能随血外泄而解，故云"必自愈"。当然若血泄不畅，邪热不解，自可参照上两条之治。

《伤寒论》中关于热入血室的条文共4条。上述3条热入血室证，皆明言是"妇人"之病。阳明病篇还有1条热入血室证，因未言"妇人"，有人以此为由，提出男子也有本证，也因此对血室一词，除"子宫"以外，还有解释为"肝"和"冲脉"的。我们认为"血室"就指胞宫，肝及冲脉生理上相关，所以热入血室可见肝及冲脉的病理反应。热入血室证当是妇女所独有，多见于月经期，也可见于产后。仲景在阳明病篇中不言本证为"妇人"病是属省文，因在此之前的太阳病篇中"热入血室"已明确指出是妇人之病，所以在阳明病篇的"热入血室"中自可略而不提。

二、柴胡桂枝汤证

【原文】

伤寒六七日，发热微恶寒，支节①烦疼，微呕，心下支结②，外证未去者，柴胡桂枝汤主之。(146)

桂枝一两半，去皮 黄芩一两半 人参一两半 甘草一两，炙 半夏二合半，洗 芍药一两半 大枣六枚，擘 生姜一两半，切 柴胡四两

上九味，以水七升，煮取三升，去滓，温服一升，本云，人参汤，作如桂枝法，加半夏、柴胡、黄芩，复如柴胡法。今用人参作半剂。

【词解】

①支节：支，通肢。支节即四肢关节。

②心下支结：心下胃脘胀满并向两侧胁肋部支撑的感觉。

【提要】 太阳少阳并病的证治。

【原文分析】

伤寒六七日，发热、微恶寒、四肢关节烦疼，可见太阳表证未罢。同时又见轻微呕吐，并感心下支撑闷结，这是少阳病证已见，胆热犯胃，少阳经气不利。故此，本证是比较典型的太阳少

阳并病，治宜太阳、少阳兼顾的方法。

但从发热微恶寒，仅见肢节烦痛，而无头项强痛及周身疼痛，说明太阳表邪已轻。微呕即心烦喜呕而微，心下支结较胸胁苦满同类而轻，可见少阳证虽已见而未甚。本证属太少并病而病情较轻者，故须小制其剂，用桂枝汤原剂之半治太阳，小柴胡汤原剂之半治少阳，合成柴胡桂枝汤。这种治疗方法不仅符合"有柴胡证，但见一证便是，不必悉具"的理论，更符合表里先后的原则，是一种比较周全的临床治疗方法。

【治法】　和解少阳，兼以解表。

【方药】　柴胡桂枝汤方。

【方解】

本方取小柴胡汤、桂枝汤各用半量，合剂而成。以桂枝汤调和营卫，辛散解肌，以治太阳之表；用小柴胡汤和解少阳，宣展枢机，以治半表半里。因证情不重，用药剂量也较轻，故属太少表里双解之轻剂。综观本方，共奏和解少阳，发散太阳之功效。

方后服法中"本云，人参汤，作如桂枝法……合用人参作半剂"非仲景文，省略不解。

三、柴胡桂枝干姜汤证

【原文】

伤寒五六日，已发汗而复下之，胸胁满微结，小便不利，渴而不呕，但头汗出，往来寒热，心烦者，此为未解也，柴胡桂枝干姜汤主之。(147)

柴胡半斤　桂枝三两，去皮　干姜二两　瓜蒌根四两　黄芩三两　牡蛎二两，熬　甘草二两，炙

上七味，以水一斗二升，煮取六升，去滓，再煎取三升，温服一升，日三服。初服微烦，复服汗出便愈。

【提要】　少阳病兼水饮内结的证治。

【原文分析】

伤寒五六日，已用发汗、攻下等法治疗后，病仍不解。邪从太阳转化入里，故胸胁满、往来寒热、心烦，因知为邪入少阳。今又见胸胁满微结，小便不利，渴而不呕，知非纯属少阳，是兼水饮内结。知表未清，里未和，故言未解。因少阳主手足少阳两经及胆与三焦两腑，少阳枢机不利，胆火内郁，每可导致三焦决渎失职，以致水饮内结。水饮结于胸胁故胸胁满微结；水饮内结，气化失司，所以小便不利、口渴；水饮与邪热郁结于里，不能外达而上冲，所以但头汗出，而身无汗；本证少阳枢机不利、水饮内结，主要病变在胸胁，胃气尚和，所以不呕，这也是本证与小柴胡汤证区别之处。

本证与上条结胸证应作鉴别，上条乃太阳少阳并病，本条为少阳枢机不利，兼水饮内结，结胸证为水热互结于胸膈；病证不一，上条发热微恶寒，肢节烦疼，微呕，心下支结，本条见往来寒热，心烦，胸胁满微结，小便不利，渴而不呕，但头汗出是证。结胸证乃见，病证较重，心下痛，按之石硬，脉沉紧，治疗迥然不同，上条和解少阳，兼以解表，方用柴胡桂枝汤。本条和解少阳，温化水饮，但仍顾及未解之表，柴胡桂枝干姜汤主之。结胸证以泻热逐水，方用大陷胸汤。

【治法】　和解少阳，温化水饮。

【方药】　柴胡桂枝干姜汤方。

【方解】

本方由小柴胡汤去半夏、人参、生姜、大枣加桂枝、干姜、瓜蒌根、牡蛎而成。柴胡、黄芩作为主药，仍用于清解少阳之热；因津伤口渴而不呕，故去半夏加瓜蒌根，生津清热以止烦渴；枢机不利，水饮内停，而胸胁满微结，故去人参、大枣，加牡蛎软坚散结；桂枝配干姜，通阳化

饮以行三焦;甘草调和诸药。是方寒温并用,攻补兼施,既有和解表里之功,又有温中散结之力。诸药相佐,可使少阳得和,枢机畅利,气化以行。阳生津复,诸证悉愈。方后云:"初服微烦,复服,汗出便愈",此为初服药后,正气得药力相助,正邪相争,郁阳得伸,但气机一时尚未畅通,故有"微烦"之感。复服少阳枢机运转,气机得以宣通,郁阳得伸,表里协和,故周身汗出,内外阳气畅达而愈。

四、阳 微 结 证

【原文】

伤寒五六日,头汗出,微恶寒,手足冷,心下满,口不欲食,大便硬,脉细者,此为阳微结①,必有表,复有里也;脉沉,亦在里也。汗出为阳微②,假令纯阴结③,不得复有外证,悉入在里,此为半在里半在外也。脉虽沉紧,不得为少阴病,所以然者,阴不得有汗,今头汗出,故知非少阴也,可与小柴胡汤。设不了了者,得屎而解。(148)

【词解】

①阳微结:胃肠实热所致的大便秘结,谓"阳结"。阳微结,即阳结之不典型者,《辨脉法第一》曰:"脉有阳结、阴结者,何以别之?答曰:其脉浮而数,能食,不大便者,此为实,名曰阳结也。"

②阳微:此指阳微结。

③纯阴结:因脾肾阳虚,阴寒凝结,温运无力所致的大便秘结,谓"阴结"。纯阴结,指没有兼夹证的阴结。《辨脉法第一》曰:"脉有阳结、阴结者,何以别之?……其脉沉而迟,不能食,身体重,大便反硬,名曰阴结也。"

【提要】 论述阳微结的证治与纯阴结的鉴别及阳微结的治疗。

【原文分析】

本条论述阳微结的脉证治法及与阴结的鉴别。阳微结,表证未罢但不重,故仍微有恶寒;里有郁热,不能宣发于外而熏蒸于上,故头汗出;热结于里,气机不调,邪踞胸胁,津液不下,胃气失和,故心下满,口不欲食,大便硬,脉沉紧而细;热郁于里,气机不能达于四肢,故手足冷。较之阳明腑实燥结之证,此证热结尚轻,表证未解,故称阳微结。本证证情虽与小柴胡汤证不同,但其病机总由阳邪微结,枢机不利,气血运行不畅所致,故仍选用小柴胡汤和解枢机。既能通上焦而透在表之外邪,又能解在里之郁结,和胃气而通大便,则表里之证随之而解。假若服药后身体仍不爽快者,是因里气未和大便未通之故,自当微通其便,可考虑在小柴胡汤中酌加通下药,使大便得下则愈。论中"必有表复有里"与"半在里半在外",皆是对举之词,意在说明阳微结证的病机特点,既有表证,又有里证,热虽结于里但病势轻浅,故汗下之法均非所宜,只宜用小柴胡汤和解少阳枢机。

阳微结由于热郁于里,邪气郁闭,出现了手足冷、不欲食两症,有似阴寒证,因而须与阴结相鉴别。区别点就在于阴结没有表证,没有头汗出。阳微结表邪未解,因此在微恶寒同时,当有发热。论中不言发热,当系省文。阴结则有阳衰阴盛的证候,但恶寒不发热,纯属在里,无表证,此其一。阳微结因里有郁热,枢机不利,不能宣发于外,但熏蒸于上而有头汗出。阴结以其阳衰阴盛,不能化津作汗,故一般无汗,若因亡阳而见头汗出者,必伴少阴虚阳外越之危候,此其二。此外,脉沉紧,少阴病及阳微结皆有,然少阴病脉沉紧,法当咽痛而复吐利。阳微结脉虽沉紧而细,但既无咽痛,也不吐利,且大便硬。因此,阳微结即使出现脉沉紧,仍不属少阴病。

阳结、阴结为古代病证名,现在临床不用此名。但本条对阳微结与阴结证鉴别,对临床有指导意义。本条列于此,还有更重要的一点,是为了与结胸作鉴别。阳微结为轻度热结于里,心下满而无硬痛；结胸为严重的实邪结聚，心下硬满而痛不可按，甚至满腹硬痛，充分体现了仲景辨证的周到详尽。

第四节 痞 证 证 治

一、痞证的病因病机

【原文】

脉浮而紧，而复下之，紧反入里①则作痞②。按之自濡③但气痞④耳。(151)

【词解】

①紧反入里：指原浮紧之脉变得相对沉紧，言脉之变化，以说明表邪因误下而陷入于里。

②痞：此为证候名，闭塞不通之意。

③濡：柔软之意。

④气痞：气滞闭塞不通。

【提要】 论述痞证的病因病机及脉症特点。

【原文分析】

痞证是以心下胃脘部痞满不适为主症的证候名称。第131条已经提出痞证的成因是"病发于阴，而反下之"，第149条提到痞证的特点是"但满而不痛"，本条则明确了痞证的病理机制。

本条之论述，以脉测证，脉浮而紧，当为太阳伤寒之主脉，说明寒邪在表，治当发汗解表，而反误用下法治疗，徒伤里气，使脾胃之气受损。"紧反入里"言浮紧之脉，变为沉紧，是以脉象的变化，说明表邪乘虚入里，邪结于里，影响脾胃功能，导致升降失常，气机窒塞，而成痞证。痞证以心下痞，乃自觉心下堵闷不适；按之濡，是按之柔软而不痛。因是无形之邪气内陷，气机壅滞，内无有形实邪阻结，故又云"但气痞耳"。

痞证当与结胸证鉴别。本条阐明了脉不浮而沉，按之自濡为痞证的脉证特征，"但气痞耳"一句复指明为无形之气结。再与第131条的"病发于阳，而反下之，热入因作结胸"，"病发于阴，而反下之，因作痞"及第149条"但满而不痛，此作痞"合参。可见结胸与痞证，虽均为太阳病误下，邪陷于里而成，但结胸为内陷之邪与痰水实邪相结，故按之硬满而痛，而痞证为无形之邪气内陷，气机壅塞，内无痰水实邪结滞，故心下痞，按之柔软而不痛。两者病机、主证不同，治法迥异，临证须当明辨。

【原文】

太阳病，医发汗，遂①发热恶寒，因复下之，心下痞，表里俱虚，阴阳气并竭②，无阳则阴独③。复加烧针，因胸烦，面色青黄，肤润④者，难治；今色微黄，手足温者，易愈。(153)

【词解】

①遂：继续。颜师古注："遂，犹延也。"

②阴阳气并竭：此处之阴，指里；阳，指表；竭乃虚乏之意。阴阳气并竭系指发汗伤其表气，攻下又伤其里气，即上句表里俱虚之意。

③无阳则阴独：此处阳指表证，阴指里证。无阳，言表证已罢；阴独，言只有里证，为表邪内陷，表证已罢而里证独具之意。

④肤润：肌肤跳动。

【提要】 论痞证的形成及误治后的变证与预后。

【原文分析】

太阳病，本应以汗法治之，而医以发汗，仍发热恶寒，足见汗不如法，病必不除，表证仍在，当再行解表，医反用攻下之法。汗之已伤其表，复下又伤其里，故曰："表里俱虚，阴阳气并竭"。表邪因其误下，乘虚而入，结于心下，致气机窒塞，形成痞证，此时表证虽除，而心下痞之证独存，谓之曰"无阳则阴独"，表证罢为"无阳"，里有痞为"阴独"。误下成痞，当运用消痞之法，但医者不明表里俱虚，邪气内陷之机，反用烧针迫汗，火气内攻，既伤阴损阳，又助长热邪，故觉心烦。本证累经误治，阴阳之气受损，此时病情较为复杂，不仅邪气未去，而且正气也大伤。其判断预后之法，主要取决于正气的盛衰，尤其是脾胃之气的存亡。因脾胃乃后天之本，气血生化之源。青为肝之色，黄为脾之色，脾主肌肉。若面色青黄不华，是脾气败而为肝气乘脾之象，故多"难治"，预后较差。假令面色微黄，手足温暖不凉，说明脾胃阳气尚存，化源不绝，此虽是误治的坏病，但还是容易治愈的。

第151条及本条着重论述了太阳病误下，邪陷成痞的病机。对"紧反入里"一句，注家多有异议，如成无己认为是阴邪入里，张隐庵认为紧为少阴之邪，尤在泾认为是寒邪因下而内陷，而陈亦人在《伤寒论译释》中认为"紧主邪结，不专主寒邪"，尤为明确。是指无形的邪气内陷，可为热邪，亦可为寒热错杂之邪，紧不专指阴邪、寒邪而言。痞证的形成，因误下太阳之表，里虚邪陷所致，但临证常见因饮食所伤，或肝胃不和，情志不畅，中焦不足，复感外邪等多种因素所致，切不可被误下而印定眼目。

本条的"阴阳气并竭"、"无阳则阴独"注家看法不一，如方有执认为"无阳，以俱虚言也，阴独，谓痞也"；程郊倩认为无阳而阴独是指不发热而单恶寒；张志聪认为是"无太阳之表阳，有阴邪之独陷"；钱天来认为无阳者指"胃中之阳气空虚"，阴独者指"唯有阴邪痞塞于中"，刘渡舟认为"义意难明"；丹波元简认为"义不明切"；柯韵伯则不作粹译。就文意上看，作表里气受损而虚甚，表证已罢，唯有在里之痞证独具解释，较为合理。若误将痞证认为是表证未解，竟用烧针迫汗，则火气内攻，变证蜂起。本证汗下失当，复与烧针，累累误治，阴阳俱损，其正气的存亡，尤其是脾胃之盛衰，对其变证的预后判断具有重要的意义。

二、大黄黄连泻心汤证与附子泻心汤证

【原文】

心下痞，按之濡，其脉关上浮者，大黄黄连泻心汤主之。(154)

大黄二两　黄连一两

上二味，以麻沸汤[①]二升，渍[②]之，须臾[③]绞去滓，分温再服。

【词解】

①麻沸汤：即沸水。钱天来《伤寒溯源集》曰："曰麻沸汤者，言汤沸时泛沫之多，其乱如麻也。"

②渍（zì，自）：浸、沤之意。

③须臾：很短的时间。

【提要】　论述热痞的证治。

【原文分析】

"心下痞，按之濡"是痞证的特点，是无形邪气痞结心下所致，与心下硬满疼痛的结胸证，以及腹满疼痛拒按的阳明腑实证应以鉴别。

心下为胃脘部，《伤寒溯源集》曰："心下者，心之下，中脘之上，胃之上脘也，胃居心之下，故曰心下也。"心下痞，按之濡，指胃脘部堵闷不适，按之柔软。"其脉关上浮"，进一步揭示了痞证的病理属性。关脉居尺寸之中，主中焦病，用以候脾胃。"浮"主阳邪，关上见阳脉，反映中焦有火热之邪。此一证一脉，充分反映了本证的病位、病机。脉证合参，不难看出，此证属火热之邪壅滞心下，使胃气不和而作痞。

本条言简意赅，临床除心下痞、按之濡、关脉浮等主要脉证外，还可见心烦、口渴、吐衄出血、小便短赤、舌红苔黄、脉数等热证表现。

【治法】 清热消痞。

【方药】 大黄黄连泻心汤方。

【方解】

大黄黄连泻心汤，方中仅有大黄、黄连两味，但按林亿等方后注及考《千金翼方》等记载，当有黄芩为是。三者均为苦寒之味，大黄泄热和胃；黄连泄心胃之火；黄芩泄中焦实火，三者合用，使邪热得除，则痞结得开，气机流畅，心下痞闷之证自除。本方苦寒泄热，专治无形邪热壅滞之热痞，值得重视的是，三味药物用量轻，大黄二两，仅为承气之半，黄连、黄芩各一两，用量亦轻，且煎法特殊，以麻沸汤浸渍短时，去滓温服，是取其气之轻扬，以泄心下热结。不用煎煮法，系不取重浊之味，以免达下导泻。全方重在泄心下热结消痞，不在于泻下燥结荡实。

《金匮要略·惊悸吐衄下血胸满瘀血病脉证治》的泻心汤，与本方药物相同，治吐血衄血，但用煎煮之法，而且顿服。可见同一方剂，由于采用不同的煎服法，其主治病证因此有别，可谓法中之法，值得我们研究学习。

【原文】

心下痞，而复恶寒汗出者，附子泻心汤主之。(155)

大黄二两　黄连一两　黄芩一两　附子一枚，炮，去皮，破，别煮取汁

上四味，切三味，以麻沸汤二升渍之，须臾绞去滓，内附子汁，分温再服。

【提要】 论述热痞兼表阳虚的证治。

【原文分析】

本条承接第154条仍言"心下痞"，亦是热邪壅滞之痞。复有恶寒汗出之症，而不曰"表未解"，且从附子泻心汤看，为大黄黄连泻心汤但加温阳之附子而成，以方测证，当为热痞之证又兼见阳虚之候，其恶寒汗出，无头痛发热脉浮等表证，当是表阳虚，卫外不固，失于温分肉、肥腠理、充皮肤、司开合之故。本证寒热并见，虚实互呈，单与清热消痞，则阳虚难复，纯与扶阳固表，则痞结难除，故治用附子泻心汤，寒温并用，消补兼施，使热痞除，表虚得固，则心下痞，恶寒汗出解矣。

【治法】 清热消痞，扶阳固表。

【方药】 附子泻心汤方。

【方解】

附子泻心汤即大黄黄连泻心汤加附子，方用大黄、黄连、黄芩，经麻沸汤浸渍，取其气而薄其味，意在清心下之热而消痞。附子另煮取，使其发挥温肾阳、固肌表的作用。此寒热异其气，生熟异其性，药虽同行而功效各奏。

附子泻心汤亦是寒热并用的方剂，然与和解寒热的半夏泻心汤等方剂的立意不同，因其主治的病证是心下邪热壅盛而卫阳虚于外，寒热分踞内外，所以该方的使用必须达到既能清在里之热，又驱在外之寒的目的。若苦寒与辛温四药同煮则药性相互牵制，不能发挥各自的功效。如何使寒药与热药并行不悖，取得应有的疗效。其特殊的煎服法就成了应用该方的关键。

三、半夏泻心汤证、生姜泻心汤证、甘草泻心汤证

【原文】

伤寒五六日，呕而发热者，柴胡汤证具，而以他药下之，柴胡证仍在者，复与柴胡汤。此虽已下之，不为逆，必蒸蒸而振①，却发热汗出而解。若心下满而硬痛者，此为结胸也，大陷胸汤主之。但满而不痛者，此为痞，柴胡不中与之。宜半夏泻心汤。(149)

半夏半升，洗　黄芩　干姜　人参　甘草炙，各三两　黄连一两　大枣十二枚，擘

上七味，以水一斗，煮取六升，去滓，再煎取三升，温服一升，日三服。须大陷胸汤者，方用前第二法②。一方用半夏一升。

【词解】

①蒸蒸而振：蒸蒸，形容发热较甚，里热向外蒸腾之貌；振，为周身振栗颤抖。

②须……第二法：此十二字《注解伤寒论》无。

【提要】　论述小柴胡汤证误下后的三种不同转归及半夏泻心汤证治。

【原文分析】

本条阐述了误下少阳形成的柴胡、陷胸及泻心汤证的三种不同转归与证治。

其一，为柴胡汤证仍在。伤寒表证，经五六日，见呕而发热之少阳主证，而无恶寒头痛等表证，据第101条"柴胡证，但见一证便是，不必悉具"所言，可见太阳表邪已传入少阳，故曰"柴胡汤证俱"。当以柴胡汤和解其邪，而反误用攻下，所幸正气较强，病未因误下致变，柴胡汤证仍在，故仍以小柴胡汤和之，正气得药力之助而奋起抗邪，丁是振寒颤栗，发热汗出，即后世所称之战汗而病解。其二，变为大陷胸汤证。若其人素有水饮内停，少阳病误下后，可致邪热内陷，与水饮结于胸膈，则成心下满而硬痛的结胸证，当以大陷胸汤，泻热逐水以夺其实。其三，成为半夏泻心汤证。若其人内无痰水实邪，误下后，可损伤脾胃之气，且邪陷入里，致寒热错杂于中，脾胃升降失常，气机痞塞，形成心下痞，按之柔软不痛的痞证。本条叙证较简，仅提及满而不痛，参《金匮要略·呕吐哕下利病脉证治》曰："呕而肠鸣，心下痞，半夏泻心汤主之"，说明本证当有呕吐与肠鸣。又据生姜泻心汤、甘草泻心汤证条文记载均有下利，推之本证亦可有下利。治当与半夏泻心汤，辛开苦降，复其脾胃升降，令胃和而痞消。

本条少阳病误下虽同，但变证则有柴胡、陷胸、半夏泻心汤证之异，其缘由正如章虚谷所云："以人有强弱，邪有重轻"之故。三者各有特征，临证当须明辨，柴胡汤证乃邪陷少阳，致胆火上炎，枢机不利，病位以胸胁为主，证见呕而发热，胸胁苦满为著；大结胸汤证则因水热互结于胸胁心下，证以心下满而硬痛为特征；半夏泻心汤证则因寒热错杂于中焦，脾胃升降失常所致，系无形之邪气壅滞，故以心下"但满而不痛"为特征。误下少阳，因涉及胸胁心下，文中提及柴胡、结胸、半夏泻心汤证，此仲景示人据证而辨，圆机活法之奥义，其变证非只此三种，绝不可以此而印定眼目。

【治法】　和中降逆消痞。

【方药】　半夏泻心汤方。

【方解】

本证因寒热错杂，中焦痞塞，升降失常所致，证以呕吐为主，故方以半夏为君，并以之为名。其性辛滑走散，燥湿化痰，降逆止呕，下气消痞，对于无形之气结气逆和有形之痰浊皆有良效。干姜辛热为治脏寒之要药，尤擅温运脾胃，驱散中寒，姜夏配用，辛温复燥，可使阳气布化，阴寒四散，痰饮湿浊消退，痞结之邪气解除。黄连寒以泄热，苦可燥湿，又能降逆止呕，故凡湿热、痰热所致的呕吐、恶心、嗳气都用之。黄芩苦寒，在此加强黄连清热燥湿之功。连芩与姜夏相伍，

寒温同用，辛开苦降，翰旋中焦，可使阴阳和调，寒散热清，升降反作之势得以平复。甘温之人参、甘草、大枣补脾益胃，健运中焦，其中人参更能安补五脏，振奋元气，强壮体质。甘补与辛温两组药配伍，散寒补虚之力尤著，脾土健旺，凡中焦阳气亏虚，因虚生寒者，每必用之。温中有补，补中有散，可使气机调畅，虚痞消除。

本方既须泻心下之邪，又要扶脾胃之气，故辛、苦、甘温合用，是为和剂，方后云去滓再煎者，为其特殊的煎服法，意在使药性纯和，并停留胃中，利于和解。

【原文】

伤寒，汗出解之后，胃中不和，心下痞硬，干噫①食臭②，胁下有水气，腹中雷鸣③，下利者，生姜泻心汤主之。（157）

生姜四两，切 甘草三两，炙 人参三两 干姜一两 黄芩三两 半夏半升，洗 黄连一两 大枣十二枚，擘

上八味，以水一斗，煮取六升，去滓，再煎取三升，温服一升，日三服。附子泻心汤，本云加附子，半夏泻心汤，甘草泻心汤，同体别名耳。生姜泻心汤，本云理中人参黄芩汤，去桂枝、术，加黄连。并泻肝法。

【词解】

①干噫：噫同"嗳"，即嗳气。

②食臭：臭（xiu，袖）指嗳气中有食物的馊腐气味。

③腹中雷鸣：指肠鸣音亢进，漉漉有声。

【提要】 论述了胃虚水饮食滞致痞的证治。

【原文分析】

痞证可因误下邪陷所致，而本条未言误下，而言伤寒汗出解后，可见痞证不特有误下可致，汗出表解后亦可形成，关键是辨认有邪气内陷，胃中不和，升降失利之机及心下痞满，呕而下利之证，即可判断，绝不可为误下所即定。

伤寒汗解后，说明表证已解，但胃中不和，其原因，可为汗后致虚，亦或是脾胃禀赋不足所致。胃乃水谷之海，因虚易致寒热邪气滞于中。损伤脾胃，则运化失健，转输不力，水饮内停，谷物不化，留滞而化作馊腐，障碍中焦气机流通，水饮食滞致气机痞塞较甚，故心下痞满而硬；中焦升降失利，胃中不和，胃气上逆，则干噫食臭；水气横逆下趋，流走肠间，气水相击，激荡有声，故胁下有水气，肠鸣下利。当用生姜泻心汤和胃散水而消痞。

痞证以心下痞满，按之柔软而不痛为其特征。本证之心下痞硬，乃邪气阻结较重，心下痞硬是相对之词，即按之心下紧张稍硬，并非结胸证之石硬，且按之不痛，仍与结胸证有别。

【治法】 和胃降逆，散水消痞。

【方药】 生姜泻心汤方。

【方解】

本方即半夏泻心汤减干姜二两，加生姜四两而成，仍为辛开苦降，和胃消痞之剂。因本证水饮食滞较甚，故重用生姜为君，其辛温善散，宣泄水饮，配半夏而和胃化饮，降逆止呕之功著；更以芩连之苦寒，清热泄痞；干姜、人参、大枣、甘草甘温守中，补益脾胃，合而辛苦并用，开泄寒热痞结，水气得宣，谷物得化，中焦升降复常，则痞利诸症自除。

【原文】

伤寒中风，医反下之，其人下利日数十行，谷不化①，腹中雷鸣，心下痞硬而满，干呕心烦不得安。医见心下痞，谓病不尽，复下之，其痞益甚，此非结热②，但以胃中虚，客气上逆③，故使硬也，甘草泻心汤主之。（158）

甘草四两，炙 黄芩三两 干姜三两 半夏半升，洗 大枣十二枚，擘④ 黄连一两

上六味，以水一升，煮取六升，去滓，再煎取三升，温服一升，日三服。

【词解】

①谷不化：食物不消化。

②结热：指实热之邪聚结。

③客气上逆：指邪气上逆。

④擘：擘字下，《千金翼方》卷九下有"一方有人参三两。"《金匮要略》卷上治狐惑病用甘草泻心汤有人参，知脱落无疑，当补。

【提要】 误下致脾胃虚弱，痞利俱甚的证治。

【原文分析】

本条论述了脾胃虚弱，痞利俱甚的甘草泻心汤证的病机及证治。太阳伤寒或者中风，都应发汗解表，若用下法，是为误治。下后损伤中气，外邪乘虚内陷，致寒热之邪结于心下，气机痞塞，升降逆乱，遂成痞证。下后脾胃虚甚，运化失健，气机痞塞较重，故心下痞硬而满；脾胃失于腐熟运化之力，谷物不化，清浊难别，清阳不升，浊气不流，则腹中雷鸣有声，下利日数十行；浊阴不降，胃中虚气上逆，则干呕心烦不得安。此为寒热错杂于中，脾胃虚弱较甚，水谷不化的甘草泻心汤证。但医见心下痞证仍在，误以为心下之实邪未尽，复以下之，一误再误，重伤脾胃，中气愈虚，中焦升降愈复逆乱，阳陷阴凝，胃中虚甚，浊气因虚上逆更剧，故心下痞硬加重，文中特别指明"其痞益甚"之因，非是结热，而是胃中虚，客气上逆之故。所谓客气者，乃胃中之邪气。本证心下痞硬较甚，非实热结滞之实痞，怎能一下再下，犯虚虚实实之误。

半夏泻心汤证、生姜泻心汤证、甘草泻心汤证，三者皆有寒热错杂于中，中焦升降失司，气机痞塞，而致心下痞，呕而肠鸣、下利之证。但半夏泻心汤，以心下痞、呕而肠鸣为主；生姜泻心汤证，水饮食滞较甚，故以心下痞硬，干噫食臭，腹中雷鸣下利为主；甘草泻心汤证，脾胃虚弱较甚，水谷不化，故以心下痞硬而满，腹中雷鸣，下利繁剧，干呕心烦不得安为主。三者病机、证候大体相似，但侧重不同，证候亦同中有异，其治法均以寒温并用，辛开苦降，和胃消痞为主，半夏泻心汤为其代表方剂，生姜泻心汤重在宣散水气，甘草泻心汤重在补中和胃，当细心鉴别。

【治法】 和胃补中，消痞止利。

【方药】 甘草泻心汤方。

【方解】

本证为寒热错杂，中焦升降失司致痞，但因脾胃虚甚，故方以半夏泻心汤加重炙甘草用量而成。重用炙甘草，并以之为名，其甘温补中，健脾和胃，以缓客气之上逆。佐人参、大枣，更增其补中之力；干姜、半夏温中散寒，辛降和胃，黄芩、黄连苦寒清热消痞，合而使脾胃健而中州得复，阴阳调而升降协和，故痞利干呕诸证除。

《伤寒论》载本方无人参，考《金匮要略·百合狐惑阴阳毒病脉证治》用本方有人参，《备急千金要方》、《外台秘要》治伤寒䘌食，用本方亦有人参；又半夏泻心汤、生姜泻心汤中皆有人参。再观方后臣亿等谨按"其方必各有人参，今甘草泻心汤中无者，脱落之也"。本证是误下脾胃更虚，痞利俱甚之证，加入人参是为合理，故本方脱落人参之说可从。

《伤寒论》之五泻心汤，均治心下痞，其病机不同，证候亦有差异，治法与煎法亦同中有异。大黄黄连泻心汤治热邪阻结之心下痞，以三黄泄热消痞，渍之须臾者，取轻扬之气，专泄心下之痞热，不用煎剂，是免味厚达下。附子泻心汤治热痞兼表阳不固，故以三黄渍之，另煎附子，纳附子汁，使寒热之味，各司其职，泄热消痞，固表之阳。半夏泻心汤、生姜泻心汤、甘草泻心汤均治寒热错杂于中，胃中不和之痞，芩连姜夏合用，佐以参枣草之甘温，辛开苦降，和中消痞。半夏泻心汤，以半夏为君，重在和胃止呕消痞；生姜泻心汤，重用生姜为君，意在宣散水气，和胃消痞；甘草泻心汤，重用炙甘草为君，以补虚和胃而消痞。三方去滓重煎，使药性合和，共奏和解之功。三者同中有异，当细为辨别。

四、痞证的鉴别

【原文】

太阳少阳并病，而反下之，成结胸，心下硬，下利不止，水浆不下，其人心烦。(150)

【提要】　论述太阳少阳并病误下而致结胸危候。

【原文分析】

太阳病不解，又出现少阳病，是谓太阳与少阳并病，当用太阳少阳两解之法治疗。攻下之法在此属禁用之列，不当下而下，故曰"反"，是误治。误下后，邪气内陷，热与水相结而成结胸，故"心下硬"。误下不仅使邪气内陷，而且损伤脾胃之气，使中气下陷，胃气败绝，所以下利不止，水浆不得入口；正虚而邪热内扰故见心烦。

结胸证见下利不止，较之大便秘结者更为严重，是邪气壅盛，而正气大虚，预后大多不良。

【原文】

本以下之，故心下痞，与泻心汤，痞不解，其人渴而口燥烦，小便不利者，五苓散主之。一方云：忍之一日乃愈^①。(156)

【词解】

①一方云：忍之一日乃愈：《注解伤寒论》无此语。

【提要】　蓄水而致心下痞的证治。

【原文分析】

本证因下而致邪气入里，形成心下痞。痞证，用泻心汤治之，理当有效，却"痞不解"，说明药不对证。从其人"渴而口燥烦，小便不利"分析，则知本证原为水饮内停，津液不能上承所致。水液停聚，气化不利，故小便不利；气不化津，津液不能输布，故口燥而渴；口干渴甚则烦。水阻气滞，痞塞于中，气机不利，故作心下痞。其痞因水而作，自然非诸泻心汤所能解除，而温阳化气利水的五苓散可治。

本条可见，心下痞一证，不唯热邪壅滞或寒热错杂者有之，而致痞之因殊多。本条水蓄下焦，水气上逆，升降逆乱，气机痞塞者，亦有心下痞，故须谨守病机，各司其属。

另外，本证因水蓄下焦，水气上逆，气机闭塞所致，非水停心下，当与鉴别。在临床上如果见有小便小利而心下作痞，并见舌体胖大，苔滑者，即当考虑"水痞"而投以五苓散治之。

再者，因水液停聚往往由恣饮过多所致，所以只要限制饮水，或病人暂时忍渴不饮，使外水不入，则内水渐行，不服药亦可痊愈。条文中"一方云：忍之一日乃愈"，是宝贵的经验总结，不可忽视。

第五节　痞证的辨证与兼变证

一、痞证误下后的变证与赤石脂禹余粮汤证

【原文】

伤寒服汤药，下利不止，心下痞硬。服泻心汤已，复以他药下之，利不止。医以理中与之，利亦甚。理中者，理中焦。此利在下焦，赤石脂禹余粮汤主之。复不止者，当利其小便。(159)

赤石脂一斤，碎　太乙禹余粮一斤，碎

上二味，以水六升，煮取二升，去滓，分温三服。

【提要】　论述误下致下利不止，心下痞硬的不同治法。

【原文分析】

伤寒误下而致心下痞硬、下利不止者，按理可用甘草泻心汤或生姜泻心汤治疗，以和胃消痞，升清降浊。伤寒，邪在表，当以汗法，服汤药，当汗出表解。药后，若见下利不止，心下痞硬，显系误治。损伤脾胃之气，邪气内陷，寒热错杂，中焦升降失司，清阳不升，则下利不止；浊阴不降，气机痞塞，则心下痞硬。此痞利俱甚之候，当投甘草泻心汤一类方剂，补中和胃，消痞止利。然服泻心汤后，其病未除，应系病重药轻之故，然医者不别，以为痞、利为实邪内阻所致，于是再度攻下，一误再误，致使下利不止，医反以为其下利是中焦虚寒，脾阳不振，浊阴下注所致，故用理中汤治之。服理中汤后，下利更加严重，这是因为屡经误治，不仅中焦之气受损，且下焦之气亦遭损伤，以致脾肾阳微，统摄无权，关门不固，虽与理中汤温运中阳，但药不对证，自然无效。故曰"理中者，理中焦，此利在下焦"，当以赤石脂禹余粮汤，温涩固脱，方可奏效。若利仍不止，又见小便不利者，是下焦气化失职，清浊不别，水液偏渗大肠之故，则当用分利之法，导水湿从小便去，而不偏渗大肠，其利自止，即"利小便而实大便"。

本条归纳了下利的四种证治：寒热错杂的甘草（生姜）泻心汤证；中焦虚寒的理中汤证；下焦滑脱的赤石脂禹余粮汤证；小肠泌别失职的五苓散证。

本条的精神有以下三点：第一，同一种疾病，随着病情的改变，自然需要不同的治疗方药，所以在诊治过程中，常常出现屡更方药的情况。尤其是经治疗后病症没有减轻，甚至加重时，必须摒弃原用的方药，换用新的方药治法，或许能取得一定的效果。这种设方御变的方法，值得临床借鉴。从这层意义上而言，医生掌握的方法、方药越多，就越能适应临床千变万化的病证的治疗。此所谓"人之所病，病疾多；而医之所病，病道少"。第二，临床处方用药或更改方药，必须遵循辨证论治的原则。一种病证的产生，有着多种多样的原因和机理，所用方药必须是针对其特定的原因和机理而设，不能以药试病。第三，临床疗效的取得，关键是辨治的思路，正确的思路在辨治疾病中会起到决定性作用。有时还需要突破常规，不能扳守套路。

【治法】　涩肠固脱止利。

【方药】　赤石脂禹余粮汤方。

【方解】

赤石脂甘温酸涩，重镇固脱，涩肠止血、止利；禹余粮甘平无毒，敛涩固下，能治赤白下利。两药合用，直达下焦，共奏收涩止利，以固滑脱之功，为治下之不固，滑泄不禁之主方。

二、旋覆代赭汤证

【原文】

伤寒，发汗，若吐若下，解后，心下痞硬，噫气不除者，旋覆代赭汤主之。(161)

旋覆花三两　人参二两　生姜五两　代赭一两　甘草三两，炙　半夏半升，洗　大枣十二枚，擘

上七味，以水一斗，煮取六升，去滓，再煎取三升。温服一升，日三服。

【提要】　伤寒解后胃虚气逆，心下痞硬的证治。

【原文分析】

伤寒发汗，乃正治之法，或吐或下，则为误治，表证虽解，但中阳受损，致脾胃腐熟运化功能失职，痰饮内生，阻于中焦，胃气不和，气机痞塞，故心下痞硬。胃气已虚兼之土虚木横，肝胃气逆，故噫气不除。宜旋覆代赭汤和胃降逆，化痰消痞。

本证与生姜泻心汤证均为伤寒误治，脾胃之气受损，而见心下痞硬、嗳气之证。但生姜泻心汤证不仅中气受损，且有水饮食滞、寒热错杂之邪阻滞心下，故在心下痞硬的同时伴见干噫食臭、腹中雷鸣下利，治用生姜泻心汤，寒温并用，辛开苦降，和胃散水，而痞利自除。而本证是伤寒误治后脾胃受损，胃中不和，痰浊内生，肝气横逆，致气机痞塞，肝胃气逆，见心下痞硬，更见噫气不除之主症。虽噫气而无食臭，亦无肠鸣下利，是以气逆为主要证候，故以旋覆代赭汤补中和胃，化痰蠲饮，镇肝降逆为治，当予鉴别。

【治法】　和胃化痰，镇肝降逆。

【方药】　旋覆代赭汤方。

【方解】

本方以旋覆花、代赭石为伍，"诸花皆升，旋覆独降"，以旋覆花为主药，味咸苦辛，主下气消痰，软坚散结消痞，降气行水，主治心下痞满，噫气不除；代赭石苦寒入肝，镇肝降逆。两者相合，下气消痰，镇肝胃之虚逆，佐以半夏、生姜，化痰散饮，和胃降逆；人参、大枣、甘草补中益气，扶脾胃之虚，使脾胃之气得健，痰饮之邪得除，肝胃气逆得平，痞硬噫气之症可除。

本方即半夏泻心汤去黄芩、黄连、干姜，加旋覆花、代赭石而成。本证里无热邪，非寒热错杂，故不用黄芩、黄连；阳虚不甚，故不用干姜。因本方同属和解之剂，故在煎服时，要去滓重煎，以使药性充分和合。

使用本方时，代赭石一药的用量须特别注意，原方中代赭石用量与生姜、甘草、人参、旋覆花的比例，是1：5：3：2：3。本证病本中虚，因虚生痰，痰生气阻。代赭石重镇降逆，但用量宜小不宜大。因其质重性坠，若用量过大，必伤其已伤之气，噫气、痞塞不但不除，反会加重。

三、桂枝人参汤证

【原文】

太阳病，外证未除[①]，而数下[②]之，遂协热而利[③]，利下不止，心下痞硬，表里不解者，桂枝人参汤主之。（163）

桂枝四两，别切　甘草四两，炙　白术三两　人参三两　干姜三两

上五味，以水九升，先煮四味，取五升，肉桂，更煮取三升，去滓，温服一升，日再，夜一服。

【词解】

①外证未除：指表证未解。

②数下：数（shuò，朔），屡用攻下之意。

③遂协热而利：遂，于是。协，合也，同也。此句即：夹表证发热而下利。

【提要】　太阳病误下脾虚寒湿兼表的证治。

【原文分析】

太阳病，表未解，当以汗解，而反屡用攻下，致使表证不解而里气先伤，中阳受损，脾胃运化失职，腐熟不能，水谷不化，寒湿内生，阻于中焦，气机痞塞，固而出现"利下不止，心下痞硬"之证。此乃既有太阳表证存在，同时又有中阳不振，脾虚寒湿之下利，称之谓"协热而利"，故以桂枝人参汤温中解表而表里同治。

协热利，即指下利夹表证而言。协热者，指兼表证发热下利，可见"热"指表证发热之病象，而非指病性。协热利，在《伤寒论》中多处出现，其病机不同，施治各异，当明辨寒热虚实之属性，表里证之多少、缓急，而给予相应治法。有里虚寒协表热下利者，如本证，是脾虚

寒湿兼表下利，故以桂枝人参汤表里双解；有里热兼表下利者，如第34条之葛根芩连汤清热止利，兼以解表；第32条太阳与阳明合病下利，其病机偏重于表，故用葛根汤解表为主，使表解里自和，则下利可止。桂枝人参汤证、葛根芩连汤证，均以里证下利为主，故治里为主，兼以解表。若里证危急，则又当先里后表。如第91条之下利清谷，身疼痛，为少阳虚寒夹表下利，以少阴阳虚为急为重，故以四逆汤先温其里，后再以桂枝汤解表。上述情况，或先表后里，或表里同治，或解表为主，兼以治里，或治里为主，兼以解表，或先里后表，均有其原则，应详审明晰，权宜而治。

本条太阳病误下，致心下痞硬，下利不止，列于泻心汤后，均见痞利之症，何不以甘草、生姜泻心汤治之？原因在于本证为协热利，表邪未解，第164条有"表解乃可攻痞"之明训，故不用泻心汤者，虑其攻痞致表邪内陷。又心下痞硬，下利不止，缘于脾虚寒湿，并无热邪错杂于内，故不可予泻心汤，而用桂枝人参汤，温里为主，兼以解表。

【治法】　温中解表。

【方药】　桂枝人参汤方。

【方解】

方以理中汤加桂枝而成。理中汤温中散寒，补益脾胃，复其中焦升降之职而利止，增炙甘草之量，意在加强补中之力。加入桂枝，辛温通阳，散肌表之邪而除表证。本方以温里为主，兼以解表，为表里双解之剂。本方煎服，应注意以下两点：其一，先煎理中汤四味，后入桂枝。煎药一般遵循治里药先煎，解表药后下的原则。本证中焦虚寒较甚，故理中汤先煎，使之更好地发挥温中补虚之力。桂枝后下，专为解表而设，正如吴仪洛所云："桂枝辛散，经火久煎，则气散而力有不及矣，故须迟入。"其二，方后注云："日再，夜一服"，即白天服约两次，使药效分布较为均匀，有利于中焦虚寒，而下利较重者，类似理中汤服法。

四、瓜 蒂 散 证

【原文】

病如桂枝证，头不痛，项不强，寸脉微浮[①]，胸中痞硬，气上冲喉咽，不得息[②]者，此为胸有寒[③]也。当吐之，宜瓜蒂散。(166)

瓜蒂一分熬黄　赤小豆一分

上二味，各别捣筛，为散已，合治之，取一钱匕，以香豉一合，用热汤七合，煮作稀粥，去滓，取汁合散，温、顿服之。不吐者，少少加[④]，得快吐乃止。诸亡血虚家，不可与瓜蒂散。

【词解】

①微浮：此指寸脉微见浮象。

②不得息：息，呼吸。此指呼吸不利。

③胸有寒：寒，代指病邪。胸有寒，指痰涎、宿食之邪阻滞于胸中。

④少少加：少少，即指稍之意，此指稍稍地增加药量。

【提要】　辨胸膈疾实证及与桂枝汤证的鉴别。

【原文分析】

本条主要论述寒饮或寒痰阻于胸膈的瓜蒂散证。因其证候表现与桂枝证有相似之处，故句首即言"病如桂枝证"，是说其有恶寒发热，汗出，脉浮的临床表现，可是头不痛，项不强，又不支持原有"桂枝证"的推测。结合"胸中痞硬，气上冲喉咽，不得息"的症状分析，进而推翻了原有的判断，提出了"此为胸有寒也"的结论。胸居阳位，为上气海，是阳气汇聚之处。卫阳之气出于下焦，开发于上焦，即由胸中开发，以温分肉、润肌肤、肥腠理、司开阖。胸中有痰实阻塞，故"胸中痞硬"，胸阳被遏，卫阳不能正常地宣发布散，营卫不和，因而出现发热、汗出、恶风之症。疾实阻塞于上，正气驱邪外出，则有"气上冲喉咽不得息"的表现，寸脉亦显浮象。根据《素问·阴阳应象大论》所指出的"其高者，因而越之"的治疗法则，本证应因势利导，用瓜蒂散吐之。吐出胸中疾实邪气，则胸阳得伸，其病自愈。

本证形如桂枝证，实则不同，桂枝证是风寒袭表，营卫不和，故恶寒、发热、汗出、头项强痛、寸关尺三部脉俱为浮缓，故以桂枝汤调和营卫，驱除肌表之邪。本证是痰食阻遏胸膈，卫气失宣所致。并无外邪客于太阳，故虽恶寒发热，而头不痛，项不强，仅寸脉微浮，并以胸中痞硬、气上冲咽喉不得息为主。两者病机不同，须当明辨。

本证胸中痞硬，当与泻心汤之心下痞鉴别。本证为有形之痰涎、宿食阻滞胸膈，病位偏高，以胸中痞硬，气上冲咽喉不得息为主，并无肠鸣下利等症；而痞证为无形之邪内阻，脾胃升降失职，以心下痞，呕而肠鸣为主，所辨不难。

仲景论吐法，除本条外，尚有少阴篇第324条之"饮食入口则吐，心中温温欲吐，复不能吐"；厥阴篇第355条之"心下满而烦，饥不能食"；《金匮要略》"宿食在上脘，当吐之，宜瓜蒂散"，均是论述实邪阻滞胸膈、胃脘，以瓜蒂散涌吐之例，宜相互参考。

【治法】　涌吐疾实。

【方药】　瓜蒂散方。

【方解】

方中瓜蒂极苦，性行催吐，入阳明胃经，作为主药，吴仪洛《本草从新》谓："能吐风热疾涎，膈上宿食"；赤小豆味甘酸为臣药，能行水气，两者合用可奏效"酸苦涌泄"之功；香豉轻清宣泄为使，可助两药涌吐之力。共为涌吐之峻剂，适于胸膈疾实阻遏之实证。本方涌吐之力峻猛，用之得当，则行速效捷，邪祛正安，若用之太过，或不当，最易损伤胃气，故须注意以下几点：其一，先煮香豉为稀粥状，去滓合散，温而顿服。其二，本方峻猛，用之宜慎，适于确有痰涎、宿食阻滞胸膈，形体壮实者。若气血亏虚之人，则不可服，以免酿成不良后果。其三，服后得快吐即止，切莫过剂。若药后不吐者，可少少增其量，以知为度。

另外，在服药过程中可能会出现以下情况，事先应告知病人及其家属：第一，服用本方后，因阳气受到鼓动上冲，可见头目眩晕、头汗出等反应，病人不必惊慌，只须闭目静待，勿受邪风即可；第二，服药后痰实难于吐出者，可以用物探喉以催吐；第三，痰实吐出，大邪已去，而吐势不止者，可以葱白煎汤饮服而抑制其吐。

【临床应用】

（1）酒湿停聚案：此方证所治之酒湿停聚乃痰湿热郁于上脘所致。临床辨证中常见：胸胁苦满，烦躁欲死，呼吸有力，口出臭气，小便短赤，大便秘结。本方加白矾其效更佳。

张某，男，38岁，于1975年8月14日诊治。多服烈酒，烦渴不已，过食生冷，又卧于湿地，以致水湿结胸，两胁剧痛，烦闷欲死，医用寒凉泻下药物，下利数次，其病不减。由于四肢厥冷，诊为"阳虚"，更投温燥之剂，病反加重。就诊时症见：形体消瘦，精神不振，呼吸有力，口出臭气，以手扪胸，时发躁扰，不能言语，四肢厥冷，小便短赤，大便未解，舌红苔黄，脉滑有力，两寸独盛。此痰湿热郁于上脘所致，治宜涌吐痰热。方用：瓜蒂、赤小豆、白矾各9g，上三味研为细面，分三次服。服后少顷，呕吐出痰涎和腐物两碗，当即言语能出，大便随之下泄，身微汗出，四肢转温，中病即止，停服上药，继以饮食调养而愈。

按　多饮贪食，饮冷受湿，酒食蕴聚上脘，其病在上，用寒凉攻下，伐伤其正，又投温燥之剂，则痰热凝聚，延为痼疾。由于痰热壅郁上脘，气机不舒，则四肢厥逆，乍看似阳衰不足之证，但舌红苔黄，口出臭气，脉滑有力，两寸独盛，则为实热无疑。以手扪胸，则其病在上可知矣。大凡宿食在上脘者可吐不可下，在中脘则可吐可下，在下焦则可下不可吐。其痰热宿食蕴结于上，"其高者因而越之"，故用瓜蒂味苦性寒，功能涌吐在上之宿食痰热；赤小豆味酸，两味配伍，正符"酸苦涌泄"之意；加白矾味酸性寒，取其燥湿祛痰之功，复有助吐之力。三味配伍，共成涌吐峻剂，治投病机，效如桴鼓。临证时若为宿食郁上之证，嘱其每服3g，先吐后泄，每取卓效。恐吐后伤阴，嘱其吐泻后啜稀粥少许以善其后。张从正曰："善用药者，使病者而进五谷者，真得补之道也。"故勿用补药，以免犯实实之弊。

（2）抽搐失语案：此方证所治之抽搐失语乃痰湿蒙蔽清窍所致，临床辨证中常见：心胸憋闷，烦躁不安，抽搐频作，痰涎壅盛，不能言语，舌淡苔白腻，脉滑数。

祁某，男，43岁，于1976年11月9日诊治。患"脑囊虫病"6年，抽搐频作，痰涎壅盛，多方诊治，时轻时重。于7日下午突发头目弦晕，天地转动，不能站立，以手扪胸，不能言语，中西药治疗无效。邀诊治时症见：形体稍胖，精神尚可，不能言语，以写字陈述其苦，心胸憋闷，烦躁不安，头痛掣目，不能入眠，满口湿痰，咳唾涎沫，四肢举动如常，舌体胖淡，白苔满布，脉象滑数，两寸独盛。此痰湿蒙蔽清窍所致，治宜豁痰开窍。方用：瓜蒂、赤小豆各9g，水煎服。二诊：（11月11日）上方服后，苦涩异常，先吐后泻，吐痰两碗，下利三次，诸症减轻，但仍不能语，上方加菖蒲、郁金各9g。三诊：（11月15日）昨日将药服下，先吐后泻，于晚12点能言语。即予温胆汤加味调治。抽搐从1977年至1979年2年没有发作。

按 久有抽搐之疾，似属风痰之证，《素问·至真要大论》谓："诸风掉眩，皆属于肝"，由于木郁不舒，加之痰湿蒙蔽清窍，则不能言语，其症见心胸憋闷，烦躁不安，脉象滑数，两寸独盛，痰湿郁结上脘。张子和在《汗下吐三法该尽治病诠》篇中说："风痰宿食，在膈或上脘，可涌而出之。"故取"木郁达之"之义，用吐法峻剂瓜蒂散吐之，使痰有去路，木郁得解，邪去正安。

（3）厥逆失语案：此方证所治之厥逆失语乃痰浊壅寒上脘所致，临床辨证中常见：胸闷烦躁，欲吐不能，不能言语，舌淡苔白腻，脉滑有力。若加白矾，其效更佳。

周某，女，41岁，于1972年4月25日诊治。患雷诺病3年，每遇寒冷四肢紫绀，苍白潮红发作，多方诊治无效。住院期间先后服用温阳和活血化瘀药物，其肢端痉挛好转，供血改善。由于惊恐而失语，四肢紫绀加重，厥冷如冰，时呈尸体色，经会诊先后予"右旋糖酐"、镇静药物及中药宁心安神祛痰开窍之剂无效。已饮食不进，卧床不起，病情逐渐加重，院领导亲自参加查房会议。症见：面色苍白，精神呆滞，不能言语，以笔代言，胸闷烦躁，欲吐不能，四肢苍白，厥冷如冰，四肢举动，尤如常人，苔白厚腻，脉滑有力，两寸独大。此证呈阳虚，但痰浊壅塞上脘，急则治其标，治宜涌吐痰浊。方用：瓜蒂、赤小豆、白矾各9g，水煎服。服后先吐浊痰碗余，继则泻下臭秽溏便，当即呼出"真厉害啊"，自此语言能出，肢冷好转，而雷诺现象亦减轻。

按 四肢变色，厥冷如冰，状属阳微寒盛之证，但惊恐之后，脏腑功能失调，脾湿郁遏，木郁不达，痰浊内生，阴塞于上，清窍蒙蔽则语言难出，清不能升，浊不能降，阳郁不达则肢冷体色苍白等症相继出现。但胸闷烦躁，脉两寸独盛，诚属痰浊壅塞上脘，张从正在《汗下吐三法该

《尽治病诠》中说："夫病之一物，非人身素有之也，或自外而入或由内而生，皆邪气在，邪气加诸身，速攻之可也，揽而留之何也。"故以瓜蒂散加味用之，果获卓效。

（4）忧怒失语案：此方证所治之忧怒失语乃气郁痰阻，蒙蔽清窍所致。临床辨证中常见：精神郁闷不能言语，烦躁难忍，舌苔白腻，脉滑数。本方加郁金、豆豉等其效更佳。

> 张某，女，43 岁，于 1976 年 9 月 25 日诊治。家庭不和，忧怒悲伤，觉心中烦乱难忍，情志郁而不伸，突发失语，经服镇静药物和中药化湿开窍药物无效。邀诊治时症见：形体肥胖，精神郁闷，不能言语，易悲易哭，懊恼不眠，以手扪胸，烦躁难忍，手指咽喉，梗塞难息，欲吐不出，苔白厚腻，脉搏滑数。此气郁痰阻，蒙蔽清窍所致，治宜涌吐痰湿为急务。方用：瓜蒂、赤小豆、豆豉、郁金各 9g，水煎服。上方服后先吐痰涎碗余，后泻三次，诸症减轻，但仍不能语，由于催吐重剂，服之难忍，病人拒再服，后经多方劝解，又进上方 1 剂，仍先吐后泻，开始言语，诸症好转，后以饮食调节而愈。

按 怒伤肝，忧伤脾，肝郁不舒，不能疏泄，经脉之气阻滞，脾失健运，痰湿乃生，肝气携痰，蒙蔽清窍则不能言语，结于咽部则如异物梗塞，结于上脘则烦躁懊恼，欲吐不出。总由痰湿作祟，虽服化湿开窍药物而无效的原因也就在于杯水车薪，药不胜病，不用重剂，难起大疴。思仲景《伤寒论》第 166 条"病如桂枝证，头不痛，项不强，寸脉微浮，胸中痞硬，气上冲咽喉不得息者，此为胸有寒也，当吐之，宜瓜蒂散"的教导，投之而收捷效。临床对于情志不舒之失语，兼有痰湿壅郁胸上者，投此方治之，屡收速效。瓜蒂散，是仲景为痰实阻滞胸膈而设，为涌吐峻剂。以胸脘痞闷，欲吐不能，气上冲咽喉不得息，心烦不安，或手足厥冷，寸脉微浮，或脉乍紧，苔多白腻，为其辨证要点。因邪结部位在上焦，故本《内经》"其高者，因而越之"之旨，制以酸苦涌泄的瓜蒂散。由于吐法峻猛伤阴损阳，故使用较少，报道亦少。然则，若能准确地掌握适应证，可收立竿见影之效。剂量，一般以每天 3~6g 煎汤顿服，或 0.6~1.8g 研末吞服为宜，中病即止。过量则可引起毒性反应，甚致呼吸、循环衰竭，不可不慎。

五、痿证的辨证

【原文】

伤寒，吐下后，发汗，虚烦，脉甚微，八九日心下痞硬，胁下痛，气上冲咽喉，眩冒[①]，经脉动惕者，久而成痿[②]。（160）

【词解】

①眩冒：头昏重而眼黑发花的症状。

②痿：证候名，主要症状是两足软弱无力，不能行动。

【提要】 伤寒误吐下发汗致虚及久而成痿的变证。

【原文分析】

伤寒，当解表，若先吐下为逆。盖吐下后里气已伤，脾胃受损，若再施汗法，必阳气大虚，津液虚劫，正虚邪扰，故心烦；脉象甚微，乃是阳气大虚的标志。病延八九日，阳气亏损愈甚，一方面，阳虚失运，阳不能制水，水邪上泛，逆于心下，成心下痞硬；留于胁下使胁下作痛；上冲咽喉而使咽喉有梗塞之感；上蒙清阳而致头目眩晕。另一方面，阳虚不能化生津液以濡养筋脉，而水饮之邪又滞于其中，故发生筋惕肉瞤证。阳气不复，水邪久留而津液不生，皮、肉、筋、脉、骨失其润濡，以致肢体痿废不用，所以，"经脉动惕者，久而成痿"。

本条与第 67 条的苓桂术甘汤证较为相似，均由伤寒汗吐下后阳虚水气上逆所致。但本证阳虚更甚，证情更重，故彼证心下逆满，气上冲胸，起则头眩，脉沉紧，而本证心下痞硬，气上冲咽喉，眩冒；彼证脉沉紧，而本证则脉甚微；彼证发汗则动经，身为振振摇，而本证则经脉跳动不宁，久则成痿。

本条与第76条的栀子豉汤证，同为发汗吐下后之变证，并且均以"虚烦"表述之。然则，彼为热邪内陷，扰于胸膈致烦，虽曰"虚烦"，是指内无实邪而言，并非虚证，故脉必数而有力；而本证是阳虚饮逆，正气内虚，故脉甚微，按之无力，两相对勘，此为正虚心烦明矣。

【原文】

伤寒，大下后，复发汗，心下痞。恶寒者，表未解也。不可攻痞^①，当先解表，表解乃可攻痞。解表宜桂枝汤，攻痞宜大黄黄连泻心汤。(164)

【词解】

①攻痞：此处之攻，是指治疗。攻痞，即治疗痞证。

【提要】　论述热痞兼表证不解的治法。

【原文分析】

伤寒失治，先下后汗。先下者，邪引入内，因成痞；复发汗，邪滞内而不易外宣，故恶寒。此医家之误，致表里同病，当先解表，表解后再治其里。若先攻痞，将重蹈复辙，诱邪深入。

表里同病的治疗原则，当据表里证情的轻重缓急而定。通常里证不急者，当先表后里；里证危急时，可先里后表；表里均不甚急时，可表里同治。第163条桂枝人参汤证，太阳病下后，心下痞硬，是以里证为重为急，而表证尚轻，故以温里为主，解表次之。本证亦为伤寒误下，心下痞，是热痞而兼表不解，里证不甚急，故宜先表后里。此外第124条之抵当汤证；第91、92之少阴兼表证，是里证急重，故宜先里后表。

本条强调表里同病，当先表后里的原则，先以桂枝汤解表，表解后，再以大黄黄连泻心汤清热泄痞。本条既曰：伤寒，何以不用麻黄汤，反用桂枝汤？大约如第57条之例，即伤寒汗后，腠理开张，纵有表邪未解，亦不宜用麻黄汤之峻汗，以免过汗伤证，酿成变证，故用桂枝汤调和营卫，解肌祛风。

【原文】

伤寒发热，汗出不解，心中痞硬，呕吐而下利者，大柴胡汤主之。(165)

【提要】　论述少阳兼阳明里实的证治。

【原文分析】

伤寒发热，若得汗出，则表解而热已。而本证汗出不解，热不为汗衰，且无恶寒之症，说明此热已非表热，更见心中痞硬，再次说明了邪热已经入里。心中痞硬，与第103条"心下急"的病机相同，邪入少阳，枢机不利，气机阻滞，是"邪在胆，逆在胃"的一种表现。胆热犯胃，胃气上逆，而呕吐，此与第103条"呕不止"同义。胆热内迫肠腑，则见下利。较之小柴胡汤证，其邪热较盛，故用大柴胡汤清泄少阳，通下邪热。

本条在伤寒发汗后，汗出不解，出现心下痞硬之症，应与心下痞硬的其他证候鉴别，如生姜泻心汤证、甘草泻心汤证、桂枝人参汤证、旋覆代赭汤证等。本证是少阳郁热兼阳明腑实证，心下痞硬因少阳枢机不利，气机痞塞所致，可伴见往来寒热，或发热、呕不止、心下急迫疼痛、大便秘结或下利等；生姜泻心汤、甘草泻心汤证，是寒热错杂于中，脾胃受损，中焦升降失司所致，除心下痞硬外，伴见呕吐、肠鸣、下利、干噫食臭、完谷不化等；桂枝人参汤证，是太阴虚寒下利，兼表不解，其心下痞硬是脾失健运，浊阴上逆之故，下利属虚寒性质，与本证实热之性截然不同；旋覆代赭汤证，乃胃虚痰阻，虚气上逆，证见心下痞硬，噫气不除，而无呕吐、心下急、下利等症。

【原文】

病胁下素有痞，连在脐旁，痛引少腹，入阴筋①者，此名脏结，死。(167)

【词解】

①阴筋：男性外生殖器。

【提要】 论述脏结之危候。

【原文分析】

本条文是联系上句的另一病例，病人平素在胁下就有痞积或痞块，发作时从脐旁到少腹牵引疼痛，甚至痛引阴筋。经医误下，阴寒凝结于三阴，阳气告竭，难于救治，故云"此名脏结，死"。

第六节　太阳病其他变证

一、白虎与白虎加人参汤证

【原文】

伤寒，若吐若下后，七八日不解，热结在里，表里①俱热，时时恶风，大渴，舌上干燥而烦，欲饮水数升者，白虎加人参汤主之。(168)

知母六两　石膏一斤碎　甘草二两，炙　人参二两　粳米六合

上五味，以水一斗，煮米熟汤成，去滓，温服一升，日三服。此方立夏后、立秋前乃可服。立秋后不可服。正月二月三月尚凛冷，亦不可与服之，与之则呕利而腹痛。诸亡血虚家，亦不可与，得之则腹痛利者，但可温之，当愈。

【词解】

①表里：此指人体内外，不是指表证、里证，"表里俱热"，即内外皆热。

【提要】 论述阳明燥热，津气两伤的证治。

【原文分析】

本条论述太阳伤寒因误治，转化为表里俱热的白虎加人参汤证。

太阳伤寒因治疗不当，病邪由表化热入里，邪传阳明，邪热炽盛，充斥内外，不仅伤津，而且耗气。"热结在里，表里俱热"，是指里热炽盛，充斥于表里内外，所以高热持续；邪热迫津外出则汗出；热盛伤津，故口燥而渴；热盛于里上扰神明则心烦。由于热盛伤津，汗出过多，故表热不显，扪之皮肤无灼手感；热极汗多，发展到脱液耗气，胃中津液耗损严重，所以口燥渴，舌上干燥而烦，大量饮水仍不解渴；由于热极汗多，肌腠疏松，所以在高热同时出现轻微恶寒，即所谓"时时恶风"。结合原文第26条，因热盛耗气，脉当洪大，治宜白虎加人参汤清热益气生津。

白虎加人参汤证之恶寒与太阳之恶寒不同。太阳恶寒，常与病俱来，与病俱去，一般较重，且无口渴心烦之象。本证"时时恶风"与"背微恶寒"系阳明里热炽盛，汗出肌疏，气阴两伤，不胜风寒所致，所以见风则恶。因背为阳之府，是阳气会聚的地方，热迫汗出津气两伤，卫阳失于固密和温煦职能时，就可以引起背部微恶寒，程度一般较轻，故加人参以益气生津。

【治法】 辛寒清热，益气生津。

【方药】 白虎加人参汤方。

【方解】

白虎加人参汤是清热与益气生津并用的方剂。盖壮火可以食气，热盛可以伤津。故以白虎汤

辛寒清热，加人参以益气生津，为治热盛津气两伤之良方。白虎加人参汤证之所以需要加人参，其辨证关键是在白虎汤证的基础上出现汗出过多、大烦渴、微恶风寒与脉洪大无力。其机理为热邪炽盛，不仅伤津，而且耗气。

本条方后有"此方立夏后、立秋前乃可服。立秋后不可服"等62字，疑是后人所掺。《金镜内台方义》对此曾加以评论说："古人一方对一证，若严冬之时，果有白虎汤证，安得不用石膏；盛夏之时，果有真武汤证，安得不用附子；若老人可下，岂得不用硝黄；壮人可温，岂得不用姜附。此乃合用者必需之，若是不合用者，强而用之，不问四时，皆能为害也。"此说非常中肯，可资参考。

【原文】

伤寒，无大热，口燥渴，心烦，背微恶寒者，白虎加人参汤主之。(169)

【提要】　承上条再论阳明热盛、津气两伤证治。

【原文分析】

上条"表里俱热"是里热充斥内外，与之比较，本条邪热深伏于里，所以肌表"无大热"，口燥渴、心烦是"里热"之确据。"背微恶寒"与上条"时时恶风"的病机相同，只是表现形式不同。治疗仍以白虎加人参汤清热益气生津为宜。

本条重点在于对"无大热"、"背微恶寒"两证的辨析。无大热是指"表"无大热，并非里无大热。表无大热，与"口燥渴，心烦"同见，说明其里热仍然很盛。表"无大热"非绝对无热，而是相对于炽盛的里热而言，体表之热较轻而已。里热炽盛而表热较轻，可能是由于热迫汗出的同时，带走部分表热所致。同样是热迫汗出，腠理疏松，而见"背微恶寒"一证。由于背为阳之府，是阳气会聚的地方，故当热迫汗出，津气两伤，卫阳失于固密和温煦职能时，则背部恶风寒最为明显。"无大热"与"背微恶寒"的病理基础都是里热炽盛，"口燥渴，心烦"是辨证眼目，可与少阴阳虚证鉴别。少阴阳虚证虽也见背恶寒，但必是口中和而不燥渴，并见脉微厥逆等虚寒征象，与本证截然不同。

【原文】

伤寒，脉浮，发热无汗，其表不解，不可与白虎汤。渴欲饮水，无表证者，白虎加人参汤主之。(170)

【提要】　论述白虎汤的禁忌证和使用白虎汤的原则。

【原文分析】

脉浮，发热，无汗，是太阳伤寒见证，其恶寒身疼的表现自在言外。邪在表，当治以汗法。此时即或兼见烦渴等里热之证，亦应表里两解，或先解表后清里，而不可先以白虎汤清其里热，即所谓"其表不解者，不可与白虎汤"。这是因为白虎汤是甘寒清热的重剂，在表寒证存在的情况下，径用白虎汤，每可冰伏表邪，郁遏阳气，甚或引邪内陷。"其表不解者，不可与白虎汤"，也说明白虎加人参汤也必须在没有表证的情况下，才能使用。吴鞠通在《温病条辨》中进一步明确了白虎汤的治禁，他指出"白虎汤本为达热出表，若其人脉浮弦而细者，不可与也；脉沉者，不可与也；不渴者，不可与也；汗不出者，不可与也；常须识此，勿令误也"。吴氏的这个补充，完全符合《伤寒论》精神，足供参考。

"渴欲饮水，无表证者，白虎加人参汤主之"，此渴欲饮水，非一般的口渴可比，必是大渴引饮。烦渴引饮，即使不见大热之证，亦可用白虎加人参汤。

【原文】

伤寒，脉浮滑，此以表有热，里有寒，白虎汤主之。(176)

知母六两　石膏二斤 碎　甘草二两，灸　粳米六合

上四味，以水一斗，煮米熟汤成，去滓，温服一升，日三服。

臣亿等谨按：前篇云，热结在里，表里俱热者，白虎汤主之。又云，其表不解不可与白虎汤。此云脉浮滑，表有热，里有寒者，必表里字差矣。又阳明一证云，脉浮迟，表热里寒，四逆汤主之。又少阴一证云，里寒外热，通脉四逆汤主之，以此表里自差明矣。《千金翼方》云白通汤，非也。

【提要】　论述白虎汤的证治。

【原文分析】

本条指出伤寒外邪入里化热，不恶寒但发热、脉浮滑的证治。对本条注家意见颇不一致。争论的焦点在于对"表有热，里有寒"一句，尤其对"里有寒"的提法认为不妥。宋代林亿校正时已发现原文有误，提出应改正为"表有寒，里有热"。因为以方测证，白虎汤为甘寒重剂，主治阳明热盛，充斥表里。论中有关白虎汤证的条文，均讲的是"表里俱热"或"里有热"，所以本条"表有热，里有寒"当改为"表里有热"或"表里俱热"，才合乎情理。本条在写法上详于脉而略于证。"脉浮滑"，不仅言其脉象，而且也是对病机的概括。滑为热炽于里，为里有热；兼见浮象，是气血外达，热在内而见于外的表现。脉浮滑，表明其证属阳，反映了阳热亢盛，与表里俱热相符。因阳明里热蒸腾，充斥于表里，弥漫于周身，故除脉浮滑或洪大外，当有身热、汗出、口渴以及心烦等气分大热的见症。因气分热势炽盛而正气尚未虚衰，故以白虎汤清气分之热则愈。

【治法】　辛寒清热。

【方药】　白虎汤方（参见阳明病篇）。

【方解】

白虎汤中石膏辛甘大寒，清热除烦止渴。知母苦寒质润，清热生津，既能助石膏清肺胃之热，又能苦寒润燥滋阴。知母与石膏相须为用，则清热除烦止渴的作用增强。甘草、粳米和胃气、养胃阴，且可防石膏、知母大寒伤中之偏。本方药虽四味，但配伍精当，具有清热生津之功，使其热清烦除，津生渴止。本方适应证一般以"四大（即身大热、汗大出、大烦渴、脉洪大）"典型症状为依据，但在实际使用中遇脉数有力、高热、大汗、烦渴者即可使用。白虎汤临床应用虽广泛，但亦不能滥用。清代名医吴鞠通，对本方提出了"四禁"，即脉浮而弦细、脉沉、不渴、汗不出者，皆不可与之。其主旨在于非阳明内热者勿用，可供参考。

二、黄芩汤证

【原文】

太阳与少阳合病，自下利者，与黄芩汤。若呕者，黄芩加半夏生姜汤主之。(172)

黄芩汤方

黄芩三两　芍药二两　甘草二两，炙　大枣十二枚，擘

上四味，以水一斗，煮取三升，去滓，温服一升，日再，夜一服。

黄芩加半夏生姜汤方

黄芩三两　芍药二两　甘草二两，炙　大枣十二枚，擘　半夏半升，洗　生姜一两半，（一方三两），切

上六味，以水一斗，煮取三升，去滓，温服一升，日再，夜一服。

【提要】　论述太少合病下利或呕的证治。

【原文分析】

条文首言太阳少阳合病，即太阳与少阳的病证同时俱见，既有头痛、发热等症，故称太阳；同时还有口苦、咽干、心烦、胁痛、不欲食等症，故称少阳。仲景以"自下利或呕"作为主症，据理推断，当以少阳受邪为主。对表证略而不提，说明病证偏重于里，乃少阳邪热逆于胃肠所致。

治宜清少阳邪热以止利，方用黄芩汤。若少阳邪热上逆于胃，胃气上逆而呕，以黄芩加半夏生姜汤清热止利，和胃降逆。

【治法】 （1）清热坚阴，缓急止利。
　　　　 （2）清热止利，和胃降逆。
【方药】 （1）黄芩汤方。
　　　　 （2）黄芩加半夏生姜汤方。
【方解】

黄芩汤用黄芩之苦寒，清泄肝胆邪热，燥湿止利；芍药味酸微苦，养阴补血，制肝胆损逆之气，缓急止痛；芩芍配伍，酸苦相济，调中存阴以止利，是治热利之要药。甘草、大枣益气和中，调补正气。诸药合用，共奏清热止利之功。若胃气上逆而呕吐者，则加半夏、生姜，和胃降逆上呕。

《伤寒论》中论合病下利者，共三条，证治各异，应予鉴别：第32条太阳与阳明合病下利，病变重在表，治用葛根汤，解表和里。第256条阳明与少阳合病，病变重在阳明，其下利属内有宿食之热结旁流之属，治用大承气汤泻热通腑而止利。本条则是太阳与少阳合病下利，病变重在少阳，治用黄芩汤清热止利。

三、黄连汤证

【原文】

伤寒，胸中有热，胃中有邪气①，腹中痛，欲呕吐者，黄连汤主之。（173）

黄连三两　甘草三两，炙　干姜三两　桂枝三两，去皮　人参二两　半夏半升，洗　大枣十二枚，擘

上七味，以水一斗，煮取六升，去滓，温服，昼三，夜二。疑非仲景方。

【词解】

①邪气：此指寒邪。

【提要】 论述上热下寒，腹痛欲呕吐的证治。

【原文分析】

本条为寒热夹杂的黄连汤证治。证由太阳伤寒变化而来，其病机有两个方面：一部分是寒邪入里化热；一部分是寒邪入里侵入肠胃。条文中"胸中"与"胃中"乃指上下部位而言。"胸中有热"，即指胸中有邪热，包括胃脘，上至胸膈。"胃中有邪气"，即指腹中有寒邪。胃于胸相对部位较低，主要是肠中有寒气。因而本证也可看作是上热下寒证中的一种类型。胸胃有热而气逆，所以欲吐；肠中有寒邪而气滞，所以腹中痛。胃热肠寒，主要因阴阳升降失其常度，阳在上不能下交于阴，则下寒者自寒；阴在下不能上交于阳，则上热者自热。此外，还可出现心烦、痞胀、腹泻等症。

本证与泻心汤证都是寒热夹杂，气机升降失常，但病机却有不同。三泻心汤证寒热互结，阻塞于中焦，故以心下痞为主症，且清阳不升浊阴不降，故伴见肠鸣呕利；本证是寒自为寒，热自为热，寒热上下互阻，胃热气逆于上，肠寒气滞于下，故以欲呕吐、腹中痛为主症。

【治法】 清上温下，和胃降逆。

【方药】 黄连汤方。

【方解】

黄连苦寒，以清在上之热；干姜辛热，以温在下之寒；桂枝辛温，既可温散下寒，又可交通上下之阳气，共为本方主药；配人参、甘草、大枣之甘温，补脾益气、和胃安中，以复中焦升降

之职；半夏辛温和胃，降逆止呕。全方寒温并用，辛开苦降，清上温下，有平调寒热，和胃降逆、升降阴阳的作用。

本方与半夏泻心汤药味相近，但主治病证迥然有别。半夏泻心汤有黄芩无桂枝，去滓再煎，取其药性和合，每日三服，温服一升。用治寒热错杂于中焦，气机壅滞，以心下痞为主的病证。本方用桂枝无黄芩，治上热下寒，寒热分踞上下，表里不和，心烦、腹痛为主的病证，况且只煎一次，取其各自功效，日三夜二，采用小量频服，可免药后呕吐，利于提高疗效。

四、十枣汤证

【原文】

太阳中风，下利呕逆，表解者，乃可攻之。其人漐漐汗出，发作有时，头痛，心下痞硬满，引胁下痛，干呕短气，汗出不恶寒者，此表解里未和也，十枣汤主之。(152)

芫花熬　甘遂　大戟

上三味等分，分别捣为散，以水一升半，先煮大枣肥者十枚，取八合，去滓，内药末，强人服一钱匕，羸人服半钱，温服之，平旦服。若下少，病不除者，明日更服，加半钱。得快下利后，糜粥自养。

【提要】　论述悬饮的证治。

【原文分析】

本条讨论外邪诱发饮停胁下的证治。太阳中风的病程中，可引动胁下水饮宿疾。水饮结聚于胁下，阻碍气机升降，饮邪犯胃则见呕逆；水饮下注大肠，则见下利。如是外有表邪，里停水饮，表里同病。由于水饮之邪窝居两胁之下，一般渗利之剂难以取效，必须用攻逐泻水之峻剂。但须先行解表，表解后方可攻逐水饮。切不可先后失序，否则攻伐水邪损伤正气，而招致表邪内陷。故仲景告诫曰："表解者，乃可攻之。"

饮为有形之邪，由于水饮结聚胁下，胸阳被阻，气机不利，以致心下痞硬满，引胁下痛。胸胁为阴阳升降之通路，水邪集居于此，气机升降失常，加之水性流溢，变动不居，故或见之证复杂多端，往往因水邪影响的脏腑部位不同，而出现各种不同的表现。若水饮外溢肌肤，影响营卫失和，则其人漐漐汗出；正邪相争，时而气机暂通，饮邪暂不外攻，故汗出发作有时；饮邪上干，蒙蔽清阳则头痛；水饮犯胃，胃气上逆，则见干呕；若水饮迫肺，肺气不利，则呼吸气短。干呕、汗出、头痛类似太阳中风，而实非太阳中风，区别在于本证以心下痞硬满、引胁下痛为主症，虽见漐漐汗出，但发作有时；虽有头痛，但不恶寒。为表邪已解，里有悬饮，外证已不存在，故曰"此表解里未和也"。以上诸症，乃水饮结聚胁下不解，流走攻窜，上下充斥，妨碍三焦，牵连周身所致。一般的化饮祛水之剂，已无济于事，故用十枣汤攻逐水饮。

本证"心下痞硬满"与大结胸证、痞证相似，应予鉴别。大结胸证为水热互结于胸膈，故心下痛，按之石硬，甚则从心下至少腹硬痛，手不可近，伴潮热、烦渴、舌苔黄燥等热象。治以大陷胸汤泻热逐水。痞证乃寒热互结，阻塞于中焦，故以心下痞，按之柔软为主症。治以泻心汤和胃消痞。悬饮证水邪停积胸胁之间，故不仅心下痞硬满，更有转侧动身，或咳嗽、呼吸、说话等都可牵引胸胁疼痛，即文中所谓"引胁下痛"，此为悬饮的辨证要点。同时伴头痛汗出、呕逆咳嗽等症，但热象不显。本证虽有心下痞硬满，但病发部位主要在胁下，胁下与胃脘部相邻近，胁下病变，常影响于胃，而出现痞硬，治以十枣汤攻逐水饮。

【治法】　攻逐水饮。

【方药】　十枣汤方。

【方解】

十枣汤是芫花、甘遂、大戟三味药，等份研粉，用枣汤调服"半钱匕"或"一钱匕"。芫花、甘遂、大戟三味都是峻下逐水药，三药合用，药力尤猛。故用肥大枣煎汤调服，以顾护胃气，并缓和诸药的烈性和毒性，使邪去不伤正。但三味药都有一定的毒性，因此，用药要慎重，剂量要因人而异，严格掌握。从病情出发，结合病人体质强弱及对药物的耐受程度，从小剂量（0.5～1g）开始，逐渐加大剂量，视病情需要，或连续用药，或间隔一二日或数日再用。本方刺激肠黏膜产生腹泻而逐水，因此，必须清晨空腹服，药在胃内停留时间短，可减少对胃的刺激，避免发生不良反应。服药得畅利后，糜粥自养，以补养正气。对于邪实而正气已虚者，当慎用。对孕妇禁忌。若近期有消化道出血、或有出血倾向者、发热者，均不宜使用。由于药末对口腔及咽喉有刺激作用，现多装入胶囊服用。服药后常有恶心、呕吐、头晕等不良反应，当注意观察。若恶心呕吐剧烈，当予停药。

本方剂是"治标"之剂，未能解除引起水饮停聚的病因，所以在应用时，宜配伍其他"治本"之法。

第七节　风　湿　证

【原文】

伤寒八九日，风湿相搏①，身体疼烦②，不能自转侧，不呕，不渴，脉浮虚而涩者，桂枝附子汤主之。若其人大便硬，小便自利者，去桂加白术汤主之。(174)

桂枝附子汤方

桂枝四两，去皮　附子三枚，炮，去皮，破　生姜三两，切　大枣十二枚，擘　甘草二两，炙

上五味，以水六升，煮取二升，去滓，分温三服。

去桂加白术汤方

附子三枚，炮，去皮，破　白术四两　生姜三两，切　甘草二两，炙　大枣十二枚，擘

上五味，以水六升，煮取二升，去滓，分温三服。初一服，其人身如痹③，半日许复服之，三服都尽，其人如冒状④，勿怪，此以附子、术并走皮内，逐水气未得除，故使之耳。法当加桂四两，此本一方二法，以大便硬，小便自利，去桂也；以大便不硬，小便不利，当加桂。附子三枚恐多也，虚弱家及产妇，宜减服之。

【词解】

①相搏：搏为搏（音团）之讹字，其义为环绕、盘旋、互结。

②身体疼烦：指身体疼痛剧烈而致心烦不宁。

③痹：麻木不仁。

④冒状：头目昏蒙状。

【提要】　论述风湿痹阻肌表的证治。

【原文分析】

本条论述风湿的脉证治法。伤寒，泛指感受外邪，伤寒八九日，言其病程日久不愈，风寒湿三气相搏，闭阻于肌表，阻碍气血运行。风寒之邪与湿邪抟聚，重着黏缠，痹着肌表，阻滞营卫，气血不利，故其人身痛难忍，转侧艰难。风寒湿邪留着于肌表，未干于里，故不呕，是无少阳之证，不渴是无阳明之证。风邪在表，卫气不足，故脉浮而虚；寒湿郁滞于表，经脉不利，故兼涩象。另外可见恶寒、发热、汗出等症，总由风寒湿邪留着肌表所致，此时治法，当以桂枝附子汤温经散寒，祛风除湿。

风湿证，即《素问·痹论》所云"风寒湿三气杂至合而为痹也"，属杂病范畴。风寒湿邪侵犯肌表，以致营卫不和，卫阳不固，见恶寒、发热、汗出、脉浮等。此证形似太阳证，而实非太阳证，盖太阳表证，为风寒袭表，虽有恶寒、发热、身痛等，但正气不虚，脉浮紧或浮缓，并非浮虚而涩。虽有身痛，但非不可转侧。总之，风湿痹证以身体或骨节疼痛最为突出，虽有某症状类似于太阳表证，但因正气虚损，脉浮虚而涩等，足以与太阳表证相区别。

"其人大便硬，小便自利"是风去湿存之象。考《金匮要略·痉湿暍病脉证并治》所说"湿痹之候，小便不利、大便反快"。推之，本证原有小便不利、大便稀溏之症，今服桂枝附子汤后，阳气得振，风邪得除，而湿邪犹存，湿困脾阳，运化失职，脾不能为胃行其津液，水液偏渗于膀胱，以致气化失行，故大便硬而小便自利，故治以去桂加白术汤。于桂枝附子汤去桂者，是因风邪已去故也；加白术者，以湿邪仍存也。

【治法】（1）温经散寒，祛风除湿。
　　　　（2）温经散寒，除湿止痛。
【方药】（1）桂枝附子汤方。
　　　　（2）白术附子汤方。
【方解】

本方即桂枝汤去芍药加附子。方用桂枝辛温，既能疏散风寒邪气，又能温经通阳；附子辛热，善温经扶阳，散寒逐湿，用量较大，可以达到止痛的目的；生姜助附子、桂枝以温散风寒湿三邪；甘草、大枣减缓桂、附燥烈之性；又因"辛甘化阳"，故为助桂、附温补，振奋阳气。本方与桂枝去芍药加附子汤药味完全相同，唯桂附用量较上方为大，故两方主治的重点也就不同。彼方主治胸阳不振兼表阳不足，以脉促、胸闷、微恶寒为主症；此方主治卫阳不足，风湿困于肌表，身疼痛、不能自转侧之症。

去桂加白术汤，即桂枝附子汤去桂加白术四两而成。是在桂枝附子汤证的基础上，若见大便硬，小便自利，乃风去湿存，湿邪困脾，传输不力，故不取桂枝之祛风。加术者，以用其健脾燥湿之力著，本方较桂枝附子汤更重于培土以胜湿。

服药应注意以下几点：

（1）方后注云"初一服，其人身如痹，半日许复服之，三服都尽，其人如冒状，勿怪。此以附子、术并走皮肉，逐水气未得除，故使之耳，法当加桂四两"，是指服药后，病人可出现身体麻木、头目眩晕之症，这是因为白术、附子并走皮肉，发挥祛风散寒胜湿的作用，正邪交争，邪气尚未得除之故，可加桂枝四两，以增强温经通阳，化气祛邪之力。然则，附子用量较大，还应留心是否为附子中毒现象，若是中毒现象，则应减少其用量。

（2）本方一方二法：若大便硬，小便自利者，为风去湿存，当去桂枝，加白术。

（3）虚家及产妇，气血亏少，难胜此辛温燥烈之剂，故宜减量。

【原文】

风湿相搏，骨节疼烦，掣痛①不得屈伸，近之则痛剧，汗出短气，小便不利，恶风不欲去衣，或身微肿者，甘草附子汤主之。（175）

甘草二两，炙　附子二枚，炮，去皮，破　白术二两　桂枝四两，去皮

上四味，以水六升，煮取三升，去滓，温服一升，日三服。初服得微汗则解，能食汗止复烦者，将服五合。恐一升多者，宜服六七合为始。

【词解】

①掣痛：掣（che，彻）。指疼痛有牵引拘急的感觉。

【提要】　论述风湿留于关节的证治。

【原文分析】

本条承上条论述风寒湿留着关节的证治。从"风湿相搏"而"骨节疼痛，掣痛不得屈伸，近之则痛剧"，与上条相比，邪结较深，病情较重。由于风寒湿邪留注于筋骨关节，气血凝滞，经脉不利，故肢体关节牵引疼痛，难以屈伸。风湿郁表，卫阳不固，腠理开泄，不胜风袭，则恶风汗出，不欲去衣。湿阻于里，三焦气化失司，所以在上焦表现为呼吸短气，在下焦表现为小便不利。湿邪溢于肌肤，则身微肿而沉重。治用甘草附子汤，扶阳温经，散寒除湿，通痹止痛，峻药缓图。

本条与上条均论述了风寒湿痹的证候，但两者邪气痹阻的病位不同，证情亦有轻重之别。上条桂枝附子汤证，为风寒湿痹证初期，风寒湿邪搏结于肌表，邪结较浅，病情较轻，以身体疼烦，不能自转侧为主症。又因初病，尚未影响于脏腑，故不呕、不渴。唯其病位较浅，故以桂枝附子汤之大剂量桂、附，以速取温通经脉、祛风散寒除湿之效。本条风寒湿邪留着于关节筋骨，病位较深，病情较重，病邪凝结难解，故以骨节疼烦更甚，掣痛不得屈伸，近之则痛剧为主症。唯其病甚于内，湿胜阳微，气化失宣，故治以甘草附子汤，峻药缓图。

【治法】 扶阳温经，散寒除湿。

【方药】 甘草附子汤方。

【方解】

本方以附子辛热，扶阳温经，散寒除湿；桂枝通阳化气，祛风和营；白术苦温，健脾燥湿，又主风寒湿痹。桂附合用，使表阳得固，自汗可止；术附为伍，以振奋脾肾之阳，则筋肉骨节之寒湿可除；而桂枝术附相配，既能扶阳温经，又能通阳化气，逐除风寒湿邪，故誉为治风湿之"圣药"。甘草之缓，不仅调中补虚，助正祛邪，以之为方名者，旨甘缓守中，以尽药力，是恐欲速则不达也。

本方与桂枝附子汤，均为治疗风湿之主方，但彼方主治风湿留着肌表，其效欲速，故用附子3枚；本方主治邪留关节，是病位较深，凝结难除，故用附子2枚，缓而图功，使邪祛正安，方为上乘。方后云"服药一升为多者，宜服六七合为始"，意于在此。

第八节　炙甘草汤证

【原文】

伤寒脉结代①，心动悸②，炙甘草汤主之。(177)

甘草四两，炙　生姜三两，切　人参二两　生地黄一斤　桂枝三两，去皮　阿胶二两　麦门冬半升，去心　麻仁半升　大枣三十枚，擘

上九味，以清酒③七升，水八升，先煮八味，取三升，去滓，内胶烊消尽④，温服一升，日三服。一名复脉汤。

【词解】

①脉结代：指结脉或代脉而言，是脉律不齐而有歇止的一类脉象。

②心动悸：《玉函》卷三作"心中惊悸"，指心跳自觉动惕不宁。《医宗金鉴》曰："心动悸者，谓心下筑筑，惕惕然动而不安也。"

③清酒：指酿酒未曾蒸馏者之自然澄清液。今在北方多用黄酒，在南方多用米酒清液。

④内胶烊消尽："内"同"纳"。此即把阿胶投入热汤液中，使完全融化之意。

【提要】　论述伤寒兼心阴心阳两虚的证治。

【原文分析】

本条首以"伤寒"二字，说明其病因是感受风寒而起，且表邪尚未解除，见脉结代、心动悸

之症。本应出现发热恶寒，表证悉具。由于病人禀赋不足，营卫气血素虚，鼓舞无力，故虽感受外邪，但机体反应不敏，表证不甚明显，而更突出了脉结代、心动悸等里虚不足之象。然而并非所有的外感病人，都必见脉结代、心动悸。

脉结代，心动悸为本证的辨证要点。结脉、代脉，指脉律不齐，脉来间歇。《素问·痿论》云"心主身之血脉"，血液的运行，全赖心气的推动，本证由于心之阴阳两虚，故悸动不宁。析而言之，心阳不足，则鼓动无力；心血亏虚，则脉道失充，气血流行艰涩，故脉难连续，而现结代。

此外，脉结代，心动悸，亦有因邪气阻遏所致者，如瘀血凝滞、水饮内停、痰气阻遏、热邪内扰、吐泻繁剧、卒然失血、七情太过、跌仆重伤、剧烈疼痛等。其治疗或活血通络，或化饮利水，或理气化痰……当随证而施，不可独持炙甘草汤一法。当须注意的是，有的健康人或孕妇，亦可偶见结代脉，倘无病象，不可作病脉论。

就间歇脉言，除结脉代脉外，尚有促脉。王叔和《脉经》谓："促脉来去数，时一止，复来。"其促而有力者，主阳热亢盛，或气滞血瘀或痰食停积等病证；若促而细小无力，多为气血难续，虚脱之象。促、结、代三者共同之处在于脉律不整，均有歇止；不同之处在于，促脉乃数而中止，止无定数，止后复来。结脉则缓而中止，止无定数，止后复来，其间歇较短；代脉是缓而中止，止有定数，且歇止较长，不能自还。三者虽均为间歇脉，但性状各异，促脉多为阳脉，或为极虚；结脉、代脉均为阴脉，须当明辨。

炙甘草汤主治心之气血不足，阴阳两虚之脉结代、心动悸，就其病机而言，可见太阳与少阴心之密切关系，亦体现了由表入里，由阳转阴的病理变化。辨证当抓住脉结代、心动悸之主要脉证，脉之有力、无力，间歇情况，止后有无代偿，是判断促、结、代之关键。本方适于虚多邪少者，若属邪气阻遏甚者，当行加减，方可中的。第177条论述伤寒，兼及杂病，为内外合论之例，犹柯韵伯所言："伤寒之中，最多杂病。内外夹杂，虚实互呈，故将伤寒杂病合参之。"故本方临证多用于杂病，心脏疾患，或外感引发心之宿疾者，只要审得心之气血不足，阴阳两虚，不论外感有无，均可运用。

【治法】 通阳复脉，滋阴养血。

【方药】 炙甘草汤方。

【方解】

方中炙甘草甘温益气，通经脉、利血气，治心悸、脉结代，为主药；人参、大枣补益脾胃，益气生津，以资脉来之源；生地、阿胶、麦冬、麻仁补心血、养心阴以充养血脉；桂枝、生姜和清酒辛温走散，可通心阳。全方共奏滋阴养血，通阳复脉之效。

方中炙甘草的运用尤为重要，为通经复脉的主药，用量宜重，以增强通经脉，利血气之功。此外，本方生地用至500g，为仲景群药之冠，考《神农本草经》载生地"主伤中，逐血痹"。《本经别录》谓"通血脉，利气力"，故大剂生地不仅具有滋阴养血之效，且能通行血脉。大枣用至30枚之多，亦为群方之最，《神农本草经》谓大枣"补少气，少津液"，故大枣重用，不仅补益脾胃，又能益气滋液，助其复脉。可见生地、大枣之重用，既可填补真阴，滋养心血，又能补脾益气，通行血脉，助炙甘草以复脉。

本方煎煮时加"清酒"久煎，则酒力不峻，为虚家用酒之法。据现代药理研究报道，加酒久煎，利于药物有效成份析出，且生地、麦冬乃阴柔之品，得酒之辛通，使补而不滞，故有"地黄麦冬得酒良"之说。

【原文】

脉按之来缓，时一止复来者，名曰结。又脉来动①而中止，更来小数，中有还者反动②，名曰结，阴也。脉来动而中止，不能自还，因而复动者，名曰代，阴也。得此脉者必难治。（178）

【词解】

①动：此指脉的搏动，非指阴阳相搏的"动脉"。钱天来谓："动而中止者，非辨脉法中阴阳相搏之动也。谓缓脉正动之时，忽然中止。若有所遏而不得动也。"

②反动：反，复也。反动，指脉搏暂停之后，恢复搏动。

【提要】　论述结代脉的特征、性质及其预后。

【原文分析】

结代脉属于间歇脉，以脉律不齐为主要特征，但各有特点：结脉，指脉搏缓中一止，止后复来，或是在脉搏的跳动中发生歇止，后续之脉，又能很快搏动，表现为"更来小数"。钱天来谓："小数者，郁而复伸之象也"，即指此意。一般说来，结脉之止，止无定数，间歇时间较短，止复来；代脉指脉在搏动中出现歇止，良久方至，不能自还，须下一次脉搏动而替代，一般来说，止有定数，歇止时间较长。《濒湖脉学》云："代脉都因元气衰，腹痛泄利下元亏"，说明代脉的出现，总是由于脏气虚衰，元气不足所致。

总之，结脉与代脉均属阴脉，主正气虚衰，素有"结为病脉，代为危候"之说，故曰"得此脉者，必难治"。然则以炙甘草汤随证化裁，常可收效。

小　结

太阳病下篇原文五十一条，方三十首，进一步论述太阳病的变证。这些变证较之太阳病中篇的变证更为复杂、疑难，并有一些危重病证，其治疗方法细致、多样与果断。主要内容可分以下七个部分：①结胸是太阳病病邪迅速内陷结聚而成的危重变证，病邪主要结聚于胸腹，以心下硬痛为主症。按病邪的基本性质与结聚的轻重程度，结胸可分痰热结胸、热实结胸、寒实结胸与小结胸四种。结胸的治疗以攻下结聚为主，按寒热轻重之不同，可以分别采用大陷胸丸、大陷胸汤、三物白散和小陷胸汤进行治疗。②脏结是阴寒内结，虚实夹杂的变证。有严重结聚这一点与结胸相同，而结聚的部位则不同。脏结难治，且有死证，原文没有出方。③热入血室也是外邪内结的一种变证，但病邪结于血室，症状表现于肝胆二经，病情要轻浅得多，原文不仅将结胸与脏结、热入血室作了比较，还将结胸与痞证、大柴胡汤证、柴胡桂枝汤证、柴胡桂枝干姜汤证作了比较分析，充分运用了比较分析的辨证方法。④痞证也是外邪由表入里而成的一种常见变证，但痞证是无形之邪，而结胸、脏结是有形实邪，两者自有很大区别。痞证又可分为热痞与寒热夹杂痞两大类，前者病邪性质属热，后者则为寒热夹杂，并且兼有虚实夹杂与中焦气机升降失司，原文将痞证与结胸证、十枣汤证、五苓散证作了鉴别。⑤将痞证与旋覆代赭汤证、桂枝人参汤证、瓜蒂散证、五苓散证、大柴胡汤证作了疑似辨析，并兼论痞证误治的变化及痞证兼表证的治疗大法。⑥太阳病下篇还论述了太阳病由表入里的其他变证，有属于阳明病性质的白虎如人参汤证，有属于少阳病性质的黄芩汤证与黄连汤证。⑦太阳病下篇最后论述了风寒湿邪侵袭经络、肌肉、关节的风湿证及风湿化热及外邪损伤心脏的炙甘草汤证。

太阳病下篇的治法，多种多样而层次井然，30首方剂体现了不同的治疗方法。下法中有峻下寒下的大陷胸汤，有峻下温下的三物白散，有峻下逐水的十枣汤，有峻下逐痰的大陷胸丸。清法中有清泻里热，治疗热痞的泻心汤；有清气分大热的白虎汤；有既能清气分大热又能益气化津的白虎加人参汤；有清热和阴缓急的黄芩汤；有清热软坚化痰的小陷胸汤；有清宣肺热的麻杏甘膏汤。太阳下篇充分运用和法，有和法主方小柴胡汤；有小柴胡汤加减方；少阳兼太阳，可用柴胡桂枝汤；少阳兼水饮，可有柴胡桂枝干姜汤；少阳兼阳明，可用大柴胡汤；有小柴胡汤的变法，合寒热、补泻、升降于一方的半夏泻心汤、生姜泻心汤与甘草泻心汤，还有与三泻心汤大同小异的黄连汤。温法中有温化寒湿的桂枝附子汤、白术附子汤与甘草附子汤三方，有温中与解表同用的桂枝人参汤，还有温清并用的附子泻心汤。在利水法中有通阳利水的五苓散与清热利水的文蛤散。此外，还有补法中的重剂，养心复脉的炙甘草汤。吐法代表方瓜蒂散。可称八法俱备，法有轻重缓急，方有大小奇偶，药有和合相须，充分体现了《伤寒论》对临床的重要指导意义。

第四章　辨阳明病脉证并治

第一节　阳明病概论

一、阳明病提纲

【原文】

阳明之为病，胃家实①—作寒是也。（180）

【词解】

①胃家实：《伤寒论》中"胃家"包括了胃与大小肠两方面。"胃家实"即胃与肠中有燥热等实邪。

【提要】　本条为阳明病之提纲。

【原义分析】

阳明胃腑为水谷之海，多气多血，又位居中焦，主土，万物所归，无所复传。若阳明化燥，则积滞尽归中土，留而不传；或燥热炽盛，充斥全身，均系实证，故历来以此条为阳明病提纲。"胃家"当包括胃与大小肠，《灵枢·本输》篇有"大肠小肠皆属于胃"之说。"实"指病邪实，《素问·通评虚实论》曰："邪气盛则实"，确切地说是指实热之邪。本条指出阳明病是一种胃肠有实热之邪的疾病，故《金匮玉函经》、《千金翼方》等将本条冠于阳明病篇首。

仲景列六经病提纲，其余五经病均以脉证为提纲，唯本条以病机为纲以推脉证，以掌握辨证之要点。"胃家实"反映了阳明病的病变部位与病变性质。因阳明燥化太过，易于形成燥热实证，为阳明病之特征，故标于提纲之中，以明确疾病本质，能一语破的。

后世将阳明病分为经证与腑证。无形燥热充斥内外，表现为身大热，汗自出，不恶寒，反恶热，口渴，心烦，脉洪大或滑数等症的为阳明经证。实热之邪结聚胃肠，表现为发热，汗出，不恶寒，潮热，谵语或心烦，腹胀满，不大便，脉沉实等症的为阳明腑证。从阳明篇的内容来看，似乎以腑证为主，然从全论来看，阳明经证亦属显然，故胃家实，是赅二者而言。

本病与《素问·热论》"身热，目疼而鼻干，不得卧"之阳明病不同。《素问·热论》着重经络病证，阳明病篇还论述了阳明中寒、胃中虚冷等内容。

二、阳明病外症、主脉、来路

【原文】

问曰：病有太阳阳明，有正阳阳明，有少阳阳明，何谓也？答曰：太阳阳明者，脾约①是也；正阳阳明者，胃家实是也；少阳阳明者，发汗、利小便已，胃中燥烦实，大便难是也。（179）

【词解】

①脾约：证候名。因胃热肠燥，津液受伤，脾的输布功能受到胃热的制约，导致肠中干燥、大便秘结等病证，这就称之为"脾约"（可与第247条"其脾为约"合参）。

【提要】　论述阳明病的成因与来路。

【原文分析】

阳明病以燥热实为特征，其成因有多种。本条主要是从三阳病的发生规律及其相互传变而论，提出三种成因。"太阳阳明"是指由太阳病发展而来。太阳病或发汗太过或误治，导致病邪入里化热，胃热肠燥，津液损伤，脾不能为胃行其津液，而出现便秘等症状，故又称"脾约"证。"正阳阳明"是指外邪直接侵犯阳明，而出现阳明病的临床表现，故称"胃家实"。"少阳阳明"是指病在少阳由于误用发汗利小便等治法，损伤津液，热邪化燥成实，传入阳明，出现烦、大便难等症状。由此可知，阳明病的成因不同，但热邪化燥成实的病机是相同的。另外，阳明病还可以有其他来路，如太阴病、少阴病在一定条件下，化热化燥，均可发展为阳明病。

不论是太阳阳明，还是正阳阳明，亦或是少阳阳明，其所成之证候，均有"脾约"、"胃家实"、"大便难"之可能，只是临床表现轻重不一。参考第181条之阳明病，缘于太阳病汗下之后，其证有"不更衣，内实，大便难"等，可资为证。如果将三者相互比较，当以正阳阳明的证候为最重，太阳阳明和少阳阳明则稍次之。不过，这也仍是相对而言，不能绝对看待。

【原文】

问曰：阳明病外证①云何？答曰：身热，汗自出，不恶寒，反恶热也。（182）

【词解】

①外证：表现在外的证候。包括病人表现出的症状及体征。

【提要】　论述阳明病的外在表现。

【原文分析】

外证与表证含义不同，表证是对邪在肌表所见脉证的概括，具体指太阳病，而外证则是里证表现于外的证候。"身热"除指发热外，还有躯体灼热的涵义，为里热炽盛，蒸腾于外的表现。三阳受邪虽俱见发热，但热型各有不同。太阳病为邪伤荣卫，阳郁于体表，故见"翕翕发热"；少阳病为邪在半表半里，正邪分争，故见"往来寒热"；而阳明病则为邪结于里，热由里向外腾达，故表现为"蒸蒸发热"，即像炊笼之热气腾腾。若以手扪病人皮肤之热比较，太阳病初扪尚觉灼手，但扪之时久则热度渐逊；而阳明病之热，则扪之愈久，热感愈甚，以此可作临床鉴别。阳明里热外蒸，逼迫津液外泄，必见汗出，故汗出亦为阳明外证之一。六经为病见汗出者，非仅阳明一经。太阳病中风证有自汗漐漐，少阳病有合目汗出，少阴病亦有因阳虚不能固表的自汗出等，但均不及阳明病汗出为甚。阳明病由于里热炽盛，不断地向外发越透达，迫使津液大量外泄，而表现为汗出连绵不断，所谓"阳明病，法多汗"，其理即在于此。阳明病的汗出虽有一定的散热作用，但其热并不因汗出而退，这又与太阳表证之热随汗解不同。"不恶寒，反恶热"是阳明病与太阳病以及少阳病的鉴别要点。病在太阳，发热与恶风寒同时并见；邪在少阳，正邪交争于半表半里，故寒热往来；而阳明则由于热结于里，里热外达，表里俱热，故不恶寒，反恶热，此乃阳明确实不移之候。盖不恶寒，则表证已罢，悉入阳明，并与三阴无关。恶热之前加一"反"字，将太阳之恶风寒与阳明之恶热的本质揭示无遗。上述外证的表现为阳明经证与阳明腑证所共有。本条当与第180条"阳明之为病，胃家实是也"对照成趣，则阳明病的涵义才较为完整。

或谓三阴病证有时也可发热，然而三阴证之发热者，不外以下几种情形：其一，三阴证兼表，有发热恶寒之可能，然必与阴寒证并见；其二，少阴、厥阴热证，以邪从热化，故有发热，然必与该经证候齐发；其三，少阴、厥阴之阳气未复，于厥利脉微诸症中，见发热，四肢转温等，是病情向愈之佳兆；其四，阴盛格阳，或阴盛阳脱证，以其残阳外扰，而有假热外见。这些发热，与阳明燥热有性质上的不同，是不可同日而语的，必须予以严格鉴别，切勿混淆。

【原文】

伤寒三日，阳明脉大。(186)

【提要】　指出了阳明病主脉。

【原文分析】

"伤寒"应理解为广义伤寒，即泛指外感热病。三日为约略之辞，不可拘泥于日数。大脉为阳明病之主脉，邪入阳明，燥热炽盛，鼓动气血所致，同时反映了阳明病邪正斗争激烈的特征。《素问·脉要精微论》曰："大则病进"，王冰注云："大为邪盛，故病进也"，此虽不专为阳明病立言，然阳明病邪盛正实而脉大，与此相符。阳明病还可以出现其他脉象，阳明经证常表现为脉洪大，阳明腑证常表现为沉实有力而大。洪大脉与实脉不同，李濒湖作了比较，"洪脉来时拍拍然，去衰来盛似波澜，欲如实脉参差处，举按弦长幅幅怪"，说明洪脉是浮取有力，脉形宽大，而实脉则是举按皆有力，脉形弦长。

三、阳明病的病因病机

【原文】

问曰：何缘得阳明病？答曰：太阳病，若发汗，若下，若利小便，此亡津液，胃中干燥，因转属阳明；不更衣①，内实②，大便难者，此名阳明也。(181)

【词解】

①不更衣：更衣，即换衣服。古人上厕所有更换衣服的习惯，所以"更衣"是古人上厕所的代名词。通俗地说"不更衣"就是不大便的意思。

②内实：指肠道有燥屎结滞不下。

【提要】　辨太阳病误治伤津而转属阳明病。

【原文分析】

阳明病的成因不一，前条已尽言明了。本条进一步讨论太阳病转属阳明的过程及其机理。

太阳病的治法是汗法，发汗适度方能邪去正安。若汗不得法，发汗太过或误用下法，或利小便等治疗，不仅其病不解，反能损伤津液而使病邪入里化热转变为阳明病。而转入阳明病的主要标志是"不更衣"、"内实"、"大便难"。阳明主燥，喜润而恶燥。胃为水谷之海，亡津液者，首先伤亡肠胃的津液，以致肠胃干燥，大便不下，而转属为阳明病。转，是指病证中太阳向阳明的转变；属，是指病变已归属于阳明，意味着阳明腑实已成，燥屎结于肠胃，腑气不通，所以"不更衣"。"不更衣"、"大便难"是言证候，"内实"是对病变实质的概括。由于见到以上证候即可确诊为阳明病无疑，故曰"不更衣，内实，大便难者，此名阳明也"。

太阳病发汗，原属正治之法，为什么会转属阳明呢？因为发汗总以遍身微似有汗者为佳，而实际使用过程中却常有太过与不及。若发汗不当，则祛邪之法反成引邪入里之弊。汗出津伤，更兼邪气入里，则易于化燥而转属阳明。或应汗反下，更易引邪入里，促使病邪化热化燥。或利小便而损伤津液，也促使病邪化燥化热而入里。燥热与糟粕相搏，致腑气结塞不通，而为阳明病。是误治虽有不同，而病情转归则一。推而论之，不拘误治与否，亦不拘何种误治，只要病情演变，化热入里，形成燥热实证，便是阳明病。

【原文】

问曰：病有得之一日，不发热而恶寒者，何也？答曰：虽得之一日，恶寒将自罢，即自汗出而恶热也。(183)

【提要】　论述了阳明病早期见不发热而恶寒的缘由。

【原文分析】

据上条所述，阳明病外证本应见发热、汗自出、不恶寒、反恶热。而今"病有得之一日"，即阳明病初起，却见不发热而恶寒。这说明疾病的变化是复杂的，其临床表现既有普遍规律，也有其特殊性。这种证型非由太阳病传入，而是发病即为阳明病，后世称为"本经自发"。恶寒的出现由于感受外邪，经气被遏，阳气郁而不伸所致。阳明为燥土，热变最速，故恶寒具有时间短、程度轻的特点，往往很快消失，继而出现"自汗出而恶热"等阳明病外证，足以区别于发热恶寒并见的太阳病。

【原文】

问曰：恶寒何故自罢？答曰：阳明居中，主土①也，万物所归，无所复传，始虽恶寒，二日自止，此为阳明病也。(184)

【词解】

①主土：根据五行学说，土的方位在中央，脾胃同属于土，所以有阳明居中主土的说法。由于脏腑生理功能及病理机制不同，所以又有脾属己土（阴）、胃属戊土（阳）的区别。

【提要】 论述阳明病恶寒自罢的机理。

【原文分析】

阳明居于中焦，按五行属性，归类属土，这就是"阳明居中，主土"的意思。阳明胃是五脏六腑之大会，为水谷之海，营卫气血生化之源，其性能就如五行的土一样，既能长养万物，也是万物之归宿，故曰"万物所归"，这主要是从生理方面来讲的。若就病理而言，邪传阳明，形成燥热结实，燥屎留而不去，此即所谓"无所复传"。也就是说，胃家之实，别无去路。以此说明有形之邪在胃腑结滞的时间较长，有六七日、八九日，甚至直到津液亏耗、正气受伤、生命垂危之时，其主要矛盾仍为阳明胃腑之燥热实证。

正因为阳明病初得病时，阳郁不伸，故可见短暂的轻微恶寒，待里热外发，则恶寒自止而转见汗出恶热之证。这种"始虽恶寒，二日自止"的证情，正反映了阳明病的特点，据此即可确立诊断，故曰"此为阳明病也"。

本条所论病机，属于阳明燥化，故不论时间长短，恶寒皆得自罢，而见阳明特征。其时间长者，变化过程明显，易察易觉。其时间短者，变化过程匆匆而过，前后病情似乎一体，难以辨明，故特设问答以明之。病初恶寒，其迅速自罢者，为阳明燥气偏胜，太阴湿气不及，不能滋润胃燥，故燥热亢极，有如焦燎之势。有热邪发自中焦者，其化热化燥更速，则恶寒必将自罢。阳明中土为"万物所归，无所复传"，是揭示阳明病变化的主流，即阳明病演变的一般规律。如果清下太过，损伤阳气，也有传陷三阴之可能，并非一概不传。

【原文】

本太阳初得病时，发其汗，汗先出不彻①，因转属阳明也。伤寒发热无汗，呕不能食，而反汗出濈濈然②者，是转属阳明也。(185)

【词解】

①不彻：不透彻。

②濈濈然：犹汗出连绵不断的样子。濈濈，汗出貌。

【提要】 阐述太阳病转属阳明病的过程和症状特点。

【原文分析】

本条可分两部分论述。

第一部分"本太阳初得病时……因转属阳明也"。太阳病，初得病时，必发热恶寒，而发汗则属正治之法，此本当汗出而解。但由于汗不得法，而致汗出不彻，则表邪不仅不解，反而鼓荡邪热，引致邪热炽盛入里，而转入阳明。此与第181条"太阳病，若发汗，若下，若利小便，此亡津液,胃中干燥,因转属阳明"比较,此以发汗不彻,邪热炽盛为特点。而彼则以发汗等伤津化燥,肠道滞涩为主。此与第48条所述相比,由太阳病转属阳明病,其"过程"即是太阳阳明并病。

第二部分"伤寒发热……是转属阳明也"。证同第3条"太阳病,或已发热,或未发热,必恶寒,体疼,呕逆,脉阴阳俱紧者,名为伤寒"。太阳伤寒原本是恶寒、发热、无汗,并兼见呕逆,若随着病情发展,由恶寒而至不恶寒,由无汗而至热汗频频,由呕逆而至呕不能食的程度,此反映出表邪入里化热,病势向里发展。其病机已由太阳病表邪不解而逐渐转化为里热炽盛,最终则病证悉入阳明无疑。

【原文】

伤寒,脉浮而缓,手足自温者,是为系①在太阴。太阴者,身当发黄,若小便自利者,不能发黄;至七八日,大便硬者,为阳明病也。(187)

【词解】

①系:关系、关涉。

【提要】 论述太阴病转属阳明的临床特征。

【原文分析】

"脉浮而缓,手足自温"是太阴病的临床表现之一,为脾气虚弱寒湿中阻所致。太阳伤寒表实证当见脉浮而紧。若见"脉浮而缓",即脉由紧变缓,说明太阳之寒邪已经化热。表邪化热则脉变缓而有入里之机,入里又有阴阳之别,入阳明、少阳者为阳也,入少阴、太阴者为阴也。入何经都有其特殊的证候表现,是为辨证之根据。如果见有口苦、咽干、目眩、心烦喜呕、嘿嘿不欲饮食为传于少阳;如见有一身手足尽热、烦燥、汗出而渴的为传入阳明;如见有脉微细、但欲寐则为传入少阴。今见手足自温而身不发热,又手足不厥冷的,则知是脾经有热的表现,故谓"系在太阴"。系者,联系之意。这里讲的是太阳之邪入里化热而联系于太阴。

太阴为阴土主湿。若脾经热邪影响运化水湿的功能,则热与湿合,湿热蕴郁熏蒸,"身当发黄"。言外之意,必见无汗、小便不利等症。如果小便自利,说明湿有出路,故"不能发黄"。若湿去热留,至七八日,太阴之热不解,外出阳明,从燥化而见大便硬者,则是太阴转出阳明,形成了胃家实证,故"为阳明病也"。

本条反映阴阳表里病证在其发展过程中,依据一定条件可以相互转化,表证可以入里,里证可以出表;阳病可以转阴,阴病亦可以转阳,这种相互转化的规律,在六经病中具有普遍意义。

【原文】

伤寒转系阳明①者,其人濈然微汗出也。(188)

【词解】

①转系阳明:即传入阳明的意思。

【提要】 伤寒转系阳明,濈然汗出是典型症状特点之一。

【原文分析】

本条"伤寒"应理解为广义伤寒,非专指太阳伤寒,乃外感热病的总称。凡病传阳明,皆得见濈然汗出,非独太阳。伤寒转系阳明,必然燥热蒸迫津液,出于肌腠,故汗出为阳明病的症状特征之一。濈然汗出,是形容持续微汗貌。本条文字简略,言阳明主证,仅及濈然微汗出一端,须知阳明之汗,必然发热不恶寒,反恶热,否则即令汗出,未必便是阳明。此外若属阳明无形燥热,多伴口渴、脉洪大等症;若属燥热与有形之积滞相搏,多伴腹满硬痛、不大便、潮热谵语等症,故需前后互参,综合全部脉证辨析,方能准确无误。

四、阳明病中风、中寒辨

【原文】

阳明中风，口苦，咽干，腹满微喘，发热恶寒，脉浮而紧，若下之，则腹满小便难也。(189)

【提要】　论述阳明病表邪未解，里未成实，不能下之太早的道理。

【原文分析】

阳明病表证不解，由表及里，向里热、里实发展的这个过程称之为"阳明中风"。"发热恶寒，脉浮而紧"，反映出阳明病表证仍在。阳明病表证继续化热化燥，当病势逐渐发展至里热炽盛时，里热外蒸；热气上熏口咽，则口苦咽干；里热壅盛，则腹满；有表邪未解，故脉紧、发热恶寒；肺失宣降故喘。本证阳明病，表邪未解，虽里热始盛，故不可用下法；若误用下法，一则伤阴耗津，二则损伤气机；气化失调，水不化气，水热互结，故致小便不利，滴沥艰涩而少腹满。

【原文】

阳明病，若能食，名中风；不能食，名中寒。(190)

【提要】　以能食、不能食辨阳明中风中寒之异。

【原文分析】

胃主受纳与腐熟水谷。因此，胃有寒热则必然反映到饮食方面来。阳明中风，风为阳热之邪，热则消谷，故"能食"；若中寒，寒为阴邪，易伤胃中阳气，胃阳受伤则不能腐熟水谷，故"不能食"。

阳明病来路有二：一为传经之邪，一为本经受邪。一般认为，传经之邪多为化热之后而传于阳明；本经受邪则不然，可受于热，亦可中于寒。本条以饮食情况来辨寒热，主要是针对阳明自身受邪而言。然而，辨证的指导思想应该是"外因是变化的条件，内因是变化的根据，外因通过内因而起作用"。因此，无论是传经还是自受，归根到底是与人体胃气的盛衰有关。

胃为水谷之海，以其阳气充足而能纳谷、腐熟。病入阳明，损伤胃气，影响纳谷，故可从能食、不能食来探测胃阳之盛衰、胃腑之冷暖、胃气之强弱。风为阳邪，主乎动，胃阳为之鼓动，故能进食。然并非平人之能食，但较诸寒证，则尚能进食而已。寒为阴邪，主乎静，又因寒踞胃腑，其阳必衰，阳衰不能消谷，故不能食者，名中寒。

【原文】

阳明病，若中寒者，不能食，小便不利，手足濈然汗出，此欲作固瘕^①，必大便初硬后溏；所以然者，以胃中冷^②，水谷不别^③故也。(191)

【词解】

①欲作固瘕：固瘕，证候名，即腹中癥瘕之类。欲作固瘕，即将作固瘕而未成，是因胃中虚冷、水谷不消化而结积所形成的一种病患，其特征为大便初硬后溏。

②胃中冷：指胃阳不足而胃中虚寒。

③水谷不别：大便中有不消化的食物与水液杂下，因水湿不能从小便而去，导致与不消化谷物相混。

【提要】　辨阳明中寒欲作固瘕及其发生机理。

【原文分析】

阳明中寒，胃中必冷，腐熟无权，故不能食。然阳明胃与太阴脾以膜相连，同居于中焦，病变常相互影响。胃寒及脾，脾运失职，水谷不别，清浊不分，则见小便不利，大便溏泄而水谷夹杂。由于胃中冷，寒气凝结，则又可见大便初硬后溏而"欲作固瘕"。此乃欲作而未作之证。欲作者，言其脾胃有寒，谷食不化，寒主凝敛，有将作之势也。未作者，终因水谷混杂，清浊不分，大便初硬后溏，尚可排出故也。反映其阳虚不能化的特点，与阳明的燥热实证有本质区别。阳明主四肢，四肢为诸阳之本，胃阳虚不能敛摄津液，故手足渗出冷汗而濈濈然。"以胃中冷，水谷不别故也"，是对小便不利、大便初硬后溏等症的病机概括，指出以上诸症，皆因胃脾虚寒、腐熟运化无权所致（表4-1）。

表4-1　阳明中寒与肠腑燥实证鉴别表

类别		症状		病机	性质
		相同点	不同点		
阳明病	中寒证	不能食	小便不利，大便后溏	中虚寒结，水谷不别	属虚属寒，无里热实证
	燥实证		小便利，大便秘结	燥实内结，腑气壅实	属实属热，有里热实证

【原文】

阳明病，初欲食，小便反不利，大便自调，其人骨节疼，翕翕如有热状，奄然①发狂，濈然汗出而解者，此水不胜谷气②，与汗共并，脉紧则愈。(192)

【词解】

①奄然：即突然。

②谷气：一般指水谷之精气，此处指人体之正气。

【提要】　辨阳明病水湿郁表及正邪相争而愈的脉证。

【原文分析】

本条承阳明中风之意，申言水湿郁于肌肉骨节，乃是表浅之证。阳明初病欲食，是为阳明中风，知胃气尚强；大便自调，知腑中尚未结实。就一般而论，若小便自利，则湿有出路，阳明虽受风邪，而无水湿之患。今小便不利，则水湿停留，复感风邪，则水湿郁于肌表，而流注肌肉关节，故有骨节或肌肉疼痛。水湿停留，外不能发泄，内不能通利，但郁蒸于表，化而为热，故翕翕如有热状，此为水湿郁于肌肉关节所致，脉必不浮，亦无恶寒等症。因病人胃气尚强，腑中亦无燥结，正气抗邪，正邪激烈交争，心神一时为之扰乱，故奄然发狂，为时暂短，狂躁后，必然汗出邪解，则诸症随之而愈。其汗出者，乃正胜邪却之象，亦水湿得以宣泄之机，故曰"水不胜谷气，与汗共并"。"脉紧则愈"是补述正邪交争时之脉象，为正气振奋、驱邪有力之反映。

【原文】

阳明病，不能食，攻其热必哕①。所以然者，胃中虚冷故也。以其人本虚，攻其热必哕。(194)

【词解】

①哕：呃逆呕吐。

【提要】　论述胃中虚冷误下后的不良后果。

【原文分析】

阳明病不能食乃胃中有寒所致。若误认为是胃家实热，用苦寒药攻之，必使中气虚而胃寒甚。胃寒气逆则发生呃逆呕吐之变，即所谓"攻其热必哕"。"所以然者，胃中虚冷故也。以其人本虚，故攻其热必哕"为自注句，说明产生哕症的原因。此乃两方面的因素：一是胃中虚冷，属于内因；二是外受寒邪或治以寒凉药物，内外合邪，使寒者更寒，胃气上逆，则成哕逆。

五、阳明发黄及其他证候

【原文】

阳明病，脉迟①，食难用饱，饱则微烦，头眩②，必小便难，此欲作谷瘅③。虽下之，腹满如

故，所以然者，脉迟故也。（195）

【词解】

①脉迟：脉搏跳动缓慢。

②头眩：头昏眼花。

③谷瘅：瘅通"疸"，证候名，黄疸病之一，因水谷湿邪郁滞而导致的黄疸。谷瘅根据其性质有湿热与寒湿之区别，此处指后者而言，即寒湿黄疸。

【提要】 论述阳明中寒欲作谷瘅及治禁。

【原文分析】

本证为阳明中寒，中阳不足，寒湿内阻所致，故脉迟而无力。由于寒湿内阻，脾失健运，气机阻滞，故食难用饱，饱则微烦腹满。寒湿内阻，清阳不升又可见头眩。中阳不足，寒湿内阻，影响膀胱气化功能，则小便困难。小便难则湿无去路，寒湿郁滞不化，久之则有可能发生黄疸，故谓"此欲作谷瘅"。据《金匮要略》所述，谷瘅生于脾胃，因"风寒相搏……谷气不消，胃中苦浊，浊气下流"所致。引起黄疸有多种原因，但因湿邪蕴郁而发者，常有两种：一是湿热熏蒸，发为阳黄；二是寒湿郁滞，发为阴黄。据上述脉证，此之谷瘅当属阴黄。寒湿发黄，治应温中化湿，兼以渗利。若因其微烦、腹满等而误认为是阳黄，妄用苦寒泻下，则不仅不能祛除寒湿病邪，反而还会更伤脾胃阳气，使寒湿郁滞更甚，故曰"虽下之，腹满如故"。从"腹满如故"可知，前症中有腹满，下后腹满不仅不减，反而更加严重。为什么欲作谷瘅的腹满不能用泻下？其原因就在于本证属于脾胃阳虚而兼有寒湿郁滞。"所以然者，脉迟故也"是通过脉象探测病机，借以申明寒湿发黄不可下的道理。

【原文】

阳明病，法多汗，反无汗，其身如虫行皮中状者，此以久虚故也。（196）

【提要】 论有汗与无汗辨阳明病之虚实。

【原文分析】

阳明病为里实热证，里热炽盛则迫津外泄，故汗出为阳明病常见之症。三阳为病，均有发热、汗出，但各有其特点。太阳病见汗出者，为中风表虚证；无汗者，为伤寒表实证。阳明病"法多汗"，乃阳明热实证的一般规律，而今无汗，故曰"反"。阳明病无汗，常见于以下两种情况：一是湿热蕴郁，不能泄越，而致发黄，可见无汗或仅头汗出而身无汗；二是本条所述，因阳明气虚，水谷无以化生津液，则无以作汗。因虚不仅无汗，同时还有"身如虫行皮中状"。"皮中"，即皮肉之间。阳明之气主肌肉，阳明气虚，津液不足，无以作汗，热邪不能透发外出，壅遏于肌表，故身痒"如虫行皮中状"。因为中虚并非短期形成，故曰"此以久虚故也"。

本证之身痒当与第23条桂枝麻黄各半汤证之身痒作鉴别，彼证为邪郁肌表不能得小汗出而身痒，治当小其发汗。本证主要是体虚，津液不足，无以作汗祛邪而身痒，治当清热益气生津。此外阳明兼有太阳表证有时也可无汗；湿热内蕴气机不利，可见但头汗出，余处无汗之症，均应与本条无汗相鉴别。

【原文】

阳明病，反无汗，而小便利，二三日呕而咳，手足厥者，必苦头痛；若不咳不呕，手足不厥者，头不痛一云冬阳明。（197）

【提要】 论阳明中寒，饮邪内停之证。

【原文分析】

阳明病当多汗，本条反无汗而小便利，属阳明中寒，饮邪内停。由于饮邪停于里，无以蒸化津液故无汗；小便利为膀胱气化功能尚未受到影响。饮停于胃，上逆则呕；犯肺则咳；饮停中焦，阳气不达四肢则见手足厥冷；上蒙清窍则头痛。所有见症为饮邪内扰所致，若无饮邪内扰，则无上述见症。可见阳明中寒，饮邪内扰为本证之关键。

【原文】

阳明病，但头眩，不恶寒，故能食而咳，其人咽必痛。若不咳者，咽不痛。(198)

【提要】　论阳明热邪上扰之证。

【原文分析】

足阳明胃脉之支，从大迎前下人迎循喉咙。手太阳肺经起于中焦，下络大肠，环循胃口，上隔属肺至喉部。可见肺与胃以经脉相连，关系非常密切。若阳明内有邪热，热邪上迫于肺，肺失清肃则咳，热邪循经上咽喉，则咽喉作痛。上条阳明有寒，则寒饮上犯清阳而苦头痛；本条阳明有热，易动风阳，上扰清空，故头目眩晕。阳明热盛于内蒸腾于外，故不恶寒，能消磨水谷，故能食。

阳明病中寒、中风比较如下（表4-2）。

表4-2　阳明病中寒、中风比较

证名	症状	病机
阳明中寒	不能食，手足厥，咳而呕，头痛，无汗，小便利	阳明中寒挟饮上逆
阳明中风	能食，不恶寒，咳而咽痛，头眩	阳明中风挟热上扰

【原文】

阳明病，无汗，小便不利，心中懊憹者，身必发黄。(199)

【提要】　论述阳明湿热郁蒸发黄及先期症状。

【原文分析】

发黄为湿热之邪所致，若湿热之邪有去路则可避免发黄（如小便通利，则湿可外泄；汗出则热能外越）。本条所论乃阳明之热被湿邪所郁遏，热不得越，湿不得泄，故身无汗（或即使是有汗，也只是但头汗出，齐颈而还，余处无汗）。湿热蕴郁于里，三焦水道不通，故小便不利。湿热蕴郁内扰，故心中懊憹而烦郁特甚。若湿热不解，蕴郁熏蒸，影响胆液的正常排泄，则身必发黄。湿热发黄之因，在于湿热交阻而不能泄越，故这里的"无汗，小便不利"既是证候，又足以说明病因病机。心中懊憹是湿热蕴郁不能泄越的必见症，故亦常是湿热发黄的前驱证候。

【原文】

阳明病，被火，额上微汗出，而小便不利者，必发黄。(200)

【提要】　论阳明病误用火法致发黄。

【原文分析】

阳明病为里热实证，当用清法下法。若用火法为误治，可使热邪更盛，津液更伤。若全身气机通畅能够作汗，或小便通利，则邪能外泄，而不致发黄。火毒之邪内蕴，当见汗出，但本证津液损伤，加之气机不利，故反额上微汗出；膀胱气化失司则小便不利；因而火毒之邪不能外泄，熏蒸肝胆而发为黄疸。

【原文】

阳明病，脉浮而紧者，必潮热[1]，发作有时。但浮者，必盗汗[2]出。(201)

【词解】

[1]潮热：发热定时而作，如潮水涨退有时。

[2]盗汗：寐则汗出。此处盗汗由热盛迫津外泄所致。非阴虚之盗汗。

【提要】　辨阳明病脉浮紧。

【原文分析】

脉浮紧多见于太阳病伤寒表实证。浮主表，紧主寒，为风寒外束所致。阳明病见浮紧之脉，临床意义不同。阳明热盛，气血充盈于体表故脉浮；紧为邪实，肠胃必有结聚。故阳明病见浮紧之脉为阳明热盛腑实已成之候，因而潮热发于日晡之时。若脉浮而不紧，为但热无实，热邪迫津外泄，故见盗汗出。寐则阳入于阴，卫表不固，邪热逼迫津液外泄，故睡中汗出。阳明盗汗乃燥热作祟。

【原文】

阳明病，口燥，但欲漱水，不欲咽者，此必衄。(202)

【提要】 辨阳明衄血。

【原文分析】

阳明病为气分大热证，因燥热亢盛，消耗津液，故口渴为常见之证，表现为口渴欲饮水，乃饮水自救。但本证表现为"但欲漱水，不欲咽"为热入营分，营血属阴，营阴尚能敷布，故表现为口渴而欲饮。吴鞠通《温病条辨》曰："太阴温病，舌绛而干，法当渴，今不渴者，热在荣中也。"显然，本证还当有舌绛等营分之症。因热入血分，血热妄行，灼伤阴络，故见衄血等症。

第二节 阳明病不可攻下

【原文】

阳明病，本自汗出，医更重发汗，病已差[①]，尚微烦不了了者，此必大便硬故也。以亡津液，胃中干燥，故令大便硬。当问其小便日几行，若本小便日三四行，今日再行，故知大便不久出。今为小便数少，以津液当还入胃中，故知不久必大便也。(203)

【词解】

①差：通"瘥"。指临床症状已经解除，而尚未完全康复。

【提要】 依据小便多少来推测大便情况。

【原文分析】

阳明病本条有发热、汗自出的外证，医者不察，反误以发热、汗出为太阳表病，多次使用汗出，属误治。发汗后可能暂时汗出减少，发热亦随之减轻，故称"病已差"。但因过汗津伤，以致胃中干燥，大便硬，邪热入里，随之出现心烦不了了之证。由于二便俱与津液相关，故此时应当问其小便情况。如果原来小便较多，日三四次，今日减少为每天两次，说明津液已经还入胃中，肠胃有津液以濡润，"故知不久必大便也"。

阳明病不大便诸证，有燥热结实与津液内竭之不同。前者可以苦寒泻下，而后者则宜候其津液回复，故属于不治而愈之例。

【原文】

伤寒呕多，虽有阳明证，不可攻之[①]。(204)

【词解】

①攻之：此处指泻下。

【提要】 伤寒呕多，病势向上，不可攻下。

【原文分析】

呕逆是胃气上逆的反映，病变部位在胃脘部，位置较高，病势向上。此时虽有阳明腑实证出现，然不可逆其病势而攻下。正如成无己谓："呕者，热在上焦，未全入腑，故不可下。"另外，"呕"为少阳病主症之一；或为少阳阳明同病。属前者，定然不可攻下；属后者，可考虑和解兼通下之法。总之，无论从病位还是从病机上讲，凡是呕多者，均不可攻下，否则，必引邪内陷。

【原文】

阳明病，心下硬满者，不可攻之；攻之利遂不止者死，利止者愈。(205)

【提要】　阳明病心下硬满禁下及误下的变证与预后。

【原文分析】

阳明病有可攻之证必硬满在腹。今见心下硬满，心下者，胃脘也，其位偏高，尚未构成肠腑燥实阻结，故不可攻下。若误用攻下，平素禀赋薄弱者，必伤阳败胃，泄利不止，病及少阴，肾关不固，肾气衰败，预后不良。如果攻下之后，虽有下利，但能自止，表明脾气未败，尚有自复之机。

本证的心下硬满应与结胸证相鉴别。结胸证为水热互结于胸膈，是有形之实邪，故心下硬满，疼痛拒按，甚则从心下至少腹硬满而痛，法当泻热逐水，如原文第137条大陷胸汤主之。本证为无形邪热壅滞于心下，虽有硬满，但无疼痛，故禁用攻下。

【原文】

阳明病，面合色赤①，不可攻之，必发热，色黄者，小便不利也。(206)

【词解】

①面合色赤：合，整个、全部的意思。面合色赤即满脸通红。

【提要】　阳明病面合色赤不可下与误下后发黄的变证。

【原文分析】

阳明经脉布于颜面。无形邪热盛于阳明之经，不得宣泄，而蒸腾于上，则面合色赤。此非有形之燥屎积于阳明，故"不可攻下"。若误攻则损伤脾胃之气，脾虚不运则生湿，而在上在外的火热之邪又易乘虚内陷，入里与湿邪相合，湿热熏蒸，则发热身黄；影响三焦水道之疏通，湿邪不能下泄，则小便不利。

攻下禁例归类如下（表4-3）。

表4-3　攻下禁例归类

条文	病症	禁攻原因	误攻变证
204	伤寒呕多	病势向上	
205	阳明病心下硬满	胃实而肠不实	利不止者死
206	阳明病面赤	无形热郁	发热，小便不利，发黄
189	阳明中风	外证未解	腹满甚，小便难
164	阳明病不能食	胃中虚冷	哕

第三节　阳明病三承气汤用法比较

【原文】

阳明病，不吐不下，心烦者，可与调胃承气汤。(207)

甘草二两，炙　　芒消半升　大黄四两，清酒洗

上三味，切，以水三升，煮二物至一升，去滓，内芒消，更上微火一二沸，温，顿服之，以调胃气。

【提要】　论阳明燥热内盛而心烦的证治。

【原文分析】

可下之证意味着阳明燥实已形成。阳明病不吐不下而心烦者，为阳明燥热内盛，胃热上扰神

明。本条突出"心烦"而不强调便秘，说明旨在泻热和胃，体现出由上到下、由浅入深、由轻到重的病变层次的治疗原则。

【治法】 泻热润燥，软坚通便。

【方药】 谓胃承气汤方。

【方解】

谓胃承气汤由炙甘草、芒硝、大黄三味组成。方中大黄苦寒，酒洗，除了清热泻火外，还有推陈致新之功。芒硝咸寒，润燥软坚，通利大便。甘草甘平和中，以缓药性，使攻下而不伤正。三药同用具有泻热润燥，软坚通便之功效。用于治疗阳明腑实证，燥热偏胜的证型，即通过泻大便，以达到清热润燥的目的。本方先煎甘草、大黄，后入芒硝。其服法有二：一为"温，顿服"，用于热邪偏盛为主的阳明腑实证，意在泻热润燥，即方后所言"调胃气"；一为"少少温服之"，用于温药复阳后胃热扰心之谵语，意在泻热。

【原文】

阳明病，脉迟，虽汗出不恶寒者，其身必重，短气，腹满而喘，有潮热者，此外欲解，可攻里也。手足濈然汗出者，此大便已硬也，大承气汤主之。若汗多，微发热恶寒者，外未解也，一法与桂枝汤，其热不潮，未可与承气汤；若腹大满不通者，可与小承气汤，微和胃气，勿令至大泄下。(208)

大承气汤

大黄四两，酒洗 厚朴半斤，炙，去皮 枳实五枚，炙 芒硝三合

上四味，以水一斗，先煮二物，取五升，去滓，内大黄，更煮取二升，去滓，内芒硝，更上微火一两沸，分温再服。得下，余勿服。

小承气汤方

大黄四两，酒洗 厚朴二两，炙，去皮 枳实三枚，大者，炙

上三味，以水四升，煮取一升二合，去滓，分温二服。初服汤当更衣，不尔者尽饮之。若更衣者，勿服之。

【提要】 辨阳明病可否攻下及大、小承气汤证的区别。

【原文分析】

本条可分三段认识。

阳明腑实证，其脉多为沉实有力。"脉迟"一般主寒，而阳明病出现脉迟为实热之邪结聚，腑气壅滞，气血运行不畅，脉道郁滞所致，故当迟而有力，为内实之象。"汗出不恶寒"为阳明病外证，一则知太阳表证已罢，再则热归阳明已经明显。阳明里实热盛，充斥内外，阳气不得流通，气机为之壅滞，故见身重。腑气壅滞，上逆犯肺，则短气腹满而喘。阳明之气，旺于申酉二时，若见有日晡潮热者，为腑实结聚确已形成，此乃阳明腑实证的辨证要点，故曰"外欲解，可攻里"。在上述证候的基础上，又见手足濈然汗出，则是大便已硬，燥屎内结的征象。因为手足为胃所主，阳明病，实热聚于胃，不能散发于外，势必迫津液旁走四肢，而见手足汗出连绵不断。阳明病见不大便、腹满疼痛、潮热、手足濈然汗出、脉迟有力，说明痞、满、燥、实诸证已经俱备，故用大承气汤攻下。

若汗多与微发热恶寒，而潮热未出现者，则是表证未罢，里热未盛，腑实未形成的证候在禁下之列。

本条提示阳明病是否可攻，既辨表证解与未解，又辨腑实成与未成。而大小承气汤之选择运用又当辨潮热之有无、燥坚之微甚。证候可以出现错综复杂，而原则不可更易。

【治法】 (1) 攻下实热，荡涤燥结。

(2) 泻热通便，消痞除满。

【方药】 （1）大承气汤方。

（2）小承气汤方。

【方解】

大承气汤由大黄、厚朴、枳实、芒硝四味组成，方中大黄酒洗清热泻火、推陈致新。芒硝咸寒，润燥软坚，通利大便。两药配伍具有清热通便之功。厚朴苦辛温，行气散满消胀。枳实苦微寒，破气宽中消痞。两者同用，均为气分药，可通达肠胃之气，具有破气消滞之功。全方相辅相成，具有攻下实热、荡涤燥结之功效。用于实热结聚、痞满燥热俱重之阳明腑实证。本方先煎厚朴、枳实，去滓后再入大黄，避免了厚朴、枳实吸收大黄的有效成分的不足，芒硝最后入药。分温再服，大便通畅后即停服。因本方可泻热破结，润燥软坚，顺理腑气，攻下燥屎，力大而峻，故名"大承气汤"。

使用本方，除应见潮热、汗出，特别是手足濈然汗出这两个典型症状外，还应参以腹诊、舌诊和脉诊。若见腹如合瓦、胀满疼痛拒按、舌苔黄燥，甚至有芒刺、脉沉迟而有力者，才可使用本方泻下。服大承气汤后，如大便已下，但量不多，脐周依旧硬满疼痛，乃为燥屎未尽，可再服药；若大便泻下较多，腹部已不痛不硬，为燥屎已尽，则当停药。

小承气汤由大承气汤去芒硝，除大黄用量不变外，减轻了厚朴、枳实的用量。方中大黄亦当酒洗，具有清热泻火，推陈致新之功，厚朴、枳实破气消滞，本方功效与大承气汤略同，唯以去芒硝，则攻下之力较大承气汤弱。用于治疗较轻的阳明腑实证或不典型的阳明腑实证，以及试探法。本方三药同煎，不分先后次第则大黄泻下之力变缓。同是大黄一药，因煎煮方法不同，其泻下作用就有强弱之别，临床使用时应当注意。分温二服。大便通畅后即停服；若大便不通，则可继续服用，意在泻热除满。

上述三方均是苦寒攻下之剂，其治疗均为阳明腑实证，但由于药物组成之同，剂量轻重之差异，故适应证也有轻重缓急之别，临床当灵活掌握，辨证应用。调胃气汤治燥热在胃，证以燥热为主，故以甘草缓恋硝、黄于上，以使胃气调和，且有护正之义，而为缓下之法；小承气汤治大便成硬在肠，腑气不顺，证以腹部痞满为主，但未到燥屎内结、肠气闭阻的程度，故只用大黄、厚朴、枳实，而不用芒硝，与大承气汤相比较，则为和下之法；大承气汤治燥屎凝结在肠，腑气闭阻，证则痞、满、燥、实俱备，故方中行气、破结、软坚、泻下并用，以荡涤肠中燥屎，为峻下之法。这就是三个承气汤的不同之处，也是临证区别使用的主要依据。

【原文】

阳明病，潮热，大便微硬者，可与大承气汤；不硬者，不可与之。若不大便六七日，恐有燥屎①，欲知之法，少与小承气汤，汤入腹中，转失气②者，此有燥屎也，乃可攻之。若不转矢气者，此但初头硬，后必溏，不可攻之，攻之必胀满不能食也，欲饮水者，与水则哕。其后发热者，必大便复硬而少也，以小承气汤和之。不转矢气者，慎不可攻也。（209）

【词解】

①燥屎：即干结之粪便。

②失气：《玉函》卷三作"矢气"。"矢"通"屎"。肠中屎气下趋，俗称放屁。

【提要】 论燥屎是否形成，以及大、小承气汤的使用。

【原文分析】

阳明病发潮热为腑实已成之标志，故大便已硬，可用大承气汤攻下。但大承气汤为峻下之剂，适用于潮热，心烦，谵语，手足濈然汗出，腹满胀痛或绕脐痛，大便秘结或下利，舌红苔黄焦燥，脉滑数或沉实有力之典型腑实证，若大便结实不甚，腑实未成者，不可用之。而对于不大便六七日，可能有燥屎的腑实疑似证，可用小承气汤试探。若服小承气汤后，腹中转矢气者，为腑实结聚已成，且气机尚有通畅之机，为可攻之证，可进一步用大承气汤攻下。若不转矢气，为腑实未成，仅大便初硬，后必溏，为热而不实，或有虚寒，故不可攻，攻之则损伤脾胃之气，而出现腹部胀满，不能食，饮水则哕等变证。证之临床，"不转失气"颇复杂，或为燥屎未成，或为气虚津亏，或为腑实已成而气机严重闭塞，故"不转矢气者"，可攻与否，当审证求因，审因论治。若攻下后又发热者，为邪热未尽而复炽，腑实尚存，大便当硬。但证情较前为轻，且已经大承气汤攻下，故用小承气汤轻下以和之。

第四节　谵语辨证及白虎汤证

一、谵　语　辨　证

【原文】

夫实则谵语[1]，虚则郑声[2]。郑声者，重语也。直视谵语，喘满者死，下利者亦死。(210)

【词解】

①谵语：语言错乱，语无伦次，声高气粗，多见于热实病证的严重阶段。

②郑声：也作郑卫之音。春秋战国时期形成的一种与雅乐对立的民间音乐，主要流行于郑、卫、齐、宋等地。儒家斥为"淫声"。《礼记·乐记》谓："郑卫之音，乱世之音也。"医家形容病人语言重复，声音低微的虚弱语音。多见于虚衰病证的后期阶段。

【提要】　辨谵语、郑声的性质、特征与预后。

【原文分析】

"夫实则谵语，虚则郑声"句中"夫"是发语词；"虚"与"实"是对正邪而言，即所谓"邪气盛则实，精气夺则虚"，谵语与郑声都是指病人在神志不清情况下的妄言乱语。谵语大多属实证，表现为声高气粗，妄言乱语，由里热炽盛，扰乱神明所致，故曰"实则谵语"。郑声属虚证，表现为语言重复，声音低微，为精气虚衰，心失所养所致，故曰"虚则郑声"。如果谵语又见直视，为热盛或阴虚动风之象，喘满为气脱之象，故预后差。若又见下利，为中气衰败，阴液欲竭之象，故曰死证。谵语、郑声不仅见于外感病，有时亦可见于内伤杂病。外感病见谵语，多属阳明实热，见郑声多为病及少阴。

【原文】

发汗多，若重发汗者，亡其阳[1]，谵语，脉短[2]者死，脉自和[3]者不死。(211)

【词解】

①亡其阳：即亡阳，阳气虚。此处指心阳外亡。

②脉短：指脉形短，是上不至寸，下不至尺，只有关脉应指搏动。

③脉自和：脉象较平和，尚属于正常。此入是与脉短相对而言。

【提要】　从脉象推断亡阳谵语的预后。

【原文分析】

阳明病里热亢盛，本来就出汗较多，如果再误用发汗的方法治疗，进一步逼迫津液外泄，汗出过多，不仅亡阴，而且也亡阳，于是心气散乱，神明无主，语言妄乱。阴阳俱伤，邪热又不解，更扰乱心神，加重谵语。

脉短者，为上不及寸，下不及尺，是气血不足，鼓动无力，血脉不能充盈的反映。若阳气亡，阴血虚，津液竭，脉气不能接续，则根本动摇。谵语因于邪热盛极，脉短显示正气衰微。脉证不符，正虚而邪实，正不能胜邪，证候危殆至极，故预后不良，多为死证。若阴血尚能相继，则脉自和。自和者，非脉象调匀和缓有神之谓，而是寸关尺三部尚能应指，以其阴血虚而未竭，尚能维系微阳，相对之下，尚属顺证，虽有神昏谵语，仍可救治，故曰不死。后世医家推测温热病的预后谓"留得一分津液，便有一分生机"，说明津液的存亡在温热性疾病中是至关重要的。所以，阳明病见脉沉迟而有力者，虽然症状严重，却易治愈；若脉短、涩、弱者，多预后不良。

【原文】

伤寒若吐若下后不解，不大便五六日，上至十余日，日晡所①发潮热，不恶寒，独语如见鬼状。若剧者，发则不识人，循衣摸床②，惕而不安。微喘直视，脉弦者生，涩者死。微者，但发热谵语者，大承气汤主之。若一服利，则止后服。(212)

【词解】

①日晡所：日晡，傍晚时分；所，约略。一般指下午 3~5 时。

②循衣摸床：即捻衣摸床。病人神识不清，两手不自觉地反复摸弄衣被，多见于热病的危重阶段。

【提要】 论阳明腑实重证的辨治及预后。

【原文分析】

本证经吐法下法治疗后仍不解为表邪入里化热伤津，故不大便多日，腑气壅塞既久，则腹胀而硬、疼痛拒按等，自在不言之中。日晡所发潮热，是为阳明腑实证的典型症状之一。以阳明旺于申酉之时，阳明热炽，逢其旺时而增剧，则发热有定时增高现象，如潮水之定时而至。不恶寒，指阳明外证而言，即身热、汗自出、不恶寒、反恶热，此阳明燥实内结之证，毕露于外。阴精受伤，火热上炎，扰乱心神，故若有所见，妄言妄语，声音高亢，或有惊呼，躁扰不宁，谓之"独语如见鬼状"。此与谵语同类，而语言乖妄更甚。病至如此，必以攻下为法，用大承气汤，泻其燥热，夺其实滞，以免津枯火炽。

若因循失治，当下不下，坐失治疗时机，病情进一步恶化，则燥热伤津增剧，心胃火燔严重，由妄言妄语竟至神志不清、昏不识人、循衣摸床、肢体躁动不安、精神不宁、微喘直视等脏阴竭乏，阴不敛阳，神不守舍，气不归根的危候，甚而昏迷不醒，全无知觉。循衣摸床者，是当昏迷未深之时，双手无意识之动作；惕者，惊恐也。病人每遇微小刺激，即有惊惕之状，此系阳明热盛伤及心气之候，总由热极津竭，邪实正虚所致。微喘者，呼吸急促而浅也，是胃热上炎于肺，肺失清润肃降，治节不行之象。直视者，目瞪而不能运转也，为津伤不能滋养筋脉所致。此时病情固属严重，然必参合脉象，而断其顺逆。若脉弦长有力，是病虽重，而其禀赋较厚，津液尚未全竭，正气尚存，还有生机，可作急下存阴之图，故曰脉"弦者生"。若脉见短涩，往来迟滞不畅，甚至三五不匀，至数不清，是正虚邪实，热极津涸，营血衰少，阴液将竭，胃气不存，生命难以为继，故曰脉"涩者死"。

针对上述病情，需要特别提醒医者，当阳明燥热已成之时，就应该提高警惕性和预见性，虽仅见"发热谵语"，亦当用大承气汤及时泻下，不能延误时机，以防病情加剧或恶化。"微者"是与"剧者"相对而言的，是说病势尚未极重，而并非指腑实轻证。此外，还寓有"见微知著"之义，"微"时不警觉，"剧"便遂即而至，与其"剧"时急下，莫若"微"时就改。

由于大承气汤是泻下峻剂，易生变乱，故又及时告诫医家"若一服利，则止后服"。一服便利，寓有"体虚易动"之虑，既然燥热已下，就不宜再进峻猛之剂。强调中病即止，以免过剂伤正，防止另生变。

【原文】

阳明病，其人多汗，以津液外出，胃中燥，大便必硬，硬则谵语，小承气汤主之。若一服谵语止者，更莫复服。(213)

【提要】 辨阳明热盛伤津致便硬谵语的证治。

【原文分析】

阳明病多汗为热盛迫津外泄所致。汗出太多，更伤胃中津液，而致胃肠干燥，肠胃津少而失润，大便必干硬难下。同时由于里热炽盛，上扰神明则谵语。此为阳明病的一般发展规律，即由热成燥，由燥成实。由于本证属燥热初结，只见大便硬、谵语等症，为阳明腑实轻证，所以不用大承气汤，而以小承气汤泻下硬屎为治。若腑气通畅，谵语消失，即当停止服用，以免过剂伤正，防止另生它变。

【原文】

阳明病，谵语，发潮热，脉滑而疾①者，小承气汤主之。因与承气汤一升，腹中转气②者，更复一升；若不转气者，勿更与之。明日又不大便，脉反微涩③者，里虚也，为难治，不可更与承气汤也。(214)

【词解】

①脉滑而疾：脉象圆滑流利，如珠走盘，应指快速，一息七八至。

②转气：又称转矢气，即肠腑有气从肛门排出。

③微涩：脉象微弱无力，往来蹇涩，不流利。

【提要】　续论阳明腑实轻证的治法及禁忌。

【原文分析】

阳明病见谵语，发潮热，脉滑，为里热炽盛。若见脉滑而疾数，可能伏有里虚之机，为阳亢无制，真阴垂绝之候。虽阳热里盛，但燥实结聚未甚，尚未完全结聚成实。此时虽见潮热谵语，因有虚象，则不得妄用大承气汤峻下，故用小承气汤和下为宜。

本条先服小承气汤一升作试探，服药后腹中转矢气者，为气机尚通畅，是因药物作用于肠腑之燥结，推动浊气下趋，所谓"屎未动而气先行"。由此可推测出肠腑之燥结已经形成，可继续用小承气汤攻下。若不转矢气者，为虽有阳明腑实证，但气机闭塞，是病情复杂危重之候，不得再妄投承气汤。若明日又不大便，脉由滑疾转变为微涩，则里虚之象明显。因微主气虚，涩为血少。脉证合参，实为正虚邪实。阴津匮乏，已无力承受攻下。若强行攻下，则津气下脱，阴阳离决，立时殒命。补则反助病邪，壅滞气机，肠腑不通，亦是促死。病重势急，攻补两难，甚为棘手，故曰"难治"。

【原文】

阳明病，谵语有潮热，反不能食者，胃中①必有燥屎五六枚也；若能食者，但硬耳，宜大承气汤下之。(215)

【词解】

①胃中：此处实指肠中。

【提要】　续论以"能食"与"不能食"辨阳明腑实燥结之微甚。

【原文分析】

"燥屎"与"大便硬"是两个不同的概念。燥屎是积存于肠道内非常干涩坚硬的粪块，发病急重。大便硬是与大便溏对比而言。

谵语潮热为阳明腑实证之主要表现，可用承气汤类攻下。若不能食为腑实严重，燥屎内结，肠道壅滞，胃失受纳，故推测胃肠中有燥屎，可用大承气汤攻下，腑气通胃气降，则诸症可解。文中"宜大承气汤下之"应放在"胃中有燥屎五六枚也"之后，此为倒装句法。若能食者为腑实较轻，结聚不严重，反映胃气还能下降，未至燥屎阻结不通的严重程度，故曰"但硬耳"，只可用小承气汤之类和下即可，无须用大承气汤峻下。

另第190条"阳明病，若能食，名中风；不能食，名中寒"，为阳明病的一般规律，乃以"能食"与"不能食"辨寒热。热能杀谷则能食；寒伤胃阳，水谷不能腐熟消磨，故不能食。若承接前条之意，本条的胃有热当能食，今却不能食者，是逆其常也，故曰"反"。本条的前提是阳明病见有谵语发潮热，为胃家实证已形成。虽不能食与前条一致，但寒热虚实性质迥别，不可混同看待。

【原文】

阳明病，下血谵语者，此为热入血室，但头汗出者，刺期门，随其实而写①之，濈然汗出而愈。(216)

【词解】

①写：通"泻"。

【提要】　论阳明病热入血室的证治。

【原文分析】

热入血室证太阳病篇曾有论述，表现为发热恶寒、经水适来适断。阳明病谵语，多为阳明腑实之证。但本证见下血谵语，则属热入血室。然阳明腑实之谵语，必与腹满硬痛、不大便相伴，或见潮热。此证谵语而见下血，是阳明热盛，深入血分，损伤阴络之故，同时热邪乘虚与血相搏，结于血室。血热上扰心神，则发谵语。血中之热不能透发于外而熏蒸于上，故仅有头汗出，而周身无汗。此外还可见胸胁下满，少腹不舒等症。本证与阳明病的主要区别在于下血，故下血为本证的主症。由于血室隶属于肝经，期门为肝经募穴，故刺期门以泻其血热，使营卫调和、阴阳平衡，正胜邪祛则濈然汗出，热随汗泄而病愈。还可结合药物治疗，则效果更佳。

【原文】

汗汗一作卧出谵语者，以有燥屎在胃中，此为风①也。须下者，过经②乃可下之。下之若早，语言必乱，以表虚里实故也。下之愈，宜大承气汤。(217)

【词解】

①风：犹感受风邪有表证。

②过经：病邪由一经传入另一经，而原来之病情已罢，只见另一经证候，如太阳病传阳明，而太阳证已罢，称为过经。此处指太阳经表证已解。

【提要】　论谵语兼表证的证治。

【原文分析】

"汗出谵语"为阳明病的主要表现，阳明热盛，迫津外泄汗出，热盛上扰神明则谵语，是因"有燥屎在胃中"。但"汗出"一症也可见于表证，"此为风也"即是言太阳表邪未尽。因而本条实为阳明腑实兼表邪未解之证。乃表里同病，按常规治法，应先解表，后攻里。必待太阳表证完全解除，纯见阳明里实，方可使用大承气汤攻下，故曰"过经乃可下之"。表证未解而下之，是为"下之过早"，这无异于开门揖盗，势必引外在之表邪乘虚入里，内陷阳明，使病情更加复杂严重。表邪内陷，胃热更炽，必致神识昏迷，谵语加重，以至"语言必乱"，这是"表虚里实"的缘故，也即是以表虚里实之证不当下而误下之过。由此可见，本条原为太阳表虚与阳明里实并见，观"过经乃可下之"，也可证明。汗出是太阳表证未解，故曰"此为风"，可能还会有恶风寒、脉浮、头痛等症状存在。谵语是阳明腑实的主要见症之一，既有燥屎阻于肠道而见谵语，则腹满硬痛、不大便等症，应寓其中。此属省文之笔。

攻下必待表证完全解除，纯见阳明里实，方可使用大承气汤，故"下之则愈，宜大承气汤"应接在"过经乃可下之"后边，此属于倒装文法。

【原文】

伤寒四五日，脉沉而喘满，沉为在里，而反发其汗，津液越出，大便为难，表虚里实，久则谵语。(218)

【提要】　论误汗致津伤热盛而谵语。

【原文分析】

伤寒四五日，脉沉而喘满，为邪气离表而入里，转化为阳明里实证。里热炽盛，腑气壅滞，则可见腹满；里热炽盛，邪热上逆，肺气不利而作喘；脉沉主实热在里。治疗应以清里热为主。若医者失察，而误用汗法，必致津液外泄，使胃肠燥热更盛，邪热亢盛愈烈，故不唯喘满不除，而且酿成阳明燥结之患，于是大便难。言"表虚里实"者，以明燥结之根由，盖不当汗而误汗，津从外泄，腠理疏松，是谓"表虚"；胃肠燥结，大便不通，是谓"里实"。然误汗则津液愈耗，里热愈炽，浊热上扰心神，则又可发生谵语。

【原文】

二阳并病，太阳证罢，但发潮热，手足漐漐汗出，大便难而谵语者，下之则愈，宜大承气汤。（220）

【提要】　论二阳并病转属阳明腑实的证治。

【原文分析】

"二阳"指太阳与阳明。"并病"是先病太阳而后病阳明。若太阳病证未罢，又出现阳明病，则称为"二阳并病"。今太阳病已消失，仅见潮热，手足漐漐汗出，大便难而谵语等症，则为典型的阳明腑实证。盖以潮热、谵语为腑实证之重要特征；阳明主四肢，在热盛而津液尚充时，多为全身汗出；在热结而津液较少时，因热势蒸腾，故手足漐漐汗出；大便难是肠腑燥屎阻结；谵语是胃热上犯心神。知其为阳明腑实之确据，故用大承气汤苦寒攻下，泻燥热以存津液。

本条所述与第219条比较：彼为阳明散漫之热，宜清而不宜下；此为胃腑成实，宜下而不宜清。

二、白 虎 汤 证

【原文】

三阳合病①，腹满身重，难以转侧，口不仁②，面垢③，谵语，遗尿。发汗则谵语；下之则额上生汗，手足逆冷。若自汗出者，白虎汤主之。(219)

知母六两　石膏一斤，碎　甘草二两，炙　粳米六合

上四味，以水一斗，煮米熟汤成，去滓，温服一升，日三服。

【词解】

①三阳合病：即太阳、少阳、阳明三经的证候同时出现。

②口不仁：表现为食不知味，语言不利等。

③面垢（gou，够）：面部如油垢污浊。

【提要】　三阳合病治从阳明的证治及禁例。

【原文分析】

"三阳合病"当理解为发病之初，太阳、阳明、少阳三经证候同时出现。随着病情的发展，太阳、少阳之邪已归并阳明，表现为阳明里热独盛之证。太阳经行于背，阳明经行于腹，少阳经行于胁，三阳经被邪热所困，但以阳明经之邪热壅盛为重，故见腹满；热盛耗气，经脉不利，因而身重，难以转侧；里热炽盛，津液被灼，口舌俱为焦燥，故食不知味，语言不利等；足阳明之脉循于面部，手阳明之脉亦上行面部，今阳明邪热壅滞，熏蒸胃肠浊气上泛，因而面部如有油垢而不净；里热循经上扰，神明不安，而见谵语；热盛神昏，膀胱失约，故小便失禁。"若自汗出者"正说明阳明里热炽盛，迫津外泄所致。以上为阳明里热炽盛之证，用白虎汤清阳明里热。若误认为有表证而用汗法，可使谵语加重。若误认为阳明腑实证而妄用下法，必致阴竭阳亡，而见额上生汗，手足逆冷。

另，腹满、谵语、遗尿等，在阳明腑实证中亦可出现，但本条既无潮热、便闭、脉沉实等症，又出现"自汗出"，故不用承气汤攻下，泻燥热以存津液，而用白虎汤清里热以救阴液。因此"自汗出"为本证的辨证要点。全面认识白虎汤证，须参阅第176条"伤寒脉浮滑，此以表有热，里有寒，白虎汤主之"，第350条"伤寒脉滑而厥者，里有热，白虎汤主之"，以及第26条"服桂枝汤，大汗出后，大烦渴不解，脉洪大者，白虎加人参汤主之"等条文。白虎汤证散见在太阳、阳明、厥阴病篇。但基本病机是一致的，均为阳明里热炽盛，邪热充斥表里；基本脉证为壮热、汗出、心烦、口渴、脉滑数，还可见厥逆等症状，后世归纳为身大热、大汗出、大烦渴、脉洪大等，对临床有指导意义；其治法为清燥热，救阴液。

【治法】 清燥热，救阴液。

【方药】 白虎汤方。

【方解】

白虎汤是《伤寒论》中辛寒清气分大热的代表方。石膏甘寒质润，而味辛，既可解肌热，透邪外出，又可生津止渴，以制阳明之热，而重在清泻肺胃，除烦热，可谓一举三得，为君药。知母性苦寒，但质润，清肺胃之实热，养阴，助石膏以清热，为辅药。两味配合则清热除烦之力更强。甘草甘温，粳米甘平，两药和胃护阴，缓石膏、知母的苦寒重降之性，以防寒凉伤中之弊，并使药气留连于胃，使诸药充分发挥作用，共为佐使。本方药虽四味，但清热生津之功却甚显著，气热得清，则大热、大汗、大渴、脉洪大等诸症自解，实为气分大热之良方。

白虎汤的煎服法，以煮至米熟汤成即可。从目前临床应用来看，石膏当打成细末，并宜先煎，治疗此类疾患，宜生用，并宜大剂量频服，则效果更好。

第五节　阳明病兼变证的辨治

一、阳明病攻下与多汗的辨证

【原文】

阳明病，脉浮而紧，咽燥口苦，腹满而喘，发热汗出，不恶寒反恶热，身重。若发汗则躁，心愦愦①，反谵语。若加温针，必怵惕②，烦躁不得眠。若下之，则里中空虚，客气③动膈，心中懊恼，舌上胎④者，栀子豉汤主之。(221)

肥栀子十四枚，擘　香豉四合，绵裹

上二味，以水四升，煮栀子取二升半，去滓，内豉，更煮取一升半，去滓。分二服，温进一服，得快吐者，止后服。

【词解】

①愦愦（kui，溃）：《集韵》"心乱也"，形容心中烦乱不安之状。

②怵惕（chu ti，触剔）：怵，恐也；惕，忧惧也。怵惕，即惊惧恐慌。

③客气：指外邪，此处指热邪。

④舌上胎：胎通"苔"，指舌上有黄白薄腻苔垢。

【提要】　阳明热证误治的各种变证及下后热留胸膈的证治。

【原文分析】

证见发热汗出，不恶寒，反恶热，表示表证已罢，热盛于里，邪热迫津外泄所致，无论阳明经证抑或腑证均可见此证候，是阳明病的热型，亦即阳明病外证。"阳明病，脉浮而紧"，与太阳伤寒之脉相似，脉浮紧多见于太阳伤寒。此为阳明燥热亢极，与正气相搏，邪实正盛，也见脉浮紧，当主邪热实。浮脉一般主表，而阳明之浮则是燥热充斥内外所致。其脉轻取有余，按之亦有余也。与太阳之浮紧不同，太阳脉浮紧，轻取为有余，而按之略呈衰减。然亦必综观证候，方可断太阳或阳明之浮紧脉。属太阳者，必发热恶寒，头项强痛；属阳明者，必见阳明经腑证证候。热蒸于上而津伤，故"咽燥口苦"；邪热阻滞气机，可见腹满；由于肺与大肠相表里，肠胃实结气阻，则肺气不利，气逆而喘；身重是阳明经热盛，气血流行不畅所致，本证属于阳明热证，则非汗下之所宜，当用清热之法治之。

本证不属表证，若误将脉浮紧、发热等辨为邪在表，而用辛温发汗法治疗，则犹如火上添薪，必燔灼津液，致热邪更盛，酿成坏病。热扰心神，神失濡养，则会导致躁扰、昏乱、谵语等。躁者，躁扰不安；愦愦者，心烦意乱，更兼语言谵妄，咸由辛温之剂，助长邪热，心神被扰所致。若误用温针之法以发汗，是以火助热，发热治热，犯实实之戒。内劫心神，故有心惊恐惧，烦躁不得眠等症。

若用攻下，是诛伐太过，徒伤胃气，无形之邪热乘虚而入，扰乱胸膈，故曰"胃中空虚，客气动膈"。热邪既扰于胸膈，必心烦懊恼，舌上生苔，或黄或白，或黄白相兼，治宜清宣胸膈郁热，以除烦懊，栀子豉汤主之。

太阳篇亦有栀子豉汤证，多由表证误下而致热扰胸膈引起。本条乃阳明经热证误下，胃中空虚，热留胸膈所致，其来路虽与太阳篇的栀子豉汤证有内外之别，而基本证候大体一致，故治法相同。

【原文】

若渴欲饮水，口干舌燥者，白虎加人参汤主之。(222)

知母六两　石膏一斤，碎　甘草二两，炙　粳米六合　人参三两

上五味，以水一斗，煮米熟汤成，去滓，温服一升，日三服。

【提要】　阳明热盛伤津的证治。

【原文分析】

本条是承上条论述阳明经热亢盛，热邪入于中焦，伤及气分，耗损津液，则出现口干舌燥，渴欲饮水的证候，当伴有身大热、大汗出、脉洪大等症。治宜白虎加人参汤。用白虎汤以清热，加人参以生津益气止渴。使邪热清，津液复，而渴欲饮水、口干舌燥等症则自愈。

【原文】

若脉浮发热，渴欲饮水，小便不利者，猪苓汤主之。(223)

猪苓去皮　茯苓　泽泻　阿胶　滑石碎，各一两

上五味，以水四升，先煮四味，取三升，去滓，内阿胶烊消，温服七合，日三服。

【提要】　阳明津伤、水热结于下焦的证治。

【原文分析】

本条承前两条，进一步论述阳明病误下津伤、热与水结于下焦的证治。阳明热证误下，徒伤正气和津液，邪热减而未尽，反随之深入下焦，出现阴液损伤与水热互结的证候。热为阳邪，蒸腾于外，则见发热脉浮。水热互结，阻碍气机，气化不行，致三焦气化失司，则见小便不利。误下后津液损伤，又因热与水蓄，津不上承，则见渴欲饮水。

此证津伤与水饮停蓄同时出现，似乎矛盾之中，但深入分析理解，则其理可明。水液若能正常运行，则为人体所用，为生理之津液。若不正常运行，则不能为人体所用，则为病理之水饮。异常之水饮停蓄愈多，则正常之津液就愈少。本证因热误下，邪热入里，三焦气化失司，水道不畅，故津伤与水停并见。治用猪苓汤，以清热，益阴，利水。冀水精四布，五经并行，则诸症可除。

【治法】　清热利水养阴。

【方药】　猪苓汤方。

【方解】

猪苓汤中猪苓、茯苓、泽泻、滑石均有利水功能。其中猪苓、茯苓甘平，淡渗利水；泽泻、滑石性寒利水而兼有清热，且有导热下行作用；阿胶为血肉有情之品，味厚而甘，以滋补真阴润燥。因此本方以利水为主，兼能清热养阴。这种宣通气机不用温药，而以利水为主的方式，对于水停兼里热伤阴的证候尤宜，使利水而不伤津液，养阴而不滞腻，清热而无寒凝之弊。

下焦蓄水的病变主要在于肾和膀胱。其中因肾阳虚寒，不能温阳化水而致水饮泛溢，宜用真武汤温阳驱寒以镇水；因太阳膀胱气化不利而蓄水，当与五苓散助气化，利水邪以行津液；今因热盛阴伤，水热互结于下焦，则需要用猪苓汤清热益阴以利水。三者虽然都属下焦蓄水，但却有阴阳、表里、寒热的不同，临证须作鉴别。

【原文】

阳明病，汗出多而渴者，不可与猪苓汤，以汗多胃中燥，猪苓汤复利其小便故也。(224)

【提要】　猪苓汤的治禁。

【原文分析】

猪苓汤虽有清热养阴作用，但利水功能是主要的。方中虽有阿胶滋阴，但利水渗湿药居多，利小便作用更强。因此，凡不属水热互结，即没有水气内停，只是表现为热盛迫津汗出，热耗津液之口渴、小便不利者，不能误用猪苓汤。猪苓汤证和白虎加人参汤证病机上均存在里有热邪，阴津受损的情况，但猪苓汤证邪热不如白虎加人参汤证重，因此发热、汗出、口渴的程度较轻。从口渴一症的表现上看，亦有区别，白虎加人参汤证多为外感热病急性阶段，以津液的急性受损为主，表现为人烦渴不解，口舌干燥；而猪苓汤证多为外感病后期，病势较缓，多表现为口渴欲饮或口渴不欲多饮，舌红少苔等。此外，里热亢盛所致的小便不利，表现为小便短赤，猪苓汤证的小便不利多伴浮肿等水停症状。以上二者病机不同，临床须当详辨。

猪苓汤证与五苓散证均属病邪与水气互结，三焦气化失司，均见小便不利、口渴、发热、脉浮等症。然五苓散证为寒邪寒证，可兼表未解，由于一部分寒邪入里，影响膀胱气化，水气内停，故五苓散证口渴乃因气化失司，津不上承所致，表现为口渴或渴不欲饮，或水入则吐。猪苓汤证为热邪热证，且有伤阴，多见于外感病后期，一般不兼表证。

二、阳明病攻下后寒热之辨

【原文】

脉浮而迟，表热里寒，下利清谷者，四逆汤主之。(225)

甘草二两，炙　干姜一两半　附子一枚，生用，去皮，破八片

上三味，以水三升，煮取一升二合，去滓，分温二服。强人可大附子一枚，干姜三两。

【提要】　辨表热里寒之格阳证的证治。

【原文分析】

表证可见脉浮，但多为浮紧、浮缓或浮数，必见恶寒发热、头项强痛等表证。阳明病可见脉浮，但多浮滑而数，必见汗多或便结，为里热充斥于内外之象。其"脉浮而迟"，迟为里寒，浮脉与迟脉同见，其意有二：一为里虚寒盛，阴盛格阳，虚阳外越，此种脉象多为浮迟而无力；二为里寒兼表邪未尽，此脉多呈浮迟而有力。本证同时见有下利清谷，因此属第一种证情较为帖切，则揭示疾病的本质是里真寒而外假热。也就是说，脉迟主在里之阴寒，是疾病之本质；脉浮主在外之假热，是疾病之表象。肾为水火之宅，阴阳气之根，故阳气藏于阴内，少阴虚馁，阴寒极盛，则在里之真阳

无所依附，反而浮越于外，出现里真寒而外假热的证候，故脉浮应是外假热，甚或兼见汗出。此证貌似阳明病之热证，实际是阳虚阴寒的少阴病"格阳"证，其中"下利清谷"是辨证关键，颇能提示疾病本质，本证乃脾肾阳虚所致，属于"釜底无薪"之极度虚寒证候。由于此属里真寒、外假热，故治用四逆汤，急温少阴，以回阳救逆，通达内外阳气，并引导外浮之阳内潜归根。真阳得助，阴寒驱散，则假热自然消失。否则，阴液下竭，阳气浮散，则成阴阳离决之危候。

【原文】

若胃中虚冷，不能食者，饮水则哕。（226）

【提要】 辨胃中虚冷证。

【原文分析】

本条承接前条，是对上条的补充；简述阳明中寒，胃中虚冷的表现。前条所言是阳虚里寒，下利清谷，属全身性虚寒；本条又补充，若中焦局部虚寒，受纳腐熟功能减退，胃呆不纳，则其人不欲食。若勉强饮水，则水寒内抑胃阳，水寒相搏，使胃中虚寒更甚，阻碍气机，胃失和降，反而逆行于上，故而发生呃逆呕哕之变。治疗可用温中健脾，降逆和胃之法，如吴茱萸汤或理中汤等皆可随证用之。本条以脾胃虚寒，中焦失运为主，故较之前条以脾胃为中心的全身性的阳气虚衰为轻。

【原文】

脉浮发热，口干鼻燥，能食者，则衄。（227）

【提要】 论述阳明气分热盛致衄。

【原文分析】

"脉浮发热"，病若在太阳必兼有恶寒；此脉浮发热必不恶寒，而反恶热，是热在阳明气分，阳明热盛，鼓动气血运行，热势充斥内外之象。足阳阳胃之经脉，起于鼻旁，环口，循于面部，热邪循经上扰，则口干鼻燥。热能消谷，故尚能食，同时也表明气分燥热虽盛，但未入腑成实，因腑中无实邪阻滞，所以能进食。阳明经脉，多气多血。热盛于经而不得外越，波及血分，迫血妄行，阳络损伤，则见衄血。

【原文】

阳明病，下之，其外有热，手足温，不结胸，心中懊憹，饥不能食①，但头汗出者，栀子豉汤主之。（228）

【词解】

①饥不能食：心烦懊憹太甚，胃脘嘈杂，似饥而又不能进食。

【提要】 阳明病下后余热留扰胸膈的证治。

【原文分析】

阳明病经攻下后，邪热大势已去，唯留有余热未清，故见其外有热，手足温，如热邪郁蒸不得发越，可见但头汗出，而周身无汗。不结胸表示无实邪结聚于里，而是无形之余热扰胸膈，故见心中懊憹。胃受热扰可见嘈杂似饥，然则毕竟胃为邪热所扰，不能正常受纳腐熟，故饥不能食。本证与太阳病篇中栀子豉汤证，只是病变的成因有别，太阳篇中所述为太阳病过汗或误用吐下后而成，本条为阳明病下后所致，但病变的性质相同，均属余热留扰胸膈和胃，故均取清热除烦和胃法治之。本证如病邪进一步亢盛并结聚于里，需与结胸证鉴别，本证心下（胃脘）部位按之濡或伴有轻微压痛；结胸证则按之硬满疼痛，甚或从心下至少腹硬满而痛不可近。

本条为无形邪热扰于胸膈，治用栀子豉汤，再与前面的白虎加人参汤证、猪苓汤证联系起来看，则都属于阳明热证，而未形成腑实。从病情来看，在上的栀子豉汤证为热扰胸膈，在中的白虎加人参汤证为热伤胃气，在下的猪苓汤证为水热潴留，此阳明清法三方，即柯韵伯所谓阳明病热证的"开手三法"。栀子豉汤证与白虎加人参汤证猪苓汤证的主要鉴别点在于：栀子豉汤证见心中懊憹、但头汗出等,病变部位较高。白虎加人参汤症见烦渴引饮、周身汗出等,是热伤胃气,病变部位偏中。猪苓汤证见脉浮发热、渴欲饮水、小便不利等,为水热潴留于下焦,病变部位偏下。

三、阳明兼少阳证治

【原文】

阳明病,发潮热,大便溏,小便自可①,胸胁满不去者,与小柴胡汤。(229)

柴胡半斤　黄芩三两　人参三两　半夏半斤,洗　甘草三两,炙　生姜三两,切　大枣十二枚,擘

上七味,以水一斗二升,煮取六升,去滓,再煎取三升。温服一升,日三服。

【词解】

①小便自可:即小便正常。

【提要】　论述阳明病兼少阳病的证治。

【原文分析】

"阳明病,发潮热",似属阳明腑实证的热型,如邪热确已结聚肠胃,应同时伴有腹胀满或腹痛,大便闭或大便硬,小便数多等。但本证却是大便溏,提示腑实未成。小便自可而非数短赤,亦表示燥热不盛。此种证情无论从攻下宿滞,抑或攻下泻热等角度看,均不可用攻下法。潮热而见胸胁满不去,属少阳证,乃邪热侵犯少阳,致经气不利所致,其证虽无往来寒热、心烦喜呕等症,但鉴于"有柴胡证,但见一证便是,不必悉具",故可治从少阳而用小柴胡汤,以和解祛邪,疏利经气。

【原文】

阳明病,胁下硬满,不大便而呕,舌上白苔者,可与小柴胡汤。上焦得通,津液得下,胃气因和①,身濈然汗出而解。(230)

【词解】

①胃气因和:指胃的生理功能恢复正常。

【提要】　少阳阳明同病的辨治及小柴胡汤的作用机理。

【原文分析】

本条承上条,补述少阳阳明同病的辨治。"不大便"多见于阳明病,如伴有潮热、谵语、腹满疼痛、舌苔黄燥等,则属阳明燥实无疑。本条不大便,似乎燥热结于肠胃,但不发潮热,况且硬满不在腹部而在胁下,舌苔不是黄燥而见白苔,更伴见呕逆,说明病变仍以少阳为主。因此"不大便"一症,并非阳明明腑实,而是由于少阳枢机不利,三焦失畅,津液不下所致。如第204条所说:"伤寒呕多,虽有阳明证,不可攻之。"故本证不能从阳明治之。综上所述,不大便而与呕吐、胁下硬满伴见,则属邪犯少阳,经气不利,胆胃不和,故予小柴胡汤。

四、阳明中风发黄

【原文】

阳明中风,脉弦浮大而短气,腹都满,胁下及心痛,久按之气不通,鼻干,不得汗,嗜卧,一身及目悉黄,小便难,有潮热,时时哕,耳前后肿,刺之小差,外不解,病过十日,脉续浮者,与小柴胡汤。(231)

【提要】　辨阳明少阳同病,湿热发黄的证治。

【原文分析】

脉弦浮大,弦为少阳之脉,浮为太阳之脉,大为阳明之脉,此三阳合病之脉也。病人有潮热,

此属阳明可知。腹都满，是整个腹部全都胀满，范围广泛，表示肠胃受病。阳明经脉夹鼻而行，邪热闭郁阳明经脉，故鼻干不得汗。胁下及心痛，是指胁下及剑突处疼痛，如按压这些部位时间长一些，病人会出现窒闷感，即原文"久按之气不通"，这是肝胆受病常见的症状之一。邪犯肝胆肠胃，气机阻滞，甚则影响全身气机、气化的宣通，若上焦肺气不利则短气，中焦气阻则腹满，下焦膀胱气化失司则小便难。由于气化失司，水液代谢失常，再加上无汗、小便难，水湿无出路，则水气内停与热互结，湿热内蕴，熏蒸肝胆，疏泄失常，胆汁外溢则身目发黄。湿热在里，湿性困着缠绵，故嗜卧。邪犯中焦，胃气为之不利而上逆，故见时时哕。湿热循胆经上犯，可见耳前后肿。

诸多症状的病变中心是湿热侵犯肝胆肠胃。本应治以清热利湿，疏利肝胆，调和肠胃。然表邪尚未尽解，恐早用攻下，有碍表证；若用发表，有碍里证。故先用刺法，以疏表泄热，宣通气机，疏利经脉，缓和病证。如刺后病情虽有缓解，但病过十日，脉象仍是弦而浮大，即其浮脉未因针刺散邪而去，且其他里证无明显变化，此时的浮脉已不能用表未解来解释了，而应看作是里热，然鉴于本证的证候为阳明、少阳同病，而偏重于少阳病，故治从少阳，用小柴胡汤。

【原文】

脉但浮，无余证者，与麻黄汤。若不尿，腹满加哕者，不治。(232)

麻黄三两，去节 桂枝二两，去皮 甘草一两，炙 杏仁七十个，去皮尖

上四味，以水九升，先煮麻黄，减二升，去上沫，纳诸药，煮取二升半，去滓。温服八合，覆取微似汗。

【提要】 承上条辨病情转化与预后。

【原文分析】

如经针刺治疗，病过十日，里证消失，脉不弦大而但浮。即原文"脉但浮，无余证"之含义，说明原有的少阳阳明证不复存在，病变仍在太阳之表，故可与麻黄汤发汗以解表邪。

"若不尿，腹满加哕者，不治"，是承第231条而言病之预后。即由原来小便难变为尿闭。小便闭，则湿邪无出路，壅遏气机，故腹满益甚。胃气逆而不降，则哕逆不止，是胃气败坏，三焦壅滞，气机不通，呈现正虚邪实之状，病情危重，故曰"不治"。

五、导 法

【原文】

阳明病，自汗出，若发汗，小便自利者，此为津液内竭，虽硬不可攻之，当须自欲大便，宜蜜煎导①而通之。若土瓜根②及大猪胆汁，皆可为导。(233)

蜜煎方

食蜜③七合

上一味，于铜器内微火煎，当须凝如饴状，搅之勿令焦着，欲可丸，并手捻作挺，令头锐，大如指，长二寸许。当热时急作，冷则硬。以内④谷道⑤中，以手急抱，欲大便时乃去之。疑非仲景意，已试甚良⑥。

又大猪胆一枚，泻汁，和少许法醋⑦，以灌谷道内，如一食顷⑧，当大便出宿食恶物，甚效。

【词解】

①导：为治法之一，输导之意，用润滑类药物纳入肛门，引起排便，叫做导法。

②土瓜根：原方已佚。土瓜一名王瓜，寇宗奭《本草衍义》云："王瓜其壳径寸，长二寸许，上微圆，下尖长，七八月熟，红赤色，壳中子如螳螂头者，今人又谓之赤雹子，其根即土瓜根也。"李时珍《本草纲目》云："土瓜根作土气，其实似瓜也。或云根味如瓜，故名土瓜。王字不知何义？瓜似雹子，熟则赤，鸦喜食之，故名赤雹，老鸦瓜。"吴其濬《植物名实图考》亦名赤

霜子。土瓜根气味苦寒无毒，其根富于汁液，将其捣汁灌肠通便，方书多有记载。

③食蜜：即蜂蜜。甘平无毒，滋阴润燥，局部投药更有润滑作用。

④内："纳"，放入、置入。

⑤谷道：即肛门。

⑥疑非仲景意，已试甚良：此两句为后人所添，现一般仍归于112方中。

⑦法醋：即食用醋。

⑧一食顷：顷，短时间，约吃一顿饭的时间。

【提要】 津伤便秘，大便欲解不得的治法。

【原文分析】

本节论津伤便硬，或欲便不解者，宜用导法治疗。阳明病里热亢盛迫津外出，汗多津伤，若再加上误汗，则更使津液损伤，导致肠胃干燥，大便硬结。此种大便干硬，不能用攻下法治疗，即原文所说"此为津液内竭，虽硬不可攻之"，当用润燥导便法治疗。大便硬者如何区分其属燥热内结抑或津液内竭？小便利与不利是为辨证要点。大凡邪热未去，燥实结聚肠胃者，大便硬的同时必伴有腹满痛、拒按、潮热、汗出、小便短赤等症，而其人未必有便意。如邪热去，气机宣通，则小便通利，然津伤尚未恢复，故肠胃干燥，大便硬，病位在直肠，时有便意，而大便却难以排出。本证小便自利，故属津伤便硬。两者病机不同，治法迥异。燥热结实之大便硬者治宜承气汤类荡涤胃肠。此证之大便硬，宜在病人"自欲大便"之时，施以"因势利导"之法，用蜜煎、猪胆汁或土瓜根纳入谷道，导之即下。此外，在发热基本消退的病证中，见小便自利还可排除大便初硬后溏的可能，因大便初硬后溏者多见小便少，此属脾虚湿停，不能用攻下法或导法治疗，应治以健脾燥湿。

三方虽皆可为导，但具体应用时又有所不同：因蜜有滑利润燥的作用，故蜜煎宜于津伤肠燥之便秘；猪胆汁不仅润燥，且能清肠中之热，故宜于肠燥之有热的便秘；土瓜根则有宣气润燥之功，故宜于六腑之气不畅，气血不利之便秘。

本证的治疗方法，一是用蜜煎纳入肛门内，就近润滑而导便外出，相当于通便栓剂。此法适用于硬便近在肛门处，便意窘迫，而不能排出，此即"当须自欲大便"时，"宜密煎导而通之"。二是用土瓜根捣汁或大猪胆汁和少许食醋灌入肛门内导便外出，此相当于灌肠通便，适用于大便干结迫于肛门者，亦可用于大便干结部位较高者，但大便硬而难下。

六、阳明兼太阳证治

【原文】

阳明病，脉迟，汗出多，微恶寒者，表未解也，可发汗，宜桂枝汤。(234)

桂枝三两，去皮　芍药三两　生姜三两　甘草二两，炙　大枣十二枚，擘

上五味，以水七升，煮取三升，去滓。温服一升，须臾，啜热粥一升，以助药力取汗。

【提要】 辨阳明病兼太阳表虚的证治。

【原文分析】

条文以"阳明病"冠首，则可能有腹胀、不大便等阳明病见症。"表未解也"，说明阳明、太阳同病，未言发热，但应有发热，且伴微恶寒。本证热型呈太阳病发热恶寒，而非表现为但热不寒。两者相比，说明阳明里热不盛，是阳明中寒兼太阳表邪的证候，以太阳表证为主。当先解表，可发汗宜桂枝汤。

【原文】

阳明病，脉浮，无汗而喘者，发汗则愈，宜麻黄汤。(235)

【提要】 辨阳明病兼太阳表实的证治。

【原文分析】

"脉浮"为太阳之主脉，"无汗而喘"为太阳表实之主症，必伴有发热恶寒，是条文省其证，但以脉象示之。由于风寒病邪在表，卫气奋起抗邪外出，故见脉浮；寒邪侵犯营卫，腠理闭塞，营阴郁滞，故无汗；邪犯肺卫，肺气失宣，上逆而作喘。条文亦以"阳明病"冠首，当同样存在腹胀、不大便等阳明见症，从证候分析看，似为大便不通，肠胃有病邪结聚，但病势较轻，故治疗当从太阳论治。上条汗出表虚，而本条无汗表实，是属风寒袭表，卫强营郁，邪甚于表，阳明燥热不显之证，故云"发汗则愈，宜麻黄汤"。

七、阳明湿热发黄与阳明蓄血的辨治

【原文】

阳明病，发热汗出者，此为热越①，不能发黄也；但头汗出，身无汗，剂②颈而还，小便不利，渴饮水浆③者，此为瘀热④在里，身必发黄，茵陈蒿汤主之。(236)

茵陈蒿六两 栀子十四枚，擘 大黄二两，去皮

上三味，以水一斗二升，先煮茵陈，减六升，内二味，煮取三升，去滓，分三服。小便当利，尿如皂荚汁状，色正赤，一宿腹减，黄从小便去也。

【词解】

①热越：越，有消散之意。此处指热邪得以发泄而消散。

②剂：通"齐"。齐颈而还，即颈以上有汗，颈以下无汗。

③水浆：泛指清凉饮品。

④瘀热：即邪热郁滞在里。

【提要】 辨阳明病湿热发黄的证治。

【原文分析】

阳明病里热内结，如发热汗出，热邪得以外泄，则热势可减，气机得通，气化正常，湿有出路，则不会发黄。如汗不得出，或汗出不畅，则热郁于里，气机阻滞，进而气化失司，导致汗更不得出，小便亦不利，水湿无出路，则停于体内，湿与热合，胶结不解，致湿热内蕴，熏蒸肝胆，胆汁不循常道，泛溢肌肤，则身必发黄。头为诸阳之会，湿热郁遏蒸腾于上，则见头部汗出。热欲外越却因湿邪羁蕴而不得越，故周身无汗。湿欲下泄，却因热邪纠缠，而反小便不利。湿热交阻，热多于湿，气化不行，津液不能上布，故其人"渴引水浆"。湿热发黄，有以湿盛为主者，有以热盛为主者，也有湿热相当者。本证有发热、渴饮水浆等症，说明热重于湿，治用茵陈蒿汤清热利湿退黄（本证的证候表现可与第260条互参）。

【原文】

阳明证，其人喜忘①，必有畜血②。所以然者，本有久瘀血，故令喜忘，屎虽硬，大便反易，其色必黑者，宜抵当汤下之。(237)

水蛭熬 虻虫去翅足，熬，各三十个 大黄三两，酒洗 桃仁二十个，去皮尖及两人③者

上四味，以水五升，煮取三升，去滓。温服一升，不下更服。

【词解】

①喜忘：喜犹"善"也，《外台秘要》作善忘可证。喜忘即健忘。

②畜血：畜通"蓄"，蓄有积聚、储藏之义。蓄血即血液积聚、储留，与瘀血同义。

③人：通仁。

【提要】 辨阳明蓄血的证治。

【原文分析】

阳明蓄血证系因阳明邪热与旧有之瘀血相结而成。可引起一系列病理变化，其主症为健忘、大便黑硬、排出反易。在外感热病中最易出现的是心脑功能的异常，此乃心主血脉，又主藏神，脑主元神之府，主思维。血脉瘀阻，心脑首当其害，急性期可见狂乱、谵语，久则可见健忘、反应迟钝，乃因"久有瘀血"所致。正如《素问·调经论》云："血气未并，五脏安定"，"血并于下，气并于上，乱而喜忘"。热入血脉还可致血热妄行而出血，且瘀血亦可致血不循常道而外流，故本证症见出血。而本证瘀热主要在阳明，故肠胃受病出血，所述大便色黑即为明证。阳明病瘀热结于肠胃，大便硬结难解而今反易者，以血属阴类，"血主濡之"，尚有濡润作用，故曰"屎虽硬，大便反易，其色必黑"。其证即为蓄血与热邪相搏，故宜抵当汤下之。

按 阳明蓄血证与太阳蓄血证均有心脑功能改变的症状，由于太阳蓄血证病程较短，病情较急，故见发狂或如狂；而本证病稍久，故以健忘为主。太阳蓄血证瘀热主要结于下焦，本证瘀热主要结于中焦，故太阳蓄血证症见下血同时伴有少腹硬满或急结，本证以大便黑硬易出为突出表现。两者主症虽有不同，病变实质均属瘀热互结于里，故治疗均取活血逐瘀，方用抵当汤。

第六节　燥屎辨证

【原文】

阳明病，下之，心中懊憹而烦，胃中有燥屎者，可攻。腹微满，初头硬，后必溏，不可攻之。若有燥屎者，宜大承气汤。（238）

【提要】 辨阳明病下后是否可以再行攻下的证治。

【原文分析】

"阳明病，下之"，实属阳明可攻之证。阳明病有下之即愈者；有下之不愈，仍需再下者；有下之失当而变生它证者。

本条所论述之下后的两种情况：一为下后，心中懊憹而烦，乃为积热未尽，热扰神明，或者有燥热复与糟粕相搏而结为燥屎，浊热上扰心神所致。既然复有燥屎阻结于内，其证除心中懊憹而烦外，当有腹满便秘，或绕脐疼痛等，自当以大承气汤再行下之。二为腹满尚轻，大便虽不甚通畅，但却是"初头硬，后必溏"，则非燥屎内结，故不可攻下。因初硬后溏之大便，多见于脾虚失润证候，妄攻则必更伤脾胃，而有可能转化为里虚之变证。

【原文】

病人不大便五六日，绕脐痛，烦躁，发作有时者，此有燥屎，故使不大便也。（239）

【提要】 辨阳明腑实之燥屎内结证。

【原文分析】

病人不大便五六日，是邪热入里，归于阳明。"绕脐痛"是在"不大便五六日"的前提下发生的，这正是肠中燥屎内结，阻塞气机，腑气不通的反映。唯其燥屎内结，腑气不通，浊热上扰，故令烦躁。"发作有时"是指日晡证候更为明显，因阳明旺于申酉，故当日晡阳明气旺之时，正邪斗争激烈，诸症发作加剧。综上可见，燥屎的一般临床见症当为便秘、腹痛绕脐、烦躁，或烦躁、疼痛阵发性加剧等。

【原文】

病人烦热，汗出则解，又如疟状，日晡所发热者，属阳明也。脉实者，宜下之；脉浮虚者，

宜发汗。下之与大承气汤，发汗宜桂枝汤。(240)

【提要】

根据脉象辨阳明病可攻与不可攻的证治。

【原文分析】

"病人烦热"，说明热势较甚，但辨识热型，还须结合脉诊，才能作定论。

如病属太阳表证，用解表发汗的方法治疗，则汗出表解而烦热消除。若汗后又出现阵寒阵热等寒热如疟的症状，是为太阳表邪未尽。"脉浮虚"（即脉浮缓而弱）提示病邪仍在太阳肌表，仍需用发汗解肌的方法以消散在表之病邪。"脉浮虚"已不能使用麻黄汤等发汗峻剂，以免过汗伤正，而只能取桂枝汤以疏风解表、调和营卫。

如病人从"如疟状"进一步发展为"日晡所发热"，则非病邪在表，而是属于阳明里热实证。"脉实"（即脉重按沉实有力）是阳明里实的确证，与"日晡所发热"并见，显示肠腑燥实热结已甚，必须改用大承气汤，以泄热逐实。

【原文】

大下后，六七日不大便，烦不解，腹满痛者，此有燥屎也。所以然者，本有宿食①故也，宜大承气汤。(241)

【词解】

①宿食：食物经宿不消，停积胃肠。

【提要】 大下后燥屎复结的证治。

【原文分析】

"大下"是因有可下之证，已经使用过了大承气汤。后六七日又不大便，并出现烦不解，腹满疼痛，这是下后邪热未尽，津液未复，调理不善，则数日所进之食物变为宿食，又与燥热相合而结为燥屎。内有实邪再次结聚，气机阻滞，故"腹满痛"；胃热上扰心神则"烦不解"。只有用大承气汤再下。

【原文】

病人小便不利，大便乍①难乍易，时有微热，喘冒②不能卧者，有燥屎也，宜大承气汤。(242)

【词解】

①乍：本义为"忽"。此处用作连词，犹说"或者"。

②喘冒：喘为气息不畅；冒为头目昏眩。喘冒就是因气喘而头昏目眩，此处的喘冒系因实邪内停肠道，浊气上攻所致。

【提要】 燥屎内结而大便乍难乍易的辨治。

【原文分析】

"大便乍难乍易"多称热结旁流，大便稀臭，其量不多。大便虽有暂通之时，但实邪依旧结聚肠胃，阻滞气机，影响肺气之宣肃，故见喘冒。乃肠病累及肺，以肺与大肠相表里是也。阳明病一般小便利，大便硬。今小便不利，盖腑实正在形成过程中，小便利则津液偏渗于膀胱，胃肠干燥，必致燥结成实。当腑实形成，胃家大实大满之际，气机被阻，则二便皆不通利，此为临床所常见，故小便不利。症见"时有微热"，是言发热不太高，此乃热邪深结于里，尚未透发于外之象。此时，即使外无大热而为微热，即使大便或难或易而非大便数日不行，仍属严重的阳明腑实证，有燥屎内结。故宜用大承气汤，以泻热除实。

第七节　辨转属阳明与脾约证

一、转属阳明有寒热之辨

【原文】

食谷欲呕[1]，属阳明也，吴茱萸汤主之。得汤反剧者，属上焦也。(243)

吴茱萸一升，洗　人参三两　生姜六两，切　大枣十二枚，擘

上四味，以水七升，煮取二升，去滓，温服七合，日三服。

【词解】

①食谷欲呕：当进食时气逆要呕。

【提要】　辨呕逆之寒热。

【原文分析】

阳明属胃，主受纳、腐熟水谷，其气以下降为顺。若因病邪影响，则胃气不能正常下降，反而上逆，就可发生呕逆等症状，故曰"食谷欲呕者，属阳明也"。

"食谷欲呕"病在中焦，故属阳明。阳明呕逆其性质有寒证和热证的不同。本条治用吴茱萸汤温胃散寒、降逆止呕。得汤反剧者，是方不对证。当是上焦有热，扰于胸膈胃脘，而致胃失和降，气逆呕吐。惟其因热而呕，故呕吐物多有酸腐之气，伴舌红，苔黄，脉弦数或滑数。治宜清泻上焦热邪，如栀子豉汤或枳实栀子豉汤等）。起初，误投吴茱萸汤，是以热治热，反致病情加重。

【治法】　温胃暖肝，散寒降浊，补中益气。

【方药】　吴茱萸汤方。

【方解】

方中吴茱萸为主药，性大热而味辛苦，为温胃暖肝，散寒降浊之要药；生姜为臣，性味辛温，温胃散寒，降逆止呕；人参、大枣为佐使，性味甘温，以补中益气，崇土以制木。四药配伍，共奏温胃暖肝，散寒降浊，补中益气之效。因本证挟有水饮之邪，故不用甘草之缓恋。

【临床应用】

(1) 头痛案：头为"诸阳之会"，三阳和厥阴经脉皆上会于头，五脏精气，六腑清阳之气亦上荣于头。故外感内伤皆能导致头痛。而吴茱萸汤证的头痛部位在额巅，因阳明经脉循于面额，厥阴经脉与督脉会于巅顶，还要结合其他临床见症，如舌淡瘦小、多津不渴、四肢欠温、呕逆吐沫、脉多弦滑或沉细迟，没有表证等临床见症。此方重在吴茱萸，能降肝胃之寒，肝胃之寒得降，阴寒之邪不上凌，经脉舒畅，头痛自愈矣。

罗某，男，35 岁，于 1963 年 8 月 13 日诊治，初患外感，发热恶寒，无汗身痛，项背强直不舒，投以葛根汤加味，服后汗出热退，项强好转，但头痛不止，经三次会诊，辨为阳热之证，先后投大剂白虎汤和祛风清热药物无效。症见：面色青黑，精神困疲，头痛如劈，位在额巅，以布裹头，冲墙呼烦，鼻流清涕，四肢厥冷，呕吐涎沫，舌无苔多津，脉象弦滑。此阳虚寒盛，阴寒之气上犯清阳之府所致，治宜温降寒湿。方用：吴茱萸、人参、生姜各 30g，大枣 12 枚（擘）。上方服后，诸症减轻，头痛立止，继服 3 剂而愈。

按　阴寒之邪上凌，清窍被浊阴之邪蒙蔽，故头痛如劈，其辨证关键在呕吐涎沫和四肢厥冷上。吴茱萸味辛苦而气大热，人参姜枣益气温中，协吴茱萸以降逆安中。使阳虚得补，寒逆得降。对阴寒上逆之邪所致头痛用之多效，临床治头痛时吴茱萸的用量在 15～30g 为宜，量少则不能达至巅顶驱其阴寒之邪。

（2）呕吐案：呕吐病因颇多，治法亦异，吴茱萸汤证中论述了"食谷欲呕"、"干呕吐涎沫"等症。胃以纳谷为顺，今虚则不能纳谷，寒则胃气上逆。少阴吐利，责于阳衰，厥阴受寒，肝木横逆，胃失和降，清痰冷沫随上逆而吐出。综观临床症状，皆以阴寒为患。临床中常兼见：面色㿠白，倦怠乏力，喜暖恶寒，吐而胸满，四肢不温，时感头痛，位在巅额，舌质淡白，脉象虚弱等症。吴茱萸汤大苦大辛以温降逆气，大枣以培其中，能治阳明之虚寒，又治少阴之寒饮，亦疗厥阴之横逆，温降肝胃，补中泄浊。

　　王某，女，35 岁，1968 年 4 月 30 日住院治疗。由于情志不舒，饮食不节，诱发右胁下攻窜作痛，寒热往来，恶心呕吐，经上级医院诊断印象为"胆囊炎、胆结石"服大剂排石汤无效，呕吐甚，饮食不下，住院治疗。症见：面色㿠白，神采困惫，满口涎水，胸满胀闷，呕吐不食，吐多痰涎，右胁疼痛，四肢厥冷，但无表证，头痛隐隐，位在巅顶，舌质淡白，脉沉细无力。此多服寒凉，阳气耗伤，浊阴填塞于上所致，治宜温化寒湿，降逆止呕。方用：吴茱萸、红参各9g，生姜30g，大枣10枚（擘），半夏15g，黄连5g。上方频服，当即呕吐减，第二天能进食，四肢转温，继加减调治而愈。

按　胆胃以下降为顺，过服寒凉泻下，伤及胃阳，阴塞于上，不得下达，呕吐乃作，用吴茱萸汤温寒降逆，证有参差，药有取舍，稍加半夏黄连，清降逆气，故能获效。

　　吴茱萸汤治呕吐，注意变通其量，才能达到预期的效果。临床体会，吴茱萸其气燥烈，用量 5～9g 为宜。生姜可用 15～45g，取其温胃降逆之功，其加减尚需勤求仲景之训外，又要博采后世医家之阐发，如《丹溪心法》取吴茱萸一味，加黄连名左金丸，治呕吐吞酸，每取卓效；王孟英选此方治寒霍乱，灵活变通，各有千秋。诚应继承运用之。

（3）下利案：吴茱萸汤治疗下利仅在少阴病中提出"吐利"二字，故多认为呕吐是主症，下利是或然症，但细审此方剂的组成，每药功能原有数端，仲景著书何能悉举。实践是检验真理的唯一标准，唐祖宣沿用此方治久利，"少阴寒盛，阳虚而寒水上泛则侮伤脾土，肝寒则失其调达之会，横逆而克脾土，胃虚亦与不健运有着直接的关系；由于脾不升清，胃失降浊，吐利乃作，久则脾陷亦甚，转为久利"。临床中多见：腹有寒冷，喜温欲按，呕吐吞酸，形寒肢冷，肠鸣腹泻，脐腹作痛，舌淡脉沉等症。方中吴茱萸有温肝胃，燥脾湿，温肾阳之功，人参益气健脾，姜枣和胃安中，故既能治上，亦能治下。

　　张某，男，32 岁，1964 年 7 月 26 日诊治。脾胃久虚，误食生冷，吐泻频作，经治好转，每遇生冷即吐利不止，患病年余，转为慢性泻泄，逐渐消瘦，久治无效。就诊时症见：面色黧黑，精神疲惫，呕吐酸水，脐腹作痛，大便日四五行，腹冷喜按，四肢厥冷，满口寒水，舌淡苔白，脉搏沉细。此阳衰土湿，肝脾下陷所致，治宜温中降浊，健脾渗湿。方用：吴茱萸、潞参、干姜各15g，大枣12枚（擘），茯苓30g。上方服 3 剂后，吐酸止，泻利减，大便虽不成形，已能成堆，继以原方加五味子、肉蔻先后服30 余剂而愈。

按　此乃寒水上犯，肝木横逆，脾陷胃逆；吐而兼利，故用吴茱萸降逆止呕，温中止泻。故而获效,吐虽止而利乃作,其病在下焦,加五味子、肉蔻以温中行气,收敛固涩。王肯堂在《证治准绳》中将仲景吴茱萸汤加减化裁而组成四神丸,后世运用此方治脾虚肾寒之久泻多取卓效,亦佐证了吴茱萸汤不仅治上,亦能治下矣。临床中此方治利多兼吐清水,若不吐清水亦有吞酸喜暖的见症,吴茱萸量可用15~30g,大剂以温上下之寒,易生姜为干姜其效更著,每酌加黄连亦可泻上又能渗下,但量小,每3~5g为宜。

(4)烦躁、厥逆案:《伤寒论》中论述烦躁和厥逆之证者甚多,由于其阴阳有别,治法亦各异。

吴茱萸汤证中的烦躁厥逆于少阴篇中说:"少阴病,吐利,手足厥冷,烦躁欲死者,吴茱萸汤主之",其烦躁和厥逆乃由吐利所形成。尤以用烦躁欲死之词,实为吐利太甚所致。盖少阴属心肾,肾水上升而济心火,烦自无因,心火下降而暖肾水,则躁无由生,今阳衰土湿,中虚肝逆,浊阴上犯,吐利乃作,阳郁于上则烦,阴盛于下则躁,阳郁不达四肢则厥逆乃生。临床辨证中必须和阴极阳绝之烦躁厥逆有所辨别,多见下利清谷,恶寒倦卧,四肢厥逆,脉微欲绝等证,治宜回阳救逆。

吴茱萸汤证的烦躁厥逆,多见于吐泻之后,胃阳损伤,兼有脘胀不舒,倦怠乏力,喜暖恶寒,面色㿠白,舌淡苔白,脉沉迟等症。方中吴茱萸辛温以散久寒,其味辛烈,直通厥阴之脏,参枣以温燥中土,生姜辛温以行阳气,使厥冷之肢得温,肝木调达,胃逆得降,阴阳交媾,烦躁自止。

> 杨某,男,42岁,于1974年10月21日住院治疗。素有胃病,加之精志不舒,诱发呕吐不食,经治不愈,延病月余,经X线钡餐检查,钡剂下行下畅,疑为器质性病变,情绪紧张,日趋加重,住院治疗。症见:面色少华,精神不振,食入即吐,懊恢吞酸,烦躁不眠,四肢逆冷,大便干燥,四五日一行,苔白多津,脉沉迟无力。此肝胃不和,浊阴上犯所致,治宜温中降逆,行气和胃。方用:红参9g,生姜30g,大枣12枚(擘),吴茱萸、枳壳、厚朴各15g。上方嘱其频服,3剂后吐止,胃中觉热,大便通利,烦躁止,四肢转温。继调治而愈。

按 脾胃久虚,情志不舒,肝失调达之职,胃失下降之令,腑气不通,食不能入,则便干不行、呕吐不止。正气亦伤,辨其苔白多津、四肢厥冷,脉沉无力,病机属中焦虚寒,肝木横逆,浊阴上犯。其烦躁的原因,一由呕吐太剧所致,再因大便不通而形成,故用吴茱萸汤大辛以开其格,大苦以降其逆,大枣以培其中,酌加行气之品,使腑气通利,呕吐自止,烦躁厥逆亦相继而愈,知何部不利,利之则愈矣。"证"是方剂的运用依据,吴茱萸汤的治证,仲景论述颇详,后世医家更有发扬,我们要勤求仲景之训,博采各家之长,临床中不受中西医各种病名之限,只要辨证正确,投之能收异病同治之效。

吴茱萸辛苦燥烈,由于畏其燥烈而不敢用或用之其量过少,致使杯水车薪,药不胜病。吴茱萸性虽燥烈,但对浊阴不降,厥冷上逆,吞酸胀满之证服之多效,每用30g,亦无不舒之感。清黄宫绣著《本草求真》谓:"吴萸醋调贴足心治口舌生疮,用之多效。"

要得提高疗效,尚需掌握此方的煎服法。细审仲景于煎服法上亦有巧妙之处,胃肠病状是吴茱萸汤的主症,仲景在用吴茱萸时恐燥烈之性使胃虚不能接收,所以在阳明胃家虚寒所致的食谷欲呕,将此药洗后入药,去其燥烈之性。于厥阴治肝木横逆所致的"干呕吐涎沫"时吴茱萸洗七遍,恐燥烈之气伤肝胃。

如临床中对于服后导致格拒呕吐者,可采取冷服法,有些病人服后症状反剧,但少顷即可消失,临床屡大剂运用,吴茱萸汤尚没有出现剧烈的中毒症状,所以既要辨证正确,又要注意方剂的煎服法，才能取得预期的效果。

【原文】

太阳病，寸缓关浮尺弱，其人发热汗出，复恶寒，不呕，但心下痞者，此以医下之也。如其不下者，病人不恶寒而渴者，此转属阳明也。小便数者，大便必硬，不更衣十日无所苦也。渴欲饮水，少少与之，但以法救之。渴者，宜五苓散。(244)

猪苓去皮　白术　茯苓各十八铢　泽泻一两六铢　桂枝半两，去皮

上五味，为散，白饮和服方寸匕，日三服。

【提要】　太阳病误下致痞、病传阳明及水停下焦的辨证。

【原文分析】

本条论述了太阳中风误下的心下痞证、不恶寒而渴的转属阳明证、小便数大便必硬的脾约证、口渴而小便不利的膀胱蓄水证。

太阳病脉见寸缓关浮尺弱，是中风浮缓之脉；发热、汗出、恶寒是中风证。治疗本应解表，医者不察，误下使表邪乘虚入里，聚于心下，而致"心下痞"。此虽经误下而表证仍在，故治当参见第164条之例，先解表，后治痞。如表证未经攻下，而见不恶寒而渴，表示病邪化热入里，乃自然传变入阳明。因无谵语、潮热、腹满胀痛等可下之症，可知病虽转属阳明而腑未成实，当属阳明经证。若小便利者，津液偏渗于膀胱，胃肠津亏，大便硬结，虽多日不大便，而腹无满痛之苦，便是脾约证。此两证均不可用承气汤攻下。若因胃燥而口渴欲饮水，应少少与之，多饮恐致水停不化。如太阳中风证表证已罢或未罢，部分病邪入里，影响三焦气化，尤其是膀胱气化失利，导致水气内停，症见小便不利；如水气内停气化失司，致津不上承，可见口渴，治当通阳化气利水，用五苓散。气化得行，蓄水得去，口渴自止。

总起来看，这一条提出了太阳中风的几种转归：有经误下形成的心下痞证；有不经误下自然传变而转属阳明。阳明证既有口渴为主的热证，也有不更衣十日无所苦的脾约证，还可能是膀胱蓄水而见口渴，宜用五苓散化气利水，同时提示要与阳明热盛津伤的口渴作鉴别。

【原文】

脉阳微[1]而汗出少者，为自和一作如也；汗出多者，为太过。阳脉实[2]，因发其汗，汗出多者，亦为太过。太过者，为阳绝于里[3]，亡津液，大便因硬也。(245)

【词解】

①脉阳微：指脉浮取虚弱无力。

②阳脉实：指脉浮而充实有力。

③阳绝于里：阳绝指阳气盛极，不是衰绝。阳绝于里就是指阳气独盛于里之意。

【提要】　论述汗多津伤便硬的辨证。

【原文分析】

表证之使用汗法，总以遍身漐漐微汗者佳，不可令如水流漓，病必不除。"脉阳微"，即脉象浮取微弱和缓无力，反映邪正相争已不激烈，多为表病之后，邪气将退而尚未尽除，正气渐复而抗邪能力尚弱。汗出较少亦是表病少许弥留，人体尚未康复之际，但得静养调摄，多能邪去正安，故为"自和"。

若汗出过多，则是病邪传里，化热化燥，逼迫津液所致。阳脉实，即脉浮而充实有力，总属阳热实证之脉。其里热已盛，本不当汗，误发其汗，则助热生火，阳邪极盛于里，津液亡失，而致肠中干燥，大便硬结，形成阳明燥实证。

【原文】

脉浮而芤[1]，浮为阳，芤为阴，浮芤相搏，胃气生热，其阳则绝。(246)

【词解】

①脉浮而芤：脉搏轻取可得为浮，浮大中空，形似葱管为芤，主阴血不足，阳气浮盛之象。

【提要】 胃热津亏的脉证。

【原文分析】

本条承接第245条，脉浮为阳气盛，芤主阴血虚。"脉浮而芤"是阳热有余而阴液不足的脉象。阳热有余，独盛于内，则胃气生热，阳盛灼阴，阴液更亏耗，不能和阳，故曰"其阳则绝"。胃热阳绝，阴不济阳而化燥，势必导致大肠失调而大便硬结，则为脾约之证。本证亦可因肠胃干燥而见大便硬。

二、脾 约 证

【原文】

趺阳脉①浮而涩，浮则胃气强，涩则小便数，浮涩相搏，大便则硬，其脾为约，麻子仁丸主之。（247）

麻子仁二升 芍药半斤 枳实半斤，炙 大黄一斤，去皮 厚朴一尺，炙，去皮 杏仁一升，去皮、尖，熬，别作脂

上六味，蜜和丸如梧桐子大，饮服十丸，日三服，渐加，以知②为度。

【词解】

①趺阳脉：即足背动脉，在冲阳穴处，足背第二、三跖骨之间，属足阳明胃经。

②知·愈，见效之义。《方言》卷三曰："知，愈也。南楚病愈者谓之差，或谓之间，或谓之和。"

【提要】 辨脾约脉证和治法。

【原文分析】

本条所论脾约证的主症是大便硬，其病机是脾阴亏损，肠胃干燥，里热未清。治以润肠通便兼清里热，方用麻子仁丸。趺阳脉属足阳明胃经，诊之可候胃气的虚衰，其脉浮为阳脉，主胃中有热，即"胃气强"；涩为阴脉，主脾阴不足。胃强脾弱，脾不能为胃行其津液，津液偏渗于膀胱，致使肠道津液减少，故小便数，大便硬。

从本证的病变性质和临床实际看，本条所论脉象和症状当属外感热病后期阶段，病之初起为阳明腑实证，由于病邪结聚肠胃，趺阳脉可呈沉实之象，经治疗后病邪大部分去除，沉实脉亦去，故曰"浮"。同时胃气逐渐恢复，故曰"强"。此即原文"浮则胃气强"之意。由于邪去热退，人体气机逐渐恢复畅通，尤其是三焦气化的恢复，原来小便短赤逐渐恢复正常，故曰"小便数"，此小便数非指小便过多。但另一方面，在外感病热盛期阶段津液受损的情况尚未恢复，机体仍处于阴液亏乏的状态，故脉涩。由于气机流通的恢复较之津液复原来得快，故小便数与脉涩在外感病恢复期的早期阶段可同见。由于津液未复，脾阴亏乏，故肠胃干燥，另一方面病邪虽大部分已去，但尚留有余热，由此两方面的原因，致大便干硬，即"浮涩相抟，大便则硬"，此乃脾约证的病理变化实质。治疗当润肠滋液兼清热利气。

脾约证属阳明病范畴，但与阳明腑实证不同。其鉴别要点是脾约证虽大便硬或大便难，但无腹胀满痛，无潮热谵语等实热病邪结聚肠胃和里热亢盛的症状，而是以肠胃干燥，无水行舟，为本病之关键，可以有热邪，但甚轻，处于次要地位。阳明腑实证是以热邪亢盛，邪结肠胃为契机，可以有津伤，但非腑实之关键，故脾约证治以润肠滋液通便，而腑实证需攻下实热，只有祛邪才能保津。

【治法】 润肠通便，兼清热利气。

【方药】　麻子仁丸方。

【方解】

麻子仁丸即小承气汤加麻子仁、杏仁、芍药而成。大黄、厚朴、枳实具有小承气汤意，有泻热去实，行气导滞之功，冀胃热衰减，脾不受制，可望恢复运转，行其津液。麻子仁润肠滋燥，通利大便。杏仁润肠，又能润肺而肃降，使气下行，从而有利于传导之功，芍药和营血而缓急迫。本方合和，以蜜和丸，旨在缓行润下。又曰"丸如梧桐子大，饮服十丸，日三服"，知药量甚小，是缓而又缓也。"渐加，以知为度"，亦见其病有轻重，禀赋有厚薄，投量多少，可审情度势而定。然多少之间，必以知为度，是不使其太过或不及。

【临床应用】

（1）大便难案：此方证所治之大便难乃脾阴不足，大便干燥所致。临床辨证中常兼见：面色晦暗，食纳减少，胸胁痞闷，郁郁微烦，大便秘结，小便频数，舌质红绛，舌苔黄燥，脉沉涩等症。唐祖宣常用此方治疗糖尿病、冠心病、不完全性肠梗阻引起的大便难，多能取效。麻子仁用15～30g为宜，酌加玄参、麦冬以清热养阴。

姚某，男，58岁，1980年8月30日诊治。有冠心病史已10余年，患糖尿病5年余，经常胸闷、心前区疼痛，曾因心绞痛晕倒数次，尿糖持续在（+++）～（++++），常以西药降糖类药物及扩张冠脉药物治疗，兼服中药活血化瘀，益气养阴之剂。近几个月来经常大便不通，服润肠药物后，尚可暂解一时之苦，停药后旋即如故。7日前因劳倦过度，使心前区疼痛加剧，大便不通，小便频数，饮食减少，心胸烦闷，作灌肠输液，先后经三次灌肠，大便干如羊屎，坚硬如石，继则又恢复原状，秘结不通。病人拒绝作灌肠通便，要求用中药治疗。症见：形体消瘦，面色萎黄，大便不通，心中烦闷，胸痛彻背，饮食减少，自汗出，小便频数，舌质红绛，边有瘀斑，苔黄燥，脉细数，心电图提示：冠状动脉供血不足，化验：尿糖（++++）。此属脾阴不足，燥热内结所致，治宜泻热逐瘀，润肠通便。方用：酒大黄、厚朴各15g，杏仁10g，枳实12g，白芍20g，火麻仁、蜂蜜（冲服）各30g。服上药1剂，大便通畅，余症明显好转，继用益气养阴之剂以善后，心绞痛次数减少，化验：尿糖（+）。于1981年6月24日又大便干，仍以上方，服后即愈。

（2）噎膈案：此方证所治之噎膈乃浊阴不降，津液不能输布，大便艰涩所致，临床辨证中常兼见：形体消瘦，面色晦暗，肌肤枯燥，吞咽困难，胸膈痞闷，大便干，小便频数或黄赤，舌质红少津，脉细数等症。唐祖宣常以本方加减治疗贲门痉挛、慢性咽炎、幽门梗阻等病。改厚朴为君，用量在15～30g，酌加旋覆花、代赭石，非占位性病变所致的噎膈服后多能收效，对于占位性病变服后亦能缓解症状。

高某，男，48岁，于1980年8月19日住院治疗。久有大便秘结病史，每4～5日一行，服泻下之剂，病情稍有缓解，但旋即如故。近年来由于精神刺激，加之胸部外伤，遂感食管梗噎不顺，吞咽困难，因怀疑食管癌，先后作放射线钡餐透视，食管拉网检查，排除占位性病变，住院后先后服行气化痰，疏肝宽胸之剂无效，于8月31日再次查房。症见：形体消瘦，面色晦暗，精神抑郁，唇燥咽干，吞咽困难，胸脘痞闷，饥不欲食，大便秘结，小便黄赤，舌质红，苔黄燥，脉弦数。病人述每次排便后始感症状减轻。仲景有"知何部不利,利之则愈"的教导,故投用润燥通便之剂以试之。方用:白芍、蜂蜜(冲服)各30g,火麻仁20g,厚朴、枳实各15g,杏仁12g,大黄10g(后下),旋覆花3g(包煎)。本方先后共服12剂,大便通利,咽部梗噎消失,余症均除,临床治愈出院。

(3)哮喘案:此方证所治之哮喘,乃津液耗伤,肺失宣降,大肠失其濡润,虚热内停所致。临床辨证中常兼见:面色潮红,胸胁痞闷,食欲不振,咽干口燥,咳喘痰少,大便不通,舌质红,少津,苔薄黄或腻,脉细或数等症。唐祖宣以本方加减治疗肺心病、高血压心脏病之喘咳及老年支气管哮喘伴有大便不通之症者多能取效。杏仁用量以10~15g,蜂蜜需30~60g为宜,酌加麦冬、沙参、桔梗以养阴清热。

马某,男,74岁,于1981年6月18日诊治。患肺心病已10余年,常感胸闷,咳喘气短,常服止哮平喘,益气温阳之剂,症情时轻时重。近半年来,大便秘结,咳喘加剧,夜难入眠,用止咳化痰药物多剂无效,服"可待因"只能维持片刻。症见:形体消瘦,面色潮红,咽干口燥,头晕气短,胸胁痞闷,喘咳痰少,大便秘结,舌质红,少津,苔薄黄,脉细数。此属阴液耗伤,宣降失职,虚热内停,大肠失其濡养,大便闭窘,邪无出路,壅遏于上,肺与大肠相表里,浊气上逆而致喘咳。治宜宣肺养阴,润肠通便。方用:杏仁、麦冬、厚朴、枳实、白芍各15g,大黄12g(后下),蜂蜜60g(冲服),火麻仁30g。服上方2剂,大便通畅,饮食量增加,又服5剂,胸闷咳喘减轻,继以他药调治,肺心病症状明显减轻。

(4)烦躁案:此方证所治之烦躁,乃阴液耗伤,邪郁化热,大便不通所致。临床辨证中常兼见:面色潮红,心烦口苦,甚则烦躁不安,胸闷厌食,大便不通,舌质红,苔黄少津,脉细数等症。唐祖宣以本方加减治疗老年精神病,重用火麻仁、蜂蜜、白芍15~30g。治疗脑血栓形成后的大便不通,改以大黄为君,用量在9~15g,多能取效。

岳某,男,66岁,于1974年10月25日诊治。久有心烦失眠之症,常常头晕目眩,近一年来大便干结,小便频数,时昏不知人,骂詈不休。经上级医院诊断为"老年性精神病",即予以清热泻火,安神之剂病情稍有减轻,旋即如故,经多方治疗,病仍不瘥,大便不通病即发作。症见:大便干结已5日不通,口苦心烦,急躁易怒,时昏不知人,骂詈不休,胸胁痞闷,舌红少津,边有瘀斑,苔薄黄,脉弦细。此乃津液不足,大肠干燥,肝胆失条达,肺失宣降,瘀热上犯,上蒙清窍所致。治宜泻火逐瘀,润燥滑肠。方药:大黄9g(后下),杏仁、白芍、火麻仁、枳实、厚朴各15g,蜂蜜60g(冲服)。服上方3剂,泻下干硬、黑晦如煤之便,烦躁减轻,神识清楚。继服2剂,又泻3次,诸症好转,用上方改汤为丸,调治而愈。

按 麻子仁丸在《伤寒论》中主治津液亏乏,肠胃干燥,大便因硬的脾约证,后世医家大都沿袭仲景用法。近代医家注意到大便秘结在许多疾病中起着举足轻重的作用,因此将本方不仅用于外感热病的善后调治,还广泛用于内伤杂病中见有大便干结的病证,使腑气得通,则诸症随减。本方属缓下之剂,既可祛邪之有余,又可补津之不足,故适应证较广,其辨证要点是肠燥便秘,虚实夹杂,纯虚证的腑气不通,非本方所宜。在具体运用中,有医家认为改丸为汤,其效更佳。麻仁、杏仁质润多脂,宜久煎;大黄以后下为宜;蜂蜜待药煎好后兑于药内混匀频服,疗效较好。

亦有认为以开水或汤药送服此丸力大，共煎力小。本方服用时还须注意中病即止，掌握此点再加上辨证而用，多方兼顾，可不为年老体弱所囿。

第八节　各种攻下法的比较

【原文】

太阳病三日，发汗不解①，蒸蒸发热②者，属胃③也，调胃承气汤主之。(248)

【词解】

①发汗不解：指用发汗法后病仍未愈，不是太阳表证不解。

②蒸蒸发热：形容发热如热气蒸腾，从内达外。

③属胃：即属阳明病的意思。

【提要】　辨太阳病发汗后转属阳明腑实的证治。

【原文分析】

太阳病发热，其热型表现是发热恶寒，若治疗得法，则汗出热解。若病经三日发汗不解，是病邪由表入里，出现了蒸蒸发热的阳明病证候，故云"属胃也"。但因实热初结胃肠，尚未至潮热、腹满痛等燥屎内结的严重程度，故以调胃承气汤软坚润燥，泻热和胃，不必以大承气汤峻下热结。

【原文】

伤寒吐后，腹胀满者，与调胃承气汤。(249)

【提要】　辨太阳病吐后转属阳明燥实腹满的证治。

【原文分析】

伤寒本为太阳表证，不当吐而误用吐法，吐法耗气伤津，一方面，表邪入里化热，里热渐盛；另一方面，津亏肠燥，燥结成实，热实阻滞，腑气不降，故症见腹胀满。本证属里热渐盛，津亏肠燥，仲景选用调胃承气汤，意在泄热润燥，通腑降气。

以上两条，以蒸蒸发热和腹胀满的内外证候，反映并概括了调胃承气汤证的特点。由于此调胃承气汤证来自于太阳病汗吐后津伤化燥，初结阳明，病情还没有达至严重的程度，故其治不用大承气汤，而用调胃承气汤。

【原文】

太阳病，若吐若下若发汗后，微烦，小便数，大便因硬者，与小承气汤和之愈。(250)

【提要】　辨太阳病误治伤津致热结成实的证治。

【原文分析】

太阳表证，当发汗解表，妄用吐下，是为误治。先吐下而后再汗，是为治疗失序，其结果必致邪不解而内陷。今吐、下、发汗后，病人出现了微烦、小便数、大便硬等症，说明邪热内陷阳明，形成了阳明腑实证。误治津伤，促使病邪化热入里，热扰心神，则心烦不宁，由于邪热不盛，故烦燥轻。热迫津液偏渗于膀胱，故小便频数而多，大便干结而硬。此种既有里热，又有结聚的证候，尚未达到谵语、潮热、手足溅然汗出等燥屎结实的程度，且在汗、吐、下后正气受伤，故不宜大承气汤峻下，只可与小承气汤泻热通便，使胃肠气机得以调和通畅则病可愈，故曰"与小承气汤和之愈"。

【原文】

得病二三日，脉弱，无太阳、柴胡证，烦躁，心下硬。至四五日，虽能食，以小承气汤，少少与，微和之，令小安。至六日，与承气汤一升。若不大便六七日，小便少者，虽不受食

一云不大便，但初头硬，后必溏，未定成硬，攻之必溏；须小便利，屎定硬，乃可攻之，宜大承气汤。（251）

【提要】 辨大小承气汤的使用方法及其辨证要点。

【原文分析】

得病二三日，既无太阳表证，又无少阳柴胡证，而见烦躁、心下硬，且有不大便，此等证候是阳明里实之证。"烦躁"是里热上扰心神，或邪结肠胃所致，不伴有明显的潮热，可见里热之盛。"心下硬"提示邪结胃脘，均为阳明里实，胃气不和之证。

"至四五日"，"能食"，说明阳明病热势轻浅，不耐峻下攻伐，只能"以小承气汤，少少与"，以微和胃气。

若服药后至六日仍不见大便，则须加大药量，可给予小承气汤一升，则大便可下。

不大便六七日，小便少者，虽不能食，亦不可贸然使用大承气汤猛攻。因为小便少是津液尚能还入肠中，推测其大便尚"未定成硬"。大便不硬，燥屎未成，则不可攻之，有的还可能是大便初硬后溏，与脾虚失运有关，若误用大承气汤峻攻，必伤脾胃之气，以致运化失职，水谷不别而溏泄不止，故曰"攻之必溏"。

"须小便利"是紧承前文而引申可攻之证。即病者六七日不大便，而小便自利，则津液渗于膀胱，无以滋润肠燥，肠中糟粕因之结为燥屎，阻塞不通，故可攻下，宜大承气汤。推测津液偏渗而燥屎已经成形之时，腹满痛拒按、舌苔黄厚等里实燥结证候也当明显。

综观本条原文记录，从得病二三日，至四五日，至六日，到六七日，四个阶段，根据证情的逐步变化，烦躁、心下硬、不大便等症，尚难确诊燥屎成与未成，审证之法，须动态观察，采取相应的治疗措施。由此可见，对于邪热不重，但以邪结肠胃为主的腑实证，用攻下法尤其是用大承气汤要谨慎，若燥屎确已形成，无禁忌证时才可用。倘未确诊之际，或有禁忌证之时，可先用小承气汤试探，以防误攻，伤人正气。

【原文】

伤寒六七日，目中不了了[①]，睛不和[②]，无表里证[③]，大便难，身微热者，此为实也，急下之，宜大承气汤。（252）

【词解】

①目中不了了：两眼视物不清楚。

②睛不和：眼球转动不灵活。

③无表里证：表里，偏义复词，意在于表。无表里证，实指无表证。

【提要】 阳明燥热劫伤阴液，需急下存阴。

【原文分析】

"伤寒六七日"言其发病过程已久，表证已去，病邪完全化热入里，邪结肠胃，然仅见大便难者，其肠胃积聚似乎不重，但目中不了了，睛不和，提示邪热亢盛，灼伤阴液，并有动风之兆。盖五脏六腑之精气皆上注于目而能视，今视物不清，乃因脏腑阴精亏损，无以荣目。叶天士云："热邪不燥胃津，必耗肾液。"故本证主要为胃肾之阴液的耗损所致。由于阴液亏损，里热蒸腾现象不重，故称"身微热"，此有别于蒸蒸发热。鉴于此，本证虽未见腹胀满痛，大便闭等邪热结聚肠胃之症，亦当急下，驱鸱张之热邪，以护消灼之阴精，切不可囿于肠胃燥实不显，而不取急下之法。若必待腹胀满痛，大便秘结悉具，而后急下，则阴液耗损殆尽，正气垂危，为时晚矣。故程郊倩言："夺实之下可缓，存阴之下不可缓。"

【原文】

阳明病，发热汗多者，急下之，宜大承气汤。（253）

【提要】 阳明病发热汗多，当急下存阴。

【原文分析】

阳明病发热汗多是阳明里热亢盛反映于外的证候，此时腑中躁实热结，不大便、腹满、疼痛、拒按等自不待言。在里之燥实热结不除，则发热汗出不止。泻除燥实热结，当用大承气汤，急下存阴，以免燥热焦燎，危及生命。对此证提出"急下"的关键在于"汗出多"。汗为人体五液之一，由津液所化生。汗出多，津液被耗而阴伤，阴伤则体内燥热愈盛；燥热愈盛，汗出亦愈多，从而形成发热汗出有不尽不已之势，不仅损伤阳明胃液，而且又有内竭肝肾真阴之虑。汗出多则热极津涸之候将接踵而至。此处提示医者要见微知著，遇有热汗不已者，亦当用大承气汤釜底抽薪，急下以存阴。

【原文】

发汗不解，腹满痛者，急下之，宜大承气汤。(254)

【提要】　发汗不解，化燥成实，腑气壅塞，宜急下存阴。

【原文分析】

伤寒发汗表尚未解，却转入阳明，迅速出现腹满痛的邪热结聚肠胃证。此时如不速去其邪，则正气愈伤，病情将很快恶化。所以急下祛邪，可防止病情的传变。由此可见，取急下之法，多为邪热亢盛，正气有伤，尤其有阴液的耗损。

【原文】

腹满不减，减不足言，当下之，宜大承气汤。(255)

【提要】　腹满不减当下的辨治。

【原文分析】

义接上文，阳明病虽下之，腹满严重，持续不减，即使有所减轻，然程度极微，减不足言，阳明腑实，腑气壅滞依旧严重。其治当用大承气汤攻下。"腹满不减，减不足言"已经暗示了以往攻下不效的治疗经历。三承气汤证治鉴别表如下（表4-4）。

表4-4　三承气汤证治鉴别

方名	功用	症状		病机	特征
		相同	不同		
调胃承气汤	泄热和胃，润肠通便		蒸蒸发热，全身汗出，心烦，腹满，苔黄，脉数	热结于胃，肠燥便秘	燥实重，痞满轻，邪实正伤（胃气不足）
小承气汤	泄热通便，行气破滞	发热，汗自出，不恶寒，反恶热，腹满便秘，舌红	潮热，心烦或谵语，腹大满痛，苔黄燥，脉滑数	热结于肠，腑气壅滞	痞满重，燥实轻，证轻势缓
大承气汤	峻下实热，荡涤燥结		日晡潮热，手足濈然汗出，谵语或燥扰，绕脐胀痛，苔焦黄起刺，脉沉迟有力	实热深伏，燥结亡阴	痞满燥实具重，证重势急

【原文】

阳明少阳合病，必下利。其脉不负者，为顺①也。负者，失也，互相克贼，名为负②也。脉滑而数者，有宿食也，当下之，宜大承气汤。(256)

【词解】

①顺：根据五行生克学说，木不乘土，脉证相合为顺。

②负：与顺相对而言，木乘土，脉证不相符为负。

【提要】　辨少阳阳明合病证治。

【原文分析】

阳明少阳合病下利者，脉不负，为顺。负，为互相克贼，为逆。脉的胜与负、病情的顺与逆，是从五行生克学说的角度来分析的。今以阳明少阳合病为例，阳明胃腑属土，少阳胆腑属木。在生理状况下，木克土，为制约与促进之意，必无病象可言。在病理状况下，木邪克（乘）土，即胆木之邪，加害脾土，是病进一层。明乎此义，方能顺应理解本条精神。如少阳阳明合病下利时，阳明脉实大滑数，而未见少阳之弦紧，此为不负，反映了中土尚旺，木不乘土，此为顺证。若阳明之脉负，即脉无实大滑数，而以弦紧相见，则为少阳之邪加害阳明，说明胃气不足，病情因之复杂，此为逆证，故曰"失也"、"负也"。其后文曰"脉滑而数者，有宿食也"，是初为少阳阳明合病，然则阳明之脉不负，知胃热较盛，其病归于阳明燥化一途，使燥热与宿食相结，腑气不通，故"当下之，宜大承气"。

《伤寒论》中关于二阳合病而见下利的有：第32条"太阳与阳明合病者，必自下利，葛根汤主之"，第33条"太阳与阳明合病，不下利但呕者，葛根加半夏汤主之"，是太阳阳明合病，而病变偏甚于太阳，表证明显，无内热，亦无宿食，故取发散风寒、升津止利为法；第172条"太阳与少阳合病，自下利者，与黄芩汤；若呕者，黄芩加半夏生姜汤主之"，是太阳传少阳之热，内迫肠胃而致吐利，亦为少阳阳明相互克贼之象。因无宿食，故取苦寒清热、坚阴止利办法。本条为阳明少阳合病见下利，是病邪偏重于阳明之里，所以治用大承气汤。前后三条分析比较，则层次分明。本条之阳明少阳合病，因属阳明有宿食内结，故其下利多属热结旁流，应伴有潮热、腹满疼痛、不欲食、恶闻食臭等症。三者虽都有下利，但脉因证治各异，临证需作鉴别如下（表4-5）。

表4-5　合病下利病机治法比较

合病名称	症状	证候	病机	治法	方剂
太阳阳明合病	下利	表邪内迫大肠	热扰胸膈	解肌发表	葛根汤
太阳少阳合病	下利	胆热影响大肠	热盛伤津	清和半里	葛根汤
阳明少阳合病	下利	肠有宿食，热结旁流	阴虚水停	攻下里实	大承气汤

【原文】

病人无表里证，发热七八日，虽脉浮数者，可下之。假令已下，脉数不解，合热①则消谷善饥，至六七日不大便者，有瘀血，宜抵当汤。（257）

【词解】

①合热：胃阳旺与里热相合之意。

【提要】　辨阳明里热可下证与瘀血证治。

【原文分析】

"病人无表里证"，此表里，意偏于表，指无表证。发热延续七八日，脉浮数，此为里热亢盛，充斥内外，气血流行偏旺，故脉见浮数，可以考虑用攻下法，以通腑泻热。"假令已下"，则气分之热可去，浮脉因而不现，但血分之热不因寒下而减，故"脉数不解"。以消谷善饥，腑中无燥屎阻塞故也。至七八日不大便，乃热与瘀血相搏，而非燥屎结聚肠胃不通。此外，瘀血阻络，不通则痛，因而随瘀血之所在，而有腹中硬满疼痛。又因瘀血之新久，而有喜忘或发狂、小便利等症，如此则血证谛也。一般情况下，邪热在于胃肠，若伤津化燥而成为阳明燥实之证，则其人当不能食。而今却消谷善饥，表明邪热不在阳明气分，未形成腑实，而是热在血分，与血相搏结，为瘀血之证。其治当用抵当汤泄热破瘀。

【原文】

若脉数不解，而下不止，必协热①便脓血也。(258)

【词解】

①协热：协，夹杂的意思；热，指病人表现出的发热症状。协热，即夹杂着发热的症状表现。

【提要】　下后协热便脓血的辨治。

【原文分析】

若下后脉数不解，又不大便而消谷善饥，是气分之热罢，热入血分，发为瘀血证。此言下后，而利不止，是热邪向下，灼伤阴络迫血下行，血热相蒸，腐败为脓血，故曰"协热便脓血也"。

阳明病属于胃肠之病。阳明多气多血，邪热伤于阳明，有在气分与血分之异。阳明燥热甚者，是为气分证，并有胃腑热盛与肠腑燥结的差别，如白虎汤证、承气汤证即是。邪热伤及血分者，是为血分证，并有瘀血与便脓血的不同，如上条和本条所述。

第九节　阳明发黄辨

【原文】

伤寒发汗已，身目为黄，所以然者，以寒湿—作温 在里不解故也。以为不可下也，于寒湿中求之。(259)

【提要】　辨寒湿发黄的证治及禁忌。

【原文分析】

本证见"身目为黄"，属黄疸。黄疸有阳黄、阴黄之分。阳黄是湿热发黄，属实证；阴黄的性质与湿热发黄不同，是寒湿发黄，多属于本虚而标寒实。湿热内蕴，热不得越，湿不得泄，则可发阳黄。若得汗出，则可使湿热泄越，而不能发黄。从"伤寒，发汗已，身目为黄"，是为寒湿发黄。若治疗得法，其病当愈。今汗后身目发黄，以汗不如法，损伤中阳，脾胃不健，以致寒湿内生。或素来中阳不足，汗后外邪陷入太阴，乃成寒湿之患。寒湿蕴结于里，郁而不化，阻碍肝胆疏泄功能，胆汁因而不循常道，外溢肌肤，布散全身，则为发黄，故云"寒湿在里不解故也"。

阳黄与阴黄虽均为湿邪，但阳黄为胃腑有热，湿与热合，阴黄为脾脏有寒，湿与寒合，病机不同，治法迥异。阳黄为阳明有热，其治可下；阴黄为太阴脾寒，不能使用攻下之法，而应当温中散寒除湿，即所谓"以为不可攻也，于寒湿中求之"。此仍仲景确立的治疗原则，体现出治病求本的精神。"以为不可下也"是引申治法禁例。临证之际，寒湿中阻，气机不畅，可致腹满，腹满属太阴，切忌攻下，恐苦寒药物，更伤中阳。寒湿发黄不仅禁用寒下，即汗、吐、清等法也均在禁例。

【原文】

伤寒七八日，身黄如橘子色，小便不利，腹微满者，茵陈蒿汤主之。(260)

【提要】　辨湿热发黄的证治。

【原文分析】

本条的特征是身目发黄、尿黄，黄色鲜明如橘子色，后世称为阳黄。此反映了热甚于湿的特点。但本证的主要伴有症，应与第236条合参。第236条讨论了本病病因病机和部分临床表现，症见：发热，口渴引饮，但头汗出身无汗，齐颈而还，小便不利，腹微满或便秘，舌红苔黄腻，脉滑数或濡数。由于阳明里热不解，热郁于里，气机阻滞，从而影响三焦气化，水液不能从常道排出体外，留而成湿，导致湿热相结。但亦可由于受湿邪侵犯与热互结，进而影响三焦气化，水液排泄失司，使热与湿纠缠不解。湿热蕴结中焦导致腑气壅滞，气滞不通，可见腹满，由于本证与阳明燥热结肠之腹满相比，其满尚轻，故称腹微满。本证皆属湿热蕴结于里而影响肝胆疏泄，胆汁溢于肌肤所致。故治宜茵陈蒿汤，清热利湿退黄。

【治法】　清热利湿退黄。

【方药】　茵陈蒿汤方。

【方解】

茵陈蒿汤是治疗湿热发黄的一首名方。方中茵陈味苦寒，功能清利湿热，并能疏利肝胆而除黄；栀子味苦寒，功能清热除烦，并能清利三焦湿热；大黄味苦寒，功能泻热导滞，清热解毒。三味相配，使郁热湿浊从小便排出，即所谓"小便当利，尿如皂荚汁状，色正赤。一宿腹减，黄从小便去也"。

【原文】

伤寒，身黄，发热，栀子檗皮①汤主之。(261)

肥栀子十五个，擘　甘草一两，炙　黄檗二两

上三味，以水四升，煮取一升半，去滓，分温再服。

【词解】

①檗皮：即黄檗，也作黄柏。

【提要】　湿热郁滞三焦发黄证治。

【原文分析】

本条亦为湿热发黄证，属阳黄。从本方所用之药来推断证候，表现主要是：身黄，目黄，尿黄，黄色鲜明，发热，无汗，心烦，懊憹，口渴小便不利。病机为湿热蕴结，郁滞三焦，肝胆受其熏蒸，胆热溢泄，以致发黄。因其本证湿热内结不重，故无明显腹满、便秘等症。这一点亦是与茵陈蒿汤证的不同之处。故不以大黄通下郁热，而以栀子、黄柏清解里热除湿退黄。

【治法】　清解里热，除湿退黄。

【方药】　栀子柏皮汤方。

【方解】

本方苦甘合剂，有清热利湿退黄之效。方中栀子苦寒质轻，清利之中有宣透作用，可清泄三焦之火，并通利三焦水道，开湿热壅结，还可除烦热。黄柏苦寒趋下，清热利湿燥湿。甘草和中，并制栀子、黄柏苦寒伤胃之弊。栀子偏于清上焦，泻心火；黄柏偏于清下焦，泻相火；甘草奠中，以缓苦寒之性，不使寒凉之药损伤脾胃。三药相伍，用于正气偏弱。阴中有伏热而黄疸日久不退的最为合机。其效如喻昌所云："热已发出于外，自与内瘀不同，正当随热势清解其黄，俾不留于肌表间也。"

【原文】

伤寒，瘀热①在里，身必黄②，麻黄连轺③赤小豆汤主之。(262)

麻黄二两，去节　连轺二两，连翘根也　杏仁四十个，去皮尖　赤小豆一升　大枣十二枚，擘　生梓白皮④一升，切　生姜二两，切　甘草二两，炙

上八味，以潦水⑤一斗，先煮麻黄再沸，去上沫，内诸药，煮取三升，去滓，分温三服，半日服尽。

【词解】

①瘀热：瘀通郁，义为郁滞，不流通，指病邪阻滞于体内，蓄积成热。

②身必黄：必，此作连词，相当于"假使"、"如果"。身必黄，如果身体发黄疸。

③连轺（yáo，摇）：赵刻本《伤寒论》连轺下，有"连翘根是"四字，现代均以连翘代替。

④生梓（zǐ，子）白皮：即梓树的韧皮部。

⑤潦（lao，老）水：积水也；又作雨水。李时珍注："降注雨水谓之潦，又淄雨水为潦。"郑玄注："雨水谓之潦。"

【提要】　湿热发黄兼表证证治。

【原文分析】

"伤寒，瘀热在里"点明了本证外有风寒束表，内有湿热蕴郁。故此种发黄亦具有阳黄的特征，即身目发黄、小便黄、色黄鲜明。其他伴有症，虽没有详述，据方测证，表邪不解，应见发热、恶寒、无汗、头身疼痛、脉浮、身痒等；湿热弥漫全身，发热、头重、心烦、懊恼、脘闷、小便不利等也在所必见。本证多见于发黄初期，往往表未尽解，则部分病邪已入里化热与湿相合，熏蒸肝胆，胆热液泄而发黄。本证当治以清热利湿，兼以解表，用麻黄连轺赤小豆汤。

本条与第236条都有"瘀热在里"，但两者同中有异。所同者均属内有湿热熏蒸而发黄，湿热无宣泄之路，则无汗而小便不利。所异者，彼证"瘀热在里"是湿热闭结，腑气壅滞，故腹满而大便秘结；此证之"瘀热在里"，唯湿热郁蒸而已，并无腑气壅滞，故无腹满，大便亦不秘结。

本条与第260条的区别主要有：一是本条可兼表证，第260条纯属里证；二是本条是湿热弥漫三焦，第260条为湿热壅滞中焦为主。以下是湿热发黄三方证治鉴别（表4-6）。

表4-6　湿热发黄三方证治鉴别

方名	功用	主治证	特征
茵陈蒿汤	泻热利湿	发热，身黄，小便不利，无汗，或头部微汗出，腹微满，渴饮水浆，大便不畅或秘结	偏里实
麻黄连翘赤小豆汤	散热利湿	身黄，发热，无汗，身痒，小便不利，或可见恶寒，身重，脉浮	偏表实
栀子柏皮汤	清热利湿	发热，身黄，小便不利，无汗，或见口渴，心烦懊恼	外无表，因热未实，热重于湿

【治法】　解表散邪，清热除湿退黄。

【方药】　麻黄连翘赤小豆汤方。

【方解】

麻黄连翘赤小豆汤以麻黄、杏仁、生姜宣散表邪，以解阳郁之热，兼宣肺利水湿之气。连翘、生梓白皮苦寒能清热解毒（梓白皮现多以桑白皮代之），与赤小豆同用可起清热利水除湿之效。甘草、大枣调和诸药，并和脾胃。全方具有清热利湿兼以解表发汗的功能。本方驱湿除通过利大小便外，还取由汗而发，此即《内经》"开鬼门"之法。本方集发汗、利水、通泄于一方，通达表里上下，除湿退黄，但通腑泄热除满之力逊于茵陈蒿汤。方用"潦水"煎煮，是取地面流动之雨水，古人称为"无根之水"，因其无根味薄，故不助湿气。

第五章 辨少阳病脉证并治

第一节 少阳病概论

一、少阳病概论

【原文】

少阳之为病，口苦、咽干、目眩也。(263)

【提要】 少阳病提纲。

【原文分析】

"口苦、咽干、目眩"三症，是少阳胆腑有热的表现。少阳之气主升发疏泄，其性喜条达恶抑郁。邪犯少阳，升发疏泄功能失常，气机郁滞。气郁则易化火，故出现少阳病的热证。少阳胆腑内藏胆汁，其味最苦，今热气蒸迫胆液上溢，必见口苦。凡见口苦，则多为肝胆火郁之证，确有其临床意义。若火热灼伤津液，则可见咽干。足少阳之脉起于目锐眦，且胆与肝互为表里，而肝开窍于目，故胆火上扰，干犯清窍，必头目昏眩。

病至少阳，既可见于外感病由表入里的过渡阶段，属传经病证；又可见于外邪直犯少阳或病邪由阴转出少阳之时。太阳病篇第96条小柴胡汤往来寒热，胸胁苦满，嘿嘿不欲饮食，心烦喜呕，亦为少阳病主症，应与本条之口苦、咽干、目眩相互补充，而称为小柴胡汤八证。不过前者重在传经之邪，证候以全身反应为主；后者重在胆火上炎，故以口苦、咽干、目眩标示之。临床之际宜活看，即其证候，既可偏此偏彼，亦可同时出现。

二、少阳病禁忌及其辨证

【原文】

少阳中风，两耳无所闻，目赤，胸中满而烦者，不可吐下。吐下则悸而惊。(264)

【提要】 少阳中风证及治禁。

【原文分析】

"少阳中风"是指少阳感受风邪。风为阳邪，而少阳主火，故少阳中风着重表现出风火炽盛，循经上扰证候。故见口苦、咽干、目眩、两耳无所闻、目赤、胸中满而烦等。足少阳胆经起于目锐眦，上头角，下耳后，入耳中，其支者入缺盆下胸中，贯膈，属胆。手少阳三焦之脉，布膻中，散络心包，下膈，循属三焦。风火循经上扰空窍则两耳无所闻、目赤；邪阻少阳经脉，枢机不利则胸中满而烦。

少阳病位在半表半里，非上非下，又无痰、食等有形之实邪，故就其治法而言，少阳中风只宜清热疏达，祛风散邪，绝不可用吐下之法。若见"胸中满而烦"就误认为是实邪内阻，妄施吐下之法，则病必不除。不仅对少阳之邪没有起到治疗作用，反而还要耗伤气血，以致心神失养，胆气虚损，决断失职，神无所主，而产生心悸、惊惕等变证。本条通过论述少阳中风误用吐下发生变证，用反证法说明少阳中风禁用吐下，然病在少阳胆火上炎，必以和解枢机，清降胆火为法，不仅吐下二法当禁，其他治疗方法，亦属禁忌。

【原文】

伤寒，脉弦细，头痛发热者，属少阳。少阳不可发汗，发汗则谵语，此属胃。胃和则愈；胃不和，烦而悸。一云躁（265）

【提要】 少阳病的脉证与治则。

【原文分析】

少阳病是因外邪侵犯少阳，并从少阳之气化热形成。脉弦细为少阳主脉。胆火上扰，清窍不利故头痛发热。但若仅凭头痛发热，不足以辨为少阳病。因为三阳病证都可以出现头痛发热，这就应从病因、病机、病位、脉证等加以辨析。例如，太阳病，其脉浮，而头痛多在枕后；阳明病，其脉洪大，而头痛多在前额；少阳病，其脉弦细，而头痛多在两侧，其发热多呈往来寒热之象。此少阳胆火上炎，枢机不利，邪正纷争于半表半里使然，故不可发汗。

如果误用辛温之药以强发少阳之汗，则必然助热生火，并劫伤胃中津液，而化热成燥。燥热上炎，扰乱心神，则可见神昏谵语。"此属胃"是已经由半表半里的少阳胆热转化为纯粹在里的阳明胃热，属于里热亢盛的实热证候。胃热实证的转归如何，需视胃气能否自和及津液能否自复来决定。若胃气能够自和，则胃热可以自行消除，津液可以自行恢复，神昏、谵语等症状也可以自止。然阳明中土，万物所归，无所复传，胃热津伤常难以自和，需施以清泄热邪、滋养津液等法，如少予调胃承气汤，微和胃气，始能令其恢复，即"胃和则愈"。若胃气不和，是迁延失治，或治非得法，药不奏效，以致胃热津伤更重。如果燥热亢盛，持续不解，津液不能恢复，则必将进一步耗伤阴血。阴血伤则心失所养，故可见心烦、心悸等症。

【原文】

本太阳病不解，转入少阳者，胁下硬满，干呕不能食，往来寒热，尚未吐下，脉沉紧者，与小柴胡汤。（266）

【提要】 辨太阳病转入少阳的证治。

【原文分析】

本为太阳病，或因贻误病机，或因病情发展，导致太阳之邪传入少阳，从气化火，出现"胁下硬满，干呕不能食，往来寒热，脉沉紧"等，其病机为邪犯少阳，枢机不利，郁滞较甚，正邪相争。胁下硬满即胸胁苦满之甚者。干呕不能食与心烦喜呕、默默不欲饮食同义，乃木邪克害中土所致。往来寒热是典型的少阳热象，乃正邪相争之结果。唯脉沉紧，似乎与少阳病之脉弦细大异。此处脉沉紧是与太阳病脉浮紧对举，即脉不浮，相对之下，可谓之沉，弦脉之甚者，类似紧，故曰"沉紧"，据此言脉象变化，而测知邪离太阳，而传入少阳。脉证合参，是病在少阳无疑。上述病情，若未经吐下者，知正气尚且不虚，故用小柴胡汤和解少阳，疏达气机则愈。

第二节 少阳病的转归

【原文】

若已吐、下、发汗、温针，谵语，柴胡汤证罢，此为坏病。知犯何逆，以法治之。（267）

【提要】 辨少阳病误治变证及其救治法则。

【原文分析】

少阳病本应和解，若用吐、下、发汗、温针等法治之，是为误治。必然耗伤正气，助长邪气，导致病情变化而复杂，而终为坏病。少阳本无"谵语"，今发"谵语"，是病情恶化。盖由误治，气分热邪上扰，或胃热上蒸，而热入心包。阴液耗伤，阴阳逆乱，病证严重而复杂，难以六经病正其名者，方为坏病。柴胡汤证罢，即"往来寒热，胸胁苦满，嘿嘿不欲饮食，心烦喜呕"及"口苦、咽干、目眩"等八大少阳病证已经消失。陷入于里，故云"坏病"。鉴于坏病阴阳逆乱，病机复杂，证候多变，当根据误治所造成的损害，随证施治，即仲景所说"知犯何逆，随证治之"。

【原文】

三阳合病，脉浮大，上关上①，但欲眠睡，目合则汗。（268）

【词解】

①上关上：意思是指脉象浮大而长，直达关部以上至寸部。前一个"上"为动词。

【提要】　辨三阳合病的脉证。

【原文分析】

"三阳合病"是指太阳、少阳、阳明合病，即三阳病证同时出现。脉"浮"属太阳，"大"属阳明，"上关上"属少阳。"上关上"谓脉长直有力，与少阳弦脉同类，盖弦脉则端直以长，如张弓弦。三阳之脉并见，故曰"三阳合病"。

邪热壅盛，扰于神明，则昏昏而欲眠睡。此之"但欲眠睡"要和少阴病"但欲寐"相区别。三阳合病，但欲眠睡，其脉浮大，上关上，是一派阳热旺盛之象。少阴病，但欲寐，脉见微细，是一派阳衰阴盛之症。两者虽均有但欲眠睡，但寒热虚实迥异。

"目合则汗"，即眼睛闭上就出汗，亦称为盗汗。少阳为半表半里而主枢，关系人体阴阳表里出入之机。目合则阳入于阴，少阳本主相火，阳热内迫，则里热更盛。阳加于阴谓之汗，里热盛而逼津外渗，所以目合则汗。这正是少阳经有邪热的反映。

【原文】

伤寒六七日，无大热，其人躁烦者，此为阳去入阴①故也。（269）

【词解】

①阳去入阴：即离表入里。

【提要】　辨表邪入里证。

【原文分析】

"伤寒六七日"，既有向愈的可能，亦有传变的可能，若其人正气较旺，正胜邪却，则可向愈；若其人正气不足，或感邪太重，则可发生传变，便是病邪由表入里。总之，"伤寒六七日"传变与否，须以脉证为依据，而不能以日数为依据。本条在伤寒六七日之后曰"无大热，其人躁烦"，这就是表邪入里。无大热，指表无大热，意为太阳证候不显。躁烦，多为病邪内陷，心神被扰所致。邪气由表入里，常以少阳为通路，因少阳为表里之枢。若表邪不甚，人体正气亦偏弱，则病邪在由表入里的过程中，就有可能稽留于表里之间，而发生"无大热，其人躁烦"的情况。

【原文】

伤寒三日，三阳为尽，三阴当受邪，其人反能食而不呕，此为三阴不受邪也。（270）

【提要】　辨少阳病不传三阴证。

【原文分析】

"伤寒三日"是仲景据《素问·热论》有一日巨阳、二日阳明、三日少阳之说。仅为举例而言，临证不必拘泥于日数。若依此而言，伤寒病已过数日，则是病邪将离少阳，而将入三阴之期。而三阴受邪，其证候应不能食而呕。太阴病有"腹满而吐，食不下"；少阴病有"欲吐不吐"；厥阴病有"气上撞心，心中疼热，饥不欲食，食则吐蛔"等证候。今见"其人反能食而不呕"，表明脏气未虚，中州健运，脾胃之气调和，邪气并未传入三阴，故断为"三阴不受邪"。本条的辨证意义还在于临床治疗疾病时，需要注意少阳之气的盛衰，只要少阳之气不衰，病邪就有可能外解，未必一定会由表入里而传入三阴。

【原文】

伤寒三日，少阳脉小者，欲已也。（271）

【提要】　辨少阳病欲愈的脉象。

【原文分析】

《素问·离合真邪论》曰："大则邪至，小则平。"少阳以脉弦细为主，若见脉小而不弦，既非少阳之脉，又无少阳之证，可知是邪气已衰，正气尚待恢复，病情欲解之兆。

伤寒三日，病传少阳，脉小，并诊得全身证候也逐步减轻，渐趋和平，表明少阳之邪已退，病将向愈，反之，如果少阳之脉虽小，而证候却不减轻，甚至加重，则是邪胜正虚，病邪有内陷之势。

第六章　辨太阴病脉证并治

第一节　太阴病概论

一、太阴病提纲

【原文】

太阴之为病，腹满而吐，食不下，自利①益甚，时腹自痛。若下之，必胸下结硬②。(273)

【词解】

①自利：不因攻下而出现大便稀溏甚或夹有黏冻的证候。

②胸下结硬：胸下即胃脘部，指胃脘部痞结胀硬。

【提要】　太阴病提纲及治禁。

【原文分析】

邪入太阴，是三阴病的开始阶段。相对而言，又是比较轻浅的病证。传经者，其来也渐；直中者，其来也急。太阴病的成因，凡传经而成者，多因病在三阳之时，治疗不当，损伤脾阳，里气虚弱，邪气乘虚内陷太阴；直中太阴者，或因平素脾阳不足而感受寒湿，或因寒湿太重直犯脾阳而成。

足太阴脾属湿土，位居中宫，为阴中之阴，职司运化。邪犯太阴，脾阳受损，运化失职，寒湿停滞，脾胃升降紊乱，故太阴病多为里虚寒证。脾虚则运化无权，寒湿不化，湿阻气滞，所以腹满。脾与胃相表里，太阴脾病每多影响及胃，今寒湿困脾，脾气不运则必然升降失职，胃气不降，则呕吐。脾气不升，寒湿下注，故见下利。寒湿中阻，阳气无以温养筋脉，以致筋脉收引，故有腹痛。"时腹自痛"者谓腹痛时作时止，乃太阴腹痛之一般特征。太阴病证属虚寒，论其治法，则非温中健脾莫属。若误以腹痛为实，而妄行攻下，则脾阳更伤，寒气凝结于内，致胃脘痞胀硬，故言"必胸下结硬"。此证为太阴虚寒误用下法所致变证，而非太阴病之本证，说明太阴病禁用下法。

对太阴病的腹满痛，须与阳明的腹满痛不同鉴别，才不致误治。由于脾胃为表里，一主燥，一主湿，在生理情况下，两者互济，共同维持人体的燥湿平衡。在病理状态时，或湿化太过，燥化不及；或燥化太过，湿化不及，都会因燥湿的平衡关系失调而发生疾病。前者发为太阴病，后者则发为阳明病。太阴病腹满痛，其证属虚；阳明腹满痛，其证属实。脉象亦然。此即《素问·太阴阳明论》"阳道实，阴道虚"之谓。

二、太阴中风

【原文】

太阴中风，四肢烦疼，阳微阴涩①而长者，为欲愈。(274)

【词解】

①阳微阴涩：《太平圣惠方》卷八载此条，"阳"字前有"其脉"二字。此处阴、阳二字，以切脉之浮沉言，即浮取脉微，沉取脉涩。

【提要】 太阴中风的证候特征及欲愈的判断标准。

【原文分析】

脾主四肢、肌肉，脾阳之气不足，防御能力下降，易见外邪侵犯四末之证。故称其为太阴中风而非太阳中风，是由于病证出现在四末，而四末为脾所主之故。

本条讨论太阴中风，太阴感受风邪，出现一定的表证，如"四肢烦疼"等，但何不见周身疼痛、恶寒发热？然则毕竟太阴本虚，抗病力不强，邪正相争不激烈，故病人仅见四肢烦疼，脉阳微阴涩等象。

其脉浮取而微，是风邪不盛；沉取而涩，知中焦不足。若阳微阴涩之脉，转化为和缓而长，是邪气欲退，正气未复之象，故主病欲愈。

与太阳中风证不同之处在于：该证病位在四末故见四肢烦疼，太阳中风证病位遍及周身体表，故见全身疼痛；此外，太阳中风证正气不虚，故与邪相争剧烈而恶寒发热明显，本证正气内虚无力与邪相争故仅见四肢疼烦。

三、太阴病治则

【原文】

自利不渴者，属太阴，以其脏有寒①故也。当温之，宜服四逆辈②。(277)

【词解】

①脏有寒：此处指太阴脾脏虚寒。

②四逆辈：指四逆汤一类方药，包括理中汤在内。

【提要】 太阴虚寒证辨证要点、病机、治则。

【原文分析】

太阴虚寒，即是脾阳虚寒。湿困中焦，升降失司，清阳不升，寒湿下注而下利，故"自利不渴"。此言太阴下利之常，然亦有太阴阳虚，水湿不化，津液输布失调，不能上承者，亦有渴象，则是其变。

太阴病属于里虚寒证，按照"寒者温之"、"虚者补之"的原则，应以温中散寒、健脾燥湿为治，宜四逆辈。辈，类也，指理中、四逆汤一类方剂。

第二节 太阴病兼证

【原文】

太阴病，脉浮者，可发汗，宜桂枝汤。(276)

【提要】 太阴病兼表证的治法。

【原文分析】

太阴病当指太阴脾阳不足证，诊其脉当沉细为主。此处脉浮而不沉细，更无自利、腹满痛、呕吐诸症，可见虽曰太阴，但虚寒不甚，里证不显，且脉浮大是病势向外，以表证为主，治宜解表为先。仲景此处选用桂枝汤，则外能调和营卫，解肌祛风，内能调和脾胃，以助营卫生化之源，是寓汗于和法之中，乃一方之中两法备焉。

【原文】

本太阴病，医反下之，因尔腹满时痛者，属太阴也，桂枝加芍药汤主之；大实痛者，桂枝加大黄汤主之。(279)

桂枝加芍药汤方

桂枝三两，去皮　芍药六两　甘草二两，炙　大枣十二枚，擘　生姜三两，切

上五味，以水七升，煮取三升，去滓，温分三服。本云，桂枝汤，今加芍药。

桂枝加大黄汤方

桂枝三两，去皮　大黄二两　芍药六两　生姜三两，切　甘草二两，炙　大枣十二枚，擘

上六味，以水七升，煮取三升，去滓，温服一升，日三服。

【提要】　辨太阳病误下致邪陷太阴的证治。

【原文分析】

本条辨太阳病误下后，导致邪陷太阴的两种转归及证治。太阳病，当用辛散解表之法，若误用攻下，是属误治，常致中阳损伤，或表邪内陷之变。本条所述即是病邪内陷，陷入太阴，因积于脾络，土壅则木郁，终则形成太阴气滞络瘀之证。随病邪轻重，或体质不同，而呈现两种证候：其一，腹满时痛者，桂枝加芍药汤主之。以方测证，本病机是邪陷太阴，脉络不和，筋脉拘急，而非脾阳虚损，故未见吐利、食不下及腹满痛等症。唯其脾阳无明显虚损，则有阳通之机。因之曰"腹满时痛"。法当通阳和络，缓急止痛，方宜桂枝加芍药汤。其二，若气滞络瘀较重，而见"大实痛"者，即腹部持续而严重的胀满疼痛，则不仅是气血不和，且有阳明之实，症见腹部胀满疼痛拒按，大便不通。此为太阴阳明同病，时当通阳和络，缓急止痛，兼以泻实除满，方用桂枝加大黄汤。

本证的腹满痛是属脾气不和，气滞络瘀兼夹积滞的虚中夹实证，故与阳明实证的单纯燥热邪气盛实不同。此证大实痛，并无燥热津伤之象，彼证腹满硬痛，燥热津伤显著。另外，无论是"腹满时痛"还是"大实痛"，必是疼痛拒按，常伴见痛如针刺，舌质紫暗，脉来弦涩等，非脾虚寒证的腹痛绵绵，喜得温按可比，以此为辨。

【治法】　(1) 辛温宣通，调和气血，缓急止痛。

　　　　　(2) 大实痛者，佐以通腑泻实。

【方药】　(1) 桂枝加芍药汤方。

　　　　　(2) 桂枝加大黄汤方。

【方解】

(1) 桂枝加芍药汤在桂枝汤基础上倍用芍药，变祛风解肌、调和营卫之剂为通阳益脾、缓肝舒挛、通络止痛之用。方中桂枝、甘草辛甘化阳，温通和脾；芍药、甘草酸收，缓肝之急，芍药兼能通络止痛；生姜、大枣和胃益脾，奠安中焦，并能防肝木之乘，对脾土壅而肝木乘之腹满时痛证尤为合拍。

(2) 桂枝加大黄汤即桂枝加芍药汤再加大黄组成。本方以桂枝汤加芍药调和气血，通络缓急止痛，加大黄以泄实邪，故用于太阴病气血失调，腹部胀满疼痛，大便不通者为宜。此法体现了"脏病治腑"的治疗学观念，对脏病由于邪实者，实为一变通之法。

【原文】

太阴为病，脉弱，其人续自便利①，设当行②大黄、芍药者，宜减之，以其人胃气弱，易动故也。下利者，先煎芍药二沸。(280)

【词解】

①续自便利：指在脉弱的基础上，并未经攻下而发生下利。

②行：即"用"字意。

【提要】　辨脾胃虚弱证须慎用寒凉药物。

【原文分析】

本条举脉说明脾胃虚弱，慎用寒凉攻下药物。太阴病脉弱，是脾胃虚弱之象。即使暂出现便秘，也是由于脾虚气弱，传送无力所致。因清阳不升，其后必续自发生腹泻，故曰"其人续自便利"，切不可因腹满时痛，误作邪实，而使用大黄、白芍等，更伤中焦。假设病情尚兼实邪，有不得不用者，亦须谨慎。因为脾胃本虚，宜减量行之，时时顾护后天之本，故仲景告诫曰："以其人胃气弱，易动故也。"

第三节　太阴寒湿发黄

【原文】

伤寒脉浮而缓，手足自温者，系在太阴①；太阴当发身黄，若小便自利者，不能发黄；至七八日，虽暴烦下利②，日十余行，必自止；以脾家实③，腐秽④当去故也。(278)

【词解】

①系在太阴：系，关联。系在太阴，指病证与太阴关联，属于太阴。

②暴烦下利：突然下利而心烦。

③脾家实：此处"实"并非言邪气实，而是指脾阳恢复。

④腐秽：指肠中腐败宿积之物。

【提要】　太阴虚寒证的两种不同转归及其机理。

【原文分析】

太阴虚寒证为脾阳不足、寒湿内蕴之证。阳虚则生寒，一般应见畏寒、手足不温之症。由于太阴脾主肌肉四肢，其阳气虽虚，仍能以其已虚之阳温煦所主之四肢，因见手足仍温。作为太阴虚寒证的证候特点，既不同于三阳病的周身手足灼热，更不同于少阴、厥阴阳虚证的手足厥冷。脉浮而缓，颇似太阳中风，但由于并非与恶寒发热、头身痛及手足热等症并见，故非太阳表证。太阴病脉见"浮缓"之"缓"乃"舒缓不急"之意，为"柔细"之互辞，"浮缓"实即"浮而柔细方为濡"之脉候，乃是脾虚不足，寒湿内困之象。

太阴脾为体内水谷、水湿运化的主宰，脾阳气不足，寒湿内阻，水谷、水湿停滞，阻遏日久，土壅木郁，胆汁失其常道而外溢，因见发黄之症。由于其主因在于湿邪壅遏，故发黄前多见小便不利；相反，若小便通利，湿邪得以外泄，亦必无发黄之虞。从发黄性质而言，因其为阳虚寒湿阻遏，故必黄色晦暗，自利口不渴，舌淡胖苔白腻，属于阴黄范畴。本证发黄与前述阳明湿热发黄容易区分，根据黄色晦明、发热有无、口苦口淡、舌质红淡、苔黄腻白腻等常可作出鉴别。与之相对，本证与前述阳明寒湿发黄因同属阴黄故较易混淆，其实两者病位迥异：在寒湿发黄基础上，若见以脾气不升下利为主者，则属太阴寒湿发黄；相反，若见胃失和降呕吐为主者，则属阳明寒湿发黄。

太阴病病程中，或因正确治疗，或因机体正气自然恢复，疾病就有转愈之机。若太阴脾虚寒证病人在病程中突然出现心烦且下利次数增多，甚则一天十余次者，可能是脾气恢复后驱除腐败秽浊之气外出的佳兆，即所谓"脾家实"，当腐败秽浊之气在正气作用下得以排出后，病人下利将自然停止。

值得指出的是，病程中突然出现心烦及下利次数增多，甚则"下利日十余行"，最易与阳虚更甚、病情加重之证相混淆。鉴别之点在于，若属脾阳恢复的心烦下利，虽下利一日十余次，但病人精神必逐渐振奋，手足亦温，苔腻渐化，脉转和缓，下利症状在短期内即自动消失；相反，如属病情进一步加重，则在心烦下利的同时病人必精神逐渐委靡，手足逆冷，苔腻不化，脉来微细，下利不止，或虽利止而诸症不减，且伴皮肤干瘪，眼眶凹陷，脉来见芤等症。又是利下太过、气阴两伤之证，与前述阳复利止不可同日而语。

　　本条与阳明病篇第 187 条自"伤寒脉浮而缓"至"至七八日"内容相同。本条继之论述太阴病脾阳恢复的症状及自愈的转归；第 187 条则论述太阴阳复而燥化太过，病证由阴转阳，由虚转实，因而大便硬结，宜彼此参阅。

第七章　辨少阴病脉证并治

第一节　少阴病概论

一、少阴病（寒化证）主要脉证

【原文】

少阴之为病，脉微细①，但欲寐②也。(281)

【词解】

①脉微细：微是脉的搏动轻微无力，属阳气衰弱；细是脉的形态细小，属营血不足。

②但欲寐：是指迷迷糊糊似睡非睡的状态。

【提要】　少阴病（寒化证）提纲。

【原文分析】

本条虽被视为少阴病提纲，但并不能统赅少阴病所有证型，只是少阴病阳虚阴盛寒化证的提纲。因少阴属心肾两脏，心主血，属火；肾藏精，主水。病则多心肾两虚。一般来说，阳气衰微，无力鼓动血行则脉微；阴血虚少，脉道不充则脉细，脉微细主气血两虚。但此脉微细并提，重点在于脉微，因为微脉的形状必细，王叔和在《脉经·脉形状指下秘诀》中指出"微脉极细而软，若有若无"，"细脉大于微，常有，但细耳"。这就是说，细脉主阴血虚少，不一定兼微；微脉主阳气虚，而其形必细。因此，脉微细是心肾阳虚的本质反映。但欲寐，非真能入寐，而是病人精神委靡不振，所呈现的似睡非睡的状态。《素问·生气通天论》云："阳气者，精则养神。"心肾阳虚，阳气不振，阴寒内盛，神失所养，所以神疲而但欲寐。临床上如果见到"脉微细，但欲寐"，即表明少阴心肾之阳已虚。同时，少阴病确以心肾阳虚为多见。因此，列于首条作为少阴病的审证提纲，而对于少阴寒化证来说实寓有"见微知著"的积极意义。

对本条提纲证性质的其他不同看法：对本条提纲证除上述认为是寒化证提纲的观点外，尚有其他不同的观点。

【原文】

少阴病，欲吐不吐①，心烦，但欲寐。五六日自利而渴者，属少阴也，虚故引水自救。若小便色白②者，少阴病形悉具，小便白者，以下焦③虚有寒，不能制水，故令色白也。(282)

【词解】

①欲吐不吐：是指要吐而又不得吐出之状态。

②小便色白：白作"清"字解，指小便清而不黄赤。

③下焦：这里指肾脏。

【提要】　少阴病寒化证的辨证要点。

【原文分析】

本条分两节讨论。"少阴病……虚故引水自救"为第一节，是叙述少阴阴盛阳虚吐利的特点是自利而渴；"若小便色白者……故令色白也"为第二节，是叙述小便色白是判断少阴阳虚的重要依据，因自利而渴并非专属于少阴寒证，必须参考小便情况，才能确诊无误，小便色白清长才是下焦阳虚的确据。这是继"脉微细，但欲寐"之后补充论述少阴阳虚寒化证的辨证要点。

少阴阳虚阴盛，下焦阳气衰微，寒邪上逆，使胃气失于和降，故欲吐，然由于肠胃空虚，胃中无物，所以虽欲吐而复不能吐；阴寒盛于下，则虚阳易于上扰，且虚阳与寒邪相争，故心烦；然少阴阳虚已甚，神疲不支，终难胜邪，所以心虽烦而仍但欲寐，诚《伤寒论译释》所说："但欲寐是少阴虚寒主要症状之一，和心烦并见，更证明这种心烦是属少阴虚寒，而非邪热内扰，心虽烦而仍但欲寐，则阳衰神疲可知。"既属少阴虚寒，其治便当温阳祛寒。若辨证不清，或被"欲吐不吐，心烦"所惑，而迟疑失治，及至五六日，则阳虚阴盛更甚，火不暖土，脾失升运，因而发生自利；阳衰不能蒸化津液，津不上承，故而口渴，此之口渴，必渴喜热饮，饮量亦必不多，所谓"虚故引水自救"，就是具体的说明，此为少阴下利的特点，故云"属少阴"。

从辨证上来说，仅据欲吐不吐、心烦、自利而渴等症，即诊为阳虚寒盛，尚嫌依据不足，故仲景特补出"若小便色白者，少阴病形悉具"。这就是说，只有小便色白清长，才可完全排除属热的可能，从而确诊为阳虚寒盛，即所谓"少阴病形悉具"。"小便白者，以下焦虚有寒，不能制水，故令色白也"正是对下焦阳虚阴盛而小便色白的机理阐述。因"自利而渴"并非专属少阴寒证，必须参考小便情况，才能确诊无误，小便色白清长才是下焦阳虚的确据。这是继"脉微细，但欲寐"之后补充论述少阴阳虚寒化证的辨证要点。

第277条"自利不渴者，属太阴"，本条的"自利而渴者，属少阴"，可见下利一证是太、少二阴所同，其辨证要点在于口渴与否。太阴属脾家寒湿，所以自利不渴；少阴属下焦阳虚，不能蒸化津液上承，所以自利而渴。另外，此与阳明经实热证的口渴下利，亦须进行鉴别。大凡阳证下利，利必臭秽，肛门黄垢，且必伴身热、脉数等脉证；而少阴阳虚的下利口渴，利必清稀溏泄，或完谷不化，苔白润，且必伴恶寒、脉微等脉证。

【原文】

病人脉阴阳俱紧，反汗出者，亡阳也，此属少阴，法当咽痛而复吐利。(283)

【提要】　辨少阴亡阳的脉证。

【原文分析】

脉阴阳俱紧，即寸、关、尺三部俱紧，紧脉见于少阴，当为沉紧，沉主里，而紧主寒，表明少阴里寒偏盛。但里寒证不应有汗，而今反有汗出者，是少阴阴寒太盛，逼迫虚阳外亡的征象，即所谓"亡阳也"。少阴阴盛亡阳何以"法当咽痛而复吐利"？因少阴脉循喉咙，虚阳循经上越，郁于咽喉，故有咽痛之症，但这种咽痛由于阴寒极盛而虚阳上浮所致，多不红不肿，和实证之咽痛完全不同。阴寒内盛，中阳不守，阴寒上逆则吐，阴寒下注则利。本条仲景未出方治，后世《伤寒论译释》认为"少阴病既吐且利，阴盛已盛，若再见咽痛汗出，亡阳之变即在顷刻，此时应急投大剂姜附以回阳固脱，若因循失治，那是非常危险的"，"本证至暴且急，治法当从通脉四逆汤、白通汤中求之，以急救回阳"，亦有谓"少阴病阳虚阴盛，且见亡阳之变，自宜用四逆汤一类方剂以回阳救逆"。凡此皆可供参考。

脉阴阳俱紧，有太阳和少阴之别。太阳伤寒，脉阴阳俱紧，是浮而紧，且必伴有发热恶寒、无汗、头痛等症，得汗出则邪可外解；少阴阳虚寒盛，脉阴阳俱紧，是沉而紧，当有恶寒、吐利等症，汗出则为阳气外亡的征象。临床上应详于辨证，"此属少阴"就是示人不得误认为太阳病。

二、少阴病治禁

【原文】

少阴病，脉细沉数，病为在里，不可发汗。(285)

【提要】　少阴病禁用发汗。

【原文分析】

本条"不可发汗"的着眼点在"病为在里"，因为汗法是治疗表证的大法，《素问·阴阳应象大论》曰："其在皮者，汗而发之"，就是对汗法适应证的具体阐述。因此，"病为在里"就非汗法之所宜，不当用而用之，极易导致疾病的传变，故仲景特申禁例，曰："病为在里，不可发汗"。

少阴病虽有寒化、热化之分，但均属里证，其禁汗则一也。

既言"少阴病"，其脉当沉，无问其细、数、微、迟，"病为在里"是无可置疑的，所以当禁用汗法治疗。或谓少阴病亦有汗法者，如麻黄细辛附子汤证、麻黄附子甘草汤证，要知其证实为少阴兼表证，且少阴里虚寒尚不严重，论中所谓"无证"即无里证，周禹载明确指出，"此条当与前条合看，补出'无里证'三字，知前条原无吐利躁渴里证也。"(《伤寒论三注》)。张路玉言之更详，他说："少阴经无发汗之法，汗之必致亡阳。唯此一证，其外发热无汗，其内不吐利躁烦呕渴，乃可温经散寒，取其微似之汗"(《伤寒缵论》)。故不能以此而谓少阴病可汗。

【原文】

少阴病，脉微，不可发汗，亡阳故也；阳已虚，尺脉弱涩者，复不可下之。(286)

【提要】　少阴病汗、下禁例。

【原文分析】

上条以"少阴病，脉细沉数，病为在里，不可发汗"，立禁汗之例，本条则除论禁汗，更论禁下。从文字上看，似是阳虚禁汗，阴血虚禁下，实为互文见义之文法，决不意味阳虚可下、阴血虚可汗。汗、下为攻邪之法，少阴之病，无论阳虚、阴虚，汗、下皆不可用。

"少阴病，脉微"，为阳气虚，若误用发汗，则有大汗亡阳之虞，故曰"不可发汗"。"亡阳故也"则是对"不可发汗"原因的补充说明。

"阳已虚"是承前"脉微"而言。尺脉弱涩，为阴血不足。阳已虚，复见尺脉弱涩，则为阴阳两虚，虽有便秘之症，亦当禁用下法，误下则有虚虚之虞。

三、少阴病火劫伤阴变证

【原文】

少阴病，咳而下利，谵语者，被火气劫①故也，小便必难，以强责②少阴汗也。(284)

【词解】

①被火气劫：劫，作逼迫解；被火气劫，使用此法少阴阴液损伤。

②强责：过分强求的意思。强责少阴发汗，是不当发汗而强用发汗的方法。

【提要】　少阴病被火劫伤阴的变证。

【原文分析】

"少阴病，咳而下利"，既可见于阴盛阳虚兼水气证，又可见于阴虚有热兼水气证。见于阴盛阳虚兼水气证，治当温阳利水，宜用真武汤，"少阴病，二三日不已，腹痛，小便不利，四肢沉重疼痛，自下利者，此为有水气。其人或咳，或小便利，或下利，或呕者，真武汤主之"(316)。

见于阴虚有热兼水气证，治当清热滋阴利水，宜用猪苓汤，"少阴病，下利六七日，咳而呕渴，心烦不得眠者，猪苓汤主之"（319）。然而，无论是阴盛阳虚还是阴虚有热，其治疗都不可发汗，今反用火法，强发其汗，劫伤津液，津伤胃燥，火热之邪内扰心神，则见谵语；发汗更伤少阴阴液，肾阴伤则化源不继，故"小便必难"。"被火气劫故也"和"以强责少阴汗也"就是对"谵语"、"小便必难"病因病机的分析叙述。

四、少阴病动血变证

【原文】

少阴病，八九日，一身手足尽热者，以热在膀胱，必便血也。（293）

【提要】　少阴病热涉膀胱血分的变证。

【原文分析】

少阴病有寒化、热化之分，本条系属热化证之变证。是证"一身手足尽热"是其辨证要点，一则可与阴盛格阳证鉴别，阴盛格阳之身热不恶寒，必与手足厥冷同见，此证一身手足尽热，手足亦在其中；二则作为热在膀胱的标志，因膀胱外应皮毛，热在膀胱，故一身手足尽热。热涉膀胱血分，热伤血络，络伤则血不循经，故可发生"便血"的变证。

本证仲景未出方治，柯韵伯认为轻则猪苓汤，重则黄连阿胶汤；常器之则认为可用桃仁承气汤、芍药地黄汤，皆可参考；更可结合叶天士"入血犹恐耗血动血，直须凉血散血"的治则进行辨证治疗。

由于少阴与太阳为表里，故有认为本证是脏邪传腑、由阴出阳，实与临床不符，陈亦人指出："不少注家认为本证是少阴移热于膀胱，为脏邪传腑，由阴出阳，如此则为病向好的方向转归。实际未必如此，临床上每见少阴病伴发血证时，往往是病邪深入，由气入血。因为膀胱有热，并不意味着少阴邪解，当与少阴三急下同理，所以本条的转归，值得讨论"（《伤寒论译释》）。陈氏分析符合临床实际，很能说明问题。

【原文】

少阴病，但厥无汗，而强发之，必动其血。未知从何道出，或从口鼻，或从目出者，是名下厥上竭[1]，为难治。（294）

【词解】

[1]下厥上竭：厥逆因于下焦阳虚，故称下厥；阴血因上出而耗竭，故称上竭。

【提要】　强发少阴汗而导致动血的变证。

【原文分析】

少阴病"不可发汗"，前已论及。本条则是少阴病误用发汗而致伤阴动血的变证。病入少阴，气血阴阳均已虚损，是证"但厥无汗"，厥为阳气虚衰，无汗则津液已亏。若强发其汗，则扰动营血，血随虚阳上涌，循清窍而出，或从口鼻而出，或从眼目而出。仓促之际，很难预料，故云"未知从何道出"。厥逆因阳气衰于下，故称"下厥"，阴血又从口鼻眼目外出而竭于上，故称"上竭"。"下厥上竭"之证，下厥治当用温，而上竭又不宜用温，上竭当用清凉，但又碍于下厥，顾此失彼，相反相妨，故曰"为难治"。

本条与上条同为少阴出血，但上条之证是少阴之邪热涉于膀胱，热邪迫血妄行，血从下出，无阳亡阴竭之变；本条之证血从上出，是阳厥于下而阴竭于上，阴阳两竭。两者病理机转完全不同，故上条不言"难治"而本条言"难治"。

第二节 少阴病预后

少阴病以寒化证为主，故此所论之少阴病预后皆指少阴寒化证而言。少阴寒化证的预后，取决于阳气的存亡，有阳气则生，无阳气则死；阳回则生，阳亡则死；留得一分阳气，便有一分生机。

一、阳回自愈可治证

【原文】

少阴病，脉紧，至七八日，自下利，脉暴微①，手足反温，脉紧反去者，为欲解也，虽烦下利，必自愈。(287)

【词解】

①脉暴微：指脉紧突然变为微弱。

【提要】 少阴病阳复阴退自愈的脉证。

【原文分析】

"少阴病，脉紧"，其病机当然是里寒盛。病至七八日，症见自下利，且脉象突然微弱无力，是时是吉是凶？当据症而辨：若自利无度，手足逆冷，自汗蹬卧，神情躁扰不安，则是阴阳离决的危候；所喜虽"自下利，脉暴微"，但手足不逆冷而反温，脉紧反而消失，这是阳气来复，寒邪消退的表现，故仲景作出"为欲解也"的结论。阳气来复，寒邪消退，阳回阴退，阴阳渐趋平衡，故曰"虽烦下利，必自愈"。其时之烦乃是阳气恢复能与邪气相争的表现。下利则是正胜驱邪外出的缘故。由此可见，确诊本证为向愈，其关键在于"手足反温，脉紧反去"，这两个"反"字，正是辨证的眼目。然而，病至少阴阶段，证势必十分严重，虽有向愈趋势，却不等于必愈，还当综合各方面的情况，继续给予适当的治疗，始为妥当。

【原文】

少阴病，下利，若利自止，恶寒而蹬卧①，手足温者，可治。(288)

【词解】

①蹬卧：就是四肢蹬曲而卧。

【提要】 少阴虚寒证，手足温者可治。

【原文分析】

少阴病，阳虚阴盛之下利，必见恶寒而蹬卧等症，若下利自止，其转归则有吉凶之别，是吉是凶，当凭脉证以辨之。若下利自止，而其手足仍然厥冷，则利止不是阳复而是阴竭，即所谓"利止，亡血也"，为病情转剧，其预后多凶；若下利止而手足渐转温和，则利止为阳复阴退之征，为病情好转，是时虽仍恶寒蹬卧，而其预后一般较好。本条"利自止"而见"手足温"，显属阳复阴退，故曰"可治"。但"可治"并不等于不药而愈，且病至少阴，病情一般较重，仍必须采取积极有效的治疗措施，扶阳抑阴之剂仍不可少，决不能掉以轻心。

【原文】

少阴病，恶寒而蹬，时自烦，欲去衣被者，可治。(289)

【提要】 少阴病，阳气来复，烦热欲去衣被者可治。

【原文分析】

"少阴病，恶寒而蹬"，是承上文"手中温"的另一见症。是时若见"时自烦，欲去衣被"，是阳气来复与阴邪相争，故断为"可治"。

【原文】

少阴病，吐利，手足不逆冷，反发热者，不死。脉不至者至一作足，灸少阴^①七壮^②。(292)

【词解】

①灸少阴：灸少阴经脉所循行的穴位。

②七壮：每艾灸一炷为一壮，七壮就是灸七个艾炷。

【提要】　少阴病吐利，阳虚未甚，脉不至者，可用灸法。

【原文分析】

少阴病吐利，多属阳虚阴盛之一证。判断阳虚阴盛证的预后，则以阳气的盛衰与存亡为关键。今虽见吐利，但手足不逆冷，知中土之阳气尚强；"反发热"，则为阳能胜阴，所以断为"不死"。"不死"则为"可治"。

证属阳虚不甚而非阴阳离决，何以反见"脉不至"？因吐利暴作，阳气乍虚，脉一时不能接续，故仲景只言"脉不至"而不言"脉绝"，其非阴阳离决可知。其治疗当以温通阳气为法，使阳气通则脉自至，"灸少阴"正是取灸法有温通阳气之长而便于救急，更示人药物治疗之外可用灸法。至于应灸何穴，论中只谓"灸少阴七壮"，而未云具体穴位。但凡少阴经的穴位，都可随证采用。

二、少阴病欲愈候与欲解时

【原文】

少阴中风，脉阳微阴浮者，为欲愈。(290)

【提要】　少阴病欲愈的脉象。

【原文分析】

本条据脉推断病之欲愈，这里脉的阴、阳是指寸脉和尺脉而言，寸脉为阳，尺脉为阴。少阴中风，脉当沉细，今反见寸脉微而尺脉浮，寸脉微为邪气微之征，尺脉浮是阳气复之兆，正胜而邪衰，故曰"为欲愈"。然而，推断疾病之欲愈与否，仅据脉象是很不够的，必须结合其他见症，脉证合参，综合分析，方为全面，才能得到确切的诊断。另外，欲愈不是必愈，临床上还应积极给予进一步治疗，以使之痊愈康复。

三、少阴不治证

【原文】

少阴病，恶寒身蜷而利，手足逆冷者，不治。(295)

【提要】　少阴病纯阴无阳的不治证。

【原文分析】

少阴病有寒化证和热化证之分，寒化证为阳虚阴盛，其预后的吉凶决定于阳气的存亡。本条"恶寒身蜷而利，手足逆冷"，显为阳虚阴盛之证，与前可治证中"恶寒而蜷，时自烦，欲去衣被者，可治"；"……恶寒而蜷卧，手足温者，可治"等条文对照，前云可治者，因虽阳虚阴盛，但有"时有烦，欲去衣被"的阳气来复和"手足温"的阳复阴退之象，故断为"可治"。本条恶寒而无身热，身蜷而手足不温，皆阴盛之象，毫无阳复之征，是谓有阴无阳之证，已属危候，又见下利而手足逆冷，所以断为"不治"。所谓"不治"，只是说明病情危重，预后较差，尚非必死之谓。

【原文】

少阴病，吐利躁烦，四逆者死。(296)

【提要】 少阴病阳气衰竭的死候。

【原文分析】

少阴病吐利，是阴盛阳衰之候，是时出现躁烦，是已衰之阳与阴邪相争，正不敌邪，病则进一步恶化。出现四逆，可证阳气衰竭，所以断为死候。

【原文】

少阴病，下利止而头眩，时时自冒①者，死。(297)

【词解】

①自冒：冒者，如以物冒首之状，这是里是指眼发昏黑，目无所见的昏晕而言。

【提要】 少阴病阴竭阳脱的死候。

【原文分析】

少阴阴盛阳虚之下利，若下利自止，则有阳气来复疾病向愈的希望，但是时必须有"手足温"作为阳气来复的佐证。本条虽亦下利止，但却未见"手足温"之症，反见"头眩"和"时时自冒"之症，可见这一"下利止"，并非阳气来复，而是阴液下竭，阳气上脱的危象。阴液竭于下，无物可下而"下利止"；阴竭则阳失依附而飞越于上，故"头眩，时时自冒"。阴竭阳越，阴阳离绝在即，是以断为死候。

【原文】

少阴病，四逆恶寒而身踡，脉不至，不烦而躁者死—作吐利而躁逆者死。(298)

【提要】 少阴病阳绝神亡的死候。

【原文分析】

少阴病，四逆、恶寒、身踡，是阳虚阴盛之证。血行脉中，须阳气以推动，真阳虚极，无力鼓动血脉运行，故"其脉不至"；阳虚至极，则不烦而躁，且神气将绝，危重已极，故断为死候。

【原文】

少阴病，六七日，息高①者死。(299)

【词解】

①息高：息指呼吸；高指吸气不能下达。息高，即呼吸浅表的意思。

【提要】 肾气绝于下的死候。

【原文分析】

肺主气而根于肾，肺主出气，肾主纳气，共同维持人之呼吸功能。少阴病六七日而见息高，息高乃呼吸浅表，气息浮游于上，不能下达胸腹，即不能纳气归根，这是肾气虚竭而不能纳气的表现，肾气绝于下，肺气脱于上，上下离决，故断为死候。

【原文】

少阴病，脉微细沉，但欲卧，汗出不烦，自欲吐，至五六日自利，复烦躁不得卧寐者死。(300)

【提要】 少阴病阴阳离决的死候。

【原文分析】

"脉微细沉，但欲卧"，正与"少阴之为病，脉微细，但欲寐"合，乃少阴阳虚阴盛之证。"阴不得有汗"，"汗出"显是阳气外亡；"不烦"则是已虚之阳无力与阴邪抗争；更见阴寒之邪上逆之"自欲吐"；阴邪上逆，阴盛而阳脱于下则下利；阳气极虚不能入阴则烦躁不得卧寐。前欲吐，今且利；前不烦，今烦且躁；前欲卧，今不得卧。阳虚已脱，阴盛转加，阴盛阳脱，正不胜邪，阴阳离决，故断为死候。

第三节 太少两感证与少阴热化证

一、太少两感证

【原文】

少阴病，始得之，反发热，脉沉者，麻黄细辛附子汤主之。(301)

麻黄二两，去节　细辛二两　附子一枚，炮，去皮，破八片

上三味，以水一斗，先煮麻黄，减二升，去上沫，内诸药，煮取三升，去滓，温服一升，日三服。

【提要】　少阴阳虚兼表的证治。

【原文分析】

"病有发热恶寒者，发于阳也；无热恶寒者，发于阴也"。少阴虚寒证，本不应发热，今始得病即见发热，故曰"反发热"。脉不浮而沉，沉脉主里，为少阴里虚。脉证合参，是证当属少阴阳虚兼太阳表寒证，亦即后世所谓太阳与少阴两感证，亦即表里同病。是证见少阴里虚之脉，但尚未见下利清谷、手足厥冷等少阴阳虚阴盛之证，即少阴阳虽虚而尚不太甚，所以用表里同治，温阳发汗法，方用麻黄细辛附子汤。

【治法】　温经解表。

【力约】　麻黄细辛附子汤方。

【方解】

方中麻黄解表邪，附子温肾阳，细辛气味辛温雄烈，佐附子以温经，佐麻黄以解表。三药合用，于温经中解表，于解表中温阳。本方虽为少阴太阳两感而设，但因其主要作用是温经通阳散寒，故凡属寒邪痹阻，阳气失展的病证，用之多有良效，并不限于少阴太阳两感证。

【临床应用】

（1）发热案：六经皆有发热，杂病亦多常见。本证乃寒邪外侵，肾阳不足，寒客脉络，阴阳相争所引起的发热。此方证之发热临床中常兼见：低热无汗，恶寒倦卧，面色㿠白，精神委靡，四肢欠温，口淡不渴，苔白多津，脉沉细或浮而无力等症。

唐祖宣以此方加减治疗阳虚发热，尤对年老体弱，感受寒邪，用之多能取效。实践体会，病邪在表，内夹阳虚，麻、桂、柴胡之方不宜解其外；入里而不深，外兼表邪，真武、四逆之法不能温其内，所以此方发表温经最为合适。附子麻黄需用9～15g为宜，临床运用甚多，从没有出现过麻黄发汗亡阳之反应，服药仅为微汗出。

李某，女，49岁，1978年6月15日诊治。病人素体虚弱，近半年来右半身似有虫行皮中感，10日前突然晕倒，舌謇语拙，右半身偏瘫，初见喉中痰鸣，给予温胆汤加味治疗，症状改善，但余留低热不退，继处小柴胡、银翘散、藿香正气散等中药和西药治疗，发热仍未好转。症见：低热无汗，形体消瘦，面色㿠白，精神委靡，右半身偏瘫，言语不利，吐字不清，恶寒无汗，四肢欠温，口淡不渴，苔白多津，舌体右斜，脉迟细无力。血压110/60mmHg，体温37.8℃。此为肾阳虚衰，寒客脉络所致。盖全身气血的运行靠阳气的推动，由于素体阳虚，寒邪外侵，导致气血凝滞，痰湿内生，用化痰祛湿之剂其湿痰稍减，但阳虚仍不能鼓动气血之行，寒湿之邪留滞经络，郁发低热，用清热

和解等药不效的原因也就在于外不能祛其寒，内不能壮其阳。观其脉证，思仲景"少阴病，始得之，反发热，脉沉者，麻黄细辛附子汤主之"，投此方试服。方用：黄芪30g，炮附子12g，细辛4.5g，麻黄6g，当归15g，嘱其频服。上方服2剂，身微汗出，体温正常，出人意料的言语清楚，能自述病情，继以上方加活血益气药物调治服30余剂，能弃杖行走，生活自理，参加劳动，2年后追访一如常人。

（2）疼痛案：疼痛一证，仲景论中虽未提及，实践验证此方有较好的止痛功能，再从药物分析，亦属本方常有之症。盖麻黄有解表散寒止痛之功；细辛有温经止痛之效；附子有助阳镇痛之力，三药合用，有阳回痛止的功用。本方证之疼痛乃肾阳衰微，机体失于温煦，寒邪束表，卫阳不固，气血运行不畅，脉络受阻等原因所致。临床辨证中常兼见：痛有定处，夜晚尤甚，喜暖喜按，气候变化，遇冷加剧，面色青黄，恶寒无汗，舌淡苔白，脉沉细或浮迟等症。

唐祖宣在临床中常用此方治疗头痛、身痛、四肢关节疼痛等症，对于现代医学诊断的肢端动脉痉挛症和血栓形成引起的疼痛、风湿性关节炎等有较好的疗效。临床体会，治痛其药量要大，附子用15～30g，麻黄细辛9～15g为宜。对于牙痛兼有热者加石膏；风湿性疼痛加白术、防风、大剂黄芪；对于血管性疼痛加川芎、当归、红花；病在上肢加桂枝，下肢加川牛膝。

杨某，女，30岁，于1980年11月11日诊治。病人半年前原因不明始感双手指呈针刺样疼痛、发凉、麻木，色呈苍白，服中药多剂无效，诸症日渐加剧。自感前途无望，忧愁欲死，求治。症见：精神委靡，表情痛苦，双手冰冷，色呈尸体样苍白，剧烈疼痛，夜难入眠，疼稍止即沉困麻木，桡肱动脉均消失，上肢温度，左手21℃，右手22℃，舌淡苔白多津。此属肾阳不足，寒邪外侵，卫外功能低下，风寒袭于脉络，导致气血不通，疼痛乃作。用发汗驱邪则阳气愈虚，以温肾壮阳则邪不外解，非助阳解表之剂，难建回阳祛邪之功。方用：麻黄、细辛各9g，炮附子、桂枝各15g，黄芪30g。二诊，上方服2剂，疼痛减轻，温度上升，双手微汗出，夜能入眠，继服上方加当归15g。此方共服8剂，疼痛消失，温度升高，色变红润，肱、尺、桡动脉均能解及，但尺、桡微弱。皮肤温度：室温17℃，左手27.5℃，右手27.5℃，临床治愈。

（3）脉象辨识："夫脉者血之府也"，血行脉中，发挥其营运濡养作用，若发生病变，其脉必受影响。

唐祖宣以此方加减治疗血栓闭塞性脉管炎、无脉症等外周血管疾病和病态窦房结综合征等病变所致的迟、结、化脉多能取效。麻黄须用9～15g，附子15～30g，并酌加黄芪，甘草，桂枝其效更著。

孙某，男，25岁，1980年11月12日诊治。冷水作业，受寒冷刺激，诱发左手发凉麻木、沉困疼痛、色苍白，由于尺、桡动脉消失，来院求治。症见：面白唇淡，表情痛苦，左手冰冷，色呈苍白，疼痛麻木，入夜加重，舌淡苔白，尺、桡动脉消失，右脉沉迟无力。皮温计测试，左手温度比右手相差2.5℃。此属肾阳不足，寒袭脉络所致，治宜发散寒湿，温通经脉。方用：麻黄10g，炮附子15g，细辛6g。服药后即感左上肢发热，汗出，温度升高，原方继服5剂，温度正常，双手相等，色变红润，尺、桡动脉恢复，疼痛消失，临床治愈。

（4）水肿案：水肿乃体内水液潴留，全身浮肿之证。此方证之水肿乃本虚标实，病机为肾阳虚衰，阴盛于下，膀胱气化无权，水道不利所致；又复感寒邪，寒水相搏，使肿势转甚。论中虽未提及，但从药物协同分析，本方的发表散寒，温阳利水之功能，投之可内外分消，水肿自去。临床辨证常兼见：全身微肿，腰痛酸重，小便量减，四肢酸冷，恶寒无汗，发热嗜睡，神疲委靡，口淡不渴，舌质淡胖，苔白，脉沉细等症。

唐祖宣常以此加减治疗现代医学诊断的急慢性肾炎、心脏病所至的水肿，尤以立冬节气交替和气候骤变加重的病例而伴发热恶寒无汗者多能获效。但附子须用 15～30g，细辛 9～15g 为宜。夹喘者加杏仁，肺有热者酌加石膏，并根据"少阴阳为顺"之理，每于方中加白术 30g，健脾利水，其效更佳。

刘某，男，47 岁，于 1978 年 11 月 7 日诊治。1966 年患急性肾炎，以中西医治疗好转，但余留面目微肿，时轻时重，予服健脾祛湿，化气利水中药肿势稍减，继服无效，又服西药利尿之品，其效亦不明显，体弱不易接受，每至冬季和感寒常发作，由于衣着不慎，感寒发热，病情加重，肿喘发作。症见：全身微肿，腰以下较甚，腰痛酸重，小便不利，伴恶寒无汗，发热而喘，胸闷不舒，四肢厥冷，神疲乏力，面色㿠白，口唇色淡，舌质淡胖，苔白，脉沉细。化验检查，尿常规：蛋白（+++），红细胞（+），白细胞（+）。证属阴盛阳衰，复感于寒，水湿横溢，治宜解表散寒，温阳利水。方用：炮附子 24g，麻黄、细辛各 15g，白术 30g，杏仁 12g。服药 2 剂汗出热解，水肿亦减，继服温阳益肾健脾利湿之剂以善后，阳气得复，寒水得化，小便得利而水肿消失。化验尿蛋白（－），临床治愈。两年来只在气候交替时服药预防，已参加工作。

按 麻黄细辛附子汤为温阳发表之峻剂，由于仲景论述简要，加之药物峻猛，运用若只从两感入手，就局限了运用范围，细审仲景冠"少阴病"三字有着深远的意义，临床中必从方证病机和药物的协同分析予以推敲，才能扩大此方的运用范围。

从脏腑关系看，少阴统括心肾，兼水火二气，水能克火，故易从寒化，若肾阳素虚，盛受外邪，则表现出本虚标实之证。故辨证为肾阳不足，寒邪外袭之证皆可以此方加减施治。仲景虽指出"脉沉"、"发热"之症，仅是此方治症之一。在临床中，往往出现有脉沉、无发热，或有发热、无脉沉者，或脉迟，或浮大无力等，甚至无此二症者，只要辨其为本虚本标实之证，不受中西医各种病名所限，投之可收异病同治之效。

不同药物的配伍及煎服法，则可起到不同的作用，三药均为峻烈之品，有"有汗不得用麻黄"之说，"细辛不过钱"之论，细审仲景之论，"汗出而喘，无大热者"用"麻杏石甘汤"治疗，实乃有汗用麻黄之例。此说不能作凭要以临证病机为主。考仲景细辛用量，常用二三两，计算合现在 12～15g，在临床中观察，少用有温经散寒之功，多则有下通肾气，内化寒饮之效。入煎剂内从没出现过中毒的表现。虽用大剂麻黄，仅为微汗出，对于四肢病变，则有通其经，温四肢，直达病所之功。

要得提高疗效，尚须注意药物的煎服法，论中云："以水一斗先煮麻黄，减三升，去上沫，内诸药，煮取三升，去滓，温服一升，日三服"。

仲景谓之去上沫者，乃谓其所浮之沫发散过烈。唐祖宣在临床中常嘱病人三药合煎，不去其沫，三煎合于一起，多次频服，其效更佳。

【原文】

少阴病，得之二三日，麻黄附子甘草汤微发汗。以二三日无证[①]，故微发汗也。（302）

麻黄二两，去节　甘草二两，炙　附子一枚，炮，去皮，破八片上三味，以水七升，先煮麻黄一两沸，去上沫，内诸药，煮取三升，去滓，温服一升，日三服。

【词解】

①无证：《玉函经》、《注解伤寒论》均为"无里证"，当从。无里证，指无吐利等里虚寒证。

【提要】　补充少阴病兼表的证治。

【原文分析】

本条与上条连类而及，补充论述少阴病兼表的证治，两条应当合看。上条以麻黄发汗，附子温经，本条也用麻黄、附子，所以亦当是少阴与太阳两感证，亦当有发热、无汗、脉沉等症。"无里证"是本条的审证要点，也是上条的审证要点，对少阴发汗有非常重大的意义。所谓"无里证"，即是指无吐利等典型的里虚寒证而言。只有在无里证的情况下，才能采用表里同治的发汗温经并用之法治疗，否则，如见吐利等典型的里虚寒证，说明里虚寒已盛，其治疗则当采用先里后表之法，即论中所谓"伤寒，医下之，续得下利，清谷不止，身疼痛者，急当救里……"（91），而不能表里同治。诚刘渡舟所说："少阴、太阳两感，之所以可采用表里双解，温阳发汗之法，全在尚无少阴阳衰阴盛，下利清谷、四肢厥逆等里证，因此说'无里证，故微发汗也'。言外之意，一旦出现上述里证，则不仅麻黄细辛附子汤不可用，而且麻黄附子甘草汤也不可用了，这就应先救其里，专用四逆汤来温阳了"（《伤寒论讲解·辨少阴病脉证并治第十一》）。

本条与上条的差异，仅是证情的缓急不同，上条言"始得之"，是证情稍急；本条言"得之二三日"，是证情稍缓，且正气较虚。故在用药上，上条以细辛之升，温经散寒；本条以甘草之缓，取其微汗，且可益气和中，保护正气。

【治法】　温经解表，微发其汗。

【方药】　麻黄附子甘草汤方。

【方解】

麻黄附子甘草汤为麻黄细辛附子汤去细辛加炙甘草而成。因病情比较轻缓，故去辛窜之细辛，加甘缓之炙甘草。方中麻黄解表邪，附子温肾阳，炙甘草之用，既可扶中益气，又可缓麻黄之发散，以求微微得汗而解，不致过汗，使之成为温阳解表，微发汗而又不伤正气的平和之方。

二、少阴热化证

【原文】

少阴病，得之二三日以上，心中烦，不得卧，黄连阿胶汤主之。（303）

黄连四两　黄芩二两　芍药二两　鸡子黄二枚　阿胶三两（一云三挺）

上五味，以水六升，先煮三物，取二升，去滓，内胶烊尽，小冷，内鸡子黄，搅令相得，温服七合，日三服。

【提要】　少阴病阴虚阳亢的证治。

【原文分析】

少阴病有寒化、热化之分，主要由于病人体质因素的差异，邪犯少阴，如素体阳虚，则外邪从阴化寒而形成少阴寒化证；素体阴虚，则外邪从阳化热而形成少阴热化证。少阴寒化证以"脉微细，但欲寐"为其典型脉证，本条"得之二三日以上，心中烦，不得卧"则是少阴热化证的脉证代表。然而，少阴热化证的形成，既可是邪从热化，即寒邪化热，也可是由阳明热邪灼伤真阴而成，还可由因感受温热之邪内灼真阴所致。总之，无论是由寒邪化热，或阳明之热灼阴，或温热之邪灼阴，只要具有真阴伤而邪热炽的脉证，就可确诊为少阴热化证。

少阴病，得之二三日以上，便出现"心中烦，不得卧"之证，说明肾水素亏，即素体阴虚，邪从热化，肾水不足，心火亢盛，心肾不交，水火不济，是以"心中烦，不得卧"。本条叙证较略，临床见症还当有咽干口燥、舌红苔黄、脉沉细数等症。是证并非纯属虚证，除有阴虚之虚外，尚有邪热之实，故治以黄连阿胶汤滋阴清热而交通心肾。

【治法】 滋阴清热降火，交通心肾。

【方药】 黄连阿胶汤方。

【方解】

本方由黄连、黄芩、芍药、鸡子黄、阿胶组成，方中芩、连清心火，降烦热；阿胶、芍药、鸡子黄滋肾阴，养营血，安心神。芍药与芩、连相伍，酸苦涌泄以泻火，与鸡子黄、阿胶相伍，酸甘化阴以滋阴液，又能敛阴安神以和阴阳，共成泻心火，滋肾水，交通心肾之剂。主要用于邪实正虚，阴虚热盛之证，特别是对心肾不交的顽固性失眠证尤有功效。

【临床应用】

(1) 眩晕案：此方证所治之眩晕乃肾阴亏虚，心火上炎所致。临床辨证中常见：头晕眼花，耳鸣汗出，心中烦热，口渴欲饮，舌红绛少苔，脉细数或弦细。

> 程某，女，49岁，1987年4月18日诊治。主诉：头目眩晕两年余。自述两年前因与人生气后渐感头目眩晕，心烦易怒，并常汗出不止，精神不振，经多方治疗效果不显。就诊症见：头目眩晕，心烦易怒，耳鸣汗出，精神委靡，表情淡漠，口干欲饮，舌质红绛无苔，脉弦细数。查血压124/82mmHg，脑电图示为正常，脑血流图检查也未发现异常。根据其症状辨为心火亢盛，肾水不济，乃心肾不济之证，遂投黄连阿胶汤加味。处方：黄连、黄芩各10g，阿胶（烊化）、生地、生龙骨、生牡蛎（先煎）各15g，白芍20g，鸡子黄2枚。服3剂后，感心烦眩晕减轻，汗出已止，原方继方12剂，精神振作，眩晕心烦诸症均消失，临床治愈。

(2) 失眠案：此方证所治之失眠乃阴虚火旺，心肾不济而致之心烦不寐。临床辨证中常见：失眠，严重者通宵不能入睡，或似睡非睡，似醒非醒，或入睡后即做恶梦，或梦乱如死，清醒后精神恍惚，头晕心烦，小便短赤，舌红少苔，脉弦细数等。若在此方中加入炒枣仁、煅龙骨、煅牡蛎、夜交藤等品，其效更佳。

> 唐某，女，57岁，1980年9月27日诊治。主诉：失眠多梦已10年。10年前因高血压（血压160/100mmHg）而感头晕目眩，心烦易怒，口干易汗，耳鸣，服降压药物后血压维持在120～140/80～90mmHg，头晕目眩症状好转，但经常失眠多梦，每晚需用镇静之西药方可入睡4～5小时，服养血安神，滋阴潜阳之中药多剂无效，求治于我。症见：形体较胖，面色黧黑，神情恍惚，自诉心烦头晕，失眠多梦，每晚服安定后仅能入睡4小时，入睡后也多为似睡非睡，多作恶梦，醒后身汗出，白日则精神恍惚，手足心发热，小便短赤，舌质红绛无苔，脉细数。此乃阴虚火旺，心肾不济所致。治宜育阴清火，养血安神。方用：黄连、黄芩各12g，夜交藤、珍珠母（先煎）各30g，酸枣仁、阿胶（烊化）、白芍各15g，鸡子黄2枚。上方服3剂后，夜梦减少，上方加浮小麦30g。上方共服36剂，心烦多梦汗出症状减轻，夜能入睡4～5小时，治投病机，遵上方改汤为丸。服3个月后病人告之，诸症悉除。临床治愈。

(3) 遗精案：此方证所治之遗精乃肾阴受灼，精关不固所致。临床辨证中常见：头晕目眩，心烦易怒，口干欲饮，阳事易举，阴精易泄，舌质红少苔，脉细数或弦数。若加生地、知母、麦冬，其效更佳。

王某，22 岁，1984 年 6 月 17 日诊治。主诉：头晕目眩，阴精易泄半年。病人于半年前事不遂心，生气后自觉头晕目眩，夜多遗精，心烦易怒，阳强易举，因羞于开口，一直未予治疗，两个月前遗精症状加重，并感腰膝酸软。遂在家人陪同下来院诊治。症见：形体消瘦，精神困惫，自诉头晕目眩，心烦易怒，阳事易举，遗精每日一次以上，口干舌腻，睡眠不实，舌质红边有齿印，苔薄白，脉细数。此证乃阴亏火旺之证。治宜滋阴清热，养血固精。方用：黄连、黄芩各12g，阿胶（烊化）20g，麦门冬、生地、知母、白芍各15g，甘草10g，鸡子黄2枚。服上方4剂，仅服药第1天、第2天遗精两次，第3天、第4天均未出现遗精，其余症状均减轻，遵上方继服10剂，仅遗精两次，上方加芡实15g，服20剂后，未出现遗精，其余症状均显著减轻。后以黄连阿胶汤原方调治，又服10剂，其余症状均消失，临床治愈。

按　黄连阿胶汤乃滋阴降火、交通心肾之名方，其临床运用以正虚邪实，阴亏阳亢为标准。凡阴液不足而邪热亢盛者，无论其源自内伤杂证，或咎由外感热病，皆可酌情施用。然则阴液亏耗者，口舌干燥，头晕耳鸣，脉虚细无力，种种虚象，难于尽述；邪热亢盛者，口渴欲冷饮，心烦躁扰，面赤舌红，脉来疾数，诸多实情，非一而足。是以其临床诊断依据，不可泥于条文所记，宜乎审其因，知其机，如此则其效用之宏，断可必矣。

临证之际，若能明虚实之主从，阴阳之缓急，进而灵活调整本方剂量比例，则疗效更佳。阳热甚者，重用苦寒之芩连；阴虚重者，加大柔剂之药量，且减轻芩连之量，防其苦燥伤阴。谨守病机原则，圆机活法，可得辨证论治之精髓。

第四节　少阴寒湿证

【原文】

少阴病得之一二日，口中和①，其背恶寒者，当灸之，附子汤主之。(304)

附子二枚，炮，去皮，破八片　茯苓三两　人参二两　白术四两　芍药三两

上五味，以水八升，煮取三升，去滓，温服一升，日三服。

【词解】

①口中和：即口中不苦、不燥、不渴。

【提要】　阳虚寒湿证的证治。

【原文分析】

"口中和"是少阴阳虚寒湿证的审证要点，口中不苦、不燥、不渴谓之口中和，知里无邪热。背恶寒当是少阴阳虚，失于温煦所致。治以灸、药同用，用灸法以壮元阳、消阴寒。至于灸用何穴，一般认为可灸大椎、膈俞、关元、气海等穴。用附子汤以温经散寒，补益阳气。灸法与汤药配合使用，可增强药物温经散寒的作用，以提高治疗效果，且示人治病不可拘于一法。至于先用灸法还是先用汤药，并无定制，但能及时施治即可。

本证"背恶寒"与白虎加人参汤证的"背微恶寒"的病机完全不同。白虎加人参汤证的背微恶寒，是由于邪热内炽，汗出太多，肌腠疏松，津气不足所致，必口中燥渴引饮；本证背恶寒为阳虚寒盛，失于温煦所致。而与太阳表证的恶寒也不相同，太阳表证的恶寒为邪袭肌表，卫阳被

郁所致。以上虽各皆有恶寒，但性质各异，治法自亦不同，临床必须详加辨证。

【治法】 温经散寒，补益阳气。

【方药】 （1）"当灸之"（可灸大椎、膈俞、关元、气海等穴）。

（2）附子汤方。

【方解】

方中重用炮附子扶先天之阳，人参补后天之本，人参附子合用既助附子温经散寒，又可扶阳固本。白术甘温，茯苓淡渗，两药合用一则助人参健中脾土，二则助附子利水以消阴浊。佐以芍药以和营血而通血痹，可加强温经止痛的效果，又可制附子之辛燥大热伤阴之弊。本方以附子、人参为主药，故其治在于补益脾肾而固根本。

【临床应用】

（1）冠心病案

> 　　唐某，男，51 岁，1980 年 6 月 24 日入院治疗。平素伏案少动，经常熬夜，长期失眠，血压持续在 190 ~ 170/120 ~ 100mmHg。1979 年冬季以来，常阵发心前区刺痛。1980 年 5 月 20 日，因劳累过度，情志不舒，骤发胸背剧痛，大汗淋漓，面色苍白，四肢厥冷，手足青紫，处于昏迷状态。急送某医院诊以"心肌梗死"，经吸氧、输液等抢救措施，3 日后脱险。但仍神志模糊，稍一劳累，心绞痛即发作，于 1980 年 6 月 24 日，住院用中药治疗。先后用活血化瘀，祛湿化痰，育阴潜阳等法治之，症状时轻时重。3 月 26 日突发心绞痛，症见：面色青黄，剧痛难忍，背冷恶寒，汗出不止，四肢发凉，指端青紫，舌淡苔白多津，脉沉细。证属阴寒内盛，胸阳不振。尤以背恶寒症状突出，思仲景"少阴病得之一二日，口中和，其背恶寒者……附子汤主之"。投以附子汤加味。处方：红参、炮附子各 10g，白术、川芎各 15g，白芍、茯苓、薤白各 30g，急煎顿服。
>
> 　　服药须臾，汗止，精神好转，疼痛减轻。2 剂后背冷减轻，疼痛消失。以上方继服 40 剂，心绞痛未再发作，背冷消失，血压稳定在 150 ~ 140/100 ~ 90mmHg，能上班工作。

（2）沉脉、手足寒案：脉沉者，阳气虚衰，升阳之气陷而不举矣。手足寒者，阳气不能充达四肢所致。临床辨证中常见：手足发凉，麻木疼痛，色呈苍白，潮红或青紫，恶寒身重，舌淡苔白多津，脉沉细或消失等症。

唐祖宣常以此方加减治疗外周血管疾病（如血栓闭塞性脉管炎、动脉栓塞、雷诺现象）。冻疮见手足寒和脉沉之症。在治疗雷诺现象时加水蛭、桃仁、红花等通经活血药物。年老、体弱者酌加当归、黄芪；肢寒甚加细辛、桂枝。

> 　　赛某，男，78 岁，1981 年 2 月 12 日入院。久有气喘、咳嗽、心悸。半个月前突觉双下肢发凉、麻木、疼痛，入夜加重，剧痛难眠，3 日后，双脚变为紫黑色，以活血化瘀中药及西药"脉通"等治疗，症状仍不能控制，病情急剧恶化，左脚大趾溃破，流清稀脓液，剧痛难忍。入院治疗时症见：面色青黑，表情痛苦，剧痛难忍，入夜加重，心悸气喘，下肢冰冷，色呈暗黑，双足背、胫后、腘动脉搏均消失，股动脉搏动减弱，左足大趾伤口腐烂，流清稀脓液，舌淡苔白多津，脉沉迟无力，脉搏 60 次/分。病属脱疽，证属寒凝气滞，络脉不通。治宜温阳益气，活瘀通络。方用：炮附子、潞参、茯苓、黄

芪各 30g，白芍、桂枝各 15g，白术 18g，细辛 10g，服药 3 剂，疼痛减轻，夜能入睡 3 ~ 5 小时，上方加当归 30g，服 20 剂后，伤口缩小，双脚黑色渐退，继服 32 剂，伤口愈合，静止痛消失，腘动脉已能触及。

（3）骨节痛案：本方证所治之骨节痛，多在关节，痛有定处，为阳气虚衰，水湿侵入骨节之间，营阴滞涩所致。临床辨证中常见：骨节酸胀，发凉疼痛，固定不移，得暖则舒，遇寒加重，伸曲不便，步履艰难，甚则瘫痪，气短乏力，舌淡苔白，脉沉细无力。

唐祖宣常以此方加减治疗风湿性关节炎、类风湿性关节炎之骨节疼痛，属阳虚寒盛者多能收效。上肢重加桂枝；湿重者加薏苡仁，重用白术 30 ~ 60g；寒湿者重用炮附子 30 ~ 45g。在治疗类风湿性关节炎时，加黄芪、乳香、没药等益气化瘀之品。

王某，女，32 岁，1981 年 3 月 27 日诊治。阴雨连绵，又居湿地，遂感四肢骨节沉困疼痛，经诊为"风湿性关节炎"，服激素等药物，病情时轻时重，又服散寒祛风除湿等中药，症仍不解。症见：面色青黄，四肢骨节沉困疼痛，步履艰难，遇寒尤重，气短乏力，舌质淡苔薄白，脉沉细无力。此属阳气虚衰，寒湿凝滞所致。治宜益气温阳，除湿通痹。处方：炮附子、潞参、白芍、白术、茯苓各 30g，细辛 15g，黄芪 60g。服上方 4 剂，凉痛减轻，可扶杖来诊，原方继服 12 剂，疼痛消失，可弃杖而行，能参加体力劳动。

（4）妊娠腹痛案

木某，女，28 岁。1963 年 10 月 12 日诊治。病人身体素健，妊娠六月，感腹部冷痛，恶寒身重，先后服当归芍药散等方剂，腹痛仍未好转。症见：面色青黄，小腹冷痛，恶寒身倦，入夜加重，胎滑脉弦，大便溏薄，舌淡苔白，并发低热。此属里气虚寒，阴寒内盛所致。治宜温脏回阳，益气健脾。方用：炮附片、白术各 24g，白芍、潞参各 15g，茯苓、黄芪各 30g。病人家属以此方内有附子其辛热有毒，坠胎为百药之长，遂弃之不用，仅服余药 2 剂，诸症不解。二诊，余告之曰：附子为温阳散寒之佳品，本方之主也，弃而不用，焉能收效？遂以原方，服药 4 剂，诸症消失，后足月顺产一男婴，健康如常。

按 附子汤仲景虽用于阳虚而寒湿凝滞之骨节疼痛，然本方具有较好的温经散寒除湿的功效，对具有阳虚而阴寒凝滞所致的其他病证亦可应用。是故阳虚阴乘之胸痹、寒湿下注之带下、湿胜阳微之痹证、阳虚寒盛之腹痛，用之得宜，无不应手而效。

【原文】
少阴病，身体痛，手足寒，骨节痛，脉沉者，附子汤主之。（305）
【提要】 少阴阳虚寒湿凝滞身痛证的证治。
【原文分析】
此条与上条连类相及，相互发挥，同为少阴寒盛，表现证候不一。上条口中和，其背恶寒者，附子汤主之，侧重于阳虚；本条身体痛，骨节痛，手足寒，脉沉者，附子汤主之，侧重于寒盛。若两者兼有，则更可用附子汤主之。

本条"手足寒，脉沉者"是辨证的关键所在，由于身体痛、骨节痛皆属虚寒，而手足寒、脉沉才能说明是阳气虚弱。里阳不足，升阳之气陷而不举，故其脉沉；阳气虚衰，不能充达于四末，故而手足寒；正由于阳气的虚衰，以致阴寒之气滞而不行，留着于经脉骨节之间，不通则痛，见身体痛、骨节痛等症。综言之，是证系少阴阳虚而寒湿凝滞之证，故治以附子汤温经驱寒除湿，俾阳气复而寒湿除，则身痛可愈。

身痛一证，《伤寒论》中多处提及，除本证外尚见于麻黄汤证和桂枝新加汤证，临床必须详加辨别，以利准确治疗。麻黄汤证的身痛为风寒之邪束表，卫气闭塞，营阴郁滞所致，是证必伴有发热恶寒、无汗、脉浮，其手足不寒，治当发汗解表，得汗出则身痛自除；桂枝新加汤证的身痛为气阴两虚，肌体失养所致，其证以汗出身痛，脉沉迟为特点，治当补益气阴，俾气阴复，肌体得以温养，则身痛可止；本证之身痛为少阴阳虚，寒湿凝滞所致，证见手足寒、脉沉，治以附子汤温经驱寒除湿，使阳气复而寒湿去，则身痛自愈。

第五节　辨少阴便脓血、吐利证

一、少阴便脓血证

【原文】

少阴病，下利，便脓血者，桃花汤主之。（306）

赤石脂一斤，一半全用，一半筛末　干姜一两　粳米一升

上三味，以水七升，煮米令熟，去滓，温服七合，内赤石脂末方寸匕，日三服。若一服愈，余勿服。

【提要】　虚寒下利便脓血，滑脱不禁的证治。

【原文分析】

少阴病下利，证由脾肾阳气不足，肠胃虚寒，肾阳虚衰，火不暖土，中焦运化失司所为。下利日久，肾阳愈衰，下焦失于固摄，以致滑脱不禁，甚则由气及血，气不摄血，而致下脓血。既属下焦虚寒性下利，是证当有以下特点：下利脓血，滑脱不禁，其色必晦暗不鲜，其气腥冷不臭，无里急后重和肛门灼热，而腹痛绵绵，喜温喜按，脉沉细等。治以桃花汤旨在温阳涩肠固脱。

应结合下条（第307条）桃花汤证，则知当有腹痛、小便不利、下利不止、便脓血等症。

【治法】　温阳涩肠固脱。

【方药】　桃花汤方。

【方解】

方中赤石脂性温而涩，入胃与大肠经，功能收涩固脱、止血止泻，以其为主药，辅以干姜温中，佐以粳米益脾胃，共奏温阳涩肠固脱之功效。赤石脂一半入煎，取其温涩之气，一半为末，并以小量粉末冲服，取其直接留着肠中，以增强固涩作用，对滑脱不禁者尤有重要意义。

【临床应用】

（1）下利脓血案：此方证所治之下利脓血乃中焦虚寒，下焦失固，脾肾阳衰，统摄无权所致。临床辨证中常见：下利脓血，色多暗淡，赤白夹杂，不能自禁，腹痛绵绵，喜暖喜按，口淡不渴，舌淡苔白多津，脉沉细无力等症。

唐祖宣常以本方加减治疗菌痢、肠炎转为慢性便脓血者，尤以纯色白之痢病机为脾肾阳虚之证者，下利脓血多能收敛。临床中若四肢厥冷者加参附，若红多兼热者稍加黄连，小便不利者加茯苓。

马某，女，63岁，1981年4月12日诊治。有糖尿病病史10余年，尿糖经常持续在（＋＋＋）～（＋＋＋）。10日前，因服生冷诱发呕吐，泻泄，腹痛肢冷，服中药（葛根、黄芩、黄连、甘草、半夏、生姜）无效，在输液中并发休克，血压下降，脉搏消失，面色苍白，四肢厥冷，下利脓血，急送医院住院救治，休克纠正，但下利不止，遂口服"氯霉素"不效，后改用"青霉素"每日600万单位静脉滴注，作皮试无过敏反应，但在输液时突发心烦，全身起紫泡，昏迷不醒，停药后，仍烦躁欲死，下利脓血，色呈暗紫，不能自禁，病家请求停用西药，用中药治疗。于10日上午诊其昏迷不醒，舌质紫，舌苔黄厚腻，脉细数，体温38.8℃，全身红紫，大便失禁。处清热益气，化湿解热之剂无效，病情又加重，躁扰不安，不省人事，下利不止。诊其舌淡苔白多津，脉虚数，四肢厥冷，此正虚阳败之危候也，以回阳救逆为急务，处四逆加人参汤一剂。服后四肢转温，诸症好转，但次日晨旋即如故，又邀诊治。症见：面色青黄，昏迷不醒，下利脓血，色如柏油，不能自禁，身起紫斑，周身微肿，呼吸微弱，腹部发凉，舌淡苔白多津，脉虚数。试验室检查：血常规：白细胞计数$42.4×10^9$/L，中性粒细胞0.95，淋巴细胞0.05，血红蛋白90g/L，血糖26.84mmol/L；胸透：心尖向左下延伸，搏动增强；尿常规：尿糖（＋＋＋），蛋白（＋＋），白细胞（＋＋），红细胞（＋），颗粒管型（＋）。此属中阳虚衰，下元失固，固摄失权所致，治宜温中益气，涩肠健脾。方用：赤石脂、云苓各30g，干姜15g，粳米60g，红参10g。服药1剂，神志略清，四肢转温，服2剂后，利止阳回，继以他药调治，临床治愈出院。化验检查：血常规：白细胞计数$11.0×10^9$/L，中性粒细胞0.78，淋巴细胞0.22，血红蛋白120g/L，血糖6.3mmol/L，体温：正常；尿常规：尿糖（＋）蛋白阴性，白细胞（＋），红细胞（－），颗粒管型（＋）；胸透基本正常。

（2）吐血案：此方证所治之吐血乃中阳虚衰，阴寒内盛，统摄无权，血不循经所致。临床辨证中常见：呕吐频作，血色暗淡，胸腹发凉，得暖则舒，大便溏薄，精神委靡，舌淡苔白多津，口淡不渴，脉沉迟无力等症。

唐祖宣常以本加减治疗胃溃疡和食管静脉出血，病机属中焦虚寒者多能收效，干姜以15～30g为宜，酌加三七粉。呕甚加半夏，正虚加人参。

刘某，男，65岁，1981年5月11日诊治。素有胃溃疡病史，常胃中嘈杂吐酸，腹痛隐隐，饱轻饥重，大便溏薄，每日5～7行，病人素喜饮酒，咳痰清冷，服西药病情时轻时重，泻利时作时止，曾服中药乌梅汤、补中益气等方均未见效。5日前饮酒后致胃痛突然发作，泻泄清稀，吐血不止，色呈暗淡，面色苍白，经输液抢救后泻泄稍减，但吐血仍不止。就诊时症见：面色苍白，精神委靡，泄泻清稀，日3～5行，阵发性吐血，色呈暗淡，腹痛绵绵，胃中觉冷，不欲饮食，口淡不渴，舌淡苔白多津，脉沉细无力。此中焦虚寒，统摄无权，血不循轨，上溢而吐血。治宜温肾健脾，涩肠止血。方用：赤石脂、黄芪各30g，干姜15g，粳米60g，潞参20g，三七粉1.5g（冲服）。上方服1剂，吐血量减少，腹痛减轻，3剂时吐血止，上方去三七粉加白术15g，半夏12g，6剂后吐泻止，继以益气健脾之剂调治而愈。

（3）腹痛案：此方证所治之腹痛为脾阳虚衰，阴寒内盛所致。临床辨证中常见：面色青黄，气短声微，腹痛绵绵，喜暖喜按，大便溏薄，不能自禁，精神委靡，舌淡苔白多津，脉沉细无力等症。

唐祖宣常以本方加减治疗脾肾阳衰，阴寒内盛，下利不止引起的腹痛多能收效。气虚者酌加黄芪、人参、茯苓；阳虚甚者加附子其效更佳。

王某，女，52岁，1981年4月21日诊治。久有慢性肠炎病史，经常大便溏薄，腹痛绵绵，1981年2月8日因食油腻，下利不止，倾泻如水。服"土霉素、氯霉素、呋喃唑酮"等药后泻利稍减，但便出白色脓样黏冻，腹部冷痛，久治不愈。症见：面色青黄，精神委靡，腹部冷痛，气短声微，四肢发凉，小便不利，大便日十余行，泻利白色脓样黏冻，口淡不渴，舌淡苔白多津，脉沉细无力。此属脾阳虚衰，阴寒内盛，下元失固所致。处方：赤石脂30g，粳米60g，干姜15g。服药2剂，便次减少，病人喜告曰："数年之疾，2剂竟可收功。"上方继服2剂，腹痛消失，大便已转正常。

按 桃花汤方药仅三味，然配伍精妙，煎服法较有特色，具有温阳散寒、除湿固脱之效。原著所述用治虚寒性下利脓血，与白头翁汤证虚实寒热对应。后世医家对此功效亦予以充分发挥，突出其止血之功，举凡吐、衄、便、尿诸般血证，病机属虚寒者，皆可斟酌施用。值得注意的是，痢疾之便脓血，唯虚寒滑脱者，乃可用本方。若余邪未尽而湿热留连者，一般不宜用之。因此，对于脾胃虚寒而兼湿热羁留者，可仿后世连理汤之意，加黄连以治之。

另外，本方固脱之力甚宏，非唯血证而已，即若下利、带下等病证，其病机属虚寒者，亦可量情而用。唯其固涩之效，若夹有余邪者，须慎防其留邪之弊。

【原文】

少阴病，二三日至四五日，腹痛，小便不利，下利不止，便脓血者，桃花汤主之。（307）

【提要】 补充少阴虚寒便脓血的证治。

【原文分析】

本条承接上条，是对上条桃花汤证证治的补充。少阴病，二三日至四五日，则寒邪入里更深，虚寒更甚，阳虚阴盛，中焦失运，阴寒凝滞，故腹痛；脾肾阳衰，失于温化，统摄无权，故下利不止，且夹脓血，而呈滑脱之势；下利不止，势必伤阴，津液损伤则小便不利。因证属脾肾阳衰，滑脱不禁，仍以桃花汤温涩固脱。

从辨证的角度出发，本证的腹痛、小便不利、下利便脓血都有虚寒证的特点，自与热证、实证不同，当详于辨别。①本证的腹痛是隐隐作痛，痛势绵绵，喜温喜按；与阳明腑实的腹痛疼痛剧烈而拒按有明显差异。②本证的小便不利，既不同于热盛津伤的小便不利，也不同于膀胱气化不利蓄水证的小便不利。热盛津伤的小便不利，必伴有高热、烦渴、舌苔黄燥等症；膀胱气化不利蓄水证的小便不利，必伴有脉浮、发热、口渴、少腹里急、苔白等症；本证的小便不利，是下利过多而致津液损伤，必先有虚寒下利，且无发热症。③本证的下利便脓血，证属虚寒，所下脓血色泽晦暗，或血色浅淡，状如鱼脑，其气不臭而腥冷，泄泻滑脱不禁，无里急后重和肛门灼热之症；而热性下利便脓血，色泽鲜明，气味很臭，有里急后重及肛门灼热感。

结合上条，桃花汤证当具有以下特点：一是下利不止，滑脱不禁，大便稀薄，脓血杂下，色泽晦暗，其气腥冷不臭，无里急后重及肛门灼热；二是伴有腹痛，痛势绵绵，喜温喜按；三是小便不利，以下利不止而津伤之故。

【原文】

少阴病，下利，便脓血者，可刺[①]。（308）

【词解】

①可刺：指可以用针刺的方法进行治疗。

【提要】 少阴病，下利便脓血，也可用刺法。

【原文分析】

本条上承前条，言少阴病，下利便脓血，既可服用前述之桃花汤，也可用刺法以调阴阳，和气血，行滞散瘀，缓痛止利；同时也可以针药并用，疗效会更好。

本条叙证简略，且未说明可刺的具体穴位，故对其证之寒热属性颇多争议，有谓属实热者，亦有谓属虚寒者，实难定夺。一般说来，刺法多用以泻实热，灸法多用以温虚寒。据此，此证似当属热属实，但针刺亦有补泻，且就临床所见，针刺长强穴对下利便脓血有较好效果，但所治之证并非皆为热证、实证。所以，欲知其属寒属热，当综合其所有脉证，全面分析，方能准确无误。至于当刺何穴，当待辨清其寒、热、虚、实，再据证而选穴，并进而确定其补泻手法。

二、少阴吐利证

【原文】

少阴病，吐利，手足逆冷，烦躁欲死者，吴茱萸汤主之。(309)

吴茱萸一升　人参二两　生姜六两，切　大枣十二枚，擘

上四味，以水七升，煮取二升，去滓，温服七合，日三服。

【提要】　阳虚阴盛，正虚邪争的证治。

【原文分析】

本条少阴病冠首，是言证如少阴病的普通症状。"烦躁欲死"是形容烦躁之甚令病人难以忍受的症状。属胃寒肝逆，浊阴上犯之少阴厥阴合病。故其治疗不用四逆汤而用吴茱萸汤，旨在温降肝胃，泄浊通阳。

此证为胃寒肝逆而浊阴上犯，致使中焦升降逆乱，故见吐利；阳为阴寒所郁，而不能达于四末，是以手足逆冷。既是胃寒肝逆而浊阴上犯，故是证当以呕吐为主，治以吴茱萸汤温降肝胃而泄浊通阳。

【治法】　温降肝胃，泄浊通阳。

【方药】　吴茱萸汤方（参见阳明病篇）。

第六节　少阴咽痛证

【原文】

少阴病，下利，咽痛，胸满，心烦，猪肤汤主之。(310)

猪肤①一斤

上一味，以水一斗，煮取五升，去滓，加白蜜一升，白粉②五合，熬香，和令相得，温分六服。

【词解】

①猪肤：去掉内层肥白的猪皮。

②白粉：白米粉。

【提要】　少阴阴虚火炎咽痛的证治。

【原文分析】

少阴病本属阴阳俱虚，而下利，则多缘于阳虚。本证少阴病，下利日久，阴津逐渐亏耗，其病机逐渐呈现阴虚火旺之势。此虚火浮越于上，熏灼咽喉则咽痛；上扰心胸，则心烦胸满。其咽痛属本证病机的局部反映，与第283条少阴病之咽痛及第317条通脉四逆汤证或然症状之一"咽

痛"相比，彼属虚阳无根浮越之火，而此则为阴虚上炎之火。

虚火上炎之咽痛，其咽部多不太红肿，唯觉干痛，痛势也不剧烈，不若风热实证之红肿而痛甚。既非实热之证，故无须苦寒之品以直折其火，证属阴虚火炎，且虽属少阴，实与肺有关，即秦皇士所说："少阴咽痛，以肾水不足，水中火发，上刑肺金。"故以猪肤汤滋肾、润肺、补脾。

【治法】 滋肾润肺补脾。

【方药】 猪肤汤方。

【方解】

本方由猪肤合白蜜、米粉熬制而成。猪肤寒咸入肾，滋肾水而清热润燥；白蜜甘寒润肺，清上炎之虚火而利咽；米粉甘缓和中，扶土止利。三药合用，有滋肾、润肺、补脾之功，为治疗阴虚火炎咽痛之良方。

【原文】

少阴病，二三日，咽痛者，可与甘草汤；不差，与桔梗汤。(311)

甘草汤方

甘草二两

上一味，以水三升，煮取一升半，去滓，温服七合，日二服。

桔梗汤方

桔梗一两　甘草二两

上二味，以水三升，煮取一升，去滓，温分再服。

【提要】 少阴客热咽痛的证治。

【原文分析】

凡言少阴病者，必具少阴脉证，此言咽痛者当是少阴病发生过程中的又一见（兼）症。前后相关条文俱属此义。邪热客于咽嗌，损伤脉络，以致咽痛不适，局部当有轻度充血红肿。治以甘草汤清热解毒而止咽痛。若服甘草汤而咽痛不除，是肺气不宣而客热不解，可用桔梗汤，即于甘草清热解毒的基础上，加用桔梗以开肺利咽。

【治法】 清热利咽。

【方药】 （1）甘草汤方。

　　　　　（2）桔梗汤方。

【方解】

《伤寒论》中甘草多炙用，仅甘草汤、桔梗汤中甘草生用。生甘草味甘微凉，能泻少阴阴中之伏热而治咽喉肿痛，有清热解毒的良好作用。

桔梗汤即甘草汤加桔梗，方中生甘草清热解毒，桔梗辛开散结，助生甘草清热解毒，且开肺利咽，以治客热咽痛之较重者。桔梗汤，后世名甘桔汤，是治咽喉疾病的基本方，后世治疗咽痛等咽喉疾病的诸多方剂多由本方加味而成。

【原文】

少阴病，咽中伤，生疮①，不能语言，声不出者，苦酒②汤主之。(312)

半夏十四枚，洗，破如枣核　鸡子一枚，去黄，内上苦酒，着鸡子壳中

上二味，内半夏着苦酒中，以鸡子壳置刀环中，安火上，令三沸，去滓，少少含咽之。不差，更作三剂。

【词解】

①生疮：是指咽喉部创伤破溃。

②苦酒：就是酸醋。

【提要】 咽中疮伤，声不得出的证治。

【原文分析】

"咽中伤，生疮"，既可由外伤引起，如饮食不慎而被鱼刺、肉骨等刺伤或被热食等灼伤；也可由火热上炎或温热之邪而致咽部生疮破溃所致。但无论是何种原因所致，咽痛的程度一般都较重，咽部肯定有红肿破溃及脓性分泌物，疼痛较剧，以致难于言语，甚则声音不出。是证多为邪热痰浊损伤咽喉，而致咽部溃烂，声门不利。是证虽亦属热，系痰热郁闭，咽喉腐溃之证，故其治疗非甘草汤、桔梗汤所能胜任，须用苦酒汤涤痰消肿，敛疮止痛，利窍通声。

【治法】 清热涤痰，敛疮消肿。

【方药】 苦酒汤方。

【方解】

苦酒汤由半夏、鸡子白、苦酒组成，半夏涤痰散结，开喉痹；鸡子白甘寒，利血脉，止疼痛，润咽喉，开声门；苦酒即米醋，味苦酸，消疮肿，敛疮面，活血行瘀止痛。半夏得鸡子白，有利窍通声之功，无燥津涸液之弊；半夏得苦酒，能加强劫涩敛疮的作用。全方共成涤痰消肿、敛疮止痛之剂。

本方服法强调"少少含咽之"，可使药物直接作用于咽喉患部，有利于对咽喉局部疮面的治疗，以提高疗效，徐灵胎谓为"内治而兼外治法也"。这是服药方法上的前所未有的开创。这种服法和剂型，实开口含剂和含服法之先河。

【原文】

少阴病，咽中痛，半夏散及汤主之。(313)

半夏洗 桂枝去皮 甘草炙

上三味，等分，各别捣筛已，合治之。白饮和服方寸匕，日三服。若不能服散者，以水一升，煎七沸，内散两方寸匕，更煮三沸，下火，令小冷，少少咽之。半夏有毒，不当散服。

【提要】 少阴客寒咽痛的证治。

【原文分析】

本文咽痛应指少阴病发生过程中出现的一个新见（兼）证，与上文同义，属少阴风寒客于咽嗌，且痰湿阻滞，或伴有恶寒，痰涎缠喉，咳吐不利，气逆欲吐等症，治以半夏散及汤散寒通咽，涤痰开结。

【治法】 散寒通咽，涤痰开结。

【方药】 半夏散及汤方。

【方解】

本方由半夏、桂枝、甘草组成，方中桂枝散寒通阳，半夏涤痰开结，甘草和中缓急止痛，白饮和服，取其保胃存津，且可防桂枝、半夏辛燥劫阴之弊。方名半夏散，其剂型为散剂，若不能服散剂者，亦可用汤剂服用，方名为半夏汤，合称之即为半夏散及汤。

第七节 少阴下利证

一、白通汤证与白通加猪胆汁汤证

【原文】

少阴病，下利，白通汤主之。(314)

葱白四茎 干姜一两 附子一枚，生，去皮，破八片上三味，以水三升，煮取一升，去滓，分温再服。

【提要】　阳虚阴盛戴阳证证治。

【原文分析】

本条叙证太简，因"少阴病，下利"，就《伤寒论》所述即有寒热之异，生死之殊。从前后对勘和以方测证的方法来分析，本条之少阴病下利当属虚寒下利，根据第315条"少阴病，下利，脉微者，与白通汤"则知本证亦当是脉微；从方药来分析，方中用干姜、附子，则知本证亦属脾肾阳虚，阳气不能通达于四肢，是以本证还当有恶寒、四肢厥冷等症；白通汤即四逆汤去甘草加葱白，根据第317条通脉四逆汤方后加减法，谓"面色赤者，加葱九茎"，因而推知白通汤证中应有"面色赤"一症，阳虚阴盛而见面赤，是阴盛格阳于上的表现，加葱白取其急通上下阳气。综上所析，白通汤证当有下利、恶寒、四肢厥冷、脉微、面赤等症，病机为阴盛于下，虚阳被格于上，治以白通汤破阴回阳，宣通上下。

【治法】　破阴回阳，宣通上下。

【方药】　白通汤方。

【方解】

本方为四逆汤去甘草，加葱白而成，方中葱白通上焦之阳下交于肾，附子启下焦之阳上交于心，干姜温中焦之阳宣通上下，三药合奏，具有破阴回阳，宣通上下之功。

【原文】

少阴病，下利，脉微者，与白通汤；利不止，厥逆无脉，干呕烦者，白通加猪胆汁汤主之。服汤脉暴出①者死，脉微续②者生。白通加猪胆汁汤。(315)

葱白四茎　干姜一两　附子一枚，生，去皮，破八片　人尿五合　猪胆汁一合

上五味，以水三升，煮取一升，去滓，内胆汁、人尿，和令相得，分温再服。若无胆亦可用。

【词解】

①脉暴出：即脉象突然出现浮大躁动之象。

②微续：指脉搏渐渐恢复。

【提要】　阴盛戴阳证服热药发生格拒的证治及预后。

【原文分析】

本条内容分三个部分：一是承上条继续讨论白通汤证的证治；二是讨论服白通汤发生格拒的证治；三是讨论发生格拒的预后。

少阴病下利脉微，处以白通汤病情反增，出现"利不止，厥逆无脉，干呕烦"新症，是"寒盛格阳"所致。因取《内经》"逆而从之之法，加猪胆汁、人尿用"同气相求续治。"服汤脉暴出者死，微续者生"，论服白通加猪胆汁汤后的两种不同转归。如药后"脉暴出"，则为虚阳完全显露于外，其预后多极坏，故曰"死"；如药后脉"微续"而现，为阳气渐复之象，其预后多较好，故曰"生"。

【治法】　破阴回阳，佐以咸寒苦降。

【方药】　白通加猪胆汁汤方。

【方解】

本方即由白通汤加人尿、猪胆汁组成。以白通汤破阴回阳，通达上下；加人尿、猪胆汁咸寒苦降以反佐，引阳药入阴，使热药不被寒邪格拒，以利于发挥回阳极救逆作用。

关于本方所加人尿、猪胆汁，多数注家视为反佐，即《内经》所谓"逆者从之"之意；亦有认为不仅反佐，更能滋阴，刘渡舟认为"吐逆下利，阴阳俱伤，不但阳虚，而且阴竭，下利不止，阴液走泄，已成涸竭之势。白通补阳有余，不能滋阴，阴涸阳衰，手足厥逆，至为危殆，惟有人尿、胆汁补阴液，滋涸竭，引阳补阴，此方独妙"。其"引阳补阴"即是对这两方面作用的概括。

对方后 "若无胆亦可用"，后世医家亦有争议。汪苓友说："方后云，若无胆亦可用，则知所重在人尿，方当名白通加人尿汤始妥。"刘渡舟则认为 "关于猪胆汁的取舍问题，张仲景说：'无胆亦可用'，似乎胆汁为可用可不用的药物，根据程老先生的治疗经验证明，方中猪胆汁绝非可有可无之事。程老曾用白通加猪胆汁汤救治两例因食河蟹中毒的病人，其一按方使用了猪胆汁，另一因未找到猪胆汁，治疗的结果是，加猪胆汁者获痊愈，而未用者，竟抢救无效。此足以说明对方中猪胆汁一药的治疗作用，是绝对不可忽视的"。刘氏之论颇有说服力。由此可见，若无胆亦可用，并不是说猪胆汁可有可无，不太重要，而是因为猪胆非常备之物，有时难以找到，但病情重急，难以久等，鉴此而取下策，恐久等而生变。

二、真 武 汤 证

【原文】

少阴病，二三日不已，至四五日，腹痛，小便不利，四肢沉重疼痛，自下利者，此为有水气，其人或咳，或小便利，或下利，或呕者，真武汤主之。(316)

茯苓三两　芍药三两　白术二两　生姜三两，切　附子一枚，炮，去皮，破八片

上五味，以水八升，煮取三升，去滓，温服七合，日三服。若咳者，加五味子半升，细辛一两，干姜一两；若小便利者，去茯苓；若下利者，去芍药，加干姜二两；若呕者，去附子，加生姜，足前为半斤。

【提要】　少阴阳虚水泛的证治。

【原文分析】

本条病机，仲景已明确指出 "此为有水气"，然其寒热属性，根据治用真武汤，当然应属少阴虚寒。肾阳虚衰，水气不化，水寒之气泛溢为患，外攻于表，则四肢沉重疼痛；内渍于肠，则腹痛下利。水气为患，无处不到，变动不居，难以捉摸，故多或然之症，水气上逆于犯肺，则咳嗽；水气停滞于中，犯胃而胃气上逆则呕吐；下趋大肠，传导失司，则下利更甚；停滞于下焦，阳虚不能制水，膀胱气化不行，则小便不利。见症虽有不同，但总属肾阳虚而水气泛溢为患。其治疗以真武汤温肾以散水气。

本条证候与第82条 "太阳病发汗，汗出不解，其人仍发热，心下悸，头眩，身𥆧动，振振欲擗地者，真武汤主之" 的起病过程虽有不同，但其病理机转则同是肾阳虚而水气为患，都用真武汤主治。

本证与 "伤寒若吐下后，心下逆满，气上冲胸，起则头眩，脉沉紧，发汗则动经，身为振振摇者，茯苓桂枝白术甘草汤主之"（第67条）的苓桂术甘汤证，虽均为阳虚水泛证，但本证重点在肾，彼则重点在脾，故治疗一则温肾利水，一则为温脾化饮。

本证与附子汤证同属肾阳虚兼水湿之邪为患，但本证为阳虚而水气浸渍内外，以头眩、心悸、身𥆧动为主；附子汤证则阳虚较甚，寒湿之邪凝滞于骨节之间，以身体痛、骨节痛为主。两方药物大部相同，皆用附、术、苓、芍，所不同处，附子汤术、附倍用，并伍人参，重在温补元阳，真武汤附、术半量，便佐以生姜，重在温散水气。

【治法】　温肾阳，散水气。

【方药】　真武汤方。

【方解】

真武汤由茯苓、芍药、生姜、白术、附子组成。方中附子辛热以壮肾阳，使水有所主；白术健脾燥湿，使水有所制；术、附同用，更可温煦经脉以除湿。生姜宣散，佐附子助阳，于主水中有散水之意；茯苓淡渗，佐白术健脾，于制水中有水之用；芍药活血脉，利小便，且有敛阴和营之用，

可制姜、附刚燥之性，使之温经散寒而不伤阴。诸药相辅相成，相互为用，共成扶阳散水之剂。

方后加减诸法，是为随证化裁举例示范：若咳者，是水寒犯肺，加干姜、细辛以散水气，加五味子以敛肺气，与小青龙汤中干姜、细辛、五味子同用作用一致；小便利则不须利水，故去茯苓；下利甚者，有阴盛阳衰，芍药苦泄，故去之，加干姜以温里；水寒犯胃而呕者，可加重生姜用量，以和胃降逆，至于去附子，附子为本方主药，似不宜去，汪苓友说："若去附子，恐不成真武汤矣"，很有见解。

【临床应用】

（1）疔毒案：此方证所治之疔毒乃肾阳不足，不能温化水湿所致，临床辨证中常见：创面污黑，多痒少痛，疔周扪之坚硬，流水无脓，或剧痛难忍，舌白有津，脉弦紧。若加麻黄其效果佳。

张某，男，54岁，修鞋工人。于1962年6月21日诊治。使用疫死牲畜之皮，右手食指尖部起小疱疹，继则溃破，色呈黑暗，多痒少痛，周围扪之坚硬。症见：发热无汗，骨节疼痛，患部流水无脓，继而患部由痒变为剧痛，舌白多津，脉象弦紧。此疫毒侵于人体，证乃阳虚水泛，不能发泄于外所致。治宜温阳发汗利湿。方用：茯苓30g，白术、白芍各15g，附子（炮）、麻黄（先煎去渣）各24g。上方服2剂后，汗出热退，疼痛减轻，伤口流出暗黄色毒水，继服上方去麻黄加黄芪30g，疔出而愈。

（2）手术后伤口不愈案：此方证所之伤口不愈乃阳气耗伤，阳虚不能温化水湿，导致寒湿浸袭，故伤口久不能愈。此病临床辨证中常见：伤口晦暗，淡而不泽，不红不肿，脓水色淡，疼痛入夜尤甚，四肢厥冷，少气懒言，舌淡多津，脉沉细无力。若加黄芪、苍术其效更佳。

刘某，男，53岁，农民，于1961年11月24日诊治。患"急性阑尾炎"住院手术治疗，虽经运用多种抗生素合并外治，3个月余手术伤口不能愈合，继服中药清热解毒药物和阳和汤无效而来院就诊。症见：右少腹部伤口晦暗，不红不肿，淡而不泽，流淡灰色脓水，疼痛，入夜尤甚，经常腹中肠鸣隐痛，大便溏薄，日三四行，腰背酸痛而凉，面色青黑，精神委靡，少气懒言，四肢逆冷，舌淡多津，脉沉细无力。此手术之后，高龄正虚，阳气耗伤，寒湿郁结所致，治宜温肾复阳，燥湿托毒。方用：茯苓、白术、黄芪、苍术各30g，附子（炮）15g。上方服5剂后，泄止痛减，先后共用30剂，伤口愈合。

（3）脱疽（血栓闭塞性脉管炎）案：此方证所治之脱疽乃肾阳衰微，脾湿肝郁所致，临床辨证中常见：肢端发凉麻木，跛行，疼痛，入夜尤甚，痛时内觉发凉，患肢苍白，暗红或紫红，破溃后伤口流清稀脓液，肉色不鲜，舌质淡白，脉沉细。若加干姜、黄芪、桂枝、潞参、川牛膝，其效更佳。

刘某，男，37岁，工人，于1966年5月31日入院治疗。主诉：双下肢凉痛已3年，左足趾溃破已5个月。因工涉水，寒冷刺激而诱发此病。初起跛行，延止1964年3月，左下肢突发肿胀，跛行距离缩短，疼痛加重，下肢麻木，合并游走性浅表静脉炎，足趾变紫，温度下降，彻夜不能回温，误以风湿诊治无效。于1965年先后经县医院和省中医学院附属医院确诊为"血栓闭塞脉管炎"。先后注射"硫酸镁"，内服扩张血管药物和中药四妙勇安汤及四妙活血汤无效，由于足趾溃烂，病情恶化，于1966年5月31日入院治疗。既往史：身体素健，未患过任何传染病，平时有烟酒嗜好。症见：膝以下冰冷，剧烈疼痛，整夜不能入眠，剧疼时内觉发凉，暖之稍减，踝以下暗红，五趾紫黑，抬高患肢苍白，下垂暗紫，左大小趾溃烂已5个月，左大趾伤口3cm×2cm，小趾3cm×1cm，色暗紫，无脓，足背、胫后、腘动脉搏动均消失，股动脉微弱，小腿肌肉萎缩，左腿肚33.5cm，右腿肚34.5cm。趾甲增厚不长，汗毛脱落，皮肤枯槁，面色青黄，舌淡白多津，腰背冰凉，小便清长带白，脉细无力，体温正常，血压90/60mmHg。此属肾阳衰微，脾湿肝郁所致，治以温肾阳，燥脾湿，疏肝木。方以真武汤加味。炮附片、茯苓、黄芪、潞参各30g，白术、桂枝、白芍、干姜、甘草、川牛膝各15g。上方加减服用，共住院91天，服药91剂，能步行2500m无跛行感，温度颜色基本恢复正常，趾甲汗毛开始生长，足背动脉微能扪及，腘动脉恢复良好，但胫后动脉仍无，左腿肚35.8cm，右腿肚36cm，伤口愈合，经追访12年没复发。

（4）慢性脓胸案：此方证所治之脓胸乃肾阳衰微，水寒不能化气所致，临床辨证中常见：形体消瘦，胸闷气短，动则喘促，咳吐清痰，自汗恶寒，舌质淡苔白腻，脉沉细。本方加陈皮、半夏、干姜、郁金，其效更佳。

饶某，男，61岁，于1974年4月8日来院就诊。1973年12月患"右侧急性脓胸"，经用"青霉素、链霉素"及其他抗生素治疗，并先后三次抽脓共1600ml，病虽减轻，但脓腔不能彻底清除，逐渐加重，于1974年4月7日拍胸片和超声检查，右侧胸膜增厚与膈肌相连，右下肺叶显示大片状薄阴影。超声波检查右侧第8肋间肩胛线近2.5mm，深3.0cm平段。由于胸闷气短而喘，服西药无效，上级医院建议手术根治脓腔，由于病人身体极度虚弱不愿手术治疗，来服中药治疗。症见：形体消瘦，面白少华，精神疲惫，右胸廓萎陷，肋间隙变窄，疼痛，胸闷气短，动则喘促，自汗恶寒，四肢冰冷，心中烦闷，咳吐清痰，小便清长，舌腻有津质淡，脉搏沉细，体温36℃，脉搏82次/分，血压79/67mmHg；血常规：白细胞计数$15.0×10^9$/L，中性粒细胞0.72，淋巴细胞0.28，血红蛋白142g/L。诊为"慢性脓胸"，素有痰湿，郁热内蕴，化为脓胸，经治疗之后，郁热稍除，痰湿尚存。思仲景"治痰饮者当以温药和之"的法则，用苓桂甘术汤，合泻痰行水，下气平喘之葶苈大枣泻肺汤。方用：茯苓30g，白术、炒山药各21g，甘草6g，白参、木香、杏仁、贝母、桂枝各9g，陈皮、半夏、郁金、桔梗各12g，葶苈子4.5g，大枣10枚。上方服10剂后，胸闷疼痛减轻，吐痰好转，但仍自汗厥逆，脉细便清，短气不足以息。此肾阳衰微，水寒不能化气所致。治宜温阳利水。方用：白术、山药各21g，茯苓30g，附片（炮）、白芍、干姜、半夏、条参各15g，陈皮、郁金各12g，木香6g，大枣10枚。上方服5剂后诸症减退，服60剂，自觉症状完全消失，胸部脓液吸收，X线片仅胸膜增厚。参加工作，追访3年没有复发。

（5）水肿案：本方证所治之水肿乃肾阳衰微，水气不化所致。临床辨证中常见：面白少华，精神委靡，腰背酸痛，四肢厥逆，全身浮肿，舌淡苔白多津，脉沉细无力。若加桂枝、干姜、半夏、大腹皮其效更佳。

王某，男，23岁，工人，于1975年11月19日来院就诊。主诉：腰痛浮肿半年，呕吐尿闭十余日。半年前因感受风寒而患"急性肾炎合并尿毒症"，经抢救好转，自此后时轻时重，尿蛋白经常在（+++）～（++++），经多方治疗亦无效果，后因服泻下药物，病情加重，尿闭，全身浮肿，气喘无力而求治。症见：面白少华，睑结膜苍白，精神委靡，腰背凉痛，全身浮肿，四肢厥冷，恶心呕吐，饮食不进，舌质淡，苔白多津，脉沉细无力，血压158/90mmHg，小便每日约200ml。尿常规检查：蛋白（++++），红细胞（+++），白细胞（+），颗粒管型2~3个。以肾小球肾炎辨病治疗，采用清热解毒，活血化瘀治疗。方用：川芎、赤芍各15g，红花、桃仁各9g，丹参、益母草、银花、白茅根、公英各30g，水煎服。每日1剂。服上方4剂后，呕吐仍重，尿少肢冷，无任何效果。综观诸症，属肾阳衰微，水气不化之证，治宜温阳利水。方用：白芍、白术、云苓、炮附子片、生姜、大腹皮、葫芦各30g，桂枝、干姜、半夏各15g。服后呕吐减轻，肢冷好转，小便通利，继服10剂肿消，30剂时化验尿蛋白阴性，血压131/71mmHg，尿量每天2000ml以上。但出现口渴、脉大等热象，改服真武汤加清热活瘀药物而治愈，参加工作，随访2年未复发。

(6) 尿毒症案

李某，女，已婚，50岁。因上腹部疼痛10天，于1958年6月21日急诊入北京某医院。现病史：病人10余年来，常有上腹疼痛，泛酸，服碳酸氢纳片后缓解，疼痛多与饮食有关。近4日上腹部疼痛发作，以两肋缘为甚，入院前1日疼痛加重，持续不解，大便2日未行，小便如常。检查：急病容，痛苦表情，皮肤无黄疸，头部器官正常，颈软，心肺无殊，腹壁普遍板硬，并有压痛，肝脾不易触及，膝反射存在。血压100/20mmHg，临床诊断为"胃穿孔"，合并"腹膜炎"。入院后先由外科作穿孔修补及胃空肠吻合术，手术进行良好。但术后血压一直很低，尿量极少，甚至无尿，持续数日，渐成半昏迷状态。肌肉抽动，并测得非蛋白氮150mg%，要求中医会诊。诊见病人神志欠清，时而躁动，手抽肉瞤，尿闭，脉细肢凉，乃用仲景真武汤加减，回阳利尿。药用西洋参、杭芍、白术、伏苓、炮附片，生薏苡仁。1剂之后，能自排小便，四肢渐温，肉瞤惊惕亦止。但仍神疲不愿讲话。三诊时改用红人参、白术、茯苓、车前子、牛膝、泽泻、生薏苡仁。2剂后神志全清，排尿自如，精神略振。但感口干，改用党参、沙参、麦冬、花粉、生薏苡仁、玉竹。经过三诊之后，诸证好转，血压恢复，非蛋白氮降至37.5mg%，最后痊愈出院（《岳美中医案选集》）。

按 真武汤为少阴心肾阳虚而兼水饮泛滥的主方，临床运用非常广泛，无论内、外、妇、儿各种疾病，只要具有阳虚饮停的病理特点，如恶寒肢冷、心悸怔忡、小便不利、水肿、舌淡脉沉等，即可相机选用。就其组方特点而言，尤其适宜于慢性心肾功能衰竭所致的各种病症。

本方用于救治慢性充血性心力衰竭效果确切，但应注意选加部分活血药物，尤其是具有活血利水双重功效之品，如蒲黄、益母草、泽兰、水蛭等，以收水血并治之功。从理论上讲，加入活血之品，更能切合少阴"心主血，肾主水"的病理生理特点。临床运用时，亦常与生脉散合用治疗各型心力衰竭，尤其是对强心苷类药物中毒病人，具有明显疗效。

本方用治水邪较盛的各类病证如慢性肾炎、慢性肠炎、渗出性胸膜炎时，常合用五苓散，以收"脏腑同治"之功。而用治各类眩晕病人，若兼血瘀或血虚，则常配合四物汤运用，对耳源性眩晕、眼源性眩晕、椎基底动脉供血不足眩晕、胃源性眩晕等，颇具良效。

三、通脉四逆汤证

【原文】

少阴病，下利清谷，里寒外热，手足厥逆，脉微欲绝，身反不恶寒，其人面色赤，或腹痛，或干呕，或咽痛，或利止脉不出者，通脉四逆汤主之。(317)。

甘草二两，炙 附子大者一枚，生用，去皮，破八片 干姜三两，强人可四两

上三味，以水三升，煮取一升二合，去滓，分温再服。其脉即出者愈。面色赤者，加葱九茎；腹中痛者，去葱，加芍药二两；呕者，加生姜二两；咽痛者，去芍药，加桔梗一两；利止脉不出者，去桔梗，加人参五两。病皆与方相应者，乃服之。

【提要】 阴盛格阳于外的证治。

【原文分析】

本条的辨证眼目是"里寒外热"。"里寒外热"既是对下利清谷、手足厥逆、脉微欲绝、身反不恶寒等症状的概括，亦是对病的概括。其"里寒"是肾阳虚衰而阴寒内盛，故见下利清谷、手足厥逆、脉微欲绝等症；其"外热"是虚阳被格于外的假热，阳虚阴盛，证当恶寒而不恶寒，故曰"身反不恶寒，"是虚阳浮越于外的表现。综言之，"里寒外热"实为里真寒而外假热。"里寒外热"正是本条病机和证候特点。

"其人面色赤"一症，虽是阴盛格阳证的临床主要表现，从条文文字叙述来看，紧接"身反不恶寒"之后，属"外热"之象。但细观之，通脉四逆汤的方后注中，有"面色赤者，加葱九茎"。可见"加葱九茎"是属随证加减之列，故而"其人面色赤"亦当属或有之症，不得作为通脉四逆汤证的主证。阴寒内盛而见"面色赤"后世称之为"戴阳证，"即阴寒内盛而虚阳被格于上，与阴寒内盛而见身反不恶寒的阴寒内盛而虚阳被格于外，同为格阳证。其证治，格阳于外者，治以通脉四逆汤；格阳于上者，治以白通汤。

由于本证属阴盛格阳之证，证情多较重笃，变化亦较多，是以多或然之证。若阴寒内盛而虚阳被格于上，则可见面色赤之症；脾肾阳虚，气血凝滞，则可见腹痛；阴寒犯胃，胃失和降，则可见干呕；虚阳上浮，郁于咽嗌，则可见咽痛；阳气大虚，阴液内竭，其利止非为阳回而为阴竭，故可见利止脉不出之症。

本证之身反不恶寒、面色赤、咽痛等症皆属虚阳浮越之象，与阳热实证不同，临床须善于鉴别。阳浮于外的身热或身反不恶寒，必有众阴寒内盛之证，病人虽觉热而热必不甚，并且久按之则不热；阳热实证之热，多为里热熏蒸，按之灼手，必有口舌干燥、大渴引饮之症。虚阳浮越之面色赤必红而妖嫩，游移不定，且必伴有其他寒证；阳热实证的面赤，是面部通红而不游移，如阳明病的"面合赤色"，且必伴有其他热证。

【治法】 破阴回阳，通达内外。

【方药】 通脉四逆汤方。

【方解】

通脉四逆汤即四逆汤倍干姜，重用附子而成。因而加强了破阴回阳的作用，使温阳驱寒的力量更强，能治脉微欲绝，故方名通脉四逆汤。

本方证为少阴寒化，真寒假热，阴盛格阳之证，其证重于四逆汤证之"下利清谷，四肢厥逆，脉微欲绝"。面色赤为阴寒内盛，阳气将脱，故用辛热慓悍之味，以填补真阳以祛阴寒之邪。重用附子温肾阳，重用干姜温脾胃之阳。脾胃为后天之本，两者强健，则全身振奋，阴霾之邪即祛；附子与干姜相伍，可减附子之毒性；再合甘草甘温补中化阳。三味相合，以破在内之阴寒，而壮少阴之阳气，使虚阳外越之征内返，欲绝之脉通复。

其加减法是：若见面色赤者，是阴盛于下而格阳于上，当加葱白以通格上之阳；若见腹中痛，是寒凝气滞而血脉不和，加芍药以利血脉，缓急止痛，去葱白，即无须加葱白之意；若见干呕者，是中焦寒盛，胃气上逆，加生姜以和胃降逆；若见咽痛，是虚阳郁于咽嗌，加桔梗以利咽止痛，芍药酸敛，故去之；若见利止而脉不出者，是阴阳俱竭，气血大衰，前所加之桔梗已不适宜，故去之，加人参以补益气阴而复脉，与四逆汤加人参汤相类。

方后提出"病皆与方相应者，乃服之"，是示人处方用药，包括随证加减，都必须与病机相符，药随证变，随证化裁，才能收到预期疗效。

【临床应用】

（1）无脉症案：本方证所治之无脉症乃肝脾受损，肾元不足所致。临床辨证中常见：头晕目眩，心悸自汗，四肢厥冷，麻木疼痛，胸胁满闷，失眠多梦，舌质淡苔薄腻。若加当归、黄芪其效更佳。

李某，女，28岁，教师，1975年9月诊治，自述由情绪不畅，渐至无脉，多方调治无效。症见：面色晦暗无泽，心悸眩晕，气短自汗，手脚麻凉易疼，胸胁满闷，失眠多梦，纳差食少，二便如常，舌质淡，苔薄腻，切脉不着。此肝脾受损，肾元不足，阴阳不济，经脉阻滞所致。治宜调理肝脾，固补肾元，温经复脉。投以通脉四逆汤加减：炙甘草、炮附片（先煎）、干姜、黄芪、当归各30g，白芍45g，服6剂，手脚温度上升，麻疼减轻，继服前方12剂，手脚麻木凉疼消失，脉搏隐约可见，余症皆轻。守前方加丹参15g，继服20剂，脉搏恢复，余症亦除。

（2）脱疽（血栓闭塞性脉管炎）案：本方证所治之血栓闭塞性脉管炎系肝肾不足，寒湿内结，气滞血瘀，经络阻滞所致。临床辨证中常见：肢体发凉、麻木，跛行，色呈苍白，气短心悸，腓肠肌痉挛不舒，舌质淡苔薄白，脉沉细。若在方中加入黄芪、当归、丹参其效更佳。

付某，男，54岁，农民，1985年7月上旬就诊。自述足腿木冷疼痛3个月余，经多方调治无效。后确诊为"血栓闭塞性脉管炎"。症见：面色晦暗，气短心悸，下肢沉困无力，腓肠肌挛紧，足色苍白凉疼，左侧尤重，行走跛行，左足背及胫后动脉消失，舌质紫暗，舌苔黄腻而燥，脉沉弦而滑。此为肝肾俱虚，寒湿内结，气滞血瘀，经络阻滞所致。治宜调理脾肾，温通经络，祛湿化瘀。投通脉四逆汤加减：甘草、附子（先煎）、干姜、玄参、丹参各30g，白芍60g，黄芪45g。服10剂，足已不麻木，疼止凉轻，守方加葱白2茎，加减调服3个月，先后服药68剂，动脉搏动恢复，临床症状消失，可单独步行5000m以上，无疼痛感。为善其后，每月服前方4剂。至今良好。

（3）类风湿案：本方证所治之类风湿乃肝肾不足，风寒内侵，邪客关节，经络阻滞所致。临床辨证中常见：周身关节发凉，疼痛，指、膝关节尤甚，屈伸不利，心悸气短，天气阴冷病情加重，舌质紫，苔薄黄，脉弦数。若加黄芪、金银花、薏苡仁其效更佳。

李某，男，51岁，干部，1984年8月16日就诊。自述患关节肿疼3个月余。先后经地县医院检查确诊为类风湿性关节炎，经多方调治疗效不佳。症见：面色无华，常有心悸气短，周身关节凉疼，指膝关节肿疼，指关节尤甚，屈伸不利。对气候变化敏感，大便干，小便赤，舌质紫暗，舌苔黄腻而燥，脉弦数而滑。此乃肝肾不足，风寒内侵，邪客关节，经络阻滞所致。治宜调补肝肾，祛风理湿，温经通络，调和气血。投通脉四逆汤加减：炮附子35g，炙甘草、黄芪、薏苡仁、金银花各30g，干姜20g，白芍60g，葱白3茎。服6剂，诸关节凉疼大减，指关节屈伸自如，余症亦轻。守方继服，治疗2个月，服药57剂而愈，至今无恙。

（4）心悸案：此方证所治之心悸乃肝脾两虚，心肾不交，阴阳不济痰湿内郁所致。临床辨证中常见：心悸气短，头目眩晕，自汗，大便干，小便短赤，舌质紫有瘀斑，脉沉细。本方加黄芪、丹参、麦门冬、红参等治疗冠心病、心绞痛，每能获效。

朱某，男，58岁，干部，1984年4月24日就诊。经地县医院多次检查，诊为"高血压心脏病"，经调治，效不佳，每遇繁忙或精神紧张，多有发作。症见：面色晦暗无泽，轻度浮肿，气短眩晕，心悸自汗，纳差食少，大便干，小便短赤，舌质紫暗有瘀点，舌苔薄白而腻，脉沉细而结。此肝脾两虚，心肾不交，阴阳不济，痰湿内阻所致。治宜固补肝脾，交通心肾，调理阴阳，化瘀祛痰，并兼理湿。拟通脉四逆汤加减：炮附片、干姜、炙黄芪、麦冬各30g，炙甘草、丹参各25g，白芍45g，红参6g，葱白2茎。服4剂，胸胁闷疼及心悸凉汗消失，余症亦减。加减调治月余，服药26剂，诸症皆除，尔后，每遇劳累或精神紧张病欲发作，服上方3剂即可抑制。

（5）不育症案：此方证所治之不育症乃肝肾不足，冲任失养，阴阳不济，经脉阻滞所致。临床辨证中常见：腰酸腹痛，赤白带下，月经错后，量少色暗，心烦易怒，舌质紫苔薄腻，脉沉细。若在方中加入丹参、女贞子、当归等，其效更佳。

李某，女，30岁，职工，1985年3月21日就诊。自述婚后4年不孕，夫妇双检无生理异常，经多方调治无效。症见：面色晦暗，头目眩晕，心烦易怒，腰酸腹疼，赤白带下，经来错后，量少色暗，舌质淡有瘀点，苔薄腻，脉沉细而滑。此乃肝肾不足，冲任失养，阴阳不济，经脉阻滞所致。治宜调补肝肾，以固冲任，交通阴阳，通经和瘀，濡养胞宫。拟通脉四逆汤加减：炮附片（先煎），干姜、炙甘草、当归、丹参、女贞子各30g，白芍45g，葱白3茎，服方4剂，腰酸腹痛疼减轻。加炙黄芪24g继服4剂，腰酸腹疼消失，带止。余症皆轻。症药相投，加减调治45日，先后服药36剂受孕，如期顺产一男婴。

按　此与白通汤同类，为少阴心肾阳虚，真寒假热之代表方，然可视作四逆汤之重剂。故凡四逆汤重证，每可投予本方。其所主证候阴阳格拒之势，与白通汤证不同，为虚阳被盛阴格拒于外，此身反不恶寒，甚或发热为特点。

四、四逆散汤

【原文】

少阴病，四逆，其人或咳、或悸、或小便不利、或腹中痛、或泄利下重者，四逆散主之。（318）

甘草炙　枳实破，小渍，炙干　柴胡　芍药

上四味，各十分，捣筛，白饮和服方寸匕，日三服。咳者，加五味子、干姜各五分，并主下利；悸者，加桂枝五分；小便不利者，加茯苓五分；腹中痛者，加附子一枚，炮令坼；泄利下重者，先以水五升，煮薤白三升，煮取三升，去滓，以散三方寸匕内汤中，煮取一升半，分温再服。

【提要】　肝胃气滞，阳郁致厥的证治。

【原文分析】

本条叙证亦过简，仅据"少阴病，四逆"是难以辨明其病机的，然从以药测证的原则来分析，方用四逆散，药用柴胡、枳实、芍药、甘草，而不用姜、附，可见本证四逆，和以上所述阳虚阴盛的四逆，其性质是根本不同的。从治疗方药来看，本证的四逆是由肝胃气滞，气机不畅，阳郁于里，不能通达四末所致。因此，此证四逆，其程度并不严重，且无其他虚寒见证，诚如李士材所说："此证虽云四逆，必不甚冷，或指关微温，或脉不沉微，乃阴中涵阳之证，惟气不宣通，是以逆冷。"刘渡舟亦说："本证之四逆比少阴阳衰寒盛之四逆，手足发凉的程度较轻，范围较小，病机也不相同。此因阳郁而致，彼因阳衰而致，故此用疏气解郁法治疗，彼用回阳救逆法治疗二者不可混淆。"在临床辨证上是不难区分的。

本条所以冠以"少阴病"，列于少阴病篇，主要为了鉴别辨证。根据本证的病机特点，还当有腹中痛、泄利下重等症状，故柯韵伯认为"泄利下重"四字当列于"四逆"句后，作为四逆汤证的主症之一，不应列入或有症中，并把"泄利下重"作为本证的辨证眼目，谓"条中无主证，而皆是或然证，四逆下必有阙文，今以泄利下重四字，移至四逆下，则本方乃有纲目"。因为肝木有病，每易侮土，木邪乘土，肝气不舒，常可见腹痛、泄利下重等症，治用四逆散以疏肝理气，透达郁阳。由于肝胃气滞，气机失常，故有或然之证，咳是肺寒气逆；悸为饮邪凌心；小便不利乃水气不化；下重为气郁于下等。姜建国在《伤寒思辨》中亦指出"本条所冠称，是因四逆散证可见'四逆'之症（气机郁滞，阳气不达四末），而'四逆'症又是少阴寒化证的常见症，为了鉴别，为了辨异，于是就从'四逆'症的角度列出了这一条冠以少阴而又非少阴的四逆散证。论述之语相同，均称'少阴'；主治之症相同，均有'四逆'；命方之名相同，均称'四逆'。但为一'汤'，一为'散'，这又从'同'中提示'异'的一面，仲景其用意不昭然若揭了吗"！

【治法】　疏肝解郁，透达郁阳（宣扬气机，透达郁阳）。

【方药】　四逆散方。

【方解】

四逆散由甘草、枳实、柴胡、芍药组成。方中柴胡疏肝解郁，枳实行气散结，芍药和营而调肝脾，甘草缓急和中，全方有宣畅气机、透达郁阳的作用，能使肝气调达，郁阳得伸，肝脾调和则肢厥自愈，腹痛泻利下重遂止。其或然证的加减法是：若咳系肺寒气逆，则加五味子、干姜以温肺而收气逆；若悸为寒饮凌心，则加桂枝以通心阳而益心神；若小便不利为水气不化，则加茯苓以利水；若腹中痛系寒凝气滞，则加附子温阳散寒以止痛；若泄利下重为阳气郁于下，则加薤白通阳散寒、行气导滞，气行则后重自除。以上加减法仅为举例，不可视为成法，临床当据证而辨，随证加减，方为合适。

【临床应用】

（1）胃痛案：此方证所治之胃痛乃胃痛隐隐，时轻时重，胃脘部感痞闷不舒，食欲不振，手足不温，舌质淡红，舌苔薄黄等，唐祖宣常以本方加减治疗慢性胃炎，肋间神经痛等，多能取效。慢性胃炎及胃部不适疼痛者酌加半夏、郁金、木香、砂仁；肋间神经痛者酌加郁金、木香、川楝子、玄参、香附，其效更佳。

赛某，男，57岁，1991年10月30日诊治。主诉：胃脘部疼痛3年。3年前因饮食不节渐感胃部泛酸，隐隐作痛，当地诊为"慢性胃炎"，服消炎解痉之剂效果不显，服中药益气健脾、和胃化湿之品效亦不佳，求治于我院。症见：形体消瘦，面色青黄，胃部泛酸，隐隐作痛，牵及两肋，食欲不振，手足不温，舌淡红，苔薄黄，脉弦细，经胃镜检查确诊为"胃炎"。此为肝郁气滞，肝脾不调所致。治宜疏肝理气，调和肝脾。方用：柴胡、郁金、川楝子、半夏、枳实各 12g，白芍 15g，黄连、干姜各 6g，甘草 10g。服药 3 剂，疼痛已有缓解，纳食觉香，舌质淡苔薄黄，遵原方继服。服药 18 剂后，胃脘疼痛及胁肋疼痛均已消失，胃部已不作酸，胃镜检查胃炎已基本痊愈。上方加玄胡 10g，继服 10 剂以巩固疗效。

（2）咳嗽案：本方证所治咳嗽及脾阴不足，肝失疏泄，上逆于肺，肺失宣降所致。临床辨证中常见：阵咳入夜加剧，咳时牵及两肋作痛，或晨起咳嗽更剧，痰少而黏，不易咯出，食欲不振，夜寐欠安，舌红苔薄或薄黄，脉弦滑等症。加用清肺镇咳之川贝母、胆南星、竹茹、桑白皮、杏仁等品其效更佳。

林某，女，63 岁，1981 年 3 月 17 日诊治。久有咳嗽病史，冬春尤甚，遇寒更重。10 日前感冒后经治疗寒热已除，但遗留咳嗽，多方治疗无效。症见：形体消瘦，表情痛苦，双眼睑轻度浮肿，咳嗽晨起更剧，痰少而黏不易咯出，咳时牵引小腹疼痛，食欲不振，心烦，少寐多梦，小便黄，舌质红苔薄黄，脉弦细。此为肝失疏泄，肺失宣降所致。治宜清肝肃肺，理气止咳。方用：柴胡、枳实、甘草、杏仁各 10g，白芍、桔梗各 15g，川贝母、竹茹、桑白皮各 12g。服药 5 剂后，咳嗽减轻，能咳出黄色黏痰，治投病机，以上方加石膏 15g，陈皮 10g，服 12 剂后咳嗽基本消失，唯晨起有轻微咳嗽，余症均减轻，继服上方 6 剂而愈。

（3）胁痛案：本方证所治胁痛乃肝胃郁热，气机不畅所致。临床辨证中常见：胁肋疼痛，右胁疼痛尤甚，恶心欲吐，胸闷不欲食，或见恶寒发热，口干苦，舌质淡苔薄黄，脉弦数。以本方加减治疗肝炎、胆囊炎、胆囊息肉所致之胁痛多能取效。酌加郁金、木香、川楝子、金钱草、半夏、竹茹、神曲、山楂者其效更佳。

张某，女，41 岁，1979 年 7 月 12 日诊治。主诉：右胁疼痛，胸闷不适 2 个月。2 个月前原因不明感右胁隐隐作痛，伴胸闷不适，食欲不振，因经济困难未予治疗，1 个月前感胁痛加重，胸闷不欲食，常恶心呕吐。症见：形体稍胖，面色萎黄，右胁疼痛，恶心欲吐，厌油腻，胸闷脘痞不舒，纳呆，舌质红，苔黄腻，脉弦滑。右胁压痛，经超声波检查确诊为肝炎。病人平素性情急躁。此为肝郁气滞所致。治宜疏肝理气，和胃降逆。方用：柴胡、枳实、甘草、竹茹各 10g，郁金、川楝子、半夏各 12g，炒神曲、炒山楂各 15g。上方服 2 剂，恶心欲吐，右胁疼痛减轻。治投病机，上方加陈皮 12g，服 24 剂后，右胁疼痛消失，恶心欲呕，胸脘痞闷已基本消失，可正常进食，超声波检查仍提示为肝炎，继以舒肝健胃丸以善其后。

（4）泄利下重案：此方证所治之泻利下重乃下焦湿热，热阻气滞之证。临床辨证中常见：腹胀腹痛，泻利下重不爽，里急后重，倦怠无力，饮食不香，四末不温，平素心烦易怒，夜不安寐。临床中若见湿热盛而下利重者加黄柏、薤白、茯苓；有虚寒之证者则加干姜、薤白，其效更佳。

韩某，男，58岁，1982年12月6日诊治。主诉：腹痛下利1年。病人平素性情急躁，1年前发脾气后即感胁肋胀痛，服行气止痛药物后胁痛减轻，但总感腹痛绵绵，痛则下利，每日下利2~3次，下利不爽，多方治疗无效。症见：泄下利重，下利不爽，腹痛绵绵，里急后重，每日2~3次，大便溏薄，平素易心烦易怒，身倦无力，食纳不佳，四末欠温，舌淡苔薄白，脉弦细。大便作细菌培养也未发现异常。此属肝脾气滞所致。治宜疏肝理气，清热止泻。方用：柴胡、白芍、枳实、薤白各12g，茯苓30g，木香、甘草各6g。上方服2剂，腹痛减轻，又服6剂后，大便为日1~2次，能成形。上方去茯苓加炒神曲、炒山楂各15g，陈皮12g，服10剂后，诸症悉除，临床治愈。

按　四逆散为疏肝理气之祖剂，原著虽用以治疗四逆，然其临床运用范围绝非仅限于第318条所述。千年临床实践结果表明，无论外感内伤，凡见肝郁征象如胁肋胀闷、叹气脉弦等，皆可用之获效。后世医家结合自己临床经验，在本方的基础上化裁出一系列名方，柴胡疏肝散、逍遥散，莫不仿此方法，而得以传世济人。

五、猪苓汤证

【原文】

少阴病，下利六七日，咳而呕渴，心烦不得眠者，猪苓汤主之。(319)

猪苓去皮　茯苓　阿胶　泽泻　滑石各一两

上五味，以水四升，先煮四物，取二升，去滓，内阿胶烊尽，温服七合，日三服。

【提要】　少阴阴虚有热，水气不利的证治。

【原文分析】

少阴下利，伴见咳而呕渴、心烦、不得眠，则当属少阴热化之证，而与猪苓汤清热滋阴利水，结合第223条"若脉浮发热，渴欲饮水，小便不利者，猪苓汤主之"，是证当有"小便不利"之症，其病机为少阴阴虚有热，水气不利。水气不利，偏渗大肠，则下利；水气上逆，犯肺则咳，犯胃则呕；水热互结，津不上承，加之阴液虚少，故见口渴；阴虚则内热，虚热上扰，故见心烦不得眠；湿热内停，水气不化，故小便短赤而不利。

猪苓汤证，一见于阳明病篇（即第223条），一见于少阴篇（即本条），其叙证不同，其发病过程亦不同。阳明病的猪苓汤证，是阳明热证误下后的变证之一，阳明热证误下后，热不能除，而津液受伤，热与水结，蓄于下焦，因而出现阴津损伤水热互结之证，刘渡舟说："阳明热证误下之后，热邪深入下焦。肾与膀胱居于下焦而为水脏、水腑，热灼肾阴，伤其阴精，而使膀胱气化不利，水气内停，水热因而互结，故见'小便不利'和'渴欲饮水'之证。热邪盛于外则'脉浮发热'。此为阴虚水停，水热互结于下焦，治者用猪苓汤育阴清热利水。否则徒清热则不能救其津，独养阴又不能行其水。"少阴病之猪苓汤证是肾阴虚而有热，且亦水热互结于下焦，影响了水液代谢，以致水蓄不行，其见证分析已于释义中介绍，可见其总的病机是相同的，故都用猪苓汤清热滋阴利水。

下利、心烦、口渴之症亦可见于阳虚阴盛之证，如第282条中也有这些见症。但其证属阳虚寒盛，故虽有心烦而仍但欲寐，并且小便清长，是以论中指出"小便色白者，少阴病形悉具，小便白者，以下焦虚有寒，不能制水，故令色白也"。本证心烦却不得眠，且小便短赤不利，是以彼证属寒而此证属热。

本证的咳呕下利与第316条真武汤证相似，而且都是水气为患，但真武汤证是阳虚寒盛而兼水气不利，伴见四肢沉重疼痛等症；本证是阴虚有热而水气不利，伴见心烦不得眠等症。有同有异只要抓住其病机的异同，结合其他见症，临床是不难鉴别的。

本证的心烦不得眠虽与黄连阿胶汤证相似，但黄连阿胶汤证阴虚有热而心肾不交，不兼水气，且邪热与阴虚均较重；本证以水气不利为主，热势较轻，阴虚亦不严重。若阴虚较甚，猪苓汤渗利之剂则有伤阴之弊，论中"汗出多而渴者，不可与猪苓汤"（第224条）的禁例就是由此而设。故其见症除心烦不得眠外，更兼咳而呕渴、小便不利等。

【治法】　清热滋阴利水。

【方药】　猪苓汤方（参见阳明病篇）。

第八节　少阴三急下证

【原文】

少阴病，得之二三日，口燥咽干者，急下之，宜大承气汤。(320)

枳实五枚，炙　厚朴半斤，去皮，炙　大黄四两，酒洗　芒消三合

上四味，以水一斗，先煮二味，取五升，去滓，内大黄，更煮取二升，去滓，内芒消，更上火令一两沸，分温再服。一服得利，止后服。

【提要】　燥实伤津，真阴将竭，治当急下。

【原文分析】

少阴病热化证因阴虚阳旺而导致肠腑燥实，因肠腑燥实伤津而致真阴将竭，以致土燥水竭，用大承气汤旨在急下燥结以救真阴，即急下阳明之实而救少阴之阴。此乃少阴之变而非少阴之常。"口燥咽干"一证作为辨证眼目。口燥咽干虽然是燥热内结，蒸灼津液，肾阴损伤的表现，但作为急下的依据，似嫌不足。然条文言病属少阴，必与阳明胃家实热相关。当兼有阳明腑实燥结之证及其他阴分耗伤之证。是证本属阴虚，又见阴伤邪结，病才二三日即见如此重证，可见病之重急，若不急下在里之实邪，则燎原之火有竭尽西江的危险，所以必须急下，才能救被耗之阴。

【治法】　通腑泻热，急下存阴。

【方药】　大承气汤方（参见阳明病篇）。

【原文】

少阴病，自利清水，色纯青^①，心下必痛。口干燥者，可下之，宜大承气汤。一法用大柴胡汤。(321)

【词解】

①色纯青：青，黑色。又草色。《说文解字》曰："青，东方色也。"色纯青，即大便呈黑色，绿色，或黑绿相杂之色。

【提要】　燥实阻结，迫液下泄，火炽津枯，治当急下。

【原文分析】

少阴病自利清水，不夹渣滓，与鸭溏或清谷迥异，且兼色纯青，心下痛，口干燥之证，可见不属寒而属热。乃因燥屎阻结，不能自下，迫液下奔而旁流，故所下纯是稀水，即所谓热结旁流之证。是证少阴之阴本虚，又见阳明燥实，证势急迫，不仅土实水亏，更见肝胆火炽，疏泄太过，胆汁因而大量混入肠中，于是所下之水颜色纯青；木火上迫，是以心下必痛；火盛水竭，故而口干燥。所以必须急下邪实，遏燎原之火，才能救垂绝之阴。本证除论中所列诸证外，亦当有阳明里实之证，虽自利清水，但必有腹满拒按、绕脐痛、舌苔焦黄等症状。本证之治，已经下利，复

用攻下，乃通因通用之法，只有腑实去，利始能止，欲竭之阴始能得救。

热结旁流之证，以自利清水为特点，泻下纯为稀水，不夹渣滓，臭秽难闻，是燥实内结，不能自下，迫液下奔而旁流，故除自利清水外，必有阳明腑实之证可辨。

【原文】

少阴病，六七日，腹胀，不大便者，急下之，宜大承气汤。(322)

【提要】　肠腑不通，土燥水竭，治当急下。

【原文分析】

本条亦是土燥水竭之证，冠以少阴病，旨在提示是少阴阴虚，是少阴阴虚阳旺的热化证，病经六七日，又见腹部胀满、大便不通的阳明燥实证，肾阴势必进一步耗伤而频临竭绝的危险，因而必须急下阳明之实，方可救将竭之阴。可见"腹胀，不大便"是本证的审证要点，其腹胀不是一般的腹胀，而是腹大满不通，或腹满不减，减不足言，说明燥屎内结，壅滞很甚。另外，第302条有"口燥咽干"，第321条有"口干燥"，本证"腹胀，不大便"的同时亦当有口咽干燥的肾阴将竭之证。

第320、321、322条统称少阴三急下症，因叙证简略，实各有侧重，故当联系互参，不可孤立看待。

第九节　少阴病温法提要

【原文】

少阴病，脉沉者，急温之，宜四逆汤。(323)

甘草二两，炙　干姜一两半　附子一枚，生用，去皮，破八片

上三味，以水三升，煮取一升二合，去滓，分温再服。强人可大附子一枚，干姜三两。

【提要】　少阴病脉沉，治当急温。

【原文分析】

脉见沉而微细，是少阴虚寒本质的显露，若不急用温法，则下利、厥逆的亡阳之证就会很快接踵而至。因此，提出"急温之"，不但可以提高疗效，而且富有见微知著，防止病势增剧的积极意义。这是仲景示人时虚寒之证，应该早期治疗，以免延误病机。

【治法】　回阳救逆。

【方药】　四逆汤方。

【方解】

本方由甘草、干姜、附子组成，方中附子温肾回阳，干姜温中散寒，甘草调中补虚，合为回阳救逆之要方，因其主治少阴阳虚阴盛而四肢厥逆，故方名四逆。

关于本方何药为君，认识颇不一致，归纳起来，主要有两种意见，一是认为附子为君，一是认为甘草为君。以附子为君者，如许宏说："必有附子为君，以温经济阳，以干姜为臣辅佐之，甘草为使以调和二药，以散其寒也。《内经》曰，'寒淫于内，治以甘热'。方曰，'寒淫所胜，平以辛热。乃附子之热，干姜之辛，甘草之甘是也'。"《金镜内台方议》以甘草为君者，如成无己说："却阴扶阳，必以甘为主，是以甘草为君……逐寒正气，必先辛热，是以干姜为臣，……暖肌温经，必凭大热，是以附子为使"（《伤寒明理论》）。《医宗金鉴》亦说："君以炙草之甘温，温养阳气，臣以姜附之辛温，助阳胜寒，甘草得姜附，鼓肾阳温中寒，有水中暖土之功，姜附得甘草，通关节走四肢，有逐阴回阳之功，肾阳鼓，寒阴消，则阳气外达，而脉升手足温矣。"两种意见均有一定理由，就驱寒回阳来说，附子自是首选药物，可以称王为君；但就配伍意义来说，炙甘草

既能降附子毒性，更能加强附子、干姜的温阳作用，犹如元帅驾驭大将，诚如《长沙方歌括》所说："建功姜附如良将，将将从容藉草匡。"可见甘草与附子同等重要，但干姜亦非可有可无，也是必用之药，俗谓"附子无干姜不热"，如果不用干姜，就不能发挥其回阳救逆的作用。

【临床运用】

(1) 脱疽（血栓闭塞性脉管炎）案：此方证所治之脱疽乃肾阳不足，寒湿内侵，经络不畅，跛行、疼痛，舌质紫，苔白细腻，脉沉细。若于方中加入薏苡仁、当归、黄芪、丹参等，其效更佳。

> 王某，男，45岁，1972年10月27日就诊。自述患"血栓闭塞性脉管炎"2年余，先后就治于多家医院，收效欠佳。症见：面色晦暗，肢体困乏，手足冰冷，足色苍白，趾甲增厚，毛发脱落，腓肠肌萎缩挛紧，行走跛行，饮食不佳，便溏溲淋，舌质紫，苔白腻，脉沉滑。检查：右足背动脉、胫后动脉及左足背动脉消失；左胫后动脉微弱。脉症相参，此肾阳不足，寒湿内侵，经络不畅，气滞血瘀所致。治宜温阳补肾，祛寒理湿，通经活络，活血化瘀。投四逆汤加味。方用：金银花、干姜、薏苡仁各60g、炮附子（先煎）、当归、甘草、黄芪、丹参各30g。服方8剂，诸症皆轻。药已中的，前方加减续服，如此调治3个月，诸症悉除，1年后追访良好。

(2) 心悸案：此方证所治之心悸乃心阳不振，脾肾阳虚，痰湿内阻，气机不利所致。临床辨证中常见：心慌自汗，胸胁满闷，心前区疼痛，四肢逆冷，头晕目眩，心烦失眠，舌质紫体胖，苔白腻，脉结或代。若加黄芪、丹参其效更佳。

> 张某，男，64岁，1973年7月18日就诊。自述患"冠心病"3年余，每遇劳累或精神不佳时，即有发作，经多家医院诊治获效不佳，1周前又因劳累过度，致使旧病复发，经医院抢救而脱险。但胸闷自汗，心慌心跳不能抑止。症见：形体高大肥胖，面色萎黄，胸胁满闷，心慌自汗，心前区彻痛，手肢逆冷，失眠烦躁，头晕目眩，纳差食少，便难溲淋，舌紫胖，苔腻白，脉结代。此乃心阳不振，脾肾两虚，痰湿内阻，气机不利所致。治宜调补脾肾，温阳化痰，疏通气机。投四逆汤加味。方用：炮附子（先煎）30g，甘草12g，干姜15g，丹参、黄芪各18g。服方3剂，心悸自汗，胸闷胁疼消失，余症皆轻。药中病所，前方加减续服。如此调服2周，诸症悉除，后每欲发作均给予四逆汤加味调治即愈。

(3) 痔血案：此方证所治之痔血乃肝肾亏虚，阳气不振，血不归经，游溢脉外所致。临床辨证中常见：下血不止，大便不畅，腰膝酸软，心悸自汗，面白无华，舌淡苔薄白，脉沉细无力。若加银花炭、黑地黄、丹参等，其效更佳。

> 刘某，男，28岁，1986年9月16日就诊。自述其患"痔疮"3年，经多方治疗，未获效果。此次探亲回里，受某乡医盲目手术，致使痔疮出血不止，险些送命，后送医院抢救而脱险。但仍下血淋漓不止。症见：面色㿠白无泽，形体消瘦，眩晕，腰膝酸软，心悸自汗，纳差食少，大便不畅，下血不止，小便利，舌淡瘦，苔薄白，脉沉细无力。此乃肝虚肾亏，阳气不振，而致血难归经，游溢脉外。治宜养肝固肾，壮阳益气，引血归经。投四逆汤加味。方用：炮附子（先煎）、银花炭、干姜各30g，炙甘草、黑地黄各15g，丹参9g。服方2剂，下血即止，余症亦轻。药切病机，不予更方，上方续服3剂告愈。3个月后随访良好。

（4）宫寒不孕案：此方证所治之不孕乃心肾阳虚，肝血不足，胞宫虚寒，督任失养所致。临床辨证中常见：面色萎黄，腰膝酸软，四肢厥冷，心悸自汗，带下清稀，舌质淡苔薄白，脉沉迟。若加黄芪、当归、丹参其效更佳。

> 孙某，女，28岁，1984年10月21日就诊。自述婚后6年不孕。夫妇双检，未见生理异常。经多方医治，均未获效。症见：面色萎黄，形体消瘦，腰膝酸软，手足逆冷，心悸自汗，食欲不佳，便溏溲淋，带下清稀，舌瘦淡，舌薄白，脉沉迟。脉症相参，此乃心肾阳虚，肝血不足，胞宫虚寒，督任失养所致。治宜温补心肾，益气养肝，固补督任，温宫祛寒。投四逆汤加味。方用：炮附子（先煎）45g，甘草15g，干姜30g，黄芪、当归各25g，丹参12g，大枣7枚。服方6剂，白带减少，自汗止，腰膝酸软消失。药症相合，继以前方加减续服。如此调服月余而孕，如期产下一男婴。1年后随访良好。

按 四逆汤为治疗少阴心肾阳衰之代表方，以四肢厥冷、恶寒身蜷、下利清谷、脉微无力为其审证要点。现代临床多用于救治循环系统、呼吸系统或泌尿系统功能衰竭，具有明显疗效，根据病理机制分析，本方可扩展运用至临床各科急危重证的救治，不必限于原著范围。换言之，凡具心肾阳衰病理特点者，均可用本方治疗。

【原文】

少阴病，饮食入口则吐，心中温温欲吐，复不能吐。始得之，手足寒，脉弦迟者，此胸中实，不可下也，当吐之。若膈上有寒饮，干呕者，不可吐也，当温之，宜四逆汤。（324）

【提要】 胸中有寒实内阻与膈上有寒饮的辨证与治疗宜忌。

【原文分析】

少阴病，饮食入口则吐，心中温温欲吐，复不能吐，既可见于少阴之阴寒上逆证，同时亦可见于痰实阻于胸膈证，临床必须详于辨证，本条特举例说明辨证于后。

如果病初起，即见手足寒冷、脉象弦迟，而不是手足厥冷、脉微欲绝，是证则不是少阴虚寒证，而是邪阻于胸中的实证。由于痰实之邪阻于胸膈，正气向上驱邪，故饮食入口则吐，不进食时，心中亦蕴结不适而上泛欲吐，但因实邪阻滞不行，故复不能吐；胸中阳气被痰实所阻，不得达于四末，故手足寒；邪结阳郁，故脉见弦迟。另外，痰实之邪阻于胸膈，每有上越之机，还可见到"胸中痞寒，气上冲咽喉不得息"等证。总之，实邪在上，不可攻下，治当因势利导，"其高者，因而越之"，所以当吐之，可用瓜蒂散。

如因少阴虚寒而致寒饮停于膈上，则不可误认为胸中邪实而用吐法。脾肾阳虚而不能化气布津，以致津液停聚而成寒饮，虚寒之气由下逆上，故见干呕。寒饮宜温，是以不可用吐，当用姜附剂温运脾肾之阳而化寒饮，俾阳复则饮去，而诸病自愈。故曰"不可吐也，当温之，宜四逆汤"。有谓"既云胸中有寒饮，何不用理中而用四逆？"因寒饮虽动于脾而归于肾，且脾肾之阳相关，是证既云四逆汤主之，必当有肾阳虚的见证，若确无肾阳虚之见证，纯系脾阳虚证，理中汤自当可以选用，余如苓桂术甘汤、附子理中汤亦可据证而选用；另外，太阴脾虚寒证论中以"当温之，宜服四逆辈"示之，亦说明四逆辈中当包括理中在内。

【原文】

少阴病，下利，脉微涩，呕而汗出，必数更衣，反少者[①]，当温其上，灸之[②]。《脉经》云，灸厥阴可五十壮。（325）

【词解】

①必数更衣，反少者：大便次数多而量反少。

②当温其上，灸之：即温灸上部穴位，如灸百会穴。

【提要】　少阴阳虚气陷下利的脉证与治法。

【原文分析】

本条之"少阴病，下利"，是指虚寒之下利。利久不仅伤阳，亦会伤阴，而致阴血不足，"脉微涩"正是阳虚血少的病理表现，微为阳气虚，涩为阴血少。阳虚而阴寒上逆则呕；卫外不固则汗出；阳虚气陷，摄纳无权，故大便频数而"数更衣"；然因阴血虚少，化源不足，无物可下，是以便量反少。这种大便次数虽多，而泻下之物甚少，即所谓"数更衣，反少者"，就是阳虚血少下利的特征。是证阳虚血少，既有阳虚气陷，又有阴盛气逆，若以汤药治疗，用温阳药则碍于血少，用降逆药则碍于下利，用升阳药又碍于呕逆，实难成剂。然毕竟以阳虚气陷为主，以灸法以温其上，益气升陷，以补汤药之不及。亦有认为"本证由于少阴阳衰，以致虚寒下利日久，进而造成阳气下陷，阴液渐涸之重证。然考虑至津伤因于阳虚，有形之阴液不能速生，而无形之阳气则必所先固，'当温其上，灸之'，以温阳消阴，急救于顷刻，然后方容煎煮药物以固阳摄阴"。此说可供参考。

第八章　辨厥阴病脉证并治

第一节　厥阴病概论

【原文】

厥阴之为病，消渴①，气上撞心②，心中疼热③，饥而不欲食，食则吐蚘④，下之利不止。（326）

【词解】

①消渴：指饮水多而口渴仍不解的症状。非同于内科杂病范畴的消渴病。

②气上撞心：此处之"心"泛指心胸部位。气上撞心，指病人自觉有气向心胸部位冲逆。

③心中疼热：胃脘部疼痛，伴有灼热感。

④食则吐蚘：进食后会吐出蚘虫（蛔虫）。

【提要】　厥阴病上热下寒证的证候特征。

【原义分析】

厥阴属肝，禀风木而寄相火，寓阴尽阳生之机。病至厥阴，木郁化火，风火相煽，消灼津液，则见消渴。此处之"消渴"，乃渴而能饮、饮而又渴的一种症状，为求水欲自救的表现，与太阳蓄水、小便不利之消渴有别，也非多饮多尿的消渴病。厥阴之脉挟胃贯膈，今风木相火上冲，肝气横逆，故见气上撞心、心中疼热、嘈杂似饥等症状。此为上热证的表现。

肝困及脾，木郁土虚，脾失健运之职，所以虽饥却不欲食；由于脾虚肠寒，进食亦不能得到腐熟消化，反致胃气上逆而呕吐；若其人内有蛔虫寄生，因蛔虫喜温避寒，复闻食臭而上窜，故可见到"食则吐蚘"的情况。此为下寒证的表现。

厥阴本身即具阴尽阳生，极而复返的特性，病则阴阳不能协调而各趋其极，正如《诸病源候论》所说："阳并于上则上热，阴并于下则下寒。"这也是形成厥阴病上热下寒的一个因素。

证既属上热下寒、寒热错杂，治则当寒温并用，清上温下。若只见其热而忽视其寒，误用苦寒攻下之法，则脾阳更伤，中气下陷，势必造成下利不止的变证；同样，若只见其寒而忽视其热，误用辛热祛寒之剂，也会助火灼津，使消渴等上热证加重。

本条一直作为厥阴病纲要而列于厥阴病篇之首，要之，其作为厥阴病提纲有其名不符实之处，因为该条所述仅是提及了厥阴病肝气乘犯脾胃而致的上热下寒证，并未涵盖所有厥阴病的内容。

【原文】

厥阴中风，脉微浮为欲愈，不浮为未愈。（327）

【提要】　从脉象浮沉判断厥阴病预后。

【原文分析】

厥阴经为三阴之尽。邪入厥阴，病邪在里，若原本沉微之脉逐渐浮起，呈轻缓柔和之象，则标志着阴寒之邪逐渐衰退而阳气逐渐恢复，是病情由阴转阳、由里出表的佳兆，故其病"为欲愈"。如果脉沉微而不浮起，则表明阴寒之邪尚盛，阳气未复，故知"未愈"。《辨脉法》云："凡脉大、浮、数、动、滑，此名阳也；脉沉、涩、弱、弦、微，此名阴也。凡阴病见阳脉者生，阳病见阴脉者死"。

【原文】

厥阴病，欲解时，从丑至卯上。（328）

【原文分析】

（参太阳篇附：其他五经病欲解时）。

【原文】

厥阴病，渴欲饮水者，少少与之愈。（329）

【提要】　厥阴病热将去津不及复或阳虽复津不布的辨证与护理。

【原文分析】

渴欲饮水是热将去，津未及生，或阳虽复，津未布的表现。除少少与之饮，渴即得愈的特征之外，病人未见及热盛津伤之大渴欲饮、口苦、气上撞心、心中疼热、舌红苔黄等上热之证或肢厥、畏寒、干呕、头痛、吐涎沫及下利之厥阴寒证。

对厥阴病恢复阶段的口渴要护理有方，少量与水饮之，以滋助其津液，使阴阳自和，其病自愈。若饮水过多，反使阳气复伤而致停饮为患。

【原文】

诸四逆厥者，不可下之，虚家亦然。（330）

【提要】　虚寒厥逆之证禁用下法。

【原文分析】

四肢厥逆因阳气衰微，阴寒内盛而致。治当回阳救逆。若反用攻下之法，则犯虚虚之戒，使阳气更衰，阴寒更甚，故曰"不可下之"。所谓"不可下之"，也不一定就是专指下法而言，举凡一切攻伐之剂，都应在禁例的范畴。推而广之，凡因虚（气虚、血虚、阴虚、阳虚）所致的证候，不论其有无厥逆，皆不可妄用攻伐之法，以免戕害正气。

第二节　辨　厥

一、厥 的 概 念

【原文】

凡厥者，阴阳气不相顺接便为厥。厥者，手足逆冷者是也。（337）

【提要】　厥证的病理机制及临床特征。

【原文分析】

厥证的形成，可由种种原因引起，但其机理则一，皆是由于"阴阳气不相顺接"所致。厥证的伴随症状，可形形色色，但都有共同的临床特征，即"手足逆冷"。

所谓"阴阳气不相顺接"，历代注家见解不一，主要有四种：一说是阴经之气与阳经之气不相顺接，三阴三阳经脉循行各相接于手足十指，如阴阳经气不相贯通则手足逆冷；二说是厥阴肝经阴阳之气不相顺接，或阳为寒邪所郁，或阴为热邪所遏，二气不相交通而致厥；三说是脾胃阴阳之气不相顺接，胃逆脾陷，中气不运，四肢失养而致厥；四说乃根据《内经》"阳受气于四肢，阴受气于五脏"的理论，认为阴阳气不相顺接实际上是指人体内脏之气与体表四肢之气不相顺接，亦即表里之气不能互相贯通，所以手足厥冷。以上解释当以第四说较全面、合理。所谓"阴气"，在这里是指人体内脏之气；"阳气"在这里是指敷布于肌表，充养四肢之气。在正常情况下，人体内脏之气源源不断地补充、接济敷布于体表四肢之气，从而保持肢体温和，这便是"阴阳气相顺接"；如果内脏之气或因虚衰而无力外达，或因邪阻而不能透出肌表，使体表四肢阳气来源阻断，出现手足甚至全身厥冷的症状，则为"阴阳气不相顺接"。

所谓"手足逆冷"，这里是指四肢厥冷的程度较重，即举出典型的厥证症状。但论中所言厥证，其手足寒冷的程度不一，既有上过肘关节、下过膝关节的四肢厥逆（手足逆冷），也有仅觉指头发冷的微厥（指头痛），应当活看。

二、厥 热 胜 复

【原文】

伤寒，先厥，后发热，而利者，必自止，见厥复利。(331)

【提要】 先厥后热，阳气来复，病情向愈。

【原文分析】

厥热胜复，是厥阴病发展过程中阴阳消长、邪正进退的外在反映。其表现为四肢厥冷与发热交替出现。厥为阴盛，热为阳复，一般来说，邪进正退、阴盛阳衰则厥冷；正进邪退、阳长阴消则发热。

本条所言证候，先有厥冷，则标志阴寒盛而阳气衰，可推知此证不仅见厥，且往往伴随虚寒下利。在此过程中，若出现发热，须与阴盛格阳、阳气欲脱的假热证鉴别。病人发热而肢温脉回，并无烦躁不安，则标志阳气恢复，阴寒之邪渐退，正气抗病力增强故下利亦合随之停止。阳气如果能持续恢复，则病可向愈；如阳复不及，不能持久抗邪，则阴寒又卷土重来，则肢厥复见，下利亦随之复作，故曰"见厥复利"。

【原文】

伤寒，始发热六日，厥反九日而利。凡厥利①者，当不能食。今反能食者，恐为除中②。食以索饼③，不发热者，知胃气尚在，必愈。恐暴热来出而复去也。后日脉之④，其热续在者，期之旦日⑤夜半愈。所以然者，本发热六日，厥反九日，复发热三日，并前六日，亦为九日，与厥相应，故期之旦日夜半愈。后三日脉之，而脉数，其热不罢者，此为热气有余，必发痈脓也。(332)

【词解】

①厥利：指病人手足厥冷而又患下利。

②除中：证候名。除，为消除或除去之义；中，指中气。除中，即胃气垂绝衰败。其证当不能食，因真脏气外露，反而突然求食，食后可能导致病情恶化或死亡。

③索饼：索饼，是以面粉做成的条状食物。食以索饼，这里指给病人吃面条之类的食物。

④脉之：脉，此处活用为动词，即是诊察疾病的意思。

⑤旦日：即明日。

【提要】 厥热胜复中，阳气来复与除中的鉴别。

【原文分析】

本条指出厥热胜复证，出现能食的情况时，应当辨别是阳气来复的佳兆，还是胃气垂绝、回光返照的危候。

本证开始是厥冷的时间长，发热的时间短，并伴有下利，此为阴盛阳虚，运化无力，当不能食。今反能食，则有两种可能：一是阳复阴退，胃气来复的佳兆，所谓有胃气则生；一是胃气垂败，回光返照的除中，所谓无胃气则死。鉴别之法，可用"食以索饼"的方法进行试探。如食后安然而不发热，或仅有微热，在以后几天的诊察中未见异常，发热继续存在且与前面厥冷的天数相等，则可证明是阳气来复，脾胃转运，食欲已苏，正气抗邪力增，阴阳趋向平衡，因知病必向愈。如食后突然发热，旋即热去阳亡，则属胃气衰败，将绝的胃气完全发露于外，这就是除中证，预后不良。

在厥热胜复阶段，阳气回复亦不可太过，太过则变利为害。如食后发热经久不退，超过了与厥相应的时间，且脉见数急者，则为阳复太过，病从热化。邪热内炽，郁蒸经脉，壅滞不化，可发生痈脓的变证。

【原文】

伤寒，脉迟，六七日，而反与黄芩汤彻①其热。脉迟为寒，今与黄芩汤复除其热，腹中应冷，当不能食，今反能食，此为除中，必死。（333）

【词解】

①彻其热：彻，通撤，除也。彻其热，即清除其热的意思。

【提要】　虚寒证误用苦寒，致成除中的证候特征及预后。

【原文分析】

伤寒脉迟，病在足太阴脾，必有下利，当用理中之法。如延误治疗，至六七日，则可传入厥阴。此时虽为阴寒之极，但可有阳复之机。医者不辨真伪，不查虚实，将阳复之热当作阳盛之热而误投黄芩汤以除之，以寒治寒，必致胃气大伤。

既是阴盛阳微的虚寒之证，应有腹中冷痛下利，不能饮食的症状，今反能，便是除中的特征。因为已虚的胃气经寒凉的攻伐更趋衰败，真脏之气外露，回光返照，残灯复明，预后极为凶险，故曰"必死"。

因此，本条给人以两点启示：一是治疗三阴寒证，不但要注意先天肾阳的强弱，同时也要顾及后天脾胃阳气的盛衰。因为胃乃三阴之屏障，为水谷之海，气血化生之源，属后天之本。胃气之存亡，关系到人体生命之安危，即有胃气则生，无胃气则死。所以保胃气，特别是保护脾胃的阳气，亦为治疗虚寒证的根本原则之一。二是三阴虚寒性下利，即使有发热的现象，若不是阴寒内盛，迫阳外越的真寒假热证，便是阳气乍回的佳象，千万不要滥投寒凉之药，以致出现"除中"的死证。

本条除中证，虽是由黄芩汤误治而成，但临床上多有不经误治而出现除中者。如一些慢性消耗性疾病，其临床表现为久病而正气极度衰竭之人，一向进食很少或根本不能食，病情未见好转，却突然出现食欲亢奋，强求进食的反常现象，食后则病情恶化或突然衰竭而死亡。因而除中证是濒危之先兆，极难救治，不可不慎。

【原文】

伤寒，先厥后发热，下利必自止。而反汗出，咽中痛者，其喉为痹①。发热无汗，而利必自止；若不止，必便脓血。便脓血者，其喉不痹。（334）

【词解】

①其喉为痹：指咽喉肿痛，闭塞不利。

【提要】　厥阴寒证化热、阳热内盛的两种变证。

【原文分析】

由厥而热或由热而厥的厥热胜复证是厥阴病病理过程中的一个特殊表现形式。一般而言，病人由手足俱厥、下利清稀向发热转化是阳气回复、正气奋起抗邪的表现，随着阳气的升发，病人下利亦将告止。发热预示着机体正气渐旺，通过自身的调节，病人将脉现和缓，周身温暖舒适，疾病常可趋愈。

若病人发热不退、汗出、咽中疼痛，甚则喉中痹阻不畅或见发热无汗、利下脓血臭秽，又是所谓阳复太过之证，常伴见口渴心烦、舌红苔黄、脉数等表现。其中发热、汗出、咽中疼痛作痹者是邪热在于气分，为火热上熏之故；而若见发热无汗、利下臭秽脓血不止，是邪热由气迫入大肠血分、血肉腐败之候。在厥热转化过程中，上述两证仅是厥热转化过程中可以见及的变证举例，而非必然所见。

两种化热变证皆由虚寒厥利演化而来，易与虚阳上浮之咽痛、发热及下利证相混淆。所不同者，化热变证必咽痛而红肿、下利臭秽、口渴心烦、舌红苔黄，已如前述；若属寒证，则其发热而欲近衣被，手足亦必厥冷依然，下利之物清稀，口淡不渴或虽渴亦不多饮或喜热饮，舌淡苔白滑。

【原文】

伤寒病，厥五日，热亦五日，设六日当复厥，不厥者自愈。厥终不过五日，以热五日，故知自愈。（336）

【提要】　厥、热相等为阴阳平衡、疾病向愈之候。

【原文分析】

在厥热胜复中，由于热与厥代表邪正消长、病势进退的基本病变机转，故可根据厥热多少来判断病势的进退。本证先厥五日，为阴寒盛，后热五日，为阳气复。倘若阴寒再盛，则第六日当复厥，今不厥，因此发热与厥逆的时间相等，表明阴阳已趋于相对平衡，故知病能自愈。

仲景在本条条文中不仅描述了这一证候变化的特征，更对其自愈的原因作了分析，所谓"厥终不过五日，以热五日，故知自愈"。以厥、热天数的长短来反映正邪消长、病势进退，寓示了机体阴阳平衡才是自愈的根本原因。

另，厥与热的日数，似不必拘于绝对相等，应以脉证为据。

【原文】

伤寒，发热四日，厥反三日，复热四日，厥少热多者，其病当愈。四日至七日，热不除者，必便脓血。（341）

【提要】　从热、厥时间的长短推断厥证的病势及转归。

【原文分析】

伤寒发热四日，厥反三日，又复发热四日，根据阴阳胜复之理，其热多于厥，是为阳复阴退，病情向好的方面发展，其证有向愈之机，故云"其病当愈"。

此外，阳复之热应随阴阳平衡而自罢，并非愈长愈好，或因过用阳药而生火，或因邪热复骤而燔炽，必致热羁不除，阳盛化热，损伤肠络，可产生便脓血的变证。此属逆候，不可不知。

【原文】

伤寒厥四日，热反三日，复厥五日，其病为进，寒多热少，阳气退，故为进也。（342）

【提要】　厥多热少，其病为进的病势推断。

【原文分析】

厥为阴盛，热为阳复，今厥四日，热反三日，厥多于热，已现阳复不及之象，继而又厥五日，则阴寒更甚，阳气更微，病情更加严重，所以为病进。

同前第341条一样，本条辨阳衰阴盛为病进，关键在于"寒多热少"，但不能拘于日数。

三、厥的危重证

【原文】

伤寒六七日，脉微，手足厥冷，烦躁，灸厥阴①，厥不还者，死。（343）

【词解】

①灸厥阴：指灸厥阴经的穴位。张令韶认为可灸厥阴经的行间和章门穴。

【提要】　阳气衰竭，正不胜邪的危候。

【原文分析】

伤寒六七日，病传厥阴，出现脉微，手足厥冷，是阳气衰微、阴寒独盛的脏厥证。此时更具烦躁，则为虚阳欲脱、心神涣散的危候。救治之法，当急温之，艾灸厥阴经穴。灸后手足转温者，表明阳气得以回复，疾病尚有生机。若灸后手足厥冷不回，则阳气已经断绝，无法挽回，故断为死证。

至于艾灸之法，仲景概言灸厥阴而未出具体穴位，后世补充了太冲、行间、章门及关元、气海、神阙等，可供参考。同时配合回阳救逆之方药，可增强疗效。

【原文】

伤寒，发热，下利，厥逆，躁不得卧者，死。(344)

【提要】　阳虚阴盛、虚阳浮越的危候。

【原文分析】

伤寒病程中证见发热，多为正邪交争的反映；由于阴寒内盛，四肢温煦不及，病人见手足厥冷之象；因阴寒内盛、阳气外浮，病人见躁而不烦等症，与热盛而厥的心烦迥然有别。阴盛阳浮，阴阳失却维系，故为死证无疑。

本条之躁，与第298条"少阴病心烦而躁"，第338条"其人躁无暂安时"同义，皆为阳亡神散，无法挽救。

【原文】

伤寒发热，下利至甚，厥不止者，死。(345)

【提要】　阴竭阳绝的危候。

【原文分析】

本证发热下利，手足厥冷，其病机与上条无异。所不同的是，本证虽未出现躁不得卧，但下利已达到最严重的程度，则阴液已耗竭；厥不止，是四肢厥冷的程度亦更为严重，则阳亡于外可知。病至阴竭阳脱、阴阳离决的境地，故曰"死"。

【原文】

伤寒六七日，不利，便发热而利，其人汗出不止者，死。有阴无阳故[①]也。(346)

【词解】

①有阴无阳：指只有阴邪而无阳气。

【提要】　大汗亡阳的危候。

【原文分析】

伤寒六七日，虽手足厥冷，但不下利，说明病变虽已入厥阴。今发热与下利俱作，汗出不止，是阴寒独盛于内，格阳于外的危候，所谓有阴无阳者也。

本证与上条病机基本一致，虽未言厥，但厥必在焉，均为阳亡阴竭。辨证的关键则在于汗出不止，汗出不止正是阳气暴脱，不能固摄阴液，阴阳耗竭而即将离决的表征，故曰"死"。

【原文】

发热而厥，七日下利者，为难治。(348)

【提要】　厥证下利的预后判断。

【原文分析】

本条言简而意广，发热、厥逆、下利并见者，亦可见于寒厥，亦可见于热厥。也是对上文的再次确认。

见于寒厥者，发热则为阳气浮越，厥利则为阴寒内盛，故病情危重而难治。

见于热厥者，发热为邪热内炽，厥逆为阳盛于内，格阴于外。下利或为热结旁流，或为湿热下迫。病情亦危重而难治。

厥证危重，其临床表现有厥逆、发热、下利、大汗出、脉微、烦躁等，或一二症为主，或数症并见，总的病机乃是寒盛于内，格阳于外，阳亡阴竭，阴阳离决。

但须注意的是，上述危重证多为虚寒之厥，且发热与厥利同见，此发热乃阳气外脱之候，故知寒厥多死证。本条虽热、厥、利同见，却不拘寒厥热厥，故曰"难治"。若为寒厥则死，若为热厥或可挽救。

四、厥证辨治

（一）蛔厥

【原文】

伤寒，脉微而厥，至七八日肤冷，其人躁无暂安时者，此为脏厥①，非蛔厥②也。蛔厥者，其人当吐蛔。今病者静，而复时烦者，此为脏寒③。蛔上入其膈，故烦，须臾④复止，得食而呕，又烦者，蛔闻食臭出，其人常自吐蛔。蛔厥者，乌梅丸主之。又主久利。(338)

乌梅三百枚　细辛六两　干姜十两　黄连十六两　当归四两　附子六两，炮，去皮　蜀椒四两，出汗⑤　桂枝六两，去皮　人参六两　黄柏六两

上十味，异捣筛⑥，合治之，以苦酒渍乌梅一宿，去核，蒸之五斗⑦米下，饭熟捣成泥，和药令相得，内白中，与蜜杵二千下，丸如梧桐子大。先食⑧饮⑨服十丸。日三服，稍加至二十丸。禁生冷、滑物、臭食⑩等。

【词解】

①脏厥：是指内脏真阳极虚而致的四肢厥冷。

②蛔厥：是指因蛔虫（蛔虫）窜扰而引起的四肢厥冷。

③脏寒：此处指脾与肠中虚寒。

④须臾：即很短的时间。

⑤出汗：此处指用微火炒蜀椒，炒至其水分与油脂向外渗出的意思。

⑥异捣筛：即把药物分别捣碎，筛出细末。

⑦斗：《玉函》卷八、《注解伤寒论》卷六均作"升"。

⑧先食：从"先于食"而省，即进食之前。

⑨饮：指米汤。

⑩臭食：此指香味浓烈的食品。

【提要】　脏厥与蛔厥的鉴别及其证治。

【原文分析】

本条用比较辨证的方法，通过蛔厥与脏厥的异同鉴别，突出了蛔厥证的证候与病机特点。同时，指出了蛔厥证的主方是乌梅丸。

蛔厥与脏厥，都有脉微、肢厥、烦躁的症状。但其发病程度、病机和预后迥然不同。

脏厥厥冷的程度严重，不仅四肢厥逆，而且全身肌肤俱冷。病人烦躁以躁扰不宁为主，故曰"躁无暂安时"。这是真阴极虚，脏气衰败，心神涣散的表现。由于阳气衰微，不能鼓动血脉，故脉微而欲绝，其病情十分险恶，预后不良；蛔厥的脉微、肢厥与烦躁是阵发性的发作，且程度较脏厥为轻，其病机是上热下寒，蛔虫内扰。扰乱体内阳气的正常运行，故出现脉微、肢厥、烦躁以烦为主，时烦时静，严重时可有剧烈腹痛、呕吐或吐出蛔等症状。若蛔虫内伏不扰，则心烦、腹痛等症状随之消失，故曰"须臾复止"。若进食则诱发蛔虫窜动，而心烦、呕吐、腹痛发作，

故称"又烦"。

乌梅丸酸甘苦辛，寒温并用，攻补兼施，它不仅能主治寒热错杂的蛔厥证；而且可治疗寒热不调，反复发作的下利。

【治法】　清上温下，扶正制蛔。

【方药】　乌梅丸方。

【方解】

本方以乌梅为君药，重用乌梅、苦酒之酸，敛肝阴而制木火之横逆上亢；伍人参可培土以御木侮；伍细辛、蜀椒疏肝而不使过亢；伍黄连、黄柏，酸苦涌泄以泄肝火；伍当归可养肝血而滋肝体，以固厥阴之本。从清上温上的功用看，黄连、黄柏苦寒，清泄上攻之木火；附子、干姜、细辛、蜀椒辛开厥阴气机，疏通阳气而温下寒。两组药寒温并行，清上温下，辛开苦降，相反相成。

再从扶正制蛔的功用看，蛔虫得酸则静，乌梅、苦酒酸以制蛔；蛔虫得苦则下，黄连、黄柏苦以下蛔；蛔虫得辛则伏，蜀椒、细辛、干姜、附子辛以伏蛔。方中尚有人参、当归、米粉、白蜜益气养血，润燥生津，使祛邪而不伤正，扶正而有助祛邪，故被后世奉为治蛔祖方。但是，我们不能因此而将乌梅丸看成是治虫之专利，这就大大局限了乌梅丸的治疗范围和作用。由于它既能清上温下、辛开苦降，又能调和阴阳、扶正制蛔，故不仅是治疗蛔厥证的主方，同时也是治疗厥阴病阴阳失调，木火内炽，寒热错杂证的主方。这种一方治多病的理论，充分体现了中医学"异病同治"的治则学思想。

【临床应用】

（1）蛔厥案：本方证所治之蛔厥乃阴邪化寒之证。临床辨证中常见：心中痛热，呕吐酸水，四肢厥冷，冷汗淋漓，疼痛发作有时，舌淡多津，脉沉细数。

张某，女，37岁，于1976年9月14日诊治。右上腹疼痛10余日，恶心呕吐，发作有时，误以脾胃虚寒论治，投以温中散寒之品，其病不减，疼痛更甚，冷汗淋漓，四肢欠温，又吐蛔一条。就诊时症见：形体消瘦，面色青黄，右上腹痛如刀绞，休作有时，呕吐酸苦水，心中疼热，冷汗淋漓，四肢厥冷，舌苔黑有津，脉沉细数。此乃厥阴阴邪化寒，蛔厥之证。治宜温脏安蛔。方用：乌梅24g，细辛、蜀椒各4.5g，黄连、干姜各9g，炮附子、桂枝、潞参、黄柏、当归各6g，槟榔15g，2剂。上方频服，呕吐止，腹痛减，汗止，四肢转温，但大便不畅。继服上方去黄柏，加大黄9克，服后大便畅通，3剂而愈。

按　蛔厥之证，由于脏寒不利蛔之生存，蛔性喜温，避下寒而就上热，蛔上入膈胆胃受扰，痛呕并作；阳气衰微，故汗出逆冷；津血耗伤则脉沉而数，心中疼热，此寒热错杂之证。但总源于蛔上扰膈所致，用乌梅酸可制蛔，细辛、蜀椒辛可驱蛔，黄连、黄柏苦可下蛔，给蛔得酸则静，得辛则伏，得苦则下，共成温脏驱蛔，补虚扶正，下火得清，下寒得温，故能获效。临床应用时由于大便不畅，加大黄以通其腑实，使入膈之蛔泻之于下。故能取效。临床中若厥逆烦躁重者，重用附子、干姜、人参；呕吐重者重用黄连、干姜。

（2）久利案：此方证所治之久利乃泻利日久，正气虚弱，形成寒热错杂之证。临床辨证中常见：面色萎黄，形瘦神疲，头目眩晕，心中烦热，大便稀薄，赤白黏冻，里急后重，腹痛喜按，饥而不欲食，四肢厥冷，舌淡苔白多津，脉细数无力。

马某，女，59岁，1977年6月25日诊治。1974年夏因患暴病，便鲜紫脓血，高热昏迷，恶心呕吐，并发休克而住院救治，休克纠正后，但腹痛下利缠绵不愈，多种抗生素使用无效，又服中药200余剂亦无效果，延病2年余。症见：形瘦神疲，面色萎黄，头目眩晕，心中烦热，大便稀薄，夹有白黏冻，里急后重，腹痛喜按，日10余次，饥不欲食，食则腹胀，四肢厥冷，舌白多津，脉细数无力。此久病正虚，寒热错杂所致。治宜益气养血，清上温下。方用：乌梅24g，干姜、黄连、别直参各9g，当归、黄柏、肉桂、炮附子、细辛、花椒各6g，茯苓30g。服5剂，腹痛减轻，黏冻减少，精神稍振，继服上方15剂，诸症已瘥。改汤为丸，每服5g，日服3次，以善其后。追访2年未复发。

按 利属寒者尚少，唯泻利太久，正气虚弱，转为虚寒。痢而后重，四肢厥冷，但脉呈数象，诚属寒热错杂之证。方用姜附椒桂细辛之辛以温其脏，连柏之苦以清其热，人参当归益气养血，妙在乌梅之酸涩以固脱，是谓随其利而行之，故能取效。临床体会，乌梅丸治久利，热重增连柏，寒甚重姜附，利色白者增干姜、赤者重用黄连。

（3）泄泻案：此方证所治之泄泻乃正虚热郁，脾湿肾寒所致。临床辨证中常见：脐腹疼痛，肠鸣即泄，时带黏液，脓血，腹胀烦热，食少神疲，四肢厥冷。临床上寒湿者重用干姜、附子、酌加茯苓，热重加重黄连、黄柏用量。

冀某，男，49岁，于1973年10月25日诊治。3年前因饮食不节而引起腹泻，日十余次，迁延不愈，继则时夹黏液脓血，多种抗生素治疗无效，赴上级医院检查确诊为"溃疡性结肠炎"，中药清热解毒和温阳固涩剂久治无效。症见：面色萎黄虚浮，食少神疲，脐腹作痛，肠鸣即泻，时带黏液脓血，日10余次，腹胀烦热，小便少，四肢厥冷，舌质红，苔微黄多津，脉搏沉细。此正虚热郁，脾湿肾寒所致。治宜益气回阳，清热祛湿。方用：乌梅24g，细辛、蜀椒各4.5g，黄连、干姜、炮附子各9g，黄柏、桂枝各6g，茯苓30g。服5剂后，肠鸣腹痛减轻，大便次数减少，黏脓血止，大便虽未成形，但已成堆。继服原方30剂时，诸症皆愈，上方改汤为丸，每服6g，日服3次，追访5年未复发。

按 泄泻之证有虚实之分，寒热之辨，此病由于肠胃久虚，湿热郁蒸大肠，化为脓血，久泻伤阴耗阳，故呈四肢厥逆，脉搏沉细的阳虚见证。舌红苔黄，腹胀烦热，属郁热的表现，病机属寒热错杂，服用温燥不愈碍于湿热，清热无效责在下寒，固涩药物无效有腻邪不去之弊。寒热错杂，功能紊乱，思仲景"乌梅丸又主久利"的教导，方用连柏以清热除湿，姜附桂辛蜀椒以温中止痛，人参茯苓益气健脾，妙在乌梅涩肠敛阴，又治久利滑泻，共组成补脾暖肾清上之法，使郁热可清，内寒可去，血止正固，故能获效。

（4）呕吐亡阳案：此方证所治之呕吐亡阳乃胃逆脾陷，肾阳衰微，寒热错杂所致。临床辨证中常见：呕吐清水，下利黄水，四肢厥冷，汗出而烦，脐腹疼痛，若加半夏、茯苓、吴茱萸其效更佳。

姬某，男，63岁，于1978年8月14日诊治。由于饮食不洁，盛暑贪凉，诱发腹痛吐泻不止，大便呈黄水样，服中西药无效，吐利增剧，输液补钠钾后吐利稍减，但血压下降，脉搏细数，烦躁不止。就诊时症见：面色苍白，目眶凹陷，精神极惫，腹脐疼痛，呕吐清水，下利黄水，日十余次，躁烦不能眠，小便短少，汗出，四肢厥冷，舌质红苔黄，脉细数如线。此肾阳衰微，胃逆脾陷，寒热错杂所致。治宜清上温下，益气回阳。方用：乌梅24g，黄连、黄柏各9g，炮姜、炮附子、制半夏各15g，人参4.5g，细辛、蜀椒、桂枝各6g，茯苓30g，吴萸12g。频频服之，日服2剂，呕吐止，冷汗愈，四肢转温，躁烦减，脉搏有力，但大便仍10余次，上方去黄连黄柏，继服4剂而愈。

按 吐利频作，阴阳俱伤，阳邪郁上则呕吐，寒湿下盛则作利，呈现面色苍白，汗出肢冷，脉细数之症，故急以姜附桂枝温阳散寒，连柏清热止呕，细辛蜀椒吴萸以暖胃通经，乌梅酸敛止利，人参合附子以固正回阳，使邪去呕利止，阳回正气复，加半夏茯苓以降逆止呕，淡渗化湿，故能取效。乌梅丸是厥阴病的代表方剂，由于其配伍以寒热并用、攻补兼施为原则，故不仅主治厥阴上热下寒、蛔厥和久利等症，临床上不拘外感杂病。举凡寒热错杂，虚实互见，阴阳乖逆，肝脾不和，气血失调等疑难证候，均可以本方加减化裁施治而获效。柯韵伯说得好"乌梅丸为厥阴主方，非只为蛔厥之剂"，若仅仅把它看成是"驱虫之剂"，无疑是大大低估了其临床应用价值。

使用乌梅丸方须注意以下几点：①符合寒热错杂、邪实正虚、气血阻滞的疾患，无论内、外、儿、妇及皮肤、五官等科，均可选用本方，并酌情加减；②作汤剂一般不用蜜或苦酒；③病情缓者可用丸剂，病情急者多作汤剂；④用乌梅丸时，成人常每次服20g左右，儿童酌减；⑤孕妇4～9个月一般不用；⑥用于治疗蛔虫症时，最好忌香甜滑臭之物，尤其不能进甜食。

（二）寒凝下焦之厥

【原文】

病者手足厥冷，言我不结胸，小腹满，按之痛者，此冷结在膀胱关元[①]也。(340)

【词解】

①膀胱关元：关元，为任脉经穴，在脐下三寸；膀胱，是指相当于膀胱部位。膀胱关元，这里是指病的部位在脐下，即下焦。

【提要】 寒凝下焦，冷结膀胱关元致厥。

【原文分析】

"足厥阴之脉，起于足大指丛毛之际……过阴器，抵小腹"故小腹为厥阴经脉所属。今病人手足厥冷，"言我不结胸"，则提示了病位不在上、中二焦；又见小腹满、按之痛，可断为厥阴阳气衰微，寒冷之邪结于下焦所致，故曰"此冷结在膀胱关元也"。

膀胱位于下焦，与肾为表里而主气化，关元为三阴经脉与任脉相会之处。冷结于此，气机不利，故小腹胀满，按之疼痛；阳气不能通达四肢，故手足厥冷。因此不难想还应伴有小腹喜温怕冷、小便清长、口淡不渴、舌滑苔白、脉迟等症状。

（三）亡血之厥

【原文】

伤寒五六日，不结胸，腹濡[①]。脉虚复厥者，不可下，此亡血[②]，下之死。(347)

【词解】

①腹濡：腹部按之柔软。

②亡血：这里指阴血亏虚。

【提要】 血虚致厥的脉证与治禁。

【原文分析】

伤寒五六日，一般为邪传入里，若与痰水互结于胸膈而成结胸者，其人必心下硬满疼痛，甚则从心下至少腹硬满而痛不可近手，脉当沉紧；若邪热与宿食结于肠腑而成阳明实证者，其腹必胀满硬痛拒按，脉沉实有力。今病人并无结胸等实证，腹部按之柔软，脉象虚弱而四肢厥冷，可知其厥非实邪阻隔阳气，乃血虚失运，阳气不充所致。

既是血虚致厥，故曰"不可下"。若误用下法，则犯虚虚之戒，可使病情加重，甚至危及病人生命。

（四）阳郁寒厥

【原文】

伤寒脉促，手足厥逆，可灸之。（349）

【提要】　阳虚脉促，治宜急灸。

【原文分析】

阳盛则脉促，阴盛则脉结。今脉促与手足厥逆并见，阴阳盛衰如何判别？仲景言："凡厥者，阴阳气不相顺接便为厥。"本条"脉促"而"手足厥逆"即为是说，故用灸法，意在驱散外郁之寒邪，鼓舞内郁之阳气，诚如尤在泾所云，意在"引阳外出"耳。

（五）热厥

【原文】

伤寒一二日至四五日，厥者必发热。前热者后必厥，厥深者热亦深，厥微者热亦微。厥应下之，而反发汗者，必口伤烂赤①。（335）

【词解】

①口伤烂赤：口腔糜烂，舌上生疮。

【提要】　热厥的辨证要领与治则，以及误治后的变证。

【原文分析】

热厥的形成，主要是邪热深伏，阳气内郁，以致阴阳气不相顺接，出现四肢厥冷的证候。但在厥冷之前，必有发热的症状，且厥冷之时，亦有里热症状出现。四肢厥冷愈甚，则表明邪热郁伏愈深；四肢厥冷较轻，则表明邪热郁伏亦浅。厥冷的轻重与里热郁伏有浅深相应，这就是热厥证的辨证要点。

热厥既由邪热内伏、阳郁不达所致，治疗原则应是清下里热。若为无形邪热亢盛所致，可用白虎汤清之；若为有形邪热内结所致，可用承气汤下之；若只见其厥冷，不辨其实热，误将热厥当作表寒而用辛温发汗，则更加助热灼津，使火热上炎清窍，而发生口舌红肿溃烂等变证。

本条叙证简略。对热厥的诊断，尚须根据肢厥与胸腹灼热、口燥、苔黄、脉搏有力等里热症状并见，方不致误。

【原文】

伤寒，热少微厥，指一作稍头寒，嘿嘿不欲食，烦躁。数日，小便利，色白者，此热除也，欲得食，其病为愈。若厥而呕，胸胁烦满者，其后必便血。（339）

【提要】　热厥轻证的两种转归。

【原文分析】

伤寒热少厥微，如上条所述，属热厥之轻证。由于热少，阳郁不甚，故仅表现指头寒冷。默默不欲食，烦躁，为热扰神明、阻滞胃气所致。数日之后，若小便利而色白（即小便清长），说明邪热将去，胃气将和，病人转为神静欲食，病必向愈；若出现肢厥加重，甚至频频呕吐，胸胁烦满的症状，则为热邪不能透达，阳郁加重，厥阴经气不利，木邪犯胃的表现。此时，肝胃郁热下逼，损伤络脉，更有便血之虞。至其便血既可见肝胃郁热下迫大肠之大便下血，更可见水道络脉损伤的小便下血，因厥时的小便不畅且颜色黄赤便是水道蕴热的表现。此证与少阴病篇四逆散证更为酷似。

【原文】

伤寒，脉滑而厥者，里有热，白虎汤主之。（350）

【提要】 无形邪热亢盛致厥的证治。

【原文分析】

紧承前条脉促而厥，本条复言脉滑而厥的证治。滑为脉来动数流利，与四肢厥冷同见，可以肯定此厥非寒非虚，乃属热属实。脉象流利而不涩滞，表明实热虽盛，但并未与有形实邪相结，故治法当用白虎清解而不用承气攻下。里热清透，阳气宣通，则肢厥自愈。

（六）血虚寒厥

【原文】

手足厥寒，脉细欲绝者，当归四逆汤主之。（351）

当归三两 桂枝三两，去皮 芍药三两 细辛三两 甘草二两，炙 通草二两 大枣二十五枚，擘（一法，十二枚）

上七味，以水八升，煮取三升，去滓，温服一升，日三服。

若其人内有久寒①者，宜当归四逆加吴茱萸生姜汤。（352）

当归三两 芍药三两 甘草二两，炙 通草二两 桂枝三两，去皮 细辛三两 生姜半斤，切 吴茱萸二升 大枣二十五枚，擘

上九味，以水六升，清酒六升和，煮取五升，去滓，温分五服。一方，水酒各四升。

【词解】

①久寒：久伏脏腑的寒邪。

【提要】 血虚寒厥及兼内有久寒的证治。

【原文分析】

脉细欲绝，脉细为血虚，厥阴肝血不足，血虚寒郁，脉道失充，运行不利，故脉细欲绝；四肢失于温养，故手足厥寒。同时，本证可伴见四肢关节疼痛、身痛腰痛等寒邪凝滞经络的症状。既是血虚寒凝，经脉不利，治疗当养血散寒，温通经脉，当归四逆汤主之。

若病人平素阳虚，寒邪久伏脏腑，或寒凝胞宫致月经不调，白带清稀，宫寒不孕；或寒滞胃肠而致腹痛，呕吐，下利；或寒积下焦而致少腹冷痛，疝气等，可在当归四逆汤的基础上，再加入吴茱萸、生姜，以温中散寒，涤饮降逆，并以清酒扶助药力，驱散久伏之沉寒痼冷。

本证与四逆汤证同为寒厥，但四逆汤证是少阴肾阳衰微，阴寒内盛，故手足厥冷而脉微欲绝；本证是厥阴血虚寒凝，经脉失养，故手足厥寒而脉细欲绝。厥冷有轻重之别，而辨脉在微细之间，学者尤当注意，不可忽略。

【治法】 （1）养血散寒，温通经脉。

（2）养血通脉，温散久寒。

【方药】 （1）当归四逆汤方。

（2）当归四逆加吴茱萸生姜汤方。

【方解】

治疗主方当归四逆汤是桂枝汤去生姜，增大枣用量，并伍入当归、细辛、通草组成。方中以桂枝、细辛温阳通脉；当归辛温，为血中气药，既能与芍药相伍以养血活血，更能助桂枝温通之

力；桂、辛、归、芍相伍，温通而不嫌其燥，甘润而不虑其腻。方中更以通草助桂枝、细辛、当归通血脉之力，甘草、大枣甘温补中，滋气血之源。全方立足养血，以温为主，以通为要，有利血脉以散寒邪之功，调营卫以通阳气之效，因主治血虚寒凝之厥，故名当归四逆汤。

若寒邪久伏于内者，则在本方的基础上加吴茱萸温肝散寒，既无温燥伤血灼阴之虞，又无鼓动木火升腾上炎之弊，以其辛苦泄降且有助于心包阳热之下温；再加生姜散寒涤饮，鼓舞营卫以助血行；水酒合煎，更增温运血行之力。是方散寒而不助火，养血而不滞邪，实为厥阴血虚，内有久寒之良方。

【临床应用】

（1）脱疽（血栓闭塞性脉管炎）案：此方所治之证乃寒凝气滞，阳气衰微，不能温养四肢所致，故见四肢厥寒，脉微欲绝。唐祖宣常以本方加减治疗血栓闭塞性脉管炎证属阴寒内盛，阳气不能通达而致之肢体冰凉，脉微欲绝者。若加炮附子、黄芪，其效更佳。

赵某，男，38岁，1985年11月29日诊治。主诉：双下肢发凉、麻木2个月，跛行，疼痛20日。2个月前因涉水后感双下肢发凉、麻木，未予治疗。20日前发凉、麻木加重，跛行，疼痛，左下肢尤甚，在本地卫生院以"风湿性关节炎"治疗2周效果不佳。症见：双下肢发凉、麻木，色呈苍白，穿棉靴亦不觉温，跛行，行走200m即感腓肠肌痉挛不舒，静止疼痛入夜加重。面容憔悴，表情痛苦，双足背、胫后动脉搏动均已消失，左腘动脉搏动微弱，舌淡苔薄白，脉沉细。甲皱微循环检查：管襻总数7根，其中正常2根，异形5根，管襻模糊，排列紊乱，动脉管襻长140μm，静脉管襻长180μm，血色呈暗红。血液流变：病人的全血比黏度、血浆比黏度、体外血栓长度、湿重、干重、血小板黏附性、红细胞的变形性、红细胞电游泳时间均高于正常人。红细胞沉降率偏低，红细胞压积增高，血脂，纤维蛋白原显著高于正常人。证属寒凝气滞，脉络不通所致。治宜温阳益气，化瘀通络。方用：当归、炮附子各15g，桂枝、白芍各12g，木通、甘草各10g，细辛6g，大枣7枚，黄芪30g，赤芍20g。服6剂后，自觉患肢温度略有回升，入夜疼痛微减。原方加川芎10g，川牛膝15g，服60剂后，疼痛消失，行走1000m已无不适，温度基本恢复正常，已无麻木沉困感，双足背动脉搏动仍无，胫后动脉搏动恢复。甲皱微循环检查：管襻总数12根，正常管襻7根，管襻清楚，排列整齐，动脉管襻长170μm，静脉管襻长200μm，血色暗红。血液流变检查：全血比黏度，血浆比黏度，体外血栓长度，湿重，干重，血小板黏附性，红细胞的变形性，红细胞电泳时间，血脂，血球压积，纤维蛋白原，同前显著改善。临床治愈，继服上方20剂以巩固疗效。

（2）痛经案：本方证所治之痛经乃寒凝经脉，营血内虚所致。临床辨证中多见，身冷恶寒，小腹冷痛，或四肢酸困无力，白带多而清稀，舌质淡苔薄白，脉沉细迟等。若加炮附子，其效更佳。

刘某，女，24岁，1981年12月1日诊治。经行腹痛已有2年之久，曾服温经散寒，益气活血之温经汤、四物汤等中药，收效甚微。症见：身冷恶寒，四肢发凉，身困之力，小腹冷痛，白带多而清稀，每逢经期，则小腹疼痛更甚，舌质紫淡，苔薄白，脉沉细迟。证属寒凝脉络，气滞血瘀所致。治宜温经散寒，活血祛瘀。方用：当归、桂枝、炮附片各15g，红花、川芎、木通各10g，生姜、白芍各12g，细辛6g，大枣18g，嘱在经期前5天服用。1个月后复诊，病人述服药后当月腹痛即减轻，嘱其照原方每月经前5日服用，坚持半年，半年后病人告之，用药4个月，疼痛已消失，诸症悉除，月经已转正常。

（3）雷诺病案：本方证所治之雷诺病乃血虚感寒，气血被遏所致。临床辨证中常见：肢端苍白、发凉、麻木、疼痛，甚则溃破，冬重夏轻，舌质淡苔薄白，脉细弱。若以本方加炮附片、黄芪、土茯苓，其效更佳。

> 　　李某，男，33岁，1981年10月18日诊治。主诉：双上肢苍白紫绀潮红1年，左手食指指尖溃破2个月。长期在寒冷地带工作，因受冻而诱发双手发凉、麻木、疼痛，双手颜色时苍白、时潮红、时青紫，触之冰凉，冬重夏轻，多方求治无效。2个月前左手食指尖溃破，以"血栓闭塞性脉管炎"治疗，效果不佳。症见：面色青黄，表情痛苦，双手发凉麻木，有针刺样疼痛，作冷水试验，两手初呈苍白，继而紫绀，由指尖渐及手掌，凉麻疼痛，最后双手色呈潮红，两手对称性发作，自述因精神刺激和寒冷刺激后均可诱发上述症状。每日数次发作，伤口为0.5cm×0.5cm，色暗紫，肌肤甲错，皮肤枯槁，指甲生长缓慢，双桡、尺、肱动脉均有搏动，但微弱。甲皱微循环检查示：管袢总数8根，其中正常管袢3根，异形管袢5根，模糊不清，排列紊乱，血液流速缓慢，血色呈暗紫色，动脉管袢长度150μm，静脉管袢长度180μm，动脉口径15μm，静脉口径21μm。辨其证属寒湿入络，血脉瘀阻。盖病人素体阳虚，加之寒湿内侵，则肢端发凉，寒湿入络，脉络不通，不通则痛。治宜温经散寒，通络止痛。方用：当归、桂枝、白芍、丹参、炮附子、大枣各15g，黄芪30g，细辛、木通各10g，甘草12g。外科处理：伤口以75%乙醇消毒，黄连油纱条外敷，消毒干纱布包扎，隔日换药一次。上方服6剂后，自觉日发作次数减少，但仍疼痛，原方白芍增至30g，加制乳香、制没药各10g，服10剂后，自觉疼痛、发凉、麻木症状减轻，遵原方又服30剂后，伤口结痂，其余症状均明显好转，上方去制乳香、制没药又服60剂，静止痛消失，桡、尺、肱动脉搏动可明显触及，雷诺症状显著好转，仅在寒冷甚时偶然出现。甲皱微循环检查示：管袢总数12根，其中正常管袢8根，管袢排列较前整齐，血流速度增快，血色转为暗红色，动脉管袢长180μm，静脉管袢长210μm，动脉口径18μm，静脉口径22μm，临床治愈。

（4）瘾疹案：本方证所治之瘾疹乃血虚寒凝，肢体失养所致。临床辨证中常见：皮肤瘙痒，迁延日久，手足厥冷，遇冷瘙痒尤甚，面色㿠白，形体疲惫，舌苔薄白，脉细无力等。瘙痒甚者，加白鲜皮、地肤子、防风等，其效更佳。

> 　　徐某，男，48岁，1987年3月21日诊治。2年前不明原因发作全身瘙痒，冬春发作尤甚，经诊断为"瘾疹"，多方治疗症状时轻时重，效果不显。症见：头面、颈项、四肢有散在白色斑块，搔之随之而起，自诉遇风后发病，始在手及皮肤裸露处，发冷、麻木、奇痒，渐累全身，瘙痒难忍。常感手足不温，怕冷，面色无华，舌淡苔白，脉沉细。此属血虚寒凝，血运不畅，不能温养肢体，风寒之邪乘虚而入所致。治宜温经散寒，养血祛风止痒。方用：当归、白芍、地肤子、白鲜皮、防风、大枣各15g，桂枝、木通各10g，细辛、甘草各6g。服药5剂，瘙痒减轻，继服6剂，皮疹消退，瘙痒消失，两手转温，余症均消失，临床治愈。

（5）希恩综合征案

何某，女，40岁，农民。1983年8月就诊。其夫代诉：因小产后出血，行刮宫术后感染致闭经3年多，消瘦，体重减轻，处事表情淡漠，行动迟缓，嗜睡，精神委靡，畏寒乏力，语言声调低沉，语言减少。第二性征见乳房萎缩，腋毛及阴毛脱落。起病后曾往广州某医院作内分泌检查，诊为"希恩综合征"。症见：形体消瘦，面色苍白无华，声调低沉，焦虑不安，畏寒，暑热天时尚穿毛衣2件，棉衣1件，手足厥冷，舌淡胖，边有齿印、苍白，脉沉细欲绝。综观脉症，中医诊为闭经，乃为血虚内寒，阳气衰微之证。治宜温经散寒、养血通脉故拟当归四逆加吴茱萸生姜汤。处方：当归、炙甘草、桂枝各15g，北细辛、木通各6g，白芍12g，吴茱萸9g，大枣12枚。加水500ml，米酒300ml，煎至药液1碗，温服。日服1剂。3日后复诊，言语增多，自述服药后渐觉手足转温，曾出大汗，精神胃纳转佳，身上只穿毛衣2件尚不觉寒冷。脉微涩如刮竹状，虚瘀状已露，在上方基础上加苏木10g，生龙骨、生牡蛎、鸡血藤各30g，以效张锡纯敛正气而不敛邪气之意，使其血足脉通。再服7剂。三诊，面色稍有血色，自述形寒肢冷大减，脉象转和缓，睡眠仍不甚佳，继进桂枝加龙骨牡蛎汤30余剂，并嘱服当归羊肉汤食疗。2个月后来告，有少量月经来潮，病转安和。后随访调治，10年内追访，见身体状况颇佳，并可从事一般的体力劳动（《新中医》1995.（3）：56）。

按 当归四逆汤为桂枝汤类方，功能温经散寒，养血通脉，外可助卫固表，内可温脏散寒、通调血脉，主要用于血虚寒凝、阳虚脏冷、经脉不利之证，其辨证要点是"手足厥寒，脉细欲绝"。临床上，只要能掌握这一内涵，灵活变通，就能做到异病同治，一方多用。从上述临床运用及病案举例等资料可以看出，本方所治疾病达数十种之多，几乎遍及内、外、儿、妇、五官、皮肤各科，足见其治疗范围之广。

必须指出，本方证与四逆汤同属里虚寒厥之证，但由于两者病机同中有异，脉证亦有区别，故治法各不相同。少阴重在真阳，以阳虚为主，其证四肢厥逆而脉微欲绝，故治用四逆汤大辛大热之品，药少力专，急救回阳；厥阴主藏血，体阴而用阳，其证手足厥寒而脉细欲绝，故治用当归四逆汤养血通脉、温经散寒，意在缓图，不在急攻也。

（七）寒厥

【原文】

大汗出，热不去，内拘急①，四肢疼，又下利、厥逆而恶寒者，四逆汤主之。（353）

【词解】

①内拘急：腹中挛急不舒。

【提要】 厥阴亡阳，寒盛致厥的证治。

【原文分析】

本条是论述厥阴病汗后的证情变化。所谓"大汗出"，是指汗出如水淋漓，乃阳气外脱、阴无所附的表现，其汗如油，且冷，当与白虎汤证热盛迫津外泄之大汗鉴别。彼为热汗如雨，此为冷汗如油；彼为大热迫津，汗出之后热随汗外越，此为阳亡阴泄，汗出之后热仍不去；彼为蒸蒸发热，面色缘缘正赤，此为残阳外越，虽热而不甚高，面色淡红如妆、时隐时现（戴阳），这是辨真热假热的关键。

阳虚阴盛，筋脉失温；汗出津伤，筋脉失濡，故内则腹中挛急，外则四肢关节疼痛；里阳虚而阴寒盛，故下利；表阳虚而卫不固，故恶寒。既是真寒假热，内外俱虚，故当用四逆汤急救回阳。

【原文】

大汗，若大下利，而厥冷者，四逆汤主之。（354）

【提要】　阳衰阴盛致厥的证治。

【原文分析】

（本条系上文的后续文字）病人大汗淋漓，复下利不止而四肢厥逆，是真阳衰微、阴寒内盛的危候。阳气虚衰，不能固摄肌表，则阴无所附，故大汗出；阴寒内盛，清阳下陷，火不生土，故大下利；汗利交迫，阳脱阴竭，阴阳气不相顺接，故四肢厥冷。

有认为本条"大汗"指误治，亦无不可。但误用峻汗之后，病人亦可出现亡阳的大汗之症。总之，本证病情急剧，既可由寒邪骤中或阳气暴衰所致，亦可因误用汗下，损伤阳气而成。关键在于抓住其阳衰阴盛致厥的机理，及时投用四逆汤以回阳救逆。若不当机立断，则贻误治疗，害莫大矣。

以上两条皆是讨论寒厥证的典型症状与治疗法则。寒厥乃真阳衰微、阴寒内盛之证，除四肢或全身厥冷之外，多伴大汗、大下利及虚阳外越之假热症状，虽有发热而胸腹并不灼热，虽有恶寒而脉反沉微欲绝，此为辨证要点。

（八）痰厥

【原文】

病人手足厥冷，脉乍紧者，邪①结在胸中②，心下满而烦，饥不能食者，病在胸中。当须吐之，宜瓜蒂散。（355）

瓜蒂　赤小豆

上二味，各等分，异捣筛，合内白中，更治之，别以香豉一合，用热汤七合，煮作稀糜，去滓取汁，和散一钱匕，温顿服之。不吐者，少少加，得快吐乃止。诸亡血虚家，不可与瓜蒂散。

【词解】

①邪：这里指停痰食积等致病因素。

②胸中：概括胸胃而言。

【提要】　胸中痰实致厥的证治。

【原文分析】

病人手足厥冷，若属阳虚阴盛，必脉来微细无力，此则脉现紧象，从其证候分析，还应紧而有力，是邪（痰）结于胸中使然。正因痰阻胸中，胸阳阻隔，气机不畅，阳气不达四末，因见手足厥冷之候，其"阴阳气不相顺接"的主因是"痰"。正因痰阻胸中，胸脘气机不畅，中焦升降失司，因见心下痞满、烦闷不舒及脘中饥嘈但又不能食等症，根据其痰阻的病机本质，病人还应见头目昏眩、舌苔厚腻等痰阻之象。

本证邪实胸中，病位偏高，本着"其高者，因而越之"的治疗原则，故用瓜蒂散因势利导，涌吐胸中之实邪。实邪得出，胸阳畅达，气机通利，则肢厥烦满诸症自解。

《伤寒论》中述及瓜蒂散证三条：一为第166条，出于太阳病篇，以"胸中痞硬，气上冲咽喉不得息"为主证；二为第324条，出于少阴病篇，以"饮食入口则吐，心中温温欲吐，复不能吐，始得之，手足寒，脉弦迟"为主证；三为本条，见于厥阴病篇，以手足厥冷，脉紧等为主证。虽然表现各有侧重，但病性则一，即同为痰阻胸脘之候，故其治法方药相同，充分体现了"异病同治"的治疗学思想。

（九）水厥

【原文】

伤寒，厥而心下悸，宜先治水，当服茯苓甘草汤，却①治其厥。不尔②水渍入胃③必作利也。

（356）

茯苓二两　甘草一两，炙　生姜三两，切　桂枝二两，去皮

上四味，以水四升，煮取二升，去滓，分温三服。

【词解】

①却：然后。

②不尔：不这样，指不先治水。

③水渍入胃：胃实指肠而言。这里指水饮浸渍胃肠。

【提要】　胃虚水停致厥的证治。

【原文分析】

四肢厥冷而心下悸，为水饮停于心下胃脘部位所致。论中第 127 条曰："太阳病，小便利者，以饮水多，必心下悸"；《金匮要略·痰饮咳嗽病脉证治》云："水停心下，甚者则悸"。可见"心下悸"为水饮内停的主症之一。厥与心下悸并提，示人以同中求异的辨证方法。

水饮内停心下，阳气被遏，不能通达于四肢，故四肢厥冷；水停胃脘，上逆凌心，故心下悸动不宁。

既然厥与悸皆水停于中所致，故"宜先治水"。水饮去，则胃阳布，悸动止而手足自温。用茯苓甘草汤温胃阳以散水饮，不治厥而厥自回，属釜底抽薪之法。

若先治其厥，使停水泛滥，下趋肠道，必然发生下利之证而更伤脾胃阳气，彼时厥冷悸动之证亦将更加严重。

【治法】　温胃散饮，通阳行水。

【方药】　茯苓甘草汤方。

【方解】

本方重用生姜（以 12～15g 为宜）温胃散饮，茯苓配桂枝通阳行水，炙甘草和中健脾，合为温胃行水之剂。由于胃脘停水不易速去，故可连续多服几剂，或与健脾的方药交替服用，以提高和巩固疗效。

茯苓桂枝白术甘草汤，茯苓桂枝甘草大枣汤、茯苓甘草汤，均用茯苓、桂枝温阳利水，炙甘草和中健脾。但苓桂术甘汤以白术为君，重在健脾利水，主治脾虚水停证；苓桂枣甘汤以茯苓为君，重在利水宁心，主治下焦水停证；本方以生姜为君，重在温胃散饮，主治水停悸厥证。药仅一味之差，而主治各异，可见仲师制方之妙，学者最宜深思！

（十）上热下寒之厥

【原文】

伤寒六七日，大下后，寸脉沉而迟，手足厥逆，下部脉[①]不至，喉咽不利[②]，唾脓血，泄利不止者，为难治。麻黄升麻汤主之。（357）

麻黄二两半，去节　升麻一两一分　当归一两一分　　知母十八铢　黄芩十八铢　　萎蕤十八铢（一作菖蒲）　芍药六铢　天门冬六铢　桂枝六铢，去皮　茯苓六铢　甘草六铢，炙　石膏六铢，碎，绵裹　白术六铢　干姜六铢

上十四味，以水一斗，先煮麻黄一两沸，去上沫，内诸药，煮取三升，去滓，分温三服。相去如炊三斗米顷，令尽，汗出愈。

【词解】

①下部脉：有三种解释，一说指尺脉部，因寸关尺三部中，尺脉为下部，故称下部脉；一说指跌阳脉，位于足背部；一说指太溪脉，位于足跟凹陷中。从证候分析，当以第二说为是。

②喉咽不利：咽喉肿痛，吞咽困难。

【提要】　邪热陷肺，正伤脾寒，虚实夹杂证的证治。

【原文分析】

本条虽列于厥阴病篇，同为厥证，与乌梅丸证亦有上热下寒的相似病机表现，但病位却迥然有别，其病位不在厥阴肝，而属肺与脾，是肺热脾寒之候。

伤寒误用大下，邪不外泄，反陷入里，而肺合皮毛，邪气内陷最易内归于肺，壅遏化热而成肺热之证。喉咽及肺与外界相通的要冲，肺热上冲，壅聚于喉，发为喉咽不利；肺热内闭，壅遏气血，化为脓血，因见唾脓血之症；正因肺热内闭，阳气内郁，因见手足厥逆之候，故属于阳郁肺热的热厥证。肺位最高，上以候上，肺热内闭，气血阻遏，寸脉因见沉而迟之象。

"大下后"的"泄利不止"即反映了脾寒病机。"下部脉不至"既有认为是"尺脉不至"，亦有认为是"足部脉不至"，反映了阳郁导致阳气不得下达，或脾气内虚导致推动无力。

本证虽以邪热内陷、肺热壅遏的上热为主，但由于有脾寒不足，故舌象应是边有齿印但舌质红、苔黄腻之候。

证既属正虚邪陷，肺热脾寒，阴阳错杂，治疗甚为棘手，欲治其热则碍寒，欲治其寒则碍热，攻邪则伤正，扶正则助邪，故曰"难治"。但是，尽管证情复杂，只要能够抓住主要矛盾，针对上热下寒、正虚阳郁的病机，采用复方大剂麻黄升麻汤发越郁阳，清上温下，则诸症可迎刃而解，厥逆自回。

【治法】　发越郁阳，清上温下。

【方药】　麻黄升麻汤方。

【方解】

方中重用麻黄，与石膏、甘草相伍，发越郁阳，清泄肺热，有越婢汤意；升麻升提散郁，既能助麻黄升散之力，亦可引黄芩、知母等苦寒之味直趋肺之高位以清肺热，更有增甘温之剂举脾气下陷之能，一药而兼三用，可谓用功精巧；当归、天冬、芍药、葳蕤四味养阴血而滋肺燥，因脓血乃热壅肺络后气血腐败之物，唾后必致阴血耗伤，故在清解肺热同时，配用甘润之品以滋其燥，有标本兼顾之义。上述几组配伍主要针对肺热上壅。与之相对，方中更以桂枝、茯苓、白术、干姜、炙草等甘温之品温中祛寒、运脾通阳，只是方中药量殊少，只有六铢，足见其脾虚之轻。因此，合方虽曰清上（肺）温下（脾）、温清并用、补泻并投，实际侧重于清上热为主，其温脾之力较弱，藉此亦反映出麻黄升麻汤证后以肺热上壅上为主、脾气虚寒较轻的症候特征。

本方的给药时间是"相去如炊三斗米顷，令尽"，与一般常规服药日二服或三服不同。在短时间内将三服以药全部服完，主要使药力持续，则内郁热邪容易外达而从汗解，这对加强药效有很大帮助。可见，本方不仅组方严谨，而且服药亦有规矩，非仲景制方岂能如此？

第三节　辨　下　利

一、下　利　辨　治

（一）欲作自利

【原文】

伤寒四五日，腹中痛，若转气下趣^①少腹者，此欲自利也。（358）

【词解】

①下趣：趣，一作趋，又同促，迫也。即转气向下迫近少腹。

【提要】 此条言外邪入里，将要出现下利的前驱表现。外感病四五日，当是外邪入里之时，症见腹中疼痛，是邪已入里，气机失调之象。如又见腹中漉漉转气，并自觉其气下趋少腹，这就是下利的先兆。其利在何经何脏、属寒属热，临床应结合其他证候仔细分辨。

（二） 干姜黄芩黄连人参汤证

【原文】

伤寒本自寒下，医复吐下之，寒格①更逆吐下，若食入口即吐，干姜黄芩黄连人参汤主之。(359)

干姜　黄芩　黄连　人参各三两

上四味，以水六升，煮取二升，去滓，分温再服。

【词解】

①寒格：寒邪阻格。

【提要】 寒邪阻格而致上热下寒吐利证治。

【原文分析】

伤寒原有寒性下利，医者反用吐下之法，使吐下更加严重，其下利属虚寒无疑。其呕吐若见朝食暮吐或暮食朝吐者，则为胃寒气逆，因寒性凝滞，故见隔阻而吐。但今见食入口即吐，则应属胃热气逆所致，因火性急迫，故见随吃随吐。此上热下寒之证，皆因寒邪阻格，使阴阳寒热不得交通所致。

此外，本证与前述黄连汤证、栀子干姜汤证虽皆属胃热脾寒，但其间病机、证候表现又有细微差异。概括而言，本证以脾寒胃热相格拒的胃热气逆、食入即吐为主；黄连汤证虽亦可见及胃热上逆，但"欲呕吐"的一个"欲"字反映其呕吐表现未至太甚，或仅有泛恶之感，而以脾寒络阻的腹中痛更加明显，这可能正是方中用桂枝以通阳和络止痛的目的所在；与上两证不同，栀子干姜汤证的上热较轻，未至胃热气逆，而仅见胃热"微烦"之候，脾寒则存在较多的相似。

【治法】 苦寒泄降，辛温通阳。

【方药】 干姜黄芩黄连人参汤方。

【方解】

本方芩、连苦寒清热，热清则胃气得降，呕吐自止；干姜辛温祛寒，寒去则脾气得升，下利可停。人参甘温，益气补中，以复中焦升降斡旋之职，更利于寒热诸药各行其道，以解阴阳寒热之阻格。寒热并用之中，以苦寒泄降为主；攻补兼施之中，以祛邪为首。辛开苦降甘调，制方颇类半夏泻心汤。

（三） 通脉四逆汤证

【原文】

下利清谷，里寒外热，汗出而厥者，通脉四逆汤主之。(370)

甘草二两，炙　附子大者一枚，生，去皮，破八片　干姜三两，强人可四两

上三味，以水三升，煮取一升二合，去滓，分温再服，其脉即出者愈。

【提要】 虚寒下利致阴盛格阳证的辨治。

【原文分析】

里寒外热，即里真寒外假热，为本条证候病机之所在。里寒乃指脾肾阳衰，阴寒内盛。真阳衰微，火不暖土，故见下利清谷；阳不摄阴，故见汗出；阳衰四末失温，故见肢厥。其外热乃因阴盛格阳所致，据少阴病篇第317条通脉四逆汤证，其症当有身热反不恶寒，其人面色赤等。证

为脾肾阳衰，阴盛格阳，故治用通脉四逆破阴回阳，交通内外。方义临床应用等皆见少阴病篇。

（四）白头翁汤证

【原文】

热利下重①者，白头翁汤主之。(371)

白头翁二两　黄柏 三两　黄连 三两　秦皮 三两

上四味，以水七升，煮取二升，去滓，温服一升，不愈，更服一升。

【词解】

①下重：里急后重。

【提要】　厥阴肝经热邪迫肠下利的证治。

【原文分析】

本条概述了白头翁汤证的证治，"热利"二字不仅指出了该证以下利为特征的证候特点亦指出了该证热邪下迫大肠的性质，由此亦不难想该证应具有下利臭秽、肛门灼热、小便黄赤、口苦而干、舌红苔黄、脉数等热邪内蕴之象；"下重"二字点出了该证肝经湿热毒邪下迫，壅滞于肠道的另一侧面。热毒下迫，故见里急；湿邪黏滞，阻遏气机，故又见下重难通；湿热壅滞，气血壅遏，腹痛之症自在言外；湿热内蕴，壅遏气血，腐败血络，必见大便脓血。治用白头翁汤清热燥湿凉肝解毒。

本证与少阴病篇桃花汤证，皆见下利便脓血。但桃花汤证为肾气虚，关门不固，脾阳脾气虚，不能摄血，故症见下利滑脱不禁，绝无里急后重之症，所便脓血晦暗不泽，腥冷不臭，且应伴见口淡不渴、舌淡不红等，所用桃花汤，旨在温中祛寒，涩肠固脱。本证热利下重，脓血色泽鲜亮，臭浊腐秽，伴口渴欲饮等诸热象，临证不难鉴别。

【治法】　清热燥湿，凉肝解毒。

【方药】　白头翁汤方。

【方解】

本方以白头翁为主药，其味苦性寒，能凉肝舒肝，尤善清下焦湿热，是治疗湿热与毒热下利的要药。黄芩、黄连苦寒，清热燥湿，坚阴厚肠胃。秦皮苦寒，能清肝胆及大肠湿热，又可凉血坚阴止利。四药共成清热燥湿，凉肝解毒之剂，对湿热、毒热下注之下利有很高的疗效。口服或灌肠皆可。

【原文】

下利欲饮水者，以有热故也，白头翁汤主之。(373)

【提要】　补述厥阴热利的证候表现。

【原文分析】

本条是对前第371条证候的补充。即厥阴热证下利除下重的表现外，还有毒热伤津，且湿热蕴结，津液不化，而致的口渴欲饮水。这一证的提出为此后热证下利的诊断提供了又一依据。

研读本条需注意"欲饮水"尽管是热证下利的重要诊断依据，但不是唯一依据。从临床来看，下利欲饮水更有证属阳虚水津不能上承者，少阴病"自利而渴"即指此而言。热证下利必见利下物臭秽、口渴喜冷饮、小便色黄、舌红苔黄腻、脉数等症；阳虚下利津不上承的口渴，其利下物多清稀、口虽渴但不多饮或喜热饮、小便色白、舌淡苔白、脉细，两者可资鉴别。

（五）严重虚寒下利兼表证

【原文】

下利腹胀满，身体疼痛者，先温其里，乃攻其表，温里宜四逆汤，攻表宜桂枝汤。(372)

桂枝汤方

桂枝三两，去皮　芍药三两　甘草二两，炙　生姜三两切　大枣十二枚，擘

上五味，以水七升，煮取三升，去滓，温服一升，须臾，啜热粥一升，以助药力。

【提要】　虚寒下利兼表证，当先里后表。

【原文分析】

本条所言下利腹胀满非热邪内蕴，亦非寒湿外侵，而是肾阳虚衰，火不暖土，腐熟无权，寒湿不运，气机壅滞，升降紊乱所致。其症当是下利清谷，完谷不化，而腹满则是喜温喜按，一派里虚寒之象。所言身疼痛，乃表邪未解之故。证为虚寒下利兼表，根据"虚人伤寒建其中"的原则，当以四逆汤先温其里。这是因为里气虚衰，抗邪无力，表邪极易内陷。即先解表，也常因正气不支而无力表散的缘故。待里气充实，下利停止后，才可用桂枝汤解表。虽有疼痛，但因里气初复，故不用发汗力较强的麻黄汤。

里虚兼表，有表里同治者，有先里后表者，主要依据里虚程度而定。桂枝人参汤的温中解表法，麻黄细辛附子汤、麻黄附子甘草汤的温经发汗法，皆用于里虚兼表而里虚不甚者。本条所述里虚兼表，里证见下利腹胀满，是肾阳大衰，虚阳已动之里虚重证，故当先温其里，后攻其表。

（六）小承气汤证

【原文】

下利谵语者，有燥屎也，宜小承气汤。（374）

大黄四两，酒洗　枳实三枚，炙　厚朴二两，去皮，炙

上三味，以水四升，煮取一升二合，去滓，分二服。初一服谵语止，若更衣者，停后服。不尔尽服之。

【提要】　实热下利证治。

【原文分析】

下利伴见谵语，为阳明燥热内盛之征。燥热逼迫津液下泄，则见下利，其利以下利清水，秽浊难闻为特点，也即《温疫论》所说的热结旁流。燥热上扰心神则见谵语。仲景言有"燥屎也"，所谓燥屎，也即燥热内结之意。其证轻者，用小承气汤通便泄热、导滞破结，燥热去则下利谵语止；其证重者，亦可选大承气汤。为通因通用法之范例。本证之下利，伴见阳明腑实诸证，无后重、无脓血、下利量少。热利则下利量多，伴见肛热、腹痛；湿热下注之下利，则见里急后重、便脓血、渴欲饮水、腹中痛。三者自是不同。

（七）下利后余热证

【原文】

下利后更烦，按之心下濡者，为虚烦也，宜栀子豉汤。（375）

肥栀子十四个，擘　香豉四合，绵裹

上二味，以水四升，先煮栀子，取二升半，内豉，更煮取一升半，去滓，分再服。一服得吐，止后服。

【提要】　热利后余热留扰胸膈证治。

【原文分析】

利后更烦，言外之意是下利前即有心烦，故其下利当为热利。热利经过治疗，下利已止，而心烦不解，乃余热留扰胸膈之象。按之心下软，是邪热尚未和痰、水、宿食等有形之邪相结，故称其为"虚烦"，以和"实烦"相区别。证属无形邪热留扰胸膈，治用栀子豉汤清宣郁热以除烦。方义及临床应用等见太阳病篇。

二、下利辨脉

【原文】

下利，有微热而渴，脉弱者，今自愈。(360)

【提要】 虚寒下利自愈的脉证。

【原文分析】

病情由不发热向微发热的转变，反映出阴邪渐化，寒邪渐去，正气奋起抗邪之势；值得注意的是，仲景特别强调病人发热是微热，认为微热才是转愈佳兆，否则大热则或为阳复太过或为虚阳外浮，又都非佳象。

虚寒下利病人由于寒湿内蕴一般口多不渴，病人由口不渴向口渴转化乃寒湿渐化，津不布的表现，与热甚津伤不可同日而语，临床较易区分。此外，此处下利口渴与少阴自利而渴亦有较大区别，因少阴自利而渴多见畏寒肢冷，精神委靡，脉来微细，不似本证手足有转温之趋，精神有转振之势。

脉弱既反映了病程中正气不足，亦表明了其时邪气不盛，值此之时，病人才有向愈之机。

【原文】

下利，脉数，有微热汗出，今自愈，设复紧为未解。一云，设脉浮复紧。(361)

【提要】 虚寒下利自愈与不解的脉证判别。

【原文分析】

本条为虚寒下利证自愈的另一种表现及不解的证候特征，何以知其本为寒利？条文中"设复紧为未解"句中的"复"字即点出了在脉数中出现前当见"紧脉"，即虚寒下利之脉。下利同时脉见数象，并见微发热汗出，既是病欲自愈之象，应是反映了患病机体阳气回复、正气渐旺、正气能奋起驱邪的机转。其脉数必兼和缓之象，为正气能与邪相抗争的反映；而若数而空豁，则显然非欲自愈之候。病程中由原来的不发热转为微发热是正能胜邪的标志，若大热暴现，又当注意其虚阳暴脱的另一端。汗出见于下利欲自愈之证是阳气渐充，津得输布，灌溉全身的佳象，但必微微汗出方为佳兆，否则，若大汗出不止又是津气外泄、阳失外固之候。因此，下利欲自愈的判断不仅要注意四诊的合参，更应注意相关证候表现在不同病理转化中的特征。

脉数、有微热汗出亦有属阳复太过化热者，应注意区分，若为化热必见口渴、舌红苔黄之象。

下利病程中脉由数而和缓复转为紧者，是邪气复骤，寒邪又盛之象，为病不解。

【原文】

下利，手足厥冷，无脉者，灸之不温，若脉不还，反微喘者，死。少阴负趺阳①者，为顺也。(362)

【词解】

①少阴负趺阳：少阴即太溪脉，太溪脉即冲阳脉。少阴负趺阳，即太溪脉弱于趺阳脉。太溪脉候少阴肾气盛衰，趺阳脉候阳明胃气盛衰。

【提要】 寒利危证的预后判断。

【原文分析】

此条言寒盛伤阳下利的危证、治法及预后。寒盛伤阳，真阳被遏，四末失温，脉气不鼓，因此见手足厥冷、无脉。若用灸法祛寒助阳，而厥冷不回，脉搏不出，则提示寒极盛而阳已绝。假如又伴见微喘，则为肾气衰而不能纳气，肺气脱而不能吸气之危候，故主死。但若虽寸口脉不至，而候少阴盛衰的太溪脉尚有微弱搏动，候阳明盛衰的趺阳脉搏动更为明显，则提示肾虽衰，胃阳尚在。有胃气则生，病虽危仍可救治，故为顺证。

【原文】

下利，寸脉反浮数，尺中自涩者，必清脓血。(363)

【提要】 热利热壅气滞、血肉腐败出现的病证转变。

【原文分析】

热邪内蕴不去，火热上冲故见寸脉浮数之象；热邪下迫，肠腑经络气血阻滞，因见尺脉滞涩不利；热壅气血，血肉腐败，故见大便下脓血之症。

【原文】

下利，脉数而渴者，今自愈。设不差，必清脓血，以有热故也。(367)

【提要】 寒利阳复自愈及阳复太过的转归。

【原文分析】

下利属阳虚，脉当现沉紧，今反见脉数且口渴的是阳气有恢复之机，反映正能与邪相争，津液未及得布，随着时间推移，机体将发挥自我调节机制，而疾病自愈。如果阳气未复，疾病不能自愈，多属阳复太过，阳热下伤阴络，则可能出现大便脓血。究其病机，仲景明言"以有热故也"。阳复太过之便脓血证，可酌用白头翁汤清热凉血以治之。

【原文】

下利清谷，不可攻表，汗出必胀满。(364)

【提要】 虚寒下利兼表，误汗后的变证。

【原文分析】

下利清谷为脾肾阳虚、清气不升、腐熟无力的表现，病人可能还当伴见畏寒肢冷、小便色白、舌淡苔白滑、脉微细等脾肾阳衰的证候表现。值此正气不足之时，机体抵御外邪之力下降，极易招致外邪的侵袭，出现里虚寒兼表证的复杂证候。对此类证候的治疗当以"攘外必先安内"、"虚人伤寒建其中"为治疗准则，否则，一经发表，不仅外邪不去，更会因汗出阳伤导致在里虚阳的外散，出现脾阳更耗、寒湿更盛气机阻滞等证情。

【原文】

下利，脉沉弦者，下重①也；脉大者，为未止；脉微弱数者，为欲自止，虽发热，不死。(365)

【词解】

①下重：指肛门部有重滞的感觉。

【提要】 通过脉症的变化判断下利的转归和预后。

【原文分析】

下利者脉见沉弦，提示里气壅滞，气机不畅，故应伴见下利。下利见脉大，则邪气正盛，其利未止，正如《素问·脉要精微论》所说"大则病进"，《素问·离合真邪论》所说"大则邪至"。下利脉见微弱而数，微弱是邪气已衰，正如《素问·离合真邪论》所说"小则平"；而数则提示阳气犹存，故下利将止，虽有发热，也不会有大的危险。此举脉象以判断邪气的盛衰，临证仍当结合证候全面分析。

【原文】

下利，脉沉而迟，其人面少赤，身有微热，下利清谷者，必郁冒①汗出而解，病人必微厥。所以然者，其面戴阳②，下虚③故出。(366)

【词解】

①郁冒：冒，《说文解字》"蒙而前也"。引申为昏蒙眩晕。郁冒，即心胸郁闷，头晕目眩。

②戴阳：证名，疾病过程中，因阳气上浮而见两颧浮红，犹阳气被格戴于头面。

③下虚：下焦虚寒。

【提要】　寒盛伤阳证，可见郁冒汗解。

【原文分析】

下利清谷，脉微欲绝者，为真阳衰微，不温里回阳，绝无自解之机。但下利清谷，脉沉而迟或脉沉而紧者，则为寒盛伤阳，从面少赤、身微热、仅见微厥来看，其阳气并未衰竭，而是被阴寒邪气所郁遏而已，郁阳上争，故可见面少赤之戴阳之象。此证当阳气蓄积到一定程度，奋力与阴寒之邪相争，则可见心胸郁闷、头晕目眩之症。如能正胜邪却，则可见汗出邪退而病解，此与伤寒衄解之前所见发烦目瞑之证类似。

【原文】

下利后脉绝，手足厥冷，晬时脉还，手足温者生，脉不还者死。(368)

【提要】　下利致阳气垂绝证的预后判断。

【原文分析】

下利后脉绝手足厥冷，或是真阳垂绝，危殆立至；或是暴寒伤阳，真阳被遏。如是前者，经积极救治，观察周时而脉不还、厥不回，则无阳复希望。如是后者，积极救治，周时脉出厥回，提示阳复阴退，生机未泯。

【原文】

伤寒下利，日十余行，脉反实①者死。(369)

【词解】

①脉反实：实，谓脉来坚实有力，多见于大实证。现虚证而见实脉，故称反。

【提要】　证虚脉实者预后不良。

【原文分析】

虚寒下利日十余行，阴阳两伤，正气虚衰可知，本当见微细、微弱之脉，今反见坚实之脉。"虚者邪退，大则病进"。不仅提示邪气仍盛，亦显现出真脏脉外露，故主预后不良。

第四节　辨呕与哕

一、呕吐辨治

【原文】

呕家有痈脓者，不可治呕，脓尽自愈。(376)

【提要】　内有痈脓而致呕的治疗禁忌。

【原文分析】

呕家有痈脓，是言呕因内有痈脓而发，其内痈则因毒热内蕴，气血腐败而成。若脓以呕而去，则是邪毒自寻出路，治当因势利导，排脓解毒，脓尽则呕证自愈。切不可见呕止呕，阻碍邪气出路，闭门留寇，必酿后患。

本条提出了"见呕休止呕"的治疗主张，反映出仲景"治病求本"的治疗学思想，这一治疗原则不仅对内痈致呕的治疗有指导意义，对临床多种由于邪实致呕治疗都具有普遍意义。

【原文】

呕而脉弱，小便复利，身有微热，见厥者，难治，四逆汤主之。(377)

【提要】　阳虚阴盛而致呕吐的辨治。

【原文分析】

脉弱见厥，阳衰可知。小便利，是真气虚寒，不能摄水；阳衰寒盛，阴寒上逆可见呕；虚阳外浮可致身微热。阳虚于下，寒逆于上，阴虚于内，阳浮于外，故为难治。用四逆汤回阳救逆，消阴祛寒，或可有转机。本方常用于下利肢厥、此处用于呕而厥、小便利，是扩大了其使用范围。

【原文】

干呕，吐涎沫①，头痛者，吴茱萸汤主之。(378)

吴茱萸一升，汤洗七遍　人参三两　大枣十二枚，擘　生姜六两，切

上四味，以水七升，煮取二升，去滓，温服七合，日三服。

【词解】

①吐涎沫：吐出清稀唾液。

【提要】　肝寒犯胃，浊阴上逆的证治。

【原文分析】

肝阳不足则阴寒内盛，寒气上逆，最易乘犯胃土而作干呕之状；阳虚疏达无力，土壅水积留而为饮，随气上逆，症见吐出唾液清稀；肝寒气逆，循经上冲，清阳不利则头痛，由于厥阴肝经与督脉会于巅顶，故肝寒上逆头痛常以巅顶痛为特征。正是由于病机癥结在肝寒气逆，故治疗以温降肝逆为主，俾肝木得温，气逆得降，干呕、吐涎沫、头痛自除。

本条与上条皆为阳虚寒气上逆犯胃作呕，本条以肝寒上逆为主，前条重在肾阳不足，两者病位有所不同，此其区别之一；此外，前条阳虚更盛，见阳浮身热等难治证候，本条阳虚相对较轻未至虚阳外浮又是其区别之处。由于上述原因，虽然同属阳虚所致干呕，前条以温肾为主，后条以温肝降逆为先，体现了中医学"同病异治"的辨证思想。

吴茱萸汤的适应证在《伤寒论》中凡三见，一为阳明篇"食谷欲呕，属阳明也，吴茱萸汤主之"，乃胃阳虚衰，浊阴不化，受纳无权所致。二为少阴篇"少阴病，吐利，手足逆冷，烦躁欲死者，吴茱萸汤主之"，乃胃寒气逆，剧烈呕吐，进而导致气机升降逆乱、阴阳阴气不相顺接，并使病人痛苦殊甚，冠以少阴病，实非少阴真阳衰微，而是其证类似少阴。三为本条肝寒犯胃，浊阴上逆。三条症状表现虽有不同，但其基本病机却相近，故皆用吴茱萸汤暖中散寒，消阴降浊。

【治法】　暖肝胃，除浊阴。

【方药】　吴茱萸汤主之。

【方解】

本方以吴茱萸为主药，辛苦而温，暖肝胃，散阴寒，下逆气，降浊阴。又重用生姜之辛温，温胃化饮消水，和中降逆止呕。配以人参之甘温，大枣之甘平，补虚和中。共成暖肝胃、祛阴寒、降浊阴之良方。

【原文】

呕而发热者，小柴胡汤主之 (379)。

【提要】　厥阴转出少阳的证治。

【原文分析】

"呕而发热者，柴胡汤证具"，证与此条相同，因小柴胡汤是和解少阳的主方，故可将"呕而发热"认作是少阳病的特征之一。呕为胆热犯胃，胃气上逆所致；发热为胆腑郁热内盛而成。厥阴阳复之后，脏邪还腑，阴病出阳，厥阴之邪外出少阳之证。邪既在少阳，故用小柴胡汤和解少阳。

二、哕的辨治

【原文】

伤寒大吐大下之，极虚，复极汗者，其人外气怫郁①。复与之水，以发其汗，因得哕。所以然者，胃中寒冷故也 (380)。

【词解】

①外气怫郁：指体表之气遏郁不舒。

【提要】 胃寒致哕及其成因。

【原文分析】

吐、下之法本是伤寒病程中常用的治疗方法，用于邪盛正实之时，能够效如桴鼓，但需注意中病即止，以免过剂损伤正气。若吐下过甚，将致脾胃阳气大虚，如再以辛温峻剂误汗，其人表气不畅且烦闷，是脾胃之气已伤。此属营卫生化乏源无以作汗之候，若误以为证属表郁未解而以饮水以助发汗，则胃阳损伤更重，寒象内生，水邪停积，胃气上逆，因见呃逆之症。究其病机癥结，仲景概括为"胃中寒冷故也"，可谓抓住了病机。

【原文】

伤寒，哕而腹满，视其前后①，知何部不利，利之即愈。(381)

【词解】

①前后：指大小便。

【提要】 实邪致哕的治则。

【原文分析】

哕证亦有寒热虚实之异，上条言哕为"胃中寒冷"，本条所述则性质迥异，为邪实内结之证，因见哕而腹部胀满之候。邪结于何处，则又应据其证候不同作出判断，所谓"视其前后"概指察看病人的大小便，小便不畅则水邪内逼，大便不通则肠腑内塞，皆可引发胃气上逆，因致作哕。

对邪实内积所致的哕证，应以祛邪治疗为先。根据其邪踞的部位，分别采用相应的方法导邪外出，此即仲景"视其前后，知何部不利，利之即愈"的本旨。作为治疗邪实致哕的治疗原则具有普遍意义，临证时又需在此基础上灵活选择相应方法，如利尿逐水、通便攻下等，总应视其邪结部位及邪结轻重而灵活用之。

第九章　辨霍乱病脉证并治

第一节　霍乱病脉证

【原文】

问曰：病有霍乱①者何？答曰：呕吐而利，此名霍乱。（382）

【词解】

①霍乱：病名，以吐利交作为主症，病势急而变化快，挥霍之间便致撩乱，因而名为霍乱。

【提要】　霍乱的主症。

【原文分析】

霍者，急骤之意；乱者，撩乱也。霍乱以暴发吐泻为主症且吐泻无度，心腹胀痛，有挥霍撩乱之势，因而不同于一般的吐泻。

《灵枢·五乱》篇曰："清气在阴，浊气在阳……清浊相干……乱于肠胃，则为霍乱"，说明霍乱具有清阳不升，浊阴不降，阴阳逆乱，升降反常，而病在胃肠的特点。《诸病源候论》说："霍乱者，由人温凉不调，阴阳清浊二气有相干之时，其乱在于肠胃之间者，因遇饮食而变发。发则心腹绞痛。其有先心痛者，则先吐；先腹痛者，则先利；心腹并痛者，则吐利俱发。"《景岳全书》说："有外受风寒，寒气入脏而病者……有水土之气令寒湿伤脾而病者……误中痧气阴毒而病者。"《类证治裁》说："霍乱多发于夏秋之交。"综上所述，则霍乱的病因病机、证候特点、发病季节等，已可了然。

霍乱有寒霍乱与热霍乱、湿霍乱和干霍乱之分，而本论所述的大体是寒霍乱和湿霍乱。

中医学所称霍乱，不同于西医学所云之由霍乱弧菌所引起的霍乱病。中医学所称霍乱，是指暴发性剧烈吐泻，其内容包括多种急性胃肠疾病，如食物中毒、急性胃肠炎、胃肠型感冒等。

【原文】

问曰：病发热头痛，身疼恶寒，吐利者，此属何病？答曰：此名霍乱。霍乱自吐下，又利止，复更发热也。（383）

【提要】　论霍乱病证波及肌表的脉证。

【原文分析】

暑湿、寒湿、疫疠秽浊之气外侵或饮食不节致邪气踞于中焦、脾胃升降失司是霍乱病的基本病理，因此，霍乱以突然发生剧烈的呕吐下利为特征。

由于人体是一个有机的整体，如同邪郁于表可影响及里一样，踞于中焦（里）之邪亦可波及肌表，导致营卫功能失常，而见恶寒发热、头痛身疼之症。因此，霍乱除出现剧烈的呕吐、下利证候外，尚可伴有恶寒发热、头痛身疼等营卫不和之症。本条所述即是霍乱在里之邪波及肌表时所见的证候类型。

因为霍乱的吐利是病从内发，而非外邪的影响，故仲景称其"自吐下"。该证若里气平和则吐利会自然消失，但由于肌表营卫之气尚未调和，故还可见及发热等肌表不和之证。

【原文】

伤寒，其脉微涩者，本是霍乱，今是伤寒，却四五日，至阴经上，转入阴必利，本呕下利者，不可治也。欲似大便，而反失气，仍不利者，此属阳明也，便必硬，十三日愈，所以然者，经尽故也。下利后当便硬，硬则能食者愈，今反不能食，到后经中，颇能食，复过一经能食，过之一日当愈，不愈者，不属阳明也。（384）

【提要】 霍乱与伤寒吐泻的不同及其病理和转归。

【原文分析】

本条承上条言霍乱可以兼表证，继续论述伤寒吐泻与霍乱的不同脉证，以及两者的病理和转归的不同。由于本条原文较长，且行文错综，为便于理解，兹分三段阐释。

"伤寒，其脉微涩者……不可治也"为第一段，主要论述伤寒吐泻与霍乱的不同。所谓"伤寒"，是指证见头痛、发热、恶寒、身疼等症状，但"其脉微而涩"，微主阳气弱，涩主阴血少，这种脉象多见于霍乱吐泻之后，津液严重耗伤，阳气极度衰微，故言其"本是霍乱"。但为什么又以"伤寒"二字冠首呢？这是谨启下文"今是伤寒，却四五日，至阴经上，转入阴经必利"，意思是伤寒在四五日后，邪气传入阴经，同样可以发生下利与脉微涩之证，并不是仅有霍乱才有这种脉证，更不可误作霍乱。如果是霍乱，"本呕下利者"，其预后是"不可治也"。因为霍乱是一开始就是呕吐下利，亦即上条的"霍乱自吐下"，因此就不能作为伤寒施治，即使是兼表证，也是以霍乱为主，可见这是对上条的进一步补叙，意在强调对两种病证鉴别。

此外，还应明确霍乱是初起即见吐利，其起病突然而剧烈；伤寒传入阴经的吐利，一般说来多有一个转变过程，并非骤发。脉微涩，虽多见于霍乱吐利之后，但伤寒转入阴经的吐利后，也并非不可见，这又是辨证的难点，因此注意发病特点又是十分重要的了。

"欲似大便……经尽故也"为第二段，是承前文着重论述霍乱与伤寒的转归问题。即当正气来复，能够战胜邪气，同样可有从太阴转出阳明的良好机转。由于本论霍乱多因寒湿内盛，致使清气在阴，浊气在阳，清浊相干，乱于中焦而吐利。伤寒之邪入太阳，亦属寒湿内盛，致使脾之清阳不升，胃之浊阴不降，脾胃升降失常是其基本病机，这是霍乱与伤寒吐利在病机方面的相似之处。故当脾阳恢复，正胜邪却之时，则有向愈之机；若阳复太过，则可由太阴转出阳明，即阴证转阳。究竟转变如何，须以证候为凭。今见"欲似大便，而反失气，仍不利者"，则非下利可知。盖以阴寒吐利后，欲似大便，而仅见其矢气者，是正复阳通之象，因知亦非"利止亡血也"。谨以此提示，有阳复太过而转为阳明病之可能。若病转阳明，还须结合腹满便硬等加以判断，故曰"必硬"，"此属阳明"。至于"十三日愈"，是因六日为经气运行的一个周期，病情或愈或变或传多在此时，今病既已由太阴转出阳明，故可再过六日，以期经气再周之时，正气恢复而愈，故曰"所以然者，经尽故也"。此不过言自愈之机，而临床之际，或以药疗，或以调养慎摄，全在医师裁决，不可死于句下。

"下利后……不属阳明也"为第三段，主要补述以上病证是否确实转为阳明。盖吐利之后，津液耗伤，若其人胃气尚存，随着正复邪退，其利虽止，而津液未复，故尔便硬。然而这种便硬与阳明燥结成实的便硬不同，其属胃气恢复过程中暂时便结的临床表现，曰"硬则能食者愈"。若是阳明腑实的大便硬，则其人不能食，这在阳明病篇第215条已有明训。亦有因胃寒不能食者，则与阳明腑实证判若天壤，兹不详述。至于"今反不能食，到后经中，颇能食，复过一经能食，过之一日当愈"，是补述胃气恢复的过程，须费日时，别无奥义。"不愈者不属阳明"，是承上文，经过一段时间后，仍不能食，则非阳复太过，病转阳明，而是胃气衰败所致。

第二节　霍乱病证治

一、四逆加人参汤证

【原文】

恶寒脉微一作缓而复利，利止亡血①也，四逆加人参汤主之。(385)

甘草二两，炙　附子一枚，去皮，破八片　干姜一两半　人参一两

上四味，以水三升，煮取一升二合，去滓，分温再服。

【词解】

①亡血：亡，意为"失"。亡血，指津液损失过多。

【提要】　辨霍乱吐下后阳虚液脱证治。

【原文分析】

霍乱吐下之后，津液大量耗伤，症见"恶寒脉微"，是阳随液泄，阳气虚弱之故。而又复利，则津液更伤，阳气更微。此时虽然利止，但这不是阳复津生，而是由于津液耗伤，无物可利而利止，故曰"利止亡血也"。由此可见，亡血并非直接失血，而是津液耗伤过重，因而损及血液，以津血同源故也。本条"利止亡血也"与上条"欲似大便，而反失气，仍不利者，此属阳明也"不同，宜加鉴别，盖以上条无恶寒脉微，且有转矢气和大便硬；本证则见恶寒脉微而无转矢气和大便硬，故区分不难。本条虽属病情危重，仍应积极救治，以回阳固脱、益气生阴为法。

值得指出的是，本证用方虽为阴阳俱不足而设，其治疗着眼点又侧重于温阳益气，此亦"有形之阴不能速生，无形之气急当速固"之意；若于阳气衰微，人体机能减退时，过多使用益阴生津之品不仅阴津不能得到补充，反有抑碍阳气掣肘之虑。如此配方，足见仲景不只注意辨别疾病性质，更注意病情轻重缓急的辨证思想。

【治法】　回阳固脱，生津养血。

【方药】　四逆加人参汤方。

【方解】

本方用四逆汤回阳救逆，加人参益气固脱，生津养血，治疗霍乱吐利之阳虚液脱证。方中人参与附子同用以回阳固脱，后世医家将其演绎出来，名为参附汤，并广泛应用于临床各科多种原因所致的阴阳气血暴脱证之急救，近些年更将其研制成为针剂或口服液，疗效仍然较理想。

【临床应用】

(1) 吐利案：吐利病因颇多，此方证之吐利则为阳亡于上，阴竭于下，阴阳俱衰所致，因有脉微亡津之证，故又别于阳气大衰，阴寒内盛之四逆汤证。

此方证临床常兼见：呕吐清水，下利清稀，面色苍白，腹部冷痛，四肢厥逆，气短声微，身热口渴而喜热饮，躁烦不安，眼眶凹陷，脉微数或沉细无力等症。

　　周某，女，56 岁，于 1972 年 11 月 6 日诊治。素有心悸，气短之症。经检查确诊为高血压心脏病，血压经常持续在 150～170/90～130mmHg，常服降压药物，症状时轻时重，昨日食生冷后突发恶心、呕吐、下利、视力模糊，血压骤降，入院治疗。症见：呕

吐清水，下利清稀，面色苍白，四肢厥逆，腹部冷痛，气短声微，身热烦躁，渴喜热饮，眼眶凹陷，两目乏神，视力模糊，头晕心悸，舌淡无苔，脉细数无力。血压80/50mmHg。此属阳亡阴伤所致。治宜益气扶阳，回阳固脱。方用：炮附子、干姜、炙甘草、半夏、红参各15g，黄连6g。水煎频服，2剂后吐利止，四肢转温，血压升至170/90mmHg，吐利治愈，继服原方加减20余剂，心脏病亦显著好转出院。

（2）大汗出案：六经皆有汗出，杂病亦多常见，若阳气亢盛，内蒸外越，汗出必多，阳气衰微，卫阴不固，汗出亦多。阳盛之大汗多伴蒸蒸发热，口干舌燥，烦渴引饮，舌红苔燥，脉洪大或数等症，此方证之大汗出是由于真阳将绝，阴翳充斥，卫阳不固，浮阳外越所致。临床辨证常兼见：汗出发凉，四肢逆冷，皮肤苍白，指端紫绀，烦躁欲死或神识昏迷，舌淡少津，脉细弱或虚数等症。

唐祖宣常以此方加味救治冠心病、高血压心脏病、风湿性心脏病等循环系统疾病所致的休克期的冷汗淋漓多能获效。实践体会：参附汤抢救休克病人人所共知，但不如此方回阳止汗之速，此方有干姜之辛燥，炙甘草之甘温，比参附汤效速而持久，并有使血压迅速回升之功能。但仍以参附重用，大量浓煎，频服，其效更捷。

海某，女，41岁，于1968年10月16日诊治。病人素有咳嗽病史，遇寒即发，并常感心悸，活动后加重，因天气骤然变冷又致咳嗽发作，心悸气短，经检查确诊为"肺心病"，服宣肺清热止咳药物治疗无效而出现大汗淋漓，四肢厥逆，喘息不得卧之症，病已垂危，急邀诊治。症见：大汗淋漓，四肢厥逆，面色苍白，两目无神，气短息促，痰声漉漉，不能平卧，唇色青紫，苔薄白多津，脉细促。脉搏144次/分，血压80/39mmHg。据证凭脉，属真阳欲脱，气阴两伤，大汗亡阳所致。治宜回阳救逆，益气固正。方用：炮附子、干姜、炙甘草、红参各15g，嘱浓煎频服。服后汗止阳回，精神好转，血压90/60mmHg，脉搏108次/分，药既中的，继以上方服用12剂，血压升至110/80mmHg，脉搏72次/分，临床治愈，追访10年来健康如常。

（3）四肢厥逆案：四肢厥逆者，四肢冰冷过肘膝之症也。伤寒论中论述此症病因颇多，有寒厥热厥之分。热厥者，阳气独亢，热邪深伏，阳气郁结，不得通达于四肢，虽四肢厥逆，而胸腰灼热，烦躁不眠，甚则神昏谵语，或恶热口渴，舌干苔燥，脉沉实有力等症。本证四肢厥逆乃阳气衰微，阴液内竭，不能通达四肢所致。临床辨证常兼见：四肢厥逆，无热恶寒，精神委靡，渴喜热饮，脉沉迟或微细欲绝等症。唐祖宣于临床以此方加减治疗心脏疾病和血栓闭塞性脉管炎、动脉栓塞、雷诺病等外周血管疾病所致的四肢厥逆，服后多能四肢转温，附子用15～30g，干姜9～15g为宜。

赵某，男，51岁，于1974年8月12日诊治。久有头晕、心悸、心前区闷痛病史，因情志不舒和气候变化频繁发作，多次晕倒，多次输氧以缓解症状，常用右旋糖酐和能量合剂治疗，并必常随身携带亚硝酸甘油等药物以缓解心绞痛症状，半年前并发下肢麻木、厥逆、疼痛、色苍白、动脉搏动消失，经中山医学院检查确诊为"冠心病"和"血栓闭塞性脉管炎"。入院后先后服益气温阳、活血化瘀药物，症状缓解，由于情志不舒加之因骤然降雨症状加重。症见：面色苍白，舌淡苔白，呼吸微弱，精神委靡，两目乏神，冷汗淋漓，血压 80/50mmHg，脉细数无力，脉搏 130 次/分。此属阳亡津脱所致。治宜回阳救逆，益气生津。方用：炮附子、干姜、炙甘草、红参各 15g，五味子 12g。上方急煎，浓汁频服，半小时后四肢转温，汗止阳回，血压 90/60mmHg，休克纠正，继用上方加黄芪 30g，25 剂后下肢温度明显上升，心前区疼痛减轻，亚硝酸甘油、双嘧达莫已停服，又以上方加减服用 32 剂，心前区、双下肢疼痛消失，四肢温度正常，双下肢胫后动脉微能触及，血压恢复到 110/70mmHg，临床治愈出院。

（4）脉象的辨识：脉为气血流行的通道，脏腑病变和气血的盛衰直接反映于脉，今阳气衰微，精液亏虚，脉道鼓动无力，不能充盈，故出现极细极软，按之欲绝，似有似无之脉象。唐祖宣常以此方加味治疗循环系统疾病，辨其病机为阳衰阴竭所致的脉沉、脉微、脉沉微，脉微欲绝或脉细数无力之证可投此方治之，尤其血栓闭塞性脉管炎、雷诺病、急性动脉栓塞等疾病所致的脉搏消失或变细，投之多能获效。

毕某，男，45 岁，于 1979 年 8 月 11 日诊治。原有心悸慌跳，关节疼痛病史，经地区医院检查确诊为"风湿性心脏病"。因盛暑劳动，汗出过多，突发左脐腹部疼痛，胸闷气短，双下肢剧烈疼痛、发凉，下肢紫绀苍白间见。症见：面色苍白，剧痛眉皱，心悸慌跳，四肢逆冷，舌质淡多津，脉促无力，脉搏 110 次/分，血压 90/60mmHg。双下肢苍白、发凉、剧痛不能行走，双足背、胫后、腘动脉搏动消失，股动脉搏动微弱，下肢血压测不到。诊断：脱疽（心源性动脉栓塞），此心阳衰微，瘀阻脉络所致。治宜回阳救逆，益气活络。方用：炮附子、干姜、炙甘草、红花各 15g，潞参、黄芪、桂枝各 30g。二诊：（8 月 25 日）服上方 10 剂，下肢疼痛明显减轻，温度上升，夜能入眠，心悸慌跳已得改善，汗止阳回，肤色红润，血压随之上升，左 100/60mmHg，右 97/62mmHg。共服药 26 剂，下肢疼痛基本消失，已无心慌气短，双下肢腘动脉能触及，胫后足背动脉仍无，趾端仍有缺血体征，已能参加轻体力劳动。

按 此案由于就诊及时，用药对证，使腘动脉恢复，血液循环好转，避免了肢体坏死，1 年后追访，参加体力劳动。

四逆加人参汤仲景于霍乱篇中运用乃为抢救阳亡之证而设，论述虽简，从其药物的协同分析，治证尤为广泛。药味虽少，实为回阳复阴之峻剂，临床中救治现代医学诊断的急性心力衰竭、心源性休克、吐利失水之危证多能获效，尤对外周血管疾病，可使肢体缺血体征改变，温度增高，疼痛缓解或消失，脉搏恢复。

辨证是正确运用此方的关键，辨证正确，治投病机，不受中西医病名之限，投之可收异病同治之效。

此方为温热峻剂，功专力猛，加之方中大量运用附子，故多望而生畏，较少运用。"仲景大量运用附子意在取其峻而救命于倾刻，附子虽有大毒，而用之得当实有起死回生之效。先煎频服，毒去而力分。干姜虽燥烈，而是无毒之品，常食姜辣调味，尚没有害，对于中寒阳败之证焉有不用之理，况仲景用干姜三倍于附子，有制附子毒之功，对于阳败阴竭之证，挽回一分阳气，就有一分生机，不用峻剂，怎起沉疴。"此言乍似偏面，验之临床，多能收效。唐祖宣对于纠正心源性休克病人附子、干姜常用 9～15g 为宜，若对外周血管疾病，用 15～30g，大剂复方，取其回阳救逆益气通脉之功。

要得提高疗效，尚须注意药物的加减。呕甚少加黄连，酌加半夏；渴甚加天花粉；喘甚加五味子；对于外周血管疾病引起的四肢厥逆，脉搏消失之症酌加当归、黄芪、红花、桂枝等益气活血通络之品。

　　煎服法是提高疗效的关键，唐祖宣常嘱其先煎附子以去其毒，再纳诸药，三煎兑于一起，大剂频服，疗效更佳。

二、五苓散证与理中丸（汤）证

【原文】

　　霍乱，头痛，发热，身疼痛，热多欲饮水者，五苓散主之；寒多不用水者，理中丸主之。(386)

　　五苓散方

　　猪苓去皮　白术　茯苓各十八铢　桂枝半两,去皮　泽泻一两六铢

　　上五味，为散，更治之，白饮和服方寸匕，日三服，多饮暖水，汗出愈。

　　理中丸方，下有作汤加减法

　　人参　干姜　甘草炙　白术各三两

　　上四味，揭筛，密和为丸，如鸡子黄许大。以沸汤数合，和一丸，研碎，温服之，日三四，夜二服。腹中未热，益至三四丸，然不及汤。汤法，以四物依两数切，用水八升，煮取三升，去滓，温服一升，日三服。若脐上筑①者，肾气动也，去术，加桂四两；吐多者，去术，加生姜三两；下多者，还用术；悸者，加茯苓二两；渴欲得水者，加术，足前成四两半；腹中痛者，加人参，足前成四两半；寒者，加干姜，足前成四两半；腹满者，去术，加附子一枚。服汤后如食顷②，饮热粥一升许，微自温，勿发揭衣被。

【词解】

　　①脐上筑：筑，捣也，形容脐上跳动不安，如捣物之状。

　　②食顷：约吃一顿饭的时间。

【提要】　辨霍乱表里寒热的不同证治。

【原文分析】

　　"霍乱，头痛发热，身疼痛"，此与第383条所说的霍乱兼表证是一致的。霍乱虽然以急剧的吐利为主，且大多是里证急，重于表证。但也有少数表甚于里的，"热多欲饮水"和"寒多不用水"的证情。所谓"热多"，并不是指里热甚，而是指表热（属阳）为多。乃其人平素正气较强，而感邪尚轻者，则抗邪有力，故表证甚于里证"欲饮水"者。一则因于表热，再则因吐利使胃肠生理机能紊乱，水液输布失常，而偏渗于肠道，故发热欲饮之中，必见小便不利。用五苓散通阳化气，兼以解表邪，是利小便以实大便之法。五苓散有升清降浊、调和脾胃的功效，故有不治吐利而吐利自止之妙。

　　所谓"寒多"，则是指表证不重而在里的寒湿较甚，故无口渴饮水。此与太阴篇第277条"自利不渴者，属太阴，以其脏有寒故也"，机理相类。所不同者，本条尚有轻微表证，彼条纯属太阴里证。

　　本条既以里证为主，则温中健脾燥湿乃正治之法，理中丸亦为代表方，于是收里和而表自解之效，若里和而表未解者，先治其表，再议其余。

【治法】　温中健脾，燥湿祛寒。

【方药】　理中丸方（五苓散方见太阳篇）。

【方解】

本方为治太阴寒证之主方。用人参、炙甘草益气补中；干姜温中散寒；白术健脾燥湿，共奏温中健脾、燥湿祛寒之效。前人认为本方能奠安中气，以恢复升清降浊之需，而疗吐利，正所谓"理中者，理中焦"，故凡脾胃虚寒、中焦升降失调之证，无论外感内伤，均可用之。

本方为一方两法，即既可作丸，亦可作汤。一般说来，凡病后需久服者，可用丸剂；若病急或服丸疗效不显著者，又当服用汤剂。由于霍乱病势急剧，故丸不及汤的疗效，而常用理中汤治疗。

为了更加切中病情，方后还例举了八种加减方法。

（1）脐上筑者，即自觉脐上筑筑跳动，此为肾虚水气动欲上冲，故云"肾气动也"。是病已由脾及肾，由太阴病及少阴，故去术之壅滞，加桂枝温阳化气，平冲降逆。

（2）吐多者，因寒湿犯胃，胃气上逆，故去壅滞之术，加生姜以温胃降逆止呕。

（3）下多者，是因寒湿偏胜，水湿下趋，故不应去术，而取之健脾燥湿。

（4）悸者，为水气凌心，故加茯苓淡渗利水，宁心以定悸。

（5）渴欲得水者，是脾失健运，不能散精，水饮停留，故加重白术用量，以增强健脾运湿、输布津液的功能。

（6）腹中痛者，是因里虚经脉失养，因而腹痛喜按，故加重人参用量以补益中气，以温经脉。

（7）寒者，指太阴之里寒甚，故加重干姜用量，以增强温中散寒功效。

（8）腹满者，是阳虚寒凝，故去术之壅滞，加附子辛热以温阳祛寒散凝。

以上加减是举例而言，说明仲景用方并非一成不变，而是随证加减化裁，务在切合病机。这种灵活用药遣方对后世启迪很大，并在理中汤基础上发展成了不少新的方剂。比较常用的有：若中焦虚寒下利，又兼肠热大便不爽者，加黄连名连理汤；若胃寒吐逆不止，可加丁香、吴茱萸，名为丁萸理中汤；若中焦虚寒兼见吐蛔者，可加乌梅、蜀椒，名为椒梅理中汤；若寒实结胸，胸膈高起，不可近手者，可加枳实、茯苓，名为枳实理中丸；若脾胃阳虚，食少便溏，呕吐清水，寒饮内停者，加法半夏、茯苓，名理中化痰丸等，就不一一列举了。在本论太阳病篇，用理中汤加桂枝，治疗脾阳虚兼表证，症见协热下利，利下不止，心下痞硬，表里不解者，都是灵活应用的范例。

又，本方亦名人参汤，《金匮要略》用于治疗虚寒性的胸痹心痛。上述理中汤加桂枝方名桂枝人参汤。

此外，方后尚有"服汤后，饮热粥一升许，微自温，勿发揭衣被"的护理法，也是极重要的。因热粥可以助胃气，增强温养中脏的作用。服药后覆被静卧，保暖以助温中之力。但这种服药后饮热粥，与服桂枝汤后啜热稀粥以助药力发汗是不相同的。桂枝汤之饮热粥，欲具助药力以外散；此饮热粥，欲其助药力以内温。

【临床应用】

（1）腹痛（十二指肠溃疡）案：本方证所治之腹痛乃脾阳素虚，寒邪内盛所致。临床辨证中常见：腹部疼痛，喜暖喜按，口泛清涎，心下痞满，饿则腹痛尤甚，四肢欠温，舌质淡苔薄白，脉沉细。唐祖宣常以本方加减治疗十二指肠溃疡、胃溃疡等脾胃虚寒者，多能收效。若加炮附子、白芍、白及、木香、枳实、炒神曲其效更佳。

赵某，男，59岁，1979年12月2日诊治。主诉：腹部疼痛1年余。病人自述2年前即觉心下痞满，胃中泛酸，喜吐涎沫，渐觉腹部疼痛，饿则痛甚，因经济困难，未能认真检查治疗，仅服解痉止痛之品以缓解于一时，近因病情加重，在家人催促下，始来就诊。症见：形体消瘦，面色黧黑，表情痛苦，以手按腹，腹痛绵绵，按之则舒，心下痞满，口吐清涎，饿则疼痛尤甚，四肢欠温，舌质淡苔薄白，脉沉细。经钡餐透视检查确认为"十二指肠球部溃疡"。此属脾胃虚寒，脾阳不振所致。治宜益气健脾，温胃散寒。方用：潞党参、炒白术、炮附子、白芍、枳实各15g，干姜、甘草、白及各12g，炒神曲24g。上方服2剂，腹痛减轻，仍觉心中痞满，上方加木香6g，服12剂，腹痛基本消失，心中痞满亦减，遂改汤为丸，嘱其服药2个月，以巩固疗效。

（2）泻泄（慢性肠炎）案：本方证所治之泻泄乃脾阳不健，湿由内生之故。临床辨证中常见：腹部阵痛，痛则泻泄，大便溏薄或带黏液，每于受凉或食生冷之物后泻泄及腹痛加重，多伴纳差乏力，面黄体瘦，舌体胖大，舌苔白腻，脉弦细等。若脾胃寒甚，加炮附子；腹痛甚，加白芍、陈皮、防风；泄泻带脓血者，加黄连、黄柏；泄泻日久，加补骨脂、肉豆蔻；腹胀甚者可加郁金、木香。

马某，女，52岁，1980年3月9日诊治。主诉：腹痛腹泻3年，加重1个月。3年前，因食生冷后导致腹痛泄泻，治疗后症状基本消失，但自此以后每食生冷即出现腹痛腹泻，反复发作。一年前，未食生冷之物但亦经常腹痛泻泄，泻下清稀，腹痛绵绵，日泻2~3次，几年来多方治疗，病情时重时轻，1个月前腹痛泻泄加重，经治无效。症见：形体消瘦，面色萎黄，阵发性腹痛，痛则泻泄，泻下稀溏，心中痞满，纳差乏力，舌质淡苔薄白，脉沉细。经检查大便常规无异常，细菌培养阴性。此属脾胃虚寒所致。治宜温中散寒，理脾祛湿。方用：潞党参、炒白术、炮附子各15g，干姜、甘草各10g，茯苓30g，木香6g，白芍、陈皮各12g。服药3剂，腹痛泄泻均减轻，继以本方服10剂后，腹痛消失，大便成形，仍每日2~3次，遂改汤为丸，服药1个月以巩固疗效。

（3）胁痛（慢性肝炎）案：此方证所治之胁痛乃脾阳受损，寒湿阻脾所致。临床辨证中常见：右胁隐痛，身困乏力，纳差食少，面目虚浮，肠鸣便溏，舌淡苔白腻，脉沉细。唐祖宣常以本方加减治疗慢性肝炎属脾阳虚弱者，每收良效。若加炮附子、郁金、木香、枳壳、伏苓、炒山楂，其效更佳。

丁某，女，36岁，1982年9月19日诊治。主诉：腹胀腹痛1个月。病人于3个月前患"急性黄疸型肝炎"，经治疗后黄疸消退，但遗留右胁下隐痛，纳差食少，身困乏力等，多方治疗效果不显。症见：面目虚浮，面色㿠白，右胁下隐痛，按之尤甚，腹胀肠鸣，纳差食少，身困乏力，大便溏薄，小便清长，舌质淡苔白腻，脉弦细。此属脾阳虚弱，湿邪不化所致。治宜温中健脾，益气化湿。方用：潞党参、炒白术、枳壳、炮附子各15g，干姜、甘草各10g，茯苓、炒山楂、茵陈各30g，郁金12g，木香6g。上方服3剂，胁下疼痛减轻，继服上方24剂，疼痛基本消失，纳食增加，二便恢复正常。上方去茵陈改汤为丸，服药1个月，以巩固疗效。

（4）眩晕（梅尼埃病）案：本方所治之眩晕多为头目晕眩，少气懒言，卧床不起，稍一转动便如天翻地覆、恶心呕吐，闭目则症状稍减。临床辨证中常见：自汗出，四肢不温，舌质淡苔薄白，或光亮无苔，脉弦细等症。呕吐甚，加竹茹、陈皮、半夏、砂仁；厥逆者加炮附子；腹中痞满者加枳壳。

> 桂某，女，51岁，1983年4月2日诊治。主诉：头晕恶心呕吐两日。自诉患头目眩晕，恶心呕吐之症已3年，被诊为"梅尼埃病"，每次发病少则三五日，多则半个月，多方治疗症状时重时轻，两日前眩晕又作。症见：卧床不起，头晕目眩，双目紧闭，睁眼或一活动则如天翻地覆，恶心呕吐，身倦乏力，少气懒言，声低气短，常自汗出，四肢不温，舌质淡苔净，脉沉细。此属脾胃虚寒，肾阳衰微所致。治宜温肾健脾，益气复阳。方用：潞党参、炒白术各15g，干姜、炮附子、甘草、砂仁各10g，竹茹、陈皮、半夏、生姜各12g，嘱其浓煎频服。第一剂药服后即呕吐，但仍频服，从第二剂开始，呕吐渐减，头晕目眩亦有减轻，治投病机，继用原方，上方共服18剂，头晕目眩，呕吐均已消失，四肢觉温，临床治愈，半年后追访未复发。

按 理中汤有温中健脾之功，若审其主要药物人参、干姜之功效，则本方不仅能温足太阴，亦具温补手太阴之功。因此《伤寒论》以之治疗中焦虚寒之"寒多不用水"（霍乱）；肺脾气虚之"喜唾，胸上有寒"；《金匮要略》则因此而治疗胸痹之属虚寒者。现代应用主要有以下几方面：其一，中焦脾阳虚弱、运化无力，可致腹胀不欲食、吐泻等症。因此慢性胃炎、萎缩性胃炎及肠易激综合征等，凡属脾阳虚弱者，恒可用之。其二，脾开窍于口，脾阳素虚之人，可因温养不足，而患口疮，复发性口腔溃疡，故可以理中丸缓而补之。其三，小儿脾常不足，可因此而患外感，又可以本方为糊剂等加以防治。其四，肺居胸中，为贮痰之器，脾主运化，为生痰之源，脾肺虚弱，则喜唾、多涎等症可随之而生。慢性支气管炎等病，属此种情况者，可酌选此方而治之。此则取手足太阴双补之义。

后代医家为临床计，将本方演变成很多有效方剂：或增温阳之品、或加化痰之类、或兼以降逆、或辅以化湿、或变为温经摄血之方、或作温肺化痰之剂，诸多变化，不一而足，是丰富理中之法，学者当仔细体会。

理中汤与理中丸名异药同，一方二法，视丸汤之缓急，察病情之轻重，临床之所需，而易其制也。原文服汤后，饮热粥，是取其增强药力之意，临床可酌情取舍。

三、四逆汤证

【原文】

吐利汗出，发热恶寒，四肢拘急①，手足厥冷者，四逆汤主之。（388）

甘草二两，炙　干姜一两半　附子一枚，生，去皮，破八片

上三味，以水三升，煮取一升二合，去滓，分温再服。强人可大附子一枚，干姜三两。

【词解】

①四肢拘急：四肢拘挛紧急，即所谓抽筋。

【提要】 霍乱吐利汗出亡阳的证治。

【原文分析】

霍乱由于急剧的呕吐下利，严重损伤津液，中阳失守，肾阳随之外亡，阳越于外，故见发热。阳虚无统摄之权，故尔汗出。亡阳里虚，故见恶寒。四肢失于温煦，故见手足厥冷。津液骤然大量耗损，又阳气外亡，筋脉失于温煦和濡养，故四肢拘急而厥冷。由此可见，本证是缘于寒湿内盛，中焦升降失常，吐利交作而致亡阳脱液的危证，故用四逆汤回阳救逆，驱逐阴寒为治。既有液脱倾向，何以不用养阴生津之药？由于亡阳危在顷刻，而阴液不能速生，只有阳复而吐利停止，才能化气生津，故用四逆汤急救回阳，寓有阳生阴长之义。

又，本条原文之"发热恶寒"，是吐利之后阳气大虚，弱阳被盛阴格拒而外浮，所以在肢厥恶寒的同时，又见发热。因此结合伴见诸症，本条之"发热恶寒"不是表证。在临证时，必须全面分析，脉证合参，才不会辨治错误。

【原文】

既吐且利，小便复利，而大汗出，下利清谷，内寒外热，脉微欲绝者，四逆汤主之。(389)

【提要】　霍乱吐利后阳气更伤，虚阳被格于外的证治。

【原文分析】

霍乱病病程中，由于阳气（少阴心肾阳气）进一步损伤，则不仅阳失温煦，火不暖土而致吐利剧烈、下利清谷，而且由于阳微失于收摄致关门不利，玄府洞开因见小便复利、大汗出等象，此时由于虚阳丝微，了无根本，而有浮散外越之势，故病人复见内寒外热之"身大热，反欲得近衣"的"真寒假热"之象。尽管有在外之"身大热"，其脉候仍因阳气衰微而见"微而欲绝"之象。

由此可见，该条乃阴盛阳衰，虚阳被格于外之候。较上条病证更为严重，用四逆汤以回阳救逆，以摄护津液。有谓若用四逆不能杀其势者，当用通脉四逆汤救之，实属经验心得之言。

四、通脉四逆加猪胆汁汤证

【原文】

吐已下断①，汗出而厥，四肢拘急不解，脉微欲绝者，通脉四逆加猪胆汤主之。(390)

甘草二两，炙　干姜三两（强人可四两）　附子大者一枚，生、去皮、破八片　猪胆汁半合

上四味，以水三升，煮取一升二合，去滓，内猪胆汁，分温再服，其脉即来。无猪胆，以羊胆代之。

【词解】

①吐已下断：即吐利停止之意。

【提要】　霍乱吐利致阴竭阳亡的证治。

【原文分析】

本条因霍乱急剧吐利，使阴液耗竭，阳气外亡而证见吐利停止。其病情较上两条更加严重危急。一般说来，呕吐下利停止多属正胜邪却，同时伴见肢暖脉复，乃阳气来复的佳兆。但是本条下利停止，却出现"汗出而厥，四肢拘急不解，脉微欲绝"等候，这显然不是正胜邪却病欲解的表现，而是因急剧吐利，津液严重脱失，最后无物可吐下，乃至"吐已下断"。阴寒内盛，阳气外亡故见汗出、四肢厥逆。由于津液耗竭，阳气衰微，四肢筋脉失于温煦濡养，故四肢拘急不解。阴盛阳微，阴阳欲绝，更兼液脱，故脉微欲绝。此时若用四逆汤回阳救逆，犹恐纯阳之品，躁动浮阳，更竭其阴，故用通脉四逆加猪胆汤，一方面回阳救逆，同时通脉散寒，益阴和阳，才能切中病机。

从证候性质及治疗用方分析，本证除条文所述证候表现外，外应见及身反不恶寒、其人面色赤等阴盛于内、格阳于外的证候。

与四逆加人参汤证相较，两证同为阳气衰微，阴液并耗，故都有阳气衰微的脉微、厥逆及阴液亦耗、无物可下的利止等症，但白通加猪胆汁汤证证情更重，而四逆加人参汤证证情较轻。前证所以更重，是因为该证不仅阳微而脉微欲绝，更见及微阳外浮之身反不恶寒、其人面色赤及虚阳不固的汗出等症，此外，"四肢拘急不解"更是阴阳俱伤增重、筋脉失濡之征。

【治法】　回阳救逆，通达内外，益阴和阳。

【方药】　通脉四逆加猪胆汁汤方。

【方解】

本方以通脉四逆汤为主，回阳救逆驱寒通脉，加猪胆汁的作用有四：一是益阴。由于吐下后阴液已竭，猪胆汁有益阴之功；二是猪胆汁性味苦寒，能抑制姜、附辛热劫阴之弊；三是猪胆汁不唯益阴，且有用阴和阳之妙；四是以其咸苦反佐，引热药入阴，以防止寒邪对辛热药物格拒不受。

五、病后调理

【原文】

吐利止，而身痛不休者，当消息①和解其外，宜桂枝汤小和②之。(387)

桂枝三两，去皮　芍药三两　生姜三两　甘草二两，炙　大枣十二枚，擘

上五味，以水七升，煮取三升，去渣，温服一升。

【词解】

①消息：斟酌之意。

②小和：即微和，谓不需猛烈之剂。

【提要】　霍乱里证消失而营卫不和的证治。

【原文分析】

"吐利止而身痛不休者"，属里和而表未解，此时吐利止是里气已和，然则病情初复之际，津气未复，而表邪尚在，故宜酌情解表，使邪去而正不伤，此即"消息和解其外"之意。桂枝汤功能调和营卫，解肌祛风，攘外安内，正合其用，此即"宜桂枝汤小和之"之意。盖以桂、芍之相须，姜、枣之相得，甘草之调和，表里阴阳，气血营卫，并行而不悖，是刚柔相济以相和。服桂枝汤法，需啜热粥，温覆取汗等，而本条只曰"煮取三升，温服一升"，则微和其表之意明矣。

【原文】

吐利发汗，脉平①，小烦者，以新虚不胜谷气②故也。(391)

【词解】

①脉平：脉来平和。

②谷气：指饮食。

【提要】　霍乱病后脾胃虚弱、运化不力而致微烦的证候。

【原文分析】

霍乱病以中焦脾胃升降逆乱为基本病机，经治疗后虽然霍乱病证已除，但脾胃运化机能由于吐利难免不遭损伤，因而病后常见中焦不适之象。值此之时，犹需注意调节饮食，以利脾胃机能的恢复。

仲景对此证虽未出任何方治，含有不需药治而重在食养的思想。从临床实际来看，可酌予运中之品以促其恢复。

第十章 辨阴阳易差后劳复病脉证并治

第一节 阴阳易证治

【原文】

伤寒阴易①之为病，其人身体重，少气，少腹里急，或引阴中拘挛②，热上冲胸，头重不欲举，眼中生花，膝胫拘急者，烧裈散主之。(392)

妇人中裈③，近隐处，取烧作灰。

上一味，水服方寸匕，日三服，小便即利，阴头微肿，此为愈矣。妇人病，取男子裈烧服。

【词解】

①阴易：《玉函经》卷四、《注解伤寒论》卷七作"阴阳易"，此乃病证名称。是因病后过早房事而致病复发的病证。由于病后精气虚损，症状与原病已大有不同，故称"易"，"易"作变异解。亦有认为"易"作交易解，谓病后交媾，男病传女，女病传男。

②阴中拘挛：牵引阴部拘急痉挛。

③中裈：内裈。中，内也。裈（kun，昆），有裆之裤。颜师古注《急救篇》卷三曰："合裆谓之裈，最亲身者也。"

【提要】 阴阳易病证治。

【原文分析】

"阴阳易"是指患伤寒之后，大病新愈，触犯房事而使病情发生染易，男病易于女，谓之阳易，女病易于男，谓之阴易，男女之病相互染易，谓之阴阳易。盖新瘥之体，元气未复，余邪未尽，因房事染易而成，阴精暗耗，阳气易动，余邪复萌，从而出现"身体重，少气，少腹里急，或引阴中拘挛，热上冲胸，头重不欲举，眼中生花，膝胫拘急"等形气两虚、阴亏火炽、筋脉失养的症状。其治法，前代医家认为裈裆为浊败之物，烧灰用者，取其洁净而又同气相求之义。

【治法】 导邪外出。

【方药】 烧裈散。

【方解】

烧裈散即以内裤裆部之布，烧为散，《神农本草经》未载，《名医别录》始收。一般认为这是本着同气相求之义，可导邪外出。服后小便即利，阴头微肿，是邪火余毒从阴窍而出之征。虽然《外台秘要》等古典医籍中亦有多则类似病案的记载。但今人验之临床者寥寥，加之对阴阳易一证现代诊断学研究内容缺如，更给该方药作用机理的现代研究设置了障碍。

近年来，虽有人从气味学说等理论去解释这一方药的作用机理，但都处于假说、推理阶段，有待进一步研究。

另外，从历代有关阴阳易证证治内容来看，阴阳易证亦并非烧裈散一张方剂所能胜任，从检阅文献来看，尚应结合阴阳易证的不同病机来进行论治，《外台秘要》等典籍即列已举治疗阴阳易方剂数种。

第二节 差后病证治

【原文】

大病^①差后^②劳复^③者，枳实栀子豉汤主之。(393)

枳实三枚，炙　栀子十四个，擘　豉一升，绵裹

上三味，以清浆水^④七升，空煮取四升，内枳实、栀子，煮取二升，下豉，更煮五六沸，去滓，温分再服，覆令微似汗。若有宿食者，内大黄如博棋子大^⑤五六枚，服之愈。

【词解】

①大病：古称伤寒病等为大病，如《诸病源候论》曰："大病者，中风、伤寒、劳热、温疟之类是也。"

②差后：是热病过程中余邪未尽，正气损伤，机体机能尚未完全恢复正常时出现的一组病理变化的总称。应当指出，它不是一个独立的病证，而是包括了一组表现各异的临床证候。

③劳复：病后正气尚虚、邪犹未尽时，劳力过度诱发的病证。

④清浆水：《千金翼》卷十作"酢浆"。清浆水即酸浆水。清·吴仪洛《伤寒分经》曰："清浆水，一名酸浆水。炊粟米熟，投冷水中，浸五六日，味酢生花，色类浆，故名。若浸至败者，害人。其性凉善走，能调中气，通关开胃，解烦渴，化滞物。"又徐灵胎《伤寒论类方》曰："浆水即淘米泔水，久贮味酸为佳。"笔者以为，前说为是。

⑤博棋子大：一说如方寸匕大小，如《千金方》；一说长一寸、方一寸大小。据《中医杂志》1987年12刊：《博棋子小识》"博棋为秦汉间'博戏'之棋具之一，大小不一。质地以木、玉、象牙为之，长约2.5cm，宽约1.2cm，厚约1cm，类今日之麻将牌状"。

【提要】　大病差后劳复的证治。

【原文分析】

大病，即伤寒之类。刘河间说："古以百病皆为杂病，惟伤寒为大病。"因其病变复杂，牵涉范围广泛，故称之为大病。差后，差同瘥，指临床症状消失，病情初愈而正气未复，每多余邪未尽。此时若过早劳作，以致病情复发者，名为劳复。其症多见胸脘烦热、闷痞不适、倦怠食少、口苦、小便黄等。还需说明，"劳"并不专指强力劳作，凡但活动太过，或坐立太久，或言谈过多而耗伤精神，均属此范围。因劳复之热踞于胸脘，故用枳实栀子豉汤轻清宣透，宽中下气。

此外，大病新愈，脾胃亦虚，倘若饮食不慎，又易引起食滞不化，而致余邪复萌，这又称为食复。其症多见胸中烦热、胃脘痞闷、不思饮食、大便秘结等。此种病情又当在上方中加适量大黄和胃泻实，推陈出新。本来这一内容在宋本《伤寒论》是列于枳实栀子豉汤煎服法之后，但成无己的《注解伤寒论》则将之纳入正文之中，这只是版本差异而已，而内容并无不同。

【治法】　宽中行气，清宣膈热。

【方药】　枳实栀子豉汤方。

【方解】

本方是栀子豉汤豆豉增量，并加枳实组成。因劳复之热自内而发，浮越于胸膈，故用栀子清胸膈郁热，配小量枳实，微寒下气，使热随气降。本方重用香豉与栀子相配，相得益彰，能增强透邪散热之力。妙在清浆水煎药，以其性凉而善走，具有清热除烦，通关开胃，生津消食的作用，与药物相合，更为周到。又，清浆水必须空煮（不加药物）一定时间，是防腐变伤人。后纳枳实、栀子，最后纳香豉入煎，次序井然，意在取其宣透之力，犹恐不足者，曰"覆取微似汗"，用药如此周密，实堪效法。

本证与栀子豉汤证及栀子厚朴汤证至为相似，需仔细区别，三汤证相较，栀子豉汤证虽亦可因热郁盛而见"胸中窒"、"心中结痛"等气机郁滞之候，但气郁部位偏于胸中（上）；枳实栀子豉汤证则气机郁滞偏于胃脘（中）；栀子厚朴汤证以栀子豉汤去豆豉之升浮，并径用枳实、厚朴两味直入腹中以行腹中气滞，部位应在腹中（下）。由此分析可见，虽然三汤证所治之方皆以栀子豉汤为基础，但稍作化裁则所得之方有上浮、中踞、下趋之妙，这种临证变通思想应是吴鞠通"治上焦如羽，非轻不举；治中焦如衡，非平不安；治下焦如权，非重不沉"治疗学理论演绎的基础。

尚应明确的是，劳复证之治用枳实栀子豉汤，仅是举例而已，临床所见劳复的证型其实更为复杂，医生仍应结合所见之证灵活选方用药，如此才不致泥古不化。

【原文】

伤寒差后，更发热，小柴胡汤主之；脉浮者，以汗解之，脉沉实一作紧者，以下解之。（394）

柴胡八两　人参二两　黄芩二两　生姜二两　半夏半升，洗　大枣十枚，擘

上六味，以水一斗二升，煮取六升，去渣，再煎取三升，温服一升，日三服。

【提要】　伤寒瘥后更发热的辨证施治。

【原文分析】

发热是临床常见证候，亦是病人大病瘥后易见的症状之一。对其认识常有两种不同的倾向：其一认为瘥后发热多属虚证，是因阴血不足，不能配阳，致阴虚阳浮所成，治当补养阴血以潜浮阳；与之相对，另一看法则认为发热属邪热复炽或复感外邪，主张以清解祛邪为先。

从《伤寒论》来看，仲景对瘥后发热的处理却系审视再三，条文以汗、下、和解三法并列即昭示了仲景瘥后发热其证各异的主张。此外，仲景在汗下两法选方上未置定数，此一"模糊"其实胜过"清晰"，含有因证情不同灵活选方的思想，是其"观其脉证，知犯何逆，随证治之"辨治原则的又一具体体现。

【原文】

大病差后，从腰以下有水气者，牡蛎泽泻散主之。（395）

牡蛎熬　泽泻　蜀漆暖水洗去腥　葶苈子熬　商陆根熬　海藻洗去咸　栝楼根各等分

上七味，异捣，下筛为散，更于白中治之，白饮和服方寸匕，日三服。小便利，止后服。

【提要】　辨伤寒瘥后，腰以下有水气的证治。

【原文分析】

大病瘥后发生水肿，一般说来多属虚证。如脾肾阳虚，气血不足，致使水湿不化，而见浮肿者，治宜健脾温阳利水。本条则因余邪未尽，湿热留滞下焦，膀胱气化不行，发为腰以下水肿，此为邪实所致，决非补剂所宜。若只知病后当补，而不辨虚实，就会使病情加重。故仲景于病瘥后，列此一条，提醒医者注意虚中防实，因此具有重要的理论和实践意义。本证由于湿热壅滞下焦，膀胱气不化水，故"从腰以下有水气"，腰、膝、胫、足跗皆肿。此证多小便不利，脉沉有力。若不及时清热逐水，水邪势必危害更广。《金匮要略·水气病》篇曰："腰以下肿，当利小便"，故用牡蛎泽泻散逐水泻热，软坚散结。

【治法】　逐水清热，软坚散结。

【方药】　牡蛎泽泻散方。

【方解】

本方用于下焦湿热壅滞，水气不利的水肿实证。方中主药牡蛎咸寒入肾，软坚散结以行水；泽泻甘寒，入肾与膀胱，利水渗湿泄热；葶苈子辛苦大寒，入肺与膀胱以下气行水；商陆根苦寒入肺、脾、肾三经，通便行水；蜀漆有劫痰破坚之功，以开痰水之结；海藻咸寒，《本草经》谓其能下"十二水肿"。如此可使三焦通利，腰以下水气荡然无存。但犹恐利水过猛，损伤津液，

故入瓜蒌根甘寒生津，以滋水之源，使水去而津不伤，可谓配合得当。

本方服用注意事项有三：其一，用散而不作汤。这是因为商陆根水煮后毒性较大，而制为散剂，则毒性减小。同时服散剂，则剂量较汤剂小，商陆根用量必随之减少，以保证降低其毒副作用。其二，用白饮和服，以保护胃气。其三，"小便利，止后服"，体现了本方是利尿逐水之重剂，故中病即止。

【原文】

大病差后，喜唾①，久不了了②，胸上有寒，当以丸药温之，宜理中丸。(396)

人参　白术　甘草炙　干姜各三两

上四味，捣筛，蜜和为丸如鸡子黄许大，以沸汤数合，和一丸，研碎，温服之，日三服。

【词解】

①喜唾：即频频泛吐唾沫。

②久不了了：长时间不好转。

【提要】　大病瘥后，脾肺虚寒喜唾的证治。

【原文分析】

大病瘥后，中焦虚寒，脾胃阳虚，不能运化和摄纳津液，寒饮上泛，故见喜唾，久久不愈。其病机归纳为"胸上有寒"者，是说中阳虚弱，土不生金，肺气亦寒，故停聚之寒饮乘肺气之寒，布散无力，而涌越于上，则有此证。是为手足太阴同病，故用理中丸，补益中阳，使运化复常，统摄有权；同时，补土生金，则肺气布散之职得以恢复，其病可愈。《金匮要略·肺痿肺痈咳嗽上气病脉证治》篇云："肺中冷，必眩，多涎唾，与甘草干姜汤以温之"，其病证与本条有异，而机理则较为近似。

【原文】

伤寒解后，虚羸①少气②，气逆欲吐，竹叶石膏汤主之。(397)

竹叶二把　石膏一斤　半夏半升，洗　麦门冬一升，去心　人参二两　甘草二两，炙　粳米半升

上七味，以水一斗，煮取六升，去滓。内粳米，煮米熟汤成，去米，温服一升，日三服。

【词解】

①虚羸：虚弱消瘦。

②少气：即短气。

【提要】　伤寒解后，胃虚津伤，余热未尽的证治。

【原文分析】

伤寒病解后证见"虚羸"，是因津液损伤，形骸失养，故虚弱而消瘦；"少气"，即气伤不足以息，此津气两伤之候。又因伤寒化热入里，故又兼中焦邪热。"气逆欲吐"，是胃虚余热未尽，虚热上逆，胃气失和所致。可见本条的病机是胃虚津伤，余热未尽，故用益气和胃、清热生津的竹叶石膏汤治疗。

【治法】　清热和胃，益气生津。

【方药】　竹叶石膏汤方。

【方解】

本方是白虎加人参汤去知母，加竹叶、麦冬、半夏而成。由于白虎加人参汤具有清热益气生津的功效，故以此方为基础方，加淡竹叶清热除烦；以其病后余热，热势不盛，故去知母；使石膏与竹叶相配，以清肺胃之热邪。人参、炙甘草益气生津；半夏和胃降逆止呕，且能开胃行津液；麦冬、粳米滋阴养胃。诸药合用，共收滋阴清热、益气和胃之效。尤妙者，麦冬与半夏为伍，既无滋腻之嫌，又无辛燥之弊，对后世遣方用药颇有启迪。

本方与白虎加人参汤相比较，两方似同而实异，应当注意鉴别。本方为清补之剂，适用于病

后虚多实少，而用于治疗"伤寒解后"胃虚津伤，余热未清，胃气不和之证。白虎加人参汤则为清热润燥、益气生津之重剂，为实多虚少而设，故适用于伤寒化热入里、阳明热炽津伤证。

【临床应用】

（1）虚羸少气案：虚羸少气者，虚弱消瘦，少气不足以息之象也。汗吐下后，胃阴受损，久病失治，邪留肺胃，高龄之人，误治延治，皆可导致虚羸少气之证。临床中虚羸少气病证颇多，胃阴不足，脾胃虚弱，肝阴不足，肾阳虚衰，心悸自汗等症，都可出现身体瘦弱，少气不足以息。如脾胃虚弱的虚羸少气必兼有身困乏力、食纳欠佳、舌淡苔白、脉沉细等一系列脾阳虚弱之象。此病虽呈虚弱消瘦之体，但必以阴虚为本。临床此方证之虚羸少气常兼见：头痛发热，两颧发红，渴欲饮水，发热汗出，心烦少气，饮食欠佳，舌红无苔，小便短黄，脉细数或虚数等症。临床体会：潞参用量需 15～20g，以增强益气之力；石膏须 3 倍以上于半夏，方可制其辛燥。

> 朱某，男，68 岁。1980 年 2 月 18 日诊治。体质素虚，4 日前天气变化衣着不慎而致感冒、头痛、发热，经服解热镇痛药物汗出热退，症状缓解，次日发热又作，服药后汗出热退，似此反复发作三次，体温持续在 38.5℃ 上下。症见：形体消瘦，气短乏力，低热绵绵，午后加重，胸满而喘，心悸自汗，口苦咽干，不思饮食，两颧发红，舌红无苔，脉细数。此属热邪伤津所致。治宜益气清热，和胃宽胸。方用：竹叶、半夏、潞参各 15g，麦冬 30g，粳米 20g，生石膏 60g（先煎）。上方服 4 剂后，热势稍减，查体温 37.5℃。知饥索食，口苦咽干亦减。继服上方 3 剂，体温降至 36.5℃，临床治愈。

（2）气逆欲吐案：气逆欲吐者，乃胃气上逆，烦躁将吐之势也。盖气顺则平，气逆则病，肺胃之气，以降为顺，今余热未尽，燥热伤津，津气虚少，上干胃腑，胃失和降，虚气上逆，则见气逆欲吐之象。临床中，发汗太过伤津耗气而致肺胃津液不足气逆欲吐者颇多，温热病后期燥热伤津气逆欲吐者亦复不少，不发汗所致者亦为常见，临床只要辨其证属阴液不足之病机，余症不必悉具。临床辨证中多见：面红目赤，呃逆连连，干呕烦渴，口苦咽干，虚烦不眠，舌红无苔，脉细数等症。本方清热养阴则逆气自降。临床体会：加沙参则滋阴之力更强；半夏须用 15～20g，方能降其逆气。

> 雷某，男，58 岁，于 1980 年 1 月 16 日诊治。因感受风寒，恶寒发热。以外感治疗，症状缓解，但低热绵绵，干呕嗳气，呃逆连连，又以外感论治，诸症不解，复以和胃降逆之剂，症情如故，故邀诊治。症见：形体稍胖，心悸自汗，低热不退，不思饮食，干呕嗳气，呃逆连连，口苦烦渴，小便黄赤，舌红无苔，脉虚数。此为热邪伤阴，胃气上逆所致。治宜清热养阴，和胃降逆。方用：竹叶、潞参、半夏各 15g，生石膏 40g，麦冬 20g，粳米、沙参各 30g，甘草 12g。上方服 4 剂后，干呕减轻，呃逆次数减少，守前方继服 4 剂而愈。

（3）烦渴案：烦渴者，烦热口渴是也。仲景论中虽未论述烦渴一证，唐祖宣在临床中屡用此方辨证治疗烦渴，多能收效。盖外感、温热病后期，热邪伤阴，胃阴不足，而致干燥而烦，渴欲饮水，实为临床常见之症。临床中，烦渴见症颇多，有因热邪入里与水湿互结，以致津不上承，心烦口渴者；有因阴盛阳衰，阳气不能蒸化津液，心烦口渴者。本证乃热邪伤津，津液不足所致。临床辨证中多见：心悸心烦，口渴欲饮，发热汗出，得凉则舒，或大便干，小便黄赤，舌红无苔或黄燥，脉虚数或细数等症。竹叶石膏汤既有清热除烦之力，又有益气生津之效。以本方加减治疗消渴，多能取效，但应去甘草之甜，条参、麦冬需用至 20～30g，以建津生热退之功。

> 卢某,女,54岁,于1980年3月19日诊治。患糖尿病近3年,尿糖经常持续在(+++)~(++++),善饥多食,头晕心悸,大渴引饮,不分热冷,每日饮水约5000ml以上。常服降糖之类药物,病情时轻时重,不能控制。症见:形体消瘦,面色青黑,善饥多食,大渴引饮,心悸心烦,口苦失眠,低热绵绵,大便干结,小便多,尿中带白,舌红苔黄燥,脉细数。化验尿糖(++++)。此为胃热亢盛,伤津耗气所致。治宜清热养胃,益气生津。方用:竹叶、粳米各12g,半夏10g,石膏、黄精、麦冬各30g,条参20g。上方服6剂后,低热渐退,善饥多食,烦渴等症较前为轻,每天饮水3000ml,守前方继服26剂,面色由青渐转红润,烦渴已除,食量稳定,化验尿糖(+),后以金匮肾气汤加减以善其后,已参加工作。

(4)发热案:发热之证,有外感发热、阴虚发热、阳虚发热之别,本证乃热邪伤津,阴液不足,胃有燥热,虚气上逆,故见发热之象。仲景论中虽未提及发热一证,但以药测证,临床实践,发热诚属临床常兼之证。

仲景论中论述发热之证颇多,太阳病有发热恶寒;阳明病有发热谵语、身黄发热;少阳病有呕而发热;少阴病有手足厥冷反发热;厥阴病有发热而利。在程度上有其共同点,但在病机上则有本质的区别。本证乃热邪伤阴,胃失津液,余热未清而发热。

临床辨证中常兼见:面红目赤,低热绵绵,午后加重,头晕头痛,心烦失眠,口干喜饮,得凉则舒,舌红苔薄黄,脉细数。唐祖宣常用本方加减治疗肺结核之发热,多能取效。临床体会:竹叶用量在15~20g为宜。应酌加贝母、桔梗共组成益气生津,清热除烦,宣肺止咳之剂。

> 张某,女,33岁,于1975年3月8日诊治。久有肺结核病史,经常低热不退,常服抗痨药物。半个月前因感受风寒,高热口渴,痰涎壅盛,经服宣肺平喘药物合并肌内注射青霉素、链霉素,热势稍退,但仍持续在37~38.5℃,应用平喘、退热、西药消炎合并抗痨药物,均未能使热退症解,观前服之剂,处方几经变化,仍无转机,于3月8日再次诊治。症见:形体消瘦,两颧发红,头痛头晕,骨蒸潮热,体温38℃,午后加重,咳嗽气喘,痰涎壅盛,心烦失眠,口苦咽干,渴欲饮水,饮食不佳,舌红苔薄黄,脉细数。脉症合参,为热邪伤津,阴虚内热,前服之剂,均伤津耗气,致使热势持续不退。竹叶石膏汤中,有益气生津之品,清热除烦之药,试投此方,以观动静。方用:竹叶18g,桔梗、粳米各15g,生石膏45g,半夏、贝母、潞参、甘草各12g,麦冬24g。上方服3剂后,热势稍退,头痛减轻,余症均有好转,守前方继服,先后加减服32剂,热退咳止,体温正常,肺结核病亦随之好转。

按 竹叶石膏汤原治瘥后余热未清、津气两伤之虚羸少气,气逆欲吐,取其清虚热、益气阴、养胃止呕之功,现代多用于癌性发热,癌症放疗、化疗后呕吐、干咳;温(暑)病后期发热等证;津气两伤,虚火上炎之复发口腔溃疡、牙痛亦有用之者。其使用原理:一曰察证,盖癌之为病,多有虚羸、少气、乏力之象,再经放疗、化疗损伤,则吐逆、虚热、烦躁、干咳等变证蜂起,诸症与原文之"虚羸少气、气逆欲吐"之描述相合。二曰审因,上述所治诸病,其类不同,变化多端,然皆不离其余热未清,津气两伤之病机,故可据病机相同而用。

【原文】

病人脉已解①,而日暮微烦。以病新差,人强与谷,脾胃气尚弱,不能消谷,故令微烦。损谷②则愈。(398)

【词解】

①脉已解：指病脉已除，脉象平和的意思。

②损谷：即减少饮食。

【提要】　大病之后微烦的机理及调护。

【原文分析】

病人脉象转为平和，而至傍晚时分却出现轻微心烦不安，或见微有发热，其形成为大病新瘥，病人脾胃机能尚弱，加之饮食不节，调摄失宜所致。盖因人与天相应，日中阳气旺盛，日暮阳气衰，而脾胃阳气亦衰弱，不能消谷，致胃气生郁，食积生热。对于此等证候，只要注意减少食物的摄入，则虚弱的脾胃机能会逐步恢复正常，胃气郁滞自然解除。